U0336732

最新版　实用百科

孕事一本通

编著／孙晶丹

内页插图／吴维云

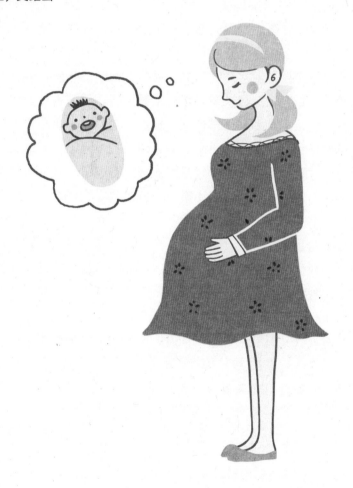

新疆人民出版总社
新疆人民卫生出版社

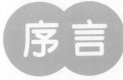

序言

　　计划生孩子了，可什么时候才能怀上？怎样才能怀上最棒的一胎？怀孕了，怎么做才能保得住？怎样才能养好胎？此外，怀孕期间孕妈妈关注的问题还有很多：怎样进行科学胎教？出现皮肤瘙痒，怎么回事？出现水肿、贫血、感冒等症状怎么办，吃药还是不吃药？快生了，给宝宝准备些什么？是选择自然顺产还是剖宫产呢？如何减少分娩中的疼痛，有没有好办法？对于年轻父母来说，第一次做父母，没有育儿经验，心理期望值又高，因而在孕产期过程中，内心常常会不停地交织着焦虑感和紧张感。对于上一辈人传授的老经验，年轻父母们总担心过时了或者不科学，从网上或书上看来的经验有时又感觉不实用，也不可能大事小事全都跑去找专家咨询。

　　为帮助 21 世纪年轻父母轻松顺利地度过孕产过程，本书立足于现代家庭生活，根据中国人特有的体质、孕产育儿环境和传统观念，介绍国内外最先进的孕产育儿理念，囊括了国内外遗传科、产科、产前诊断、产妇等领域最前沿的研究成果，并针对现代父母最为关注的问题，全程全方位地做出了科学解答，打造一部真正属于中国父母的孕产经，更实用，更好用，让每一个家庭用起来省心、放心。

本书以时间为线索，详细地介绍了妊娠分娩过程中，新手妈妈应该知道和必须知道的知识、方法和技巧。因而，此书如同一位贴心的妇产科、儿科医生或早教专家一样，逐月指导孕妈妈如何处理孕期不同月份的各类不适或问题，按月选择正确的胎教方法和内容，科学地进行产检，教会孕妈妈如何在日常生活中正确饮食和运动、休息，陪伴孕妈妈轻松愉快地度过一个完美的孕期。

无论你处在妊娠分娩过程的哪一阶段，无论你遇到什么样的问题，这本书总会带给你宽慰，为你出谋划策，用科学方法解决你的实际问题。你可以从头读起，系统地学习孕产过程中的各种知识和方法，也可根据自身需求去了解你所需要的相关内容。如基本的优生常识、生殖常识，提高怀孕概率的方法，孕产夫妻饮食调理、孕前计划，孕期十个月中孕妇身心变化，以及胎儿发育过程、胎教、产检、饮食、安全用药、分娩等相关内容。

将这本书放在枕边，随时翻阅，每位孕妈妈都可以随时获得科学权威的孕产育儿指导，获得实用有效的建议，多些准备，便能少些纠结，少走弯路，少些折腾，轻轻松松做个幸福妈妈。

孕事
一本通

CONTENTS

153 第三章
怀孕中期

269

第四章
怀孕后期

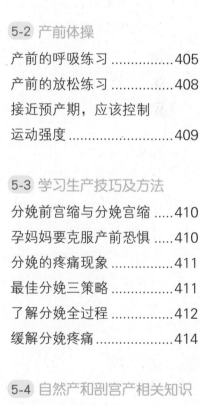

**401 第五章
妊娠准备**

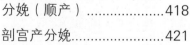

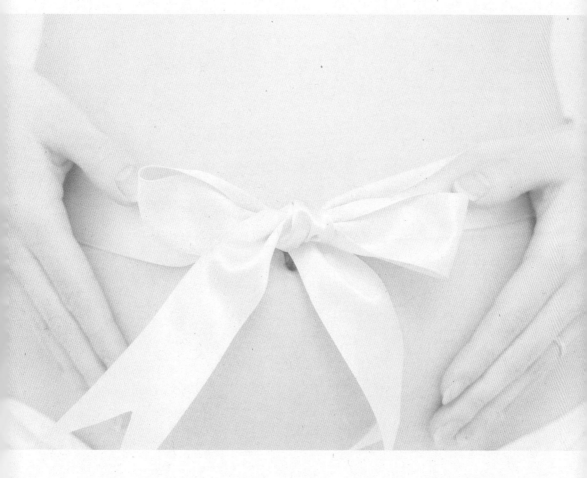

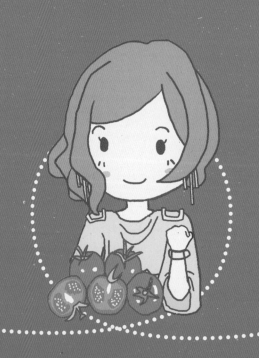

第一章

孕前须知

女性怀孕是一件说容易也容易，说难也难的事情。不过，女性的怀孕能力肯定受生活习惯的影响。要想增加受孕机会，确保遗传给宝宝的是两人的最优基因，就需要备孕女性和男性双方对生活及自身做出积极的调整。

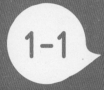

打造适孕身体

保证良好的生活方式与优质的睡眠

准妈妈在孕前一定要长期保持良好的生活方式，才能够提高受孕概率。养成健康的生活方式，为孕期的规律生活打下坚实基础。

首先，一定要坚持规律的作息方式，让身心都得到充分的休养，避免熬夜和过于频繁热闹的夜生活；其次，要坚持身体锻炼，每周至少进行2～3次，每次30分钟以上的有氧运动，增强准爸妈的体魄；第三，储备更多的孕育知识，多与有经验的人士进行交流；第四，尽量避免有电磁污染和噪声污染的环境，少看电视，少听音响，少用电脑、手机、微波炉等设备，远离过于吵闹的街道和商场；第五，定时、定量进餐，保证饮食的健康和营养。

此外，准妈妈一定要尽量保证高质量的规律睡眠，才能在孕期使胎宝宝也养成规律的作息习惯。高质量的睡眠需要准妈妈在每晚10～11时入睡，早上6～8时起床，睡前2小时要停止进食，并且在睡眠过程中能一直保持深度睡眠状态。为了增强睡眠质量，准妈妈可在睡前泡澡或泡脚，使疲惫的身心放松下来，喷少许熏衣草精油在床的周围，营造舒适、恬静的睡眠氛围。

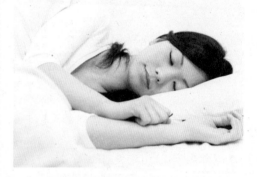

准妈妈孕前就要追求好的睡眠质量。

把体重调整到最佳状态

太胖或过瘦都会对女性的生育能力和怀孕的结果产生影响，准备怀孕的准妈妈若过胖或过瘦，都不利于受孕，还会增加婴儿出生后第一年内患呼吸道疾病或腹泻的概率。

准妈妈可以利用标准体重及体重指数的计算公式来衡量自己的体重是否超标。目前国际上常用的衡量人体胖瘦程度以及是否健康的一个标准为BMI指数，计算公式为：体重（千克数）÷身高（米数）的平方。例如，身高为1.65米，体重为66千克的女性，BMI指数 = $66 \div 1.65^2 = 24$。一般认为，女性适中的BMI指数为19～24，理想指数为22，而高于29即可称为肥胖。

过胖的女性雌激素变化紊乱，容易导致月经不规律，使受孕的概率大大降低，且怀孕后易患妊娠高血压综合征、胎盘早剥、难产、胎死宫内等病症，十分危险。过瘦的女性同样易导致月经失调，量少而稀，通常都是因营养缺乏而导致的。

在孕前准备阶段，过胖的准妈妈应咨询医生，坚持正常、营养均衡的饮食，要控制热量的摄入，少吃甜食及油炸食品，进行适量的身体锻炼，接近或达到标准体重再怀孕；过瘦的准妈妈则要注意营养补充，因为体重过轻会影响生育能力，再就是因为体重偏轻时怀上孩子，孩子也可能会出现体重低、个头小的情况，从而引发其他问题。多摄取富含优质蛋白质和脂肪的食物，如瘦肉、鸡蛋、鱼类等，避免节食，并适当增加食量，以达到标准体重。

准爸妈孕前不可随意用药

在备孕期准爸妈就要开始注意避免使用一些药物，包括安眠药、激素类药物、抗生素类药、部分感冒药、精神神经安定药，以及过度服用会导致胎儿畸形的药物，如维生素 A、维生素 D 等。

一般在停药 20 天后受孕才不会影响下一代，当然，有些药物影响的时间可能更长，而初级卵母细胞发育成成熟卵子需要 142 天，在此期间卵子最易受到药物的影响，需预防会对孕后胎儿的生长产生不利影响。因此最好在准备怀孕之前咨询医生，请医生帮忙判定停用药物的时间。

孕前 6 个月停止服用避孕药

平时服用避孕药的女性如果想怀孕，最好在停药 6 个月后再受孕，让体内残留的避孕药完全排出体外，而在此期间，可以采用非药物方法避孕（如使用避孕套、宫颈帽等方法进行避孕）。这是因为口服避孕药为激素类避孕药，其作用比天然激素强很多倍，而且是经肠道进入体内，在肝脏内代谢储存，它的吸收代谢时间较长，停用 6 个月后才能将其全部成分排出体外，如果停药时间过短，可能会造成胚胎发生某些缺陷。

孕前应做好各类预防疫苗的接种工作

为预防某些传染疾病，备孕女性孕前可注射疫苗。

不过由于每个人的身体状况有所不同，为确保安全，准妈妈在接种疫苗前，最好先向医生说明自己准备怀孕的情况，以及过往病史、目前的健康情况和过敏史等，并应问清楚医生，接种疫苗多久后方可计划怀孕，在医生的指导下实施接种，以细致地去了解最佳接种时机。

你是否吸烟或饮酒？

如果准爸妈一方或双方有长期抽烟和饮酒的习惯，那么在受孕前 6 个月必须戒烟和戒酒。准爸妈如果吸烟，会影响精子的活力，导致畸形精子增多；或者破坏卵巢功能，使卵巢早衰，影响卵子质量，从而导致不孕。即使怀孕，也易出现流产、早产和死胎现象。

准爸妈如果饮酒，易导致不孕或

异常受精，影响受精卵的顺利着床和发育，从而出现流产，或者使胎儿发育缓慢，如肢体短小、体重轻、反应迟钝、智力低下等。因此，必须从孕前6个月开始戒烟和戒酒，才能使精子和卵子的质量恢复正常。

准爸爸穿裤子要讲究，小心高温杀精

准爸爸从妻子怀孕前6个月起就应该坚持穿纯棉内裤，不穿紧身裤。

这是因为，睾丸是产生和储存精液的大本营，棉质材料的内裤舒适性和透气性俱佳，更符合男性睾丸的自然生理环境，从而更好地保证男性正常的生精功能、性功能等。

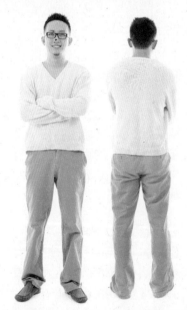

准爸爸平时要穿舒适宽松的裤子。

而实验表明，精子喜欢阴凉的环境，阴囊的温度低于体表温度1~2℃才有利于它活动，使睾丸长期处在高于35℃的高温环境中，会影响

精子的生成，易导致精子数量减少、产生畸形、成活率低。穿质地较厚、过于紧身的牛仔裤和用防水闪光面料做成的不透气裤子等裤子，形成的"高温"则会使阴囊的散热机制被破坏，阻碍精子的生成。

准妈妈不宜用化妆品并需慎用洗涤剂

绝大部分化妆品及洗衣粉、洗衣液等洗涤剂都含有较多化学成分，如铅、汞、砷等，需避免这些用品中的有害化学物质通过输卵管对卵子或刚刚受精的卵子产生影响，直接的后果可能会导致流产、引起不孕，或造成胎宝宝患上发育畸形、贫血、智力低下、多动症等疾病。

因此准妈妈应远离化学药剂，以免影响受孕的机会和质量，危害胎儿健康，尤其是彩妆用品以及具有美白功能的护肤品。在备孕期间，准妈妈要尽量不要化妆以及过多使用具有特殊护理作用的产品，如抗皱、除斑、焕肤等。

哪些情况以及人群要慎重地对待怀孕？

（1）在这些情况下不要立即受孕

酒后、身心俱疲时以及一个月之内接受过X射线照射者。在这些情况下受孕，会影响精子和卵子的质量，造成受精卵发育不健全或先天畸形。

（2）采取避孕措施后的受孕

除服用避孕药须在停药6个月后才能怀孕外，使用过避孕环的女性也不适合在摘掉后立即怀孕。避孕环作为异物放置在子宫内，会对子宫内膜组织产生损害和影响，若立即怀孕，会造成胎儿先天性的缺陷。因此，应在摘掉避孕环 6 个月后再怀孕较为合适。此外，对于口服避孕药避孕失败或停用避孕药不足 6 个月而导致的妊娠，其胎儿先天畸形的发生率较高，应及时进行人工流产手术，不要抱有侥幸心理。

（3）非正常妊娠者的受孕

葡萄胎妊娠者要在治愈两年后再怀孕，宫外孕患者要在治愈半年后再怀孕，否则很有可能再次发生同样的非正常妊娠，或对胎儿造成不良影响。

（4）多次流产者的受孕

做过多次人工流产手术的女性，通常会造成一定程度的子宫损伤，对再次受孕造成很大阻碍，因此要在准备怀孕前做详细的身体检查，以确定是否能够或适合再次怀孕。对于患有习惯性流产的女性，要通过检查找出流产原因，有可能患有子宫肌瘤、子宫畸形、双子宫、黄体功能不全等疾病，要及早进行对症治疗，才能再次怀孕；若是夫妻双方染色体异常造成的习惯性流产，则不能怀孕，如已经受孕，要立即给胎儿进行全面检查，若有异常必须终止妊娠。

（5）女性患有这些疾病不能怀孕

严重贫血、严重高血压、严重心脏病、慢性哮喘、原发性癫痫、系统性红斑狼疮。这些疾病通常是无法彻底治愈的，有些疾病即使能够治愈，

也不宜怀孕，否则会对孕妇和胎儿造成极其严重的后果，甚至危及生命。

流产和剖宫产者的再孕身体准备

进行过剖宫产和流产手术的女性，需要给身体一个适当的恢复过程，使卵巢和子宫等生殖器官进行必要的休整后，才能再次受孕。

通常来说，流产过的女性至少需要半年的时间进行身体恢复，而进行过剖宫产手术者则需要长达两年的恢复期。在这段时间，要做好避孕措施，避免意外怀孕，同时要注重饮食的均衡摄入，保护生殖系统的健康。

大龄女性备孕应注意的问题

超过 35 岁的准妈妈备孕被称为"高龄妊娠"。高龄妊娠与适龄妊娠相比，存在着更多的风险，如容易导致不孕症、自然流产、早产、难产、妊娠高血压综合征、妊娠糖尿病、妊娠忧郁症、乳腺癌、宝宝患有先天性疾病等。因此，对于大龄准妈妈，要如何做好孕前的身体准备工作，以减少上述风险，顺利地娩出健康的宝宝呢？

首先，要坚持每天进行适当的体育锻炼，坚持良好的生活习惯，不抽烟，不喝酒，作息及饮食要规律，保证营养的全面供应，将健康水平调理到最佳状态，给宝宝创造一个较好的生长环境。再有就是要进行全面的孕前身体检查以及疾病的排查，不要敷衍了事，要彻底治愈存在的疾病。在这样的条件下，尽早让自己受孕，年龄越大妊娠的风险就越高。

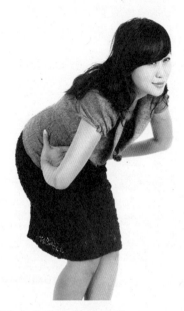

高龄妊娠存在许多风险。

影响受孕成功率的因素

影响受孕的因素有很多，受孕环境、人的生理节律、年龄、性交体位等等因素都可能会对受孕造成影响，了解一下这些因素不仅能提高受孕的成功率，还能为优生优育提供参考，孕育一个健康的宝宝。

（1）适宜受孕的环境

受孕需要一个良好的环境。中国古代胎教学便非常重视受孕时外界环境因素的影响，理想的受孕环境应空气清新，温度适宜，能够让人精神振奋，同时还能保持充沛的精力。卧室应避免外界的干扰，床上用品应该是干净的，使夫妻双方以最佳的状态播下爱的种子。

（2）生理节律与受孕的关系

科学研究表明，人从出生到生命终止，身体内一直存在着体力、情绪及智力三方面的周期性变化，这种周期性的变化即为人体的生理节律。在高潮期时，人表现得体力充沛、幽默风趣、机智灵活、思维敏捷，如果在夫妻双方都处于身体情况的高潮期时怀孕，就能孕育出特别健康聪明的宝宝。

反之，如果夫妻双方都处于低潮期或低潮与高潮期临界时，就易生出体弱、智力有问题的孩子。而如果夫妻一方处于高潮，另一方处于低潮，就易生出健康和智力情况一般的孩子。所以，以下几条是我们需要做的。

❶ 找出夫妻双方的生理高潮时间

据观察，制约人体体力的生理节律周期为 23 天，制约人体情绪的生理节律周期为 28 天，制约人体智力的生理节律周期为 33 天。每一种生理节律都有高潮期、临界日及低潮期，临界日是指每个周期最中间的那一天，也就是低潮与高潮的临界时间。三个生理周期的临界日分别为 11.5 天、14 天及 16.5 天，临界日的前半期为高潮期，后半期为低潮期。如果夫妻能在三个节律的高潮期里受孕是最好不过的了。

❷ 通过万年历计算人体生理节律周期

用万年历计算人体生理节律周期，是用从出生那天起到受孕那天的总天数，加上闰年所增加的天数，然后分别除以 23、28、33 这三个数字，通过所得余数大小便可得知身体分别处于三个节律周期的哪一阶段。余数等于临界日的天数为临界日，余数小于临界日为高潮期，余数大于临界日为低潮期。

（3）规律作息利于受孕

研究证实，夫妻双方身体舒适且心情愉快时同房，能促使内分泌系统分泌出大量有益于健康的酶、激素及乙酸胆碱等，让夫妻双方的体力、智能处于最良好状态，这时性功能最强，非常容易形成优良的受精卵，并成功受孕。

如果备孕夫妻作息长期不规律，极易使身体疲劳，破坏体内激素分泌的平衡，从而造成身体营养不良或免疫功能减弱的状况，降低精子和卵子的质量，影响受精卵的形成。即使受精卵成功形成，不良的身体状况还可能干扰子宫的内环境而不利于受精卵着床和生长，导致胚胎萎缩、流产，从而降低成功受孕的概率。因此，备孕夫妻在孕前就应该调整好作息，养成良好的生活习惯。

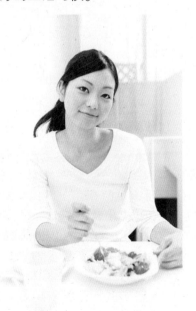

拥有规律的作息才能生出健康的宝宝。

（4）最佳生育年龄

女性在 25 ~ 30 岁生育是最佳年龄段。这一时期女性的全身发育完全成熟，卵子质量高。此时选择孕育宝宝，分娩危险小，胎儿生长发育好，早产儿、畸形儿和痴呆儿的发生率最低。

而男性在 27 ~ 35 岁期间完成生育是最理想的。因为，男性的精子质量在 30 岁时达到高峰，然后能持续 5 年的高质量。在 35 岁以后，男性体内的雄性激素开始衰减，平均每过一年其睾丸激素的分量就下降1%，精子的基因突变率相应增高，精子的数量和质量都得不到保证。

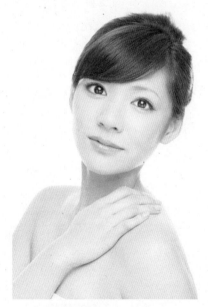

女性25 ~ 30 岁为最佳生育年龄。

（5）最佳怀孕季节

怀孕的最好季节是夏末秋初，这是人类生活与自然最适应的季节。此时气候温和适宜，风疹病毒感染和呼吸道传染病较少流行。准妈妈的饮食起居易于安排，也让胎儿在最初阶段有一个安定的发育环境，对于保证优生最有利。因为怀孕早期是胎儿大脑皮质形成的阶段，不利的气候，都会影响胎儿的发育和智能。

不过，怀孕时间除考虑到季节因素外，还应考虑到夫妇双方的身体条件、精神状态等因素。

（6）最易怀孕的时期

正常生育年龄的女性卵巢每月只排出一个卵子，卵子排出后可存活1～2天，精子在女性生殖道里可存活2～3天，受精能力大多是在排卵后的24小时之内，超过2～3天精子就会失去与卵子结合的能力。所以在排卵前2～3天和排卵后1～2天性交，最容易使女性受孕，医学上称为"易孕阶段"，也叫危险期。

因此，女性要坚持进行基础体温测量，推测出排卵日期，然后抓住这个时机，就很容易成功受孕。

（7）利于怀孕的性交体位

性生活体位有男上位、女下位、侧位、坐位、蹲位、后进位、胸膝位、站位等常用的8种。有些性交体位可增加性感，有些可增加生育机会，有些有利于优生。故根据不同的情况与不同的需要，选择合适的体位，是符合人体心理需要与保健需要的。

从性交体位而言，一般采用男上女下体位容易怀孕。因为女方在下平躺仰卧，双腿分开，双膝微弯，有利于阴部松弛、阴门开放，这样有利于精液进入阴道深部——阴道穹窿部，

使整个子宫颈外口都能接触精液，为精子迅速进入宫腔到达输卵管与卵子结合创造最佳条件。

相对而言，女上男下位、侧位、背俯位、坐位、站位等性交体位并不利于受孕。如女上位，这种体位可增加夫妇双方的快感，但这种体位，性高潮以后精液大部分向下外流，这对生育是不利的。有些虽然采取男上位，但女方子宫后位、阴道过短或阴道后穹窿处很浅，也会导致精液藏不住而往往自阴道口流出，这也不利于受孕。对于这种情况，可以用枕头或其他物品适当垫高臀部，形成一个"人工槽"，这样能防止精液外流，有利于精液在阴道内贮存，为精子的活动提供良好条件。

不管采用何种体位，为了避免性交后精液外溢，都应养成良好习惯，最好于性交前排解小便。如果性交后立即排尿，也会使得精液溢出，降低怀孕的概率。

（8）利于怀孕的性交频率

从性交频率而言，一般3～5天性交1次受孕概率较大。

但人的性交频率是随着年龄增长而逐渐下降的。古代医学家总结了男子性交频率的规律，如《医心方》中认为：20岁者2日1次，30岁者3日1次，40岁者4日1次，50岁者5日1次，年过60者不宜多泄精。这与现代性医学研究结果是基本一致的。

当然，每个人体质有强弱，情绪有高低，工作有松紧，生活水平不尽相同，所以也会因人而异。从怀孕

的角度分析，过频地性交不利于精子的成熟，而过度地节欲，如十天半月1次，会因为精子老化或错过女性排卵期，也不利于受孕。

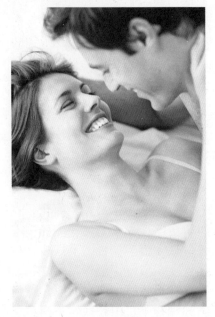

想要怀孕，性行为不宜过多或过少。

（9）流产后的怀孕时间

如果你刚刚经历了流产，那么，至少要等半年再怀孕，最好是一年后再怀孕。如果第一次流产是因为受精卵异常所致，则需要间隔的时间更长。

因为各种人工流产都要进行吸宫或刮宫，以便将宫腔内的胚胎组织清除干净。在手术过程中，子宫内膜会受到不同程度的损伤，术后需要有一个恢复的过程，如过早地再次怀孕，这时子宫内膜难以维持受精卵着床和发育，因而容易引起流产。另外，流产后的女性身体比较虚弱，需要一段时间才能恢复正常，如果怀孕过早，往往会因体力不足、营养欠佳而使胎儿发育不良。

女性经历流产，不单只有生理上需要好好调养，心理也需要适度调适。母亲与胎宝宝脐带相连，培养出一份特别的亲密感，一旦这种连结消失了，除生理有所改变，心理也会产生变化，应找寻适合出口，以免产生不良影响。

女性在经历流产后，周遭的家人朋友须给予适度的关心，过多可能会对流产女性的心理产生负担，甚至成为她心理压力的可能来源；过少却会使她误以为家人朋友对她过于冷漠，进而产生不受重视的委屈感受，因此，周遭的家人朋友必须小心地拿捏关心的尺度。丈夫不妨在另一半调养好身体后，安排一个浪漫而充实的小旅行，通过旅行来放松身心，让妻子重拾对生活及婚姻的热情。

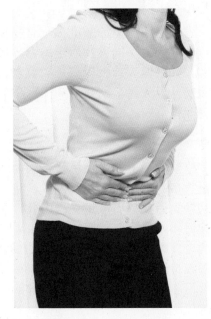

女性经历过流产，需要一段时间休养生息才能恢复。

孕前准备有哪些?

养成良好的饮食习惯

孕前的备孕夫妇对于饮食要求比较高，因为孕前的饮食不仅关系到妊娠期的自身健康问题，还关系到宝宝的正常发育问题。所以从受孕前半年开始，准爸妈就应该加强营养的补充，如果准妈妈存在营养不良、贫血等状况，会对将来的怀孕和分娩造成不良影响。

（1）孕前营养摄取要均衡

营养摄取均衡的关键在于食物要多样化。因为不同食物所含的营养素不同，如果偏废或独爱哪一类食物，都会使营养失衡，所以均衡摄取各类食物非常重要。

（2）孕前少食多餐很重要

建议备孕夫妇少食多餐，因为腹胀是大多数准妈妈常见的困扰，从怀孕初期到后期都可能发生，因此，备孕夫妇不妨从孕前就开始掌握少量多餐的进食原则，每天分4~6餐进食，每餐维持五到六分饱，不仅可以减轻腹部饱胀的不适感，也有助于孕前体重的控制。

（3）孕前饮食卫生很关键

日常生活中的饮食卫生很重要。而对于孕前的备孕夫妇来说，饮食卫生更是重点。为了避免病从口入，影响自身及胎儿的健康，备孕夫妇对于饮食卫生必须格外注意。

（4）孕前饮食多样化

怀孕前期由于激素的变化，许多准妈妈会出现饮食习惯改变的情况，建议备孕女性坚持食物烹饪多样化来增强食欲。值得提醒的是，饮食更换的前提在于营养均衡，所以只能在同一类的食物中自由替换，不同类型的食物无法任意取代。过敏食物也要避免食用。

（5）备孕夫妇必须吃主食

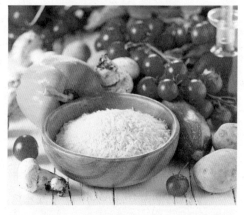

从各式食物中摄取丰富营养，才是良好的饮食习惯。

主食多含有糖类，是身体所需能

量的主要来源。研究表明，主食含有人体必需的膳食纤维、维生素、植物蛋白，还有糖类，是身体健康的重要保障。

（6）备孕夫妇要多吃蔬菜

蔬菜为人体提供所必需的多种维生素、矿物质、食物纤维和其他微量元素，在人体生理活动中起着重要作用。此外，蔬菜中的营养素还能增进食欲，帮助消化，维持肠道正常功能，并能预防慢性、退行性疾病，是人体不可或缺的食物。

专家建议，正常成人每日宜摄入 500 克蔬菜，其中三分之二为叶菜，三分之一为瓜果和根茎类。怀孕早期，孕妇妊娠反应剧烈，常出现食欲不振、便秘等症状，这时多吃些蔬菜和水果可以舒缓这些不适。多吃蔬菜，储备备孕夫妇身体和宝宝生长发育所必需的矿物质和维生素等营养物质。产后，很多妈妈会采取母乳喂养的方式哺养新生儿，这时尤其要多吃蔬菜水果，及时补充蔬菜中的营养。

（7）备孕夫妇要多吃水果，可帮助调整身体状态，让新生命早点来临。

水果含有丰富的营养，能促进消化，是人们日常生活中不可缺少的食物，它含有的丰富营养素和益于健康的生物活性物质可以使身体保持健康。因此，为了下一代的健康，备孕夫妇要多吃水果。

中医认为：上午十点左右，阳气上升，是脾胃一天当中最旺盛的时候，脾胃虚弱者宜选择在此时吃水果，以便身体更好地吸收。餐后 1

小时吃点水果有助于消食，可选择菠萝、猕猴桃、橘子、山楂等有机酸含量多的水果。而晚餐后则建议少吃水果，这时吃得太多既不利于消化，又容易造成水果中过多的糖转化为脂肪堆积在体内。

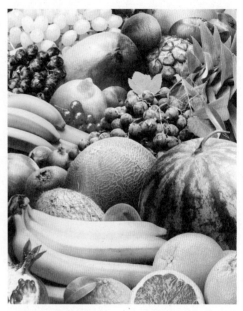

新鲜水果富含营养，应养成每日定时吃水果的饮食习惯。

（8）备孕女性要适当吃点坚果

现代科学研究，坚果类食品富含多种维生素、矿物质、蛋白质和不饱和脂肪酸等物质，都是人体必需的营养素。常食坚果有预防心血管疾病、促进细胞再生等功效。但由于坚果类食物含有大量的脂肪和蛋白质，不少备孕女性担心食用后长胖，使孕期出现妊娠综合征和糖尿病的机会增多，而不敢食用坚果。

但事实上，对于怀孕的妈妈和胎宝宝，这两种营养物质都是不可或缺的。对于胎宝宝来说，身体生长发育所需的营养成分就是蛋白质，大脑发育所需的营养成分就是脂类，且大多数为不饱和脂肪酸。在胎宝宝大脑发育的过程中，如果没有适量的脂肪酸供给，脑细胞的分裂将会被推迟。因此，中医建议，孕前备孕夫妇就应多吃花生、核桃、杏仁、松子等坚果类食物，以保证孕后胎儿脑神经系统的正常发育。但需注意的是不要过量食入，以减少孕期患妊娠综合征和糖尿病的概率。

（9）备孕夫妇吃肉类要有节制

肉类食用价值很高，不仅为人体提供必需的蛋白质、脂肪、矿物质以及各种维生素，而且味道鲜美，易于消化吸收。

但是研究发现，经常过量吃肉会降低机体免疫力，引起痛风、骨发育不良等疾病，因此，肉类一定要适量食用。专家建议备孕夫妇吃肉时应遵循一条重要原则：吃畜肉不如吃禽肉，吃禽肉不如吃鱼肉。

此外，由于猪肉含脂肪量最高，吃猪肉时最好与豆类食物搭配。因为豆制品中含有大量卵磷脂，可以乳化血浆，使胆固醇与脂肪颗粒变小，悬浮于血浆中，不向血管壁沉积，可防止硬化斑块形成。

（10）备孕女性宜多吃提升卵子活力的食物

食物中的微量元素锌对提高卵子活力很有帮助，所以，备孕女性宜多多进食含锌较多的食物。植物性食物中含锌量比较高的有：豆类、花生、小米、萝卜、大白菜等；动物性食物

中，牡蛎含锌最为丰富，牛肉、鸡肝、蛋类、猪肉等含锌也较多。此外，芝麻、花生仁、核桃等含锌量也较高。

（11）备孕夫妇要多吃抗辐射的食物

计算机、电磁炉、微波炉给生活带来了无数便利，但因此而产生的辐射也让人们备受困扰。尤其是对准备怀孕的男女而言，辐射不仅影响生殖系统的健康，更会影响到腹中胎儿的正常发育，带来无法弥补的伤害。因此，备孕夫妇要多食用黑芝麻、麦芽和黄芪等富含微量元素硒的食物，以增强身体抗辐射的能力。

此外，西红柿、西瓜、红葡萄柚等红色水果，以及鱼肝油、动物肝脏、鸡肉、蛋黄和西蓝花、胡萝卜、菠菜等富含维生素A的食物，同样具有抗辐射功效，备孕夫妇可以多吃，以保证自身生殖器官的健康和精子、卵子的质量。

（12）男性在妻子备孕期要多吃提高精子活力的食物

精子量是决定男性生育能力的关键。据相关部门统计，因精子太少而造成不育的病人占相当大的比例，也有很多夫妻关系因此难以维系。男性由于精子量少而引起不育的原因较为复杂，但除已查明属性功能障碍的原因外，均可在日常生活中通过饮食进行调养。

精子形成的必要成分是精氨酸。在虾、鳝鱼、泥鳅、鱿鱼、带鱼、鳗鱼、墨鱼、章鱼、海参、蜗牛等食物中精氨酸含量较高。其次是山药、银杏、冻豆腐、豆腐皮。精子量少的男

性可多吃此类富含精氨酸的食物，有利于增加精子量，从而促进生殖功能的增加。

另外，体内缺乏微量元素锌不仅使性欲降低，精子减少，而且使前列腺中的酶活性发生异常改变，影响精液的液化和精子的正常运动，使精子的功能异常、泳动和穿透卵子的能力下降，从而造成不孕。所以，男性可以先做体检，通过血液中微量元素锌的检测结果判断身体中是否缺锌。若不孕是因缺锌所致，男性则应多吃含锌量高的食物。据营养分析结果，贝壳类海产品、瘦肉、动物内脏都含有丰富的锌，干果、谷类胚芽和麦麸也富含锌，而一般植物性食物含锌量比较低。

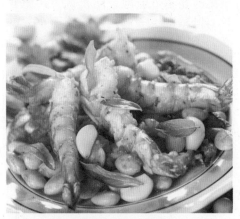

男性吃虾有助增进生育功能。

打造好"房子"

子宫是孕育宝宝的地方，如果希望胎宝宝能够有个温暖的"家"，那么准妈妈就要在孕前好好保养子宫。宫寒是现代女性最常见的子宫疾病，而多次妊娠或流产、性生活不洁等则加重对子宫的危害，均可导致不孕、流产、胎儿发育缓慢等状况的发生。因此，准妈妈在备孕阶段要将子宫调养到最佳状态。

（1）注意保暖

准妈妈在寒冷季节一定要注意保暖，"美丽冻人"的做法早已不可取。

（2）多晒太阳

绝大多数的准妈妈都是上班族，因此要尽可能地在午休时间多去户外晒晒太阳，条件允许的话尽量调换到有阳光的办公室办公。

（3）积极健身

通过每天的锻炼提高自身体内的阳气。

（4）忌吃生冷食物

宫寒的准妈妈要尽量少吃寒凉生冷的食物，如冰激凌、冰镇饮料、西瓜、生鱼片、梨等食物，多吃阳性的温补食物，如韭菜、羊肉、狗肉、红枣、桂圆、花生、核桃、木耳等。

（5）艾灸按摩

准妈妈可定期到医院进行穴位艾灸治疗，长期坚持可以帮助治愈宫寒。

（6）可多吃暖宫药膳

暖宫药膳有调经养血、温暖子宫等功效，特别适用于人流后的子宫损伤、患有妇科炎症、宫寒不孕等疾病的女性的辅助治疗。

❶ 温补鹌鹑汤

材料：鹌鹑2只，菟丝子15克，艾叶30克，川芎15克做法：将菟丝子、艾叶和川芎洗净后一起放入锅中，加清水煎汁；去渣取汁，将鹌鹑与药汁一同放入盅中，隔水炖熟即可。

功效：可温肾固冲，适用于妇女宫寒，体质虚损者。

❷ 艾叶生姜蛋

材料：艾叶 10 克，生姜片 15 克，鸡蛋一个

做法：将洗净的艾叶与生姜片加水煎汁；去渣取汁，打入鸡蛋，煮熟即可。

功效：每日 1 次，治疗宫寒。经期冒雨、受寒或贪食生冷后宜食用此方，以免引起寒凝胞宫，经血运行不畅而导致的宫寒。

❸ 红糖生姜汤

材料：红糖 250 克，生姜末 150 克

做法：将红糖与姜末拌匀放入盅中，隔水蒸 30 分钟后即成。

功效：将成品分成 7 份，从月经结束后的第 2 天开始用开水冲服，宜早上空腹服用，连服 7 天。服药期间禁止同房，此方有助于蓄积体内热能，温煦阳气，治疗宫寒。

叶酸至关重要

叶酸对胎宝宝的发育起着至关重要的作用，它是少数已知的能够预防神经管畸形的营养物质之一。如果准妈妈在孕前没有补充足够的叶酸，很容易影响胎儿大脑和神经系统的正常发育，严重者会出现无脑儿和脊柱闭合不全等先天性畸形，还可能因胎盘发育不良而造成流产和早产。因此准妈妈至少应从孕前 3 个月开始坚持补充叶酸，可以食补也可以通过叶酸制剂补充。尤其是高龄准妈妈，应重点补充叶酸。

在食用叶酸制剂时，要避免和维生素 C、维生素 B₂、维生素 B₆ 制剂片一同服用，否则会影响叶酸的稳定和吸收率，最好间隔 1 小时以上。

绿叶蔬菜中普遍含有叶酸，但是叶酸遇光和热时极易流失，因此最好现吃现买，烹饪时间也不宜过长。如果准妈妈此时正在服用其他药物，应咨询医生该如何服用叶酸，避免药物影响叶酸的吸收。准妈妈还要注意避免过量摄入叶酸，防止因食用一些含有叶酸的营养制剂或奶粉而重复补充，否则会增加某些未知的胎儿神经损害的风险。

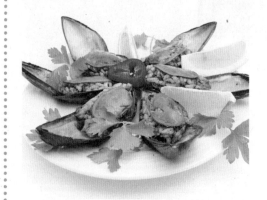

贝类含有丰富的锌，准妈妈可选择自己最喜欢的方式来料理，不但补充锌也吃到美味。

此外，长期服用叶酸会导致锌元素摄入不足，也会影响胎儿发育，因此准妈妈在补充叶酸的同

时，也要注意适当补锌，多吃牡蛎、鲜鱼、牛肉、羊肉、黄豆、麦芽等富含锌的食物。

准爸爸也要补充叶酸

在准妈妈积极补充叶酸的同时，准爸爸在备孕期也不能忽视对叶酸的摄取。根据研究显示，准爸爸精液浓度降低、精子活动能力弱、精子染色体受损，都与叶酸的缺乏有关，若准爸爸体内过度缺乏叶酸，还会加大胎儿出现染色体缺陷的概率，增加孩子长大后患癌症的风险。因此准爸爸也要注意每日补充叶酸，多吃生菜、菠菜、龙须菜、芦笋、柑橘、苹果、橙子等食物。

孕前要少吃和忌吃什么？

准妈妈在孕前应减少或避免食用一些阻碍受孕、对胚胎发育造成不良影响以及易导致疾病的食物。例如必须少吃影响卵巢黄体素合成的胡萝卜、易使宝宝先天畸形或弱智的烤肉、影响营养物质摄入的菠菜、降低生育能力的高纤维食物。

而准爸爸应避免食用含有"杀精"作用的食物，如长得又肥又大的茄子、用泡沫塑料饭盒盛装的热食，少吃高脂肪乳制品、油条、动物内脏、油炸烧烤食物和含反式脂肪酸的食物。

准爸妈孕前都应禁止食用的食物包括高糖食物，辛辣食物，咖啡、可可、可乐、茶叶等含有大量咖啡因的食物，腌制食品，生的水产品，快餐，罐头食品，方便面，易导致胎儿发育异常的油条等加工制品，这些食物都会对受孕以及胎儿的生长发育造成一定的不良影响。

孕前体检的重要性

为了生个优秀、健康的宝宝，怀孕前的准备工作相当重要，孕前准备充分可以为以后的优生优育创造条件。建议备孕夫妇在准备怀孕前先做一个全面的检查，以确保是在双方身体最健康的情形下孕育下一代，也可以事先知道是否要做特殊的产前胎儿诊断。

孕前检查以检测生殖器官以及相关免疫系统、遗传病史等为主，最佳时间一般在孕前 3 ~ 6 个月。通过检查，可以帮助准爸妈排查不宜怀孕或需要推迟怀孕的各种不利因素，还能帮助准爸妈将身体调整到最佳状态下再怀孕。

通过孕前检查，许多夫妻找到自己难以怀孕的原因，只要根据诊疗结果，配合医疗人员的帮助，往往很快就会有好消息，欢天喜地迎接小生命的来临。

有些不愿意进行孕前检查的夫妻，由于担心发现问题后自己及另一半难以面对，因此选择消极逃避，不愿积极面对，其实这是错误的处理方式。只有彻底找出问题，并且勇敢面对它，才能快速又精准地解决问题，迎接崭新未来！

以下列出女性孕前必检项目，其中前两项建议夫妻双方都做，以确保胎儿的健康。

（1）优生五项检查（即 TORCH 检测）

TORCH 检查包括弓形虫、风疹病毒、巨细胞病毒、单纯疱疹病毒 H 型及 B19 微小病毒感染的检测。这些病毒在妊娠最初 3 个月内胎儿感染率较高，容易引起胎儿畸形、流产，妊娠晚期则会引起胎儿器官功能的改变，有的在分娩过程中还可引起胎儿出生后的感染。因此，孕前检查排除这些病毒及原虫的感染，发现感染后进行有效的治疗是非常必要的。

（2）ABO 溶血检查

新生儿溶血症是因为胎儿与母体的血型不合导致的，它的主要症状是黄疸，此外还可能有贫血和肝脾肿大等表现，严重者会出现胆红素脑病，影响宝宝的智力，更严重的可能引发新生儿心力衰竭。

常见的有 ABO 血型系统不合和 Rh 血型系统不合。ABO 溶血检查包括血型和抗 A、抗 B 抗体滴度的检测。若女性有不明原因的流产史或其血型为 O 型，而丈夫血型为 A 型、B 型时，应检测此项，以避免宝宝发生溶血症。

（3）生殖系统检查

该检查可通过白带常规筛查和阴道分泌物检查来检测是否患有滴虫、霉菌、支原体及衣原体感染、阴道炎症等妇科疾病，及淋病、梅毒等性传播性疾病，若有则应彻底治疗后再计划怀孕，否则容易引起流产、早产等危险。

（4）口腔检查

准妈妈的口腔健康直接关系着胎宝宝的口腔健康，孕前应检查牙体、牙周、牙列、口腔黏膜等处，确保没有患上口腔问题。有问题就应在怀孕前治疗好，以免用药对胎儿产生影响。

给精子的健康饮食建议

都市里男性精液质量越来越低，若要个健康的宝宝，专家提醒在饮食上可不能随便。在这竞争的社会机制中，为了自己的下一代能生存下去，饱经竞争风霜的准爸爸在考虑自己后代的时候，比谁都清楚，只有身体强健、心理健康和智力发达的孩子才能在未来的竞争中不被淘汰而占一席之地。

传统饮食误区

有人把韭菜当伟哥来助性，其实韭菜农药含量特别高，很难去毒，对男性生殖危害大，尽量不吃。现在长得又肥又大的茄子，是用催生激素催化而成，对精子生长有害，最好不要多吃。虽然水果皮有丰富的营养，但果皮的农药含量也最高，所以一定要削皮吃。

有皮的蔬菜也要先去皮，然后洗干净，再下锅。可是很多年轻人图省事，认为经过加热后就没有问题，实际错了，不论怎么烧，毒仍在菜里。一般的蔬菜要先洗干净，再放入清水中浸泡一段时间，然后再下锅。若是要生吃蔬菜，除洗泡外，吃之前还要用开水烫一下，这样做，维生素可能破坏了一些，但农药的成分更少了，这对人体健康更安全。

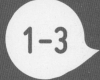

孕前心理准备

准爸爸及准妈妈如何做好孕前心理调适呢？本章节告诉您！

开心迎接好孕到

准备当妈妈了

在怀孕和生产过程中，作为一名母亲，会遇到各种问题和挑战，比如要适应来自生理和心理的多重转变，要承受孕期之苦、分娩之痛等，有疑虑、恐慌和困惑是在所难免的事。因此，在孕前做好充分的怀孕心理准备是十分有必要的。

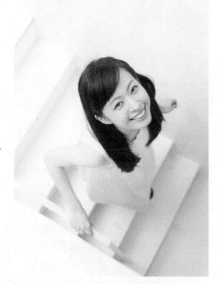

准妈妈应保持开朗的心情迎接新生命，胎儿才会在子宫中健康地茁壮成长。

首先，从准备怀孕那天起就意味着责任的到来，孩子的孕育和培养都要由准妈妈和准爸爸来承担，这是一项伟大的创造人类的工程，应将其视为一件神圣而愉悦的事情。

其次，让自己从备孕时期开始，就充满幸福、自信和自豪感，不遗余力地为怀孕这件事奉献精力、情感和创造力，做好融入妈妈角色的准备，创造良好的心理孕育条件。

第三，多和准爸爸以及有过分娩经验的好朋友进行交流和分享，怀孕不只是女性一个人的事，还有家人和朋友作为你坚强的后盾。

调整好观念和心态

优孕是人人都应具备的生育观念，即从精子和卵子结合那一刻前的6个月起，就应该开始做好孕育准备，以求结合出最优秀的宝宝。

事实证明，调整好观念和心态的备孕女性与没有者相比，怀孕后前者的孕期生活要顺利从容得多，妊娠反应也轻得多。有了这样的孕前准备，准妈妈孕前孕后的生活是轻松愉快的，家庭也充满幸福、安宁和温馨，还能使胎儿在优良的环境中健康成长。所以先调适好自己的心态，并开始储备各类孕育知识，是十分有必要的。

（1）消除顾虑，防止妊娠焦虑症

很多女性都害怕怀孕影响体型，

担心分娩的痛苦，恐惧孕产过程中各类问题，并担心不会养育孩子。其实，这些顾虑是完全没有必要的。只要坚持在产前和产后进行锻炼，身体很快便能恢复；分娩痛楚只是暂时的，很快就过去，只要遵照医嘱，护理得当，完全可以顺利而快乐地度过。至于养育宝宝的任务，需要夫妻双方共同承担，多了解育儿知识，并向有经验的人士请教，你会发现，一切都会很顺利。

（2）树立生男生女都一样的观念

对于这一点，不仅准妈妈要有正确的认识，而且应成为家庭所有成员的共识，以解除准妈妈的后顾之忧。

❶ 放松心情，注重科学备孕

不要轻信怀孕偏方或传说，以免对备孕时期的心态造成影响。

❷ 调节好工作情绪和工作压力

不要将它们带到生活中，避免产生对性生活的心理障碍，或导致生殖系统出现问题，从而致使生育能力下降。

别让紧张、焦虑影响受孕

只要放松，就能怀孕，这一说法已经得到了科学证明。女性排卵受到精神因素影响，一旦情绪过度紧张或焦虑，就会导致内分泌失调，阻碍排卵，从而对受孕造成极大影响。

备孕性生活应具备的心态

将良好的心理状态与和谐的性生活相结合，是实现健康受孕和优生的重要条件之一。因此在备孕性生活中，夫妻双方应做好为性生活

创造良好舒适的环境，排除不良情绪的干扰，提高性生活满意度，避免心理上的性功能障碍，才能使性生活保持在最佳状态，从而顺利受孕的心理准备。

准爸爸的情绪不能忽视

情绪因素对准爸爸精子的形成、成熟和活性具有一定程度的影响。如果准爸爸因为社会压力、工作压力、家庭矛盾等因素造成心态不平和、情绪不稳定，这种不良的精神状态很有可能影响到准爸爸的神经系统和内分泌功能，使睾丸生精功能发生紊乱，不利于精子存活，降低受孕概率。

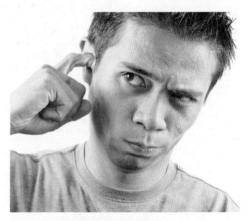

随着社会结构的转变，男性面临的压力也日益增加。

生育是一种爱的传递

生育，从家庭伦理角度来看，是一种爱的传递，它是以夫妇情感的发展为基础，从期待妊娠到实现生育目的的过程，应该是发展夫妇挚爱，从而进一步激发对生活热爱的过程。对于妊娠的期望，无论夫妇哪一方都应给予充分重视，但它毕竟不是爱情生活的全部目的和全部意义。

完美宝宝

宝宝的一切都来自父母的遗传，本章节将揭开这神秘的遗传科学！

遗传基因的秘密

爸妈遗传给了孩子什么？

我们常常听到"这小孩长得真像她父母"之类的话，其实这就是遗传因素在起作用。爸爸妈妈在精卵结合、分化成长的孕育过程中到底遗传给了胎儿什么？

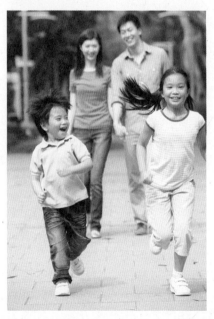

父母给予子女最棒的礼物，便是遗传基因了。

疾病的遗传则需受到父母的特别注意，遗传病主要表现为发育迟缓或头部、五官、颈部、躯干、四肢、外生殖器等处的发育异常，具体表现为小头、巨头、斜视、白内障、唇裂、短颈、鸡胸、乳房发育异常、多指（趾）、鱼鳞状皮肤、肤色异常、隐睾、肛门闭锁等病状。如果能及时发现父母具有遗传病的遗传倾向，就可以降低子女患遗传病的概率。

（1）宝宝的血型与父母息息相关

按孟德尔遗传学的法则，每一个血型都有两个而且也只有两个等位基因，每个等位基因，各来自父母一方。通常所见的ABO血型的遗传是以A、B、O三种遗传因子的组合而决定的。A、B、O、AB四种血型从遗传基因看，A型分AA和AO两种基因；B型分BB和BO两种，O型和AB型各为一种，即OO和AB。所以当父母均为A型血时，按照血型遗传规律，宝宝则可能出现AA、AO、OO几种基因组合，表现为A型血或O型血。

因此，按遗传规律，根据父母的血型即可判断出小宝宝可能出现的血型。

（2）孩子的双眼皮遗传自父亲

双眼皮属于"绝对"性遗传，只要父母任一方是双眼皮，那么，孩子大部分都是双眼皮。但也有部分孩子是内双，也就是说双眼皮不明显。

（3）下巴也会遗传

下巴在医学上也属于显性遗传，有半数以上的遗传概率，孩子通常情况下都长着酷似父母的下巴。

此外，大眼睛、长睫毛、高鼻梁、大耳垂，都是宝宝最可能从父母那里得到的特征性遗传。

（4）大耳朵、小耳朵也跟遗传有关

耳朵的形状也是遗传的，不过大耳朵是显性遗传，小耳朵则为隐性遗传。父母中只要有一方长着大耳朵，孩子就极有可能也长着一对大耳朵。

（5）宝宝的肤色是父母肤色的"中和"色

宝宝的肤色不是由爸爸决定，也不是由妈妈决定，而是遵循父母"中和"色的自然法则，当然也有可能发生更偏向于一方的情况。

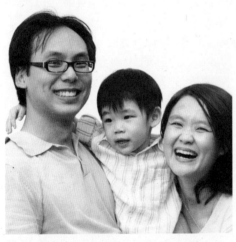

宝宝的肤色可能遗传父母一方或遵循"中和"色的自然法则。

（6）秃顶有性别遗传倾向

秃头具有传男不传女的性别遗传倾向，它在男性身上为显性遗传，在女性身上为隐性遗传。如果爸爸是秃顶，外祖父也是秃顶，那遗传给男孩的概率大概是100%；如果爸爸不是秃顶，外祖父是秃顶，那男孩也有25%的可能性是秃顶。

（7）肥胖基因有一半可能会遗传给孩子

孩子胖与不胖有50%是由遗传因素决定的，如果父母双方都肥胖，那孩子就有一半的可能会成为大胖子；如果父母中只有一方肥胖，孩子肥胖的概率为40%。不过，肥胖的另一半原因却是由人为因素决定的，因此，即使父母都肥胖，也可以通过合理饮食、充分运动等方法让孩子保持健康的体型。

（8）宝宝寿命受父亲遗传影响

医学专家研究发现，人的寿命长短是由父亲的基因决定的。研究人员对来自49个不同家庭的132个健康人的基因的端粒长度进行了分析、统计。结果显示，父亲基因端粒越长，子女的寿命则越长。

（9）智商与遗传有关系

孩子的智商高低也与遗传有一定关系。一般而言，父母智商高的，宝宝的智商也较高；父母智商一般，宝宝的智商也平常。但是后天的教育、学习和营养等因素在儿童的智商发展中也起着相当大的作用。

（10）深色的眼球颜色更易遗传给宝宝

眼球颜色的遗传遵循"黑色等

深颜色相对浅颜色是显性遗传"的原则，也就是说，深色的眼球颜色更易遗传给宝宝。比如，父母中任何一方是黑眼睛，另一方是蓝眼睛，宝宝的眼睛颜色更大可能是黑色。

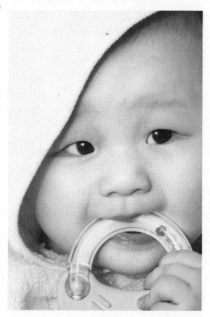

宝宝的眼球颜色遗传自父母，通常拥有深色眼球的一方，宝宝也容易出现相同颜色。

（11）矮鼻子有可能变成高鼻子

鼻子的高矮同样受父母遗传基因的影响，不过鼻子遗传基因的影响会一直持续到成人阶段。如果父母鼻子长得笔直、高挺，即使宝宝小时候是塌鼻子，长大后鼻子也可能变得高直、挺拔。

（12）父母的身高决定着宝宝的身高

孩子的身高虽然受父母遗传基因的影响，但是其概率并不是百分之百的。通常来说，决定孩子身高的因素35%来自爸爸，35%来自妈妈，其余30%则取决于环境条件，如营养、体育锻炼、有规律的生活等。因此，即使父母个子都不高，宝宝还是有可能长成高个子的。

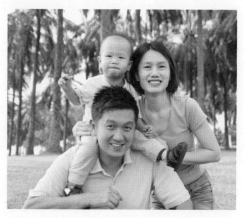

宝宝的身高很大一部分受到父母遗传基因的影响。

（13）近视眼、远视眼也会遗传

宝宝是否近视也与遗传有一定的关系，尤其是当爸妈均高度近视时，宝宝近视的概率就会更大，即使不是一出生就近视，也会成为近视基因的携带者，一旦受到环境的影响，就可能发展为近视。此外，远视也与遗传有一定关系。

（14）罗圈腿也有遗传的可能性

罗圈腿也就是"O形腿"，它是否会遗传取决于导致罗圈腿或X形腿的疾病是否为遗传性疾病。一些X形腿和O形腿为后天性疾病所致，如外伤、小儿麻痹等，疾病本身不会在体内产生遗传X形腿和O形腿的致病基因，这种X形腿和O形腿不能遗传。

如果父母患有引起X形腿和O形腿的遗传疾病，这类疾病就会把畸形传给下一代。这种遗传疾病可分为两大类，一类是先天性代谢异常性疾病，另一类是遗传性骨发育异常，常见的有软骨发育不全、干骺端软骨发育不良、干骺续连症、多发性内生软骨瘤等。后一类疾病较少出现。

（15）青春痘也会遗传

国外专家对青春痘患者进行抽样调查，发现82%的青春痘患者中至少有一个同胞患有青春痘，60%的患者其父母一方或双方患过青春痘。根据现有的研究结果可以肯定地说，青春痘的发病与遗传密切相关。如果父母双方都长过青春痘，子女就肯定逃不了。

你有生出遗传病后代的风险吗？

（1）遗传咨询很重要

遗传咨询就是通过准爸妈与咨询师的交谈，收集准爸妈双方的病史资料，结合体检结果，做出全面的分析判断，进行预测和诊断。遗传咨询可在婚前、孕前及孕早期进行，有时需要综合进行，总原则是宜早不宜迟。

具有下列情况之一的准爸妈（一方或双方）一定要进行遗传咨询。

❶ 家族中有遗传病史。

❷ 有精神障碍或异常发育家族史。

❸ 以前生产过患遗传病的孩子。

❹ 以前生产过有先天缺陷的孩子，或反复流产、多次胎死宫内。

❺ 有致畸因素接触史（药物、病毒、射线、烟、酒等）。

❻ 夫妇年龄超过35岁。

❼ 你和你的配偶是非三代以上的血缘关系。

❽ 有先天缺陷，如智力低下等。

❾ 孕早期（10周内）患风疹、发生高热、服药、照射X线者。

（2）遗传检测很重要

孕前遗传检测既便于诊断男女不孕不育症，还可以用于筛选遗传性疾病携带者。

囊性纤维化病、镰状红细胞贫血症和地中海贫血症等都是由家族遗传的病症。如果发现双方都是某种疾病的携带者，就可选择是自己生孩子，还是通过收养等方式要孩子。

此外还有一种遗传检测就是产前检查，它主要在怀孕早期通过羊膜穿刺术或者绒毛膜穿刺术检查胎儿，以排除唐氏综合征和其他严重的遗传性疾病，避免生出缺陷儿。

（3）孕前必检的遗传疾病

每一对准父母都希望能够孕育一个健康、聪明的小宝宝，因此对于一些遗传疾病也不能够大意，那么孕前必检的遗传疾病都有哪些呢？

❶ 先天性多囊肾

多囊肾是一种先天性遗传疾病，多在胎儿时期就存在，随肾脏成长而增大，在此过程中，增大囊肿长期压迫周围肾组织，导致肾脏缺血缺氧，最终导致肾脏损伤，逐渐发展为肾功能不全。

❷ 血友病

血友病是一组遗传性出血性疾

病，它是由于血液中某些凝血因子的缺乏而导致的严重凝血功能障碍。通常是通过父母一方的遗传基因传递给下一代。

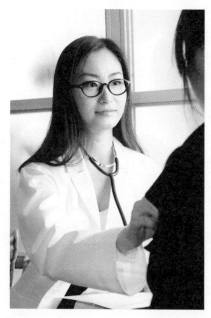

孕前准父母都应进行健康检查，以免造成遗憾。

❸ 唇裂

唇裂又称兔唇，并不是所有的兔唇都是由遗传病所引起的。遗传性唇腭裂的患者通常都发现在其直系亲属或旁系亲属中也有类似的畸形发生。而父母双方的年龄越大，他们的孩子患先天性兔唇的风险就越高。另外，辐射等环境的影响也会导致新生儿兔唇，准妈妈要多多注意。

❹ 脑积水

胎儿脑积水属于多基因遗传病，主要有遗传因素和环境因素（病毒感染、药物作用）的影响，胎儿脑积水应早期诊断，早期处理，否则多会导致难产。

❺ 尿道下裂

尿道下裂是男性泌尿生殖系统最常见的先天畸形，发病率为 1/300。

❻ 癫痫

癫痫根据病因可分为原发性、继发性两种。原发性癫痫病因不明，多在患者 5 岁左右或青春期发病；继发性癫痫是由脑内外各种疾病所引起的。癫痫有一定遗传性，不同癫痫类型可有不同的遗传方式。

影响宝宝性别的因素

每一个孩子都是爱的结晶，一般不主张特意采取某种方式来达到生男生女的目的。但是为了预防一些跟性别相关的遗传性疾病，我们有必要了解一些方法来提高生男宝宝或生女宝宝的成功率。

（1）生男生女谁说了算

生男生女并非是由母亲决定的，而是由父亲的性染色体决定的。人体一共有 23 对染色体，其中 22 对为常染色体，一对是性染色体，男女各不同，女性只产生一种类型的卵子（X），而男性产生两种类型的精子（X、Y），当卵子与带 X 染色体的精子结合，产生 XX 型受精卵时，就会发育成女性；当卵子与带 Y 染色体的精子结合，产生 XY 型受精卵，就会发育成男性。生男还是生女，就取决于是否有这一条来自父亲的 Y 染色体。

因此，新生命的性别主要取决于受孕的瞬间与卵子结合的精子类型。

（2）遗传基因影响子女的性别

生男生女往往有家族倾向。根据统计，生男生女受男性家族遗传的影响更大，家里有多个兄弟的男性更容易生儿子，而姐妹多的男性则容易生女儿。

（3）饮食调节决定生男生女

食物有酸性、碱性和中性之分，据医学专家的发现，女性多吃碱性食物，男性多吃酸性食物，可以帮助生男孩；而女性多吃酸性食物，男性多吃碱性食物，则对生女孩较有利。

蔬菜、茶叶、水果（高糖水果除外）、豆制品、牛奶等多为碱性食物，醋也是碱性食品。而肉、蛋、鱼、动物脂肪和植物油、米饭、面食、甜食等食品多为酸性食物。

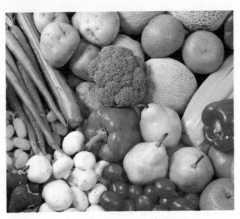

不同的食物含有不同的酸碱性，准爸妈可挑选适合自己的食用。

（4）生男女宝宝应做好的准备事项

生孩子要想心想事成，了解基础生育知识后，事前准备事项也必不可少。

❶ 测量基础体温

无论是想生男孩还是女孩，测定出排卵日非常重要。自我测定排卵日的方法通常有两种：基础体温测量和利用宫颈黏液的状态推测。

持续测量基础体温，确定体温突然下降的日子。特别要确定体温下降至最低点的日子，因为这意味着排卵开始，同时注意查出宫颈黏液分泌量的巅峰期，一并填入基础体温表。若通过基础体温表测得的排卵日与利用颈管黏液的状态观察到的排卵日不一致时，则以颈管黏液的状态推测得到的排卵日为准。

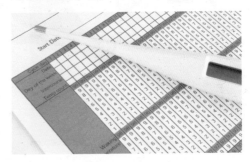

基础体温计是测量基础体温的好帮手。

❷ 服用天然钙

天然钙既是营养剂，也能提高生男孩的概率。每天服用4颗天然钙，坚持2个月，在第3个月的排卵日要到医院进行一次超声波诊断及颈管黏液的结晶检查，以确定是否要持续服用天然钙。一般需要持续3个月。

❸ 备孕前要注意避孕

到受孕预定日为止的备孕前2～3个月内，性交时一定要使用保险套，切实避孕，不可以使用避孕丸或避孕环。孕前进行避孕可给夫妻调养身体、选择生男孩还是生女孩做好充足的准备，夫妻身心健康才能确保孩子的身心健康。

常见的碱性食物

按碱性强弱划分

弱碱性：
苹果、红豆、豆腐、萝卜、卷心菜、油菜、梨、土豆、甘蓝菜等。

中碱性：
黄豆、梅干、西红柿、香蕉、草莓、蛋白、柠檬、菠菜等。

强碱性：
柑橘类、柿子、黄瓜、胡萝卜、葡萄、茶叶、葡萄酒、海带等。

按种类划分

蛋乳类：
鸡蛋蛋白、人乳、牛奶。

豆、豆制品类：
扁豆、黄豆、红豆、豆腐等。

菇类：
香菇、松茸。

蔬菜：
魔芋、菠菜、芋头、莴苣、胡萝卜、土豆、牛蒡、萝卜、南瓜、竹笋、红薯、莲藕、黄瓜、茄子、洋葱等。

水果类：
香蕉、板栗、草莓、橘子、苹果、柿子、梨、葡萄、西瓜等。

海藻类：
海带。

常见的酸性食物

按酸性强弱划分

强酸性：
蛋黄、奶酪、白糖、乌鱼子、柴鱼、金枪鱼、比目鱼等。

中酸性：
培根、火腿、鸡肉、猪肉、鳗鱼、牛肉、面包、小麦、奶油等。

弱酸性：
白米、花生、啤酒、油炸豆腐、海苔、泥鳅、空心粉、葱等。

按种类划分

鱼贝类：
小鱼干、金枪鱼、章鱼、鲤鱼、鲷鱼、牡蛎、生鲑鱼、鳗鱼、蛤蜊、干贝、鱼卵、泥鳅、鲍鱼、虾。

乳制品：
奶酪。

谷类：
米糠、麦糠、燕麦、胚芽米、荞麦粉、白米、大麦、面粉、面包。

蔬菜类：
慈姑、白芦笋。

海藻类：
干紫菜。

肉类：
鸡肉、马肉、猪肉、牛肉、鸡肉汤。

豆类：
花生、蚕豆、豌豆、油炸豆腐。

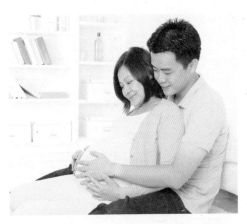

夫妻身心健康才能确保宝宝的身心健康。

（5）选择排卵日性交有助于生男孩

研究发现，在排卵日进行性交，生男孩的概率比较高。

男性每次射精时的精子中，Y精子会比X精子的数目多1倍。但相对X精子而言，Y精子寿命更短暂，它不耐酸，缺乏持久性，不过它在碱性液体当中的活动性比X精子高。而在排卵日，阴道内就会分泌较多的碱性黏液，所以在这一天进行以受精为目的的性交，就能保存Y精子数量，同时刺激它的活力。同时从月经开始后到预定排卵日为止的2周内最好完全禁欲，以增加精液浓度。

特别需要注意的是，在排卵日前5天内必须绝对禁欲，然后在排卵日或第二天进行性交，这样方能保证在排卵日内有足够多的Y精子进入宫颈。此外，人体的身体状态与精子的数量和质量密切相关，因此，在实施生男生女法时，夫妻双方首先应保持身体的健康。

（6）采用深入的性交方式有助于生男孩

深入式的性交方式有助于将Y精子送入阴道深处，增加Y精子与卵子相遇的机会。此外，性交结束后不要立刻拔出性器，尽可能保持插入阴道内的姿势约10分钟，生男孩的概率更高。性交完成后女性也不要立刻移动身体，而应保持双腿紧闭、腰部抬高的姿势30分钟以上，也有助于Y精子的活动。

（7）女性享受性高潮有助于生男孩

女性在性高潮时，会刺激阴道分泌碱性黏液，更利于Y精子的活动，生男孩的概率就更高。因此，性交时尽可能让女性达到高潮，也有助于生男孩。

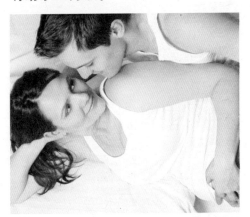

女性应以放松心情享受性爱，才能顺利怀上孩子，开心迎接新生命。

不过每个人的体质都有所不同，性高潮只是在理论上增加了生男孩的概率，因此即使性爱过程中没能达到高潮，也不要产生心理压力，以自然放松的心情享受性爱乐趣。

（8）选择排卵日前性交有助于生女孩

选择合适的性交日期，有利于提高生女孩的成功概率。

❶ 排卵日前 2 日是最佳受孕时间

在通过基础体温测定或其他途径确知了排卵日后，往前推 2 日，就是生女孩的最佳时间，可以安排以受孕为目的的性交。

❷ 受孕日前每隔 3 天性交 1 次

要生女孩，就要有选择地避开 Y 精子。排出的精子数量与性交频率有密切关系。从月经终了时开始，到以受孕为目的的性交日为止，利用频繁性交，可以减少每次排出的精子数量。但据调查统计，很多成功地生女孩的人大多每隔 3 天进行 1 次性交，也许这个频度才能使 X 精子与 Y 精子数保持平衡。

（9）采用浅插入性交有助于生女孩

要使到达子宫的 Y 精子减少，X 精子留下较多，进行浅插入性交是生女孩的必要原则。因此，男性射精必须在男性性器尽可能浅插入的状态下进行。这样精子从射出至到达子宫入口为止的距离和时间都会延长，不耐酸的 Y 精子就会慢慢失去活力，而耐酸的 X 精子到达子宫的比率较高。

（10）女性避免兴奋有助于生女孩

但性交时女性一旦达到高潮，子宫颈管就会分泌大量的强碱性液体。这对生女孩极为不利。因此，性交时女性要尽可能避免兴奋，不要让自己达到高潮，男性插入后要赶紧射精。

此外，针对有些女性的易感体质，较容易达到性高潮，因此可以利用粉红胶维持适度的酸性。同时，对于既想要达到高潮，又想生女孩的夫妇，也可以使用粉红胶。

（11）性交后一周禁欲有助于生女孩

如前所述，以生女孩为目的的性交，最佳时间安排在排卵日前 2 日。如果按照计划，在性交日当天就受精那是最理想的情况。在受孕预定日以后的 4 ~ 5 日是可能妊娠时间，必须禁欲，以免不小心妊娠，或者采取安全的避孕方法避孕。

采取这个方式来受精，生出漂亮女宝宝的概率会大上许多，想要生出女宝宝的夫妻可以尝试。

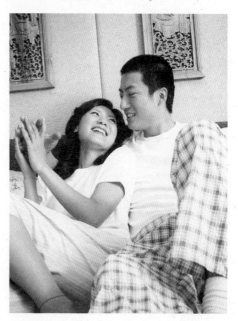

受孕预定日后需禁欲一周，有助准妈妈怀上女生。

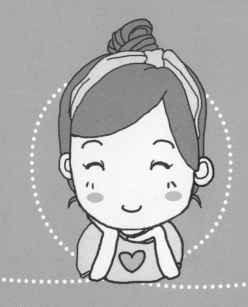

第二章

怀孕初期

宝宝终于来临了，准爸爸、孕妈妈沉醉在迎接新生命的喜悦中，有哪些重要事项该注意呢？本章节收录孕期 1 至 3 月准爸妈应该了解的各类事项，其中还包含最适合孕妈妈的饮食指南，让迎接新生命成为一件快乐而有意义的事情！

孕期1月

孕妈妈得知怀孕消息的同时，既喜悦又有些不知所措，别担心！
这个章节告诉您所有应该注意的事项。

孕期1月注意事项

妊娠周期是从孕妈妈孕前最后一次月经来潮期开始计算的，最后一次月经的第1天即为妊娠第1日，所以孕1月是从最后1次月经的第一天开始之后的4周。上半月，还在备孕阶段，孕妈妈未真正地受孕；后半月，受精卵才开始着床。卵子从受精到在子宫内着床，形成胚胎，约需2周的时间。在这段时间里，受精卵在成功着床后开始以惊人的速度进行细胞分裂，逐步分化出脑、神经、眼、鼻、皮肤等的内胚叶。

大部分孕妈妈此时都没有自觉症状，看起来也没有什么变化，子宫、乳房大小形态变化不大，和没怀孕时差不多。因此，不记录基础体温的人基本发现不了自己已经怀孕，但是小小的生命已经在你的体内开始孕育，母体的健康、情绪、饮食等都关系着胎宝宝的生长发育，一旦发现有怀孕的征兆，就不要随便吃药，不要轻易接受X线检查，更不要参加剧烈的体育活动，以免好不容易得到的宝宝不小心流产了。

准爸爸注意要点

当妻子开始怀孕的时候，你通常已经是意义上的准爸爸了。在孕早期，孕妈妈的妊娠不适反应正在陆续出现，可能会有焦虑的情绪，这时需要准爸爸为孕妈妈营造浪漫幸福的生活氛围，让孕妈妈彻底放松下来，带着愉悦的心情进行孕生活。虽然宝宝是在妻子的子宫里一点点长大，但是准爸爸也不能轻闲了。

在整个孕期，妻子需要准爸爸分享喜悦与担心，生活、精神上需要你的支持和理解。作为准爸爸，孕1月你要注意以下的事项：

（1）准爸爸注意事项一

准爸爸要陪妻子到医院确认是否怀孕，并在医生的指导下准备叶酸等孕妈妈早期所需的维生素，并督促妻子每天按时按量服用。

（2）准爸爸注意事项二

准爸爸要戒烟、戒酒、戒药物，因为烟、酒、药物都会对胎宝宝的成长造成不良影响。

（3）准爸爸注意事项三

准爸爸要准备关于孕期指南及育儿方面的书籍，对孕期可能出现的问题进行了解和准备。

（4）准爸爸注意事项四

准爸爸要和妻子一起制订一个孕期日程表，把每月该做的事情罗列清楚，尤其是关于产检等健康事项，避免遗漏。

（5）准爸爸注意事项五

在孕早期的 3 个月里，准爸爸要节制自己的性欲，停止性生活。

（6）准爸爸注意事项六

准爸爸可多跟一些为人父的朋友交流，吸取经验。

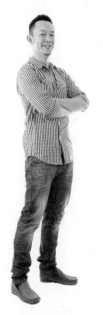

准爸爸在开心妻子怀孕喜讯的同时，也有一些事情需要注意与遵守。

（7）准爸爸注意事项七

孕早期并不意味着孕妈妈不能做家务活，定期适当地做一些对身心有帮助的轻量家务劳动，能够让孕妈妈的身体得到舒展和锻炼，促进血液的流通，长期养成固定的生活习惯，还能为将来的顺利生产打下良好的基础。因此在家庭生活中，准爸爸要分清哪些家务活对孕妈妈来说有益无害，哪些家务活必须由自己全权承担。较为轻松的家务劳动如用温水手洗小件衣物、叠衣服等可以坐着干的家务活，擦桌子、整理房间、蒸米饭、浇花等时间较短的家务活，以及去超市购买少量日用品等轻松的家务活，可以让孕妈妈自己完成。至于做饭、洗衣服、晾晒衣物、拖地等较重的，需要久站、弯腰、下蹲的家务活，还是应由准爸爸来承担。

准爸爸化身孕妈妈专属营养师

怀孕之后，孕妈妈对营养的需求比未孕时大大增加，除了自身需要的营养外，还要源源不断地供给腹内胎儿生长发育所需的一切营养。准爸爸要担当起营养师的重任，确保孕妈妈补充足够的营养。以下为准爸爸一一介绍孕妈妈营养注意事项。

（1）孕 1 月主要坚持服用叶酸

怀孕第 1 个月的主要营养物质就是叶酸。叶酸是人体细胞生长和分裂所必需的物质之一，它可以防止贫血、早产，更重要的是可以防止胎儿畸形。因为孕期前 3 个月是胎宝宝神经管发育的关键时期，孕妈妈要继续备孕期每日补充叶酸的好习惯，服用方法和用量一般应保持不变。这样才能够帮助宝宝的发育。

孕妈妈除了口服叶酸片来保证每日所需的叶酸外，最健康的方法就是食补。常见的富含叶酸的食物有面包、面条、白米和面粉等谷类食物，以及牛肝、牛肉、羊肉、鸡肉、蛋黄等动物食品，莴苣、菠菜、龙须菜、花菜、油菜、小白菜等绿色蔬菜，橘子、草莓、樱桃、香蕉、柠檬、猕猴桃等新鲜水果，以及黄豆、豆制品、腰果、板栗、杏仁、松子等豆类和坚果类食物。

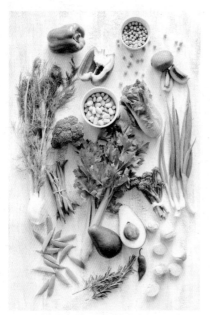

绿色蔬菜拥有丰富的叶酸，孕妈妈应适时补充。

（2）孕妈妈补充叶酸并非多多益善

医学研究表明，孕1月正是胚胎中枢神经生长发育的关键时期，也最易受到致畸因素的影响。而叶酸作为人体细胞生长和分裂必需的营养物质，可以说是孕1月重点需要补充的营养素。

不过，孕妈妈在补充叶酸时也不是多多益善的。长期过量服用叶酸，会干扰孕妈妈的锌代谢，锌元素不足，同样会影响胎儿发育。所以服用叶酸一定要在医生或保健人员的指导下使用，切忌滥用。世界卫生组织推荐，计划怀孕的女性，从孕前1个月起，应每日服用0.4毫克叶酸增补剂，直至哺乳期结束

（孩子出生后6个月）。即使是孕妈妈处于叶酸严重缺乏的情况下，其每日服用量也不宜超过1毫克。尤其在孕期，切不可滥用。

（3）补叶酸的同时别忘了补碘

几乎每个孕妈妈都知道需要补叶酸，但是却很少有人知道碘元素的重要性。妇产科专家提醒孕妈妈："补叶酸的同时，别忘了补碘。"

碘是人体必需的，自身不能合成的微量元素，也是人体甲状腺素的主要成分，甲状腺素是对机体代谢活动和生长发育极为重要的激素。由于母子对碘的双重需求，充足的碘对于孕妈妈和胎儿来说更为重要，它可促进胎儿体内的细胞，尤其是脑细胞的生长。人对碘的生理需求量为每日100～200微克，不应低于50微克，否则会导致碘缺乏性疾病。

因此，孕妈妈在购买盐时，一定要选择碘盐。

不过需要注意的是，碘盐要随吃随买，尽量买小包装；贮存时间不宜过长，贮存时应装入有盖的棕色玻璃瓶或瓷缸内，放于阴凉、干燥、远离炉火的地方，避免日照；最好等菜做熟了再放盐，或炖煮出锅时放盐，以免高温破坏其功效。

除了碘盐外，孕妈妈还可以多食用海带、海蜇、海虾、牡蛎、黄花鱼、海藻、虾皮、紫菜等含碘丰富的食物，以补充碘元素。

（4）孕妈妈宜多喝牛奶

在整个孕期中，钙质的补充非

常重要，因为孕妈妈通过脐带向胎儿传输钙质，胎宝宝的骨骼才能正常发育。如果母体钙摄入不足，胎儿需要的钙就会从母体的骨骼及牙齿中夺取，以满足生长的需要，这样易使母体血钙降低，发生小腿抽筋或手足抽搐。所以孕期孕妈妈一定要注意钙质的补充。

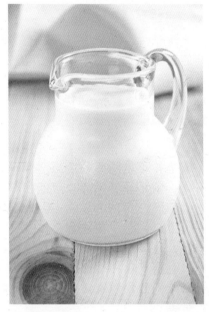

孕妈妈可以通过喝牛奶来补充钙质。

营养专家认为，孕妈妈补钙的最好方法是喝牛奶。牛奶中的钙最容易被孕妈妈吸收，而且磷、钾、镁等多种矿物质和氨基酸的比例也十分合理。每100克牛奶中含有约120毫克钙。孕妈妈每天喝200～400克牛奶，就能保证钙等矿物质的摄入。此外，牛奶中含有的磷，对促进幼儿大脑发育有着重要的作用；牛奶中的维生素 B_2，有助于提高胎儿的视力发育；牛奶中的钙，能够增强胎儿骨骼和牙齿强度，促进胎儿的智力发育；牛奶中的乳糖，能够促进孕妈妈对钙和铁的吸收，加快其肠胃蠕动，避免便秘；牛奶中的铜、铁和维生素 A，能让孕妈妈皮肤变得更光滑，有弹性；牛奶中的锌能加速孕妈妈伤口的愈合；牛奶中有高消化性的蛋白酶，能够帮助孕妈妈全面吸收钙、铁、磷等矿物质。可见，饮用牛奶对于胎儿的生长发育绝对有利无害，所以建议孕早期的孕妈妈要喝牛奶。需注意的是胃肠功能弱、肾病患者不能大量喝牛奶。

不过，牛奶不要空腹喝，也不要煮沸过久再喝，更不要在刚煮开的牛奶中放糖，最好选择超高温灭菌和无菌包装技术生产的牛奶。

（5）多喝水

对孕妈妈来说，良好的体液环境是孕育出健康胎宝宝的必要保障。因此孕妈妈在孕前与孕后都要适当地多喝水，但要注意千万不要等口渴了才喝，在条件允许的情况下要坚持喝白开水。孕妈妈要保持每天1500毫升左右的饮水量，这其中包括从饮食中摄取到的水分。孕妈妈最好选择在最佳的饮水时间进行饮水，即每天晨起喝一次，白天每隔1～2小时喝一次，晚饭后尽量少饮水。遵循这样的饮水原则，可以充分改善孕妈妈的内分泌，提高脏腑的功能，增强免疫力，对健康极为有利。

但也要注意有几种不能喝的水：

❶ 没有烧开的水

这种水含有致癌物，严重威胁孕妈妈的健康。

❷ 陈水

在空气中暴露 4 小时以上以及在暖瓶中储存超过 24 小时的水，不仅水的活性大大丧失，还会滋生多种细菌，生成致癌物亚硝酸盐。

❸ 反复煮沸的水

这种水中含有大量的钙、镁等金属物质，会使人产生腹胀、腹泻等症状，还会生成致癌物亚硝酸盐。

❹ 纯净水

纯净水虽无杂质，但却也不含矿物质，长期饮用会导致营养失衡和抵抗力下降。

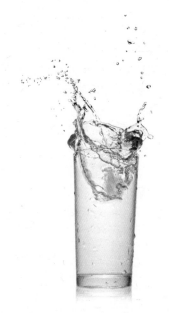

孕妈妈要慎选饮用水。

（6）多吃防辐射的食物

电器所产生的辐射会对孕妈妈的健康受孕产生不利的影响，因此孕妈妈除了要尽量远离辐射源，还要多吃一些能够对抗辐射的食物，这类食物富含优质的蛋白质、磷脂以及维生素 A、维生素 K、维生素 E 和 B 族维生素，能够保护生殖器官的功能，如牛奶、鸡蛋、肝脏类、花菜、圆白菜、茄子、扁豆、萝卜、胡萝卜、黄瓜、西红柿、油菜、芥菜、香蕉、苹果等食物。

（7）孕妈妈选择健康吃鱼，促进宝宝大脑发育

一般认为，孕妈妈吃鱼对自身和胎儿应该是有益的。孕妈妈多吃鱼，能够促进胎宝宝大脑的发育，这是因为鱼肉中含有大量的 DHA 和蛋白质，多吃鱼还能够增加孕妈妈足月生产的概率。

但是并不是所有的鱼都适合孕妈妈食用。由于环境污染，可能会有很多有毒物质在鱼体内蓄积，因此孕妈妈在买鱼时，除了要注意鱼本身是否新鲜外，还要尽量避免够买那些有毒的鱼。有毒的鱼包括被酚、重金属或农药污染的鱼，以及体内含有生物毒素的鱼等。

在保证食用安全的基础上，孕妈妈可安全食用的鱼类，包括人工饲养的鳟鱼、鲶鱼、虾、左口鱼、太平洋三文鱼、黄鱼、中大西洋蓝蟹、黑丝蟹鱼、鲫鱼、鲤鱼、草鱼、墨鱼、青鱼等，能够补脾益肾，养血通经，十分有利于安胎。

但并不是所有鱼类都适合孕妈妈食用，还有几个原则需要注意：

❶ 汞含量超标的鱼。如金枪鱼、墨西哥湾牡蛎、海鲈、比目白鳕鱼、马林鱼、梭子鱼、白口鱼、鲨鱼、

旗鱼、鲭鱼、方头鱼、鲈鱼、鳟鱼、马头鱼、剑鱼及马加鱼等，以及罐头装的金枪鱼、鬼头刀、鳕鱼及狭鳕，因为这类罐头鱼的汞含量也很高，食用的分量应以每月一次为限。

研究证明，汞进入孕妈妈体内后，会破坏胎宝宝的中枢神经系统，影响胎宝宝的大脑发育，将来孩子的学习能力会有缺陷，还会留下智力发育迟缓等后遗症，请孕妈妈谨慎选择安全健康的鱼进食。

❷ 某些深海鱼体内可能带有寄生虫菌，要在处理时彻底洗净，在烹调中煮熟煮透。

❸ 鱼、虾带有浓重的煤油味是酚污染的结果，不能食用。

❹ 咸鱼、熏鱼、鱼干等加工腌制品含有亚硝胺类致癌物质，孕妈妈尽量不要食用，而煎炸特别是烧焦的鱼肉中含强致癌物杂环胺，也不能食用。

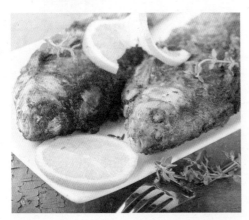

油炸处理的鱼类虽然很吸引人，但孕妈妈要少吃。

❺ 长相畸形的鱼以及死鱼体内很有可能已经发生了病变，孕妈妈千万不要食用。

❻ 罐装鱼孕妈妈也要少吃，尽量食用新鲜宰杀的鱼，以防止过量摄入有害物质。

（8）孕妈妈吃什么水果好？

大家都知道，孕妈妈吃水果好，但是吃什么水果、吃多少好，就很少有人知道了。下面我们给孕妈妈们介绍一些有益孕妈妈健康的水果。

❶ 苹果

苹果含有多种维生素、矿物质、苹果酸、鞣酸和细纤维等，有助于胎宝宝发育的同时，也可以防止孕妈妈过度肥胖。而且，苹果富含锌，经专家研究发现，产妇如果在妊娠期间体内锌元素充足，分娩的时候将会较为顺利。

❷ 樱桃

樱桃所含的铁非常丰富，几乎是苹果、橘子等水果的20倍，居水果之首，是孕妈妈的理想水果。但是，樱桃是温性水果，吃多了容易上火，因此上火、溃疡、妊娠期糖尿病患者最好不要食用。一般孕妈妈吃樱桃的话，建议每天控制在12颗左右。

❸ 西柚

西柚含有较多的天然叶酸。此外，西柚含有的维生素、微量元素和可溶性纤维素都是孕妈妈在整个孕期必不可少的营养素。所以，妇产科医师一直把西柚作为孕妈妈的首选水果。

❹ 秋梨

秋梨作为我国最古老的水果之一，具有防治外感风寒、肺部感染及肝炎的功效，也可以治疗妊娠水肿及妊娠高血压。

❺ 柑橘

柑橘的汁富含柠檬酸、氨基酸、糖类、脂肪、多种维生素、微量元素和矿物质，很受孕妈妈的欢迎。柑橘也属温性水果，补阳益气，过量食入反而对身体无益，故建议孕妈妈们每天吃柑橘不要超过 3 个，总重量控制在 250 克以内。

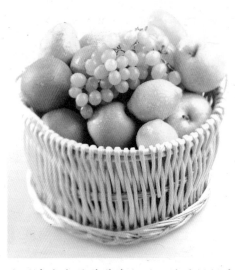

水果富含各种营养素，聪明的孕妈妈应根据自己所需来挑选。

❻ 柠檬

柠檬含锌、碘、铁等多种矿物质，对胎宝宝的发育有着重要的作用。而且柠檬富含维生素 C，能增强孕妈妈的免疫力，可预防感冒，还能让出生以后的宝宝皮肤更加细腻。柠檬味酸，鲜吃容易刺激肠胃，建议调成饮料或泡水喝。

❼ 香蕉

香蕉是钾的极好来源，钾有降压、保护心脏与血管内皮的作用。此外，香蕉还是一种令人愉快的水果，能促使大脑产生 5- 羟色胺，从而改善情绪。

❽ 火龙果

火龙果中含有的植物性白蛋白有解毒的功效，孕妈妈吃火龙果可以中和体内的重金属毒素。

（9）适合孕妈妈吃的健康零食

妊娠早期大部分孕妈妈都会出现妊娠反应，比较嘴馋，喜欢不停地吃各种各样的零食。虽然市场上很多常见的零食都是不健康的食品，但也有一些是健康的，是可以供孕妈妈食用的。下面我们给孕妈妈们介绍几种健康的零食，可供孕妈妈妊娠期解馋。

❶ 葡萄干

葡萄干能补气血，利水消肿，其含铁量非常高，还可以预防孕期贫血和浮肿，孕妈妈可适当食用。但有些孕妈妈，尤其是患有妊娠期糖尿病的孕妈妈千万不能吃葡萄干，以免影响血糖、血脂和血压的测量值。

❷ 核桃

核桃也是一种健康、可供孕妈妈食用的零食。核桃含有丰富的维生素 E、亚麻酸以及磷脂等，对促进胎儿的大脑发育很重要。不过，核桃中的脂肪含量非常高，吃得过多必然会因热量摄入过多造成身体发胖，因此孕妈妈也不宜多吃核桃。

❸ 板栗

板栗含有丰富的蛋白质、脂肪、糖类、钙、磷、铁、锌，以及多种维生素等营养成分，有健脾养胃、补肾强筋的功效。孕妈妈常吃板栗，可以健身壮骨，强壮骨盆，并能消除孕期的疲劳。

❹ 海苔

海苔浓缩了紫菜当中的各种B族维生素，特别是核黄素和烟酸的含量十分丰富，有助于维持人体内的酸碱平衡，而且热量很低，纤维含量很高，对孕妈妈来说是不错的零食。

（10）孕妈妈可以吃牛肉吗？

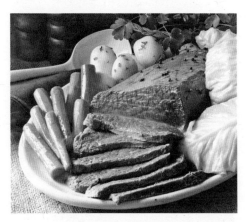

牛肉含有丰富的锌，孕妈妈可以适量食用来补充自己的营养素。

牛肉的营养价值非常高，有补中益气、滋养脾胃、强健筋骨的功效，依据牛肉的营养成分，我们可以判断出孕妈妈吃牛肉好。因为，孕妈妈对铁和锌的需求是一般人的1.5倍。如果缺锌就可能造成免疫力下降，容易生病，对胎儿的神经发育容易产生不利影响。牛肉中的锌比植物中的锌更容易吸收，人体对牛肉中的锌的吸收率为21%～26%，而对全麦面包中的锌吸收率只有14%。

因此，孕妈妈是可以吃牛肉的，但是必须得注意吃牛肉的分量要适当。据有关专家指出，孕妈妈一个星期吃3～4次瘦牛肉，每次60～100克，不仅可以预防缺铁性贫血，而且能够增强孕妈妈们的免疫力。

（11）孕妈妈能吃巧克力吗？

很多女性都认为，孕期不能吃巧克力。巧克力所含糖分很高，可能诱发妊娠期糖尿病。而且巧克力中还含有类似咖啡和茶的刺激成分，会影响宝宝神经系统发育。

但是芬兰最新的研究发现，在妊娠期间爱吃巧克力的孕妈妈所生的宝宝在出生6个月后更喜欢微笑或表现出开心的样子。该项研究还显示，那些容易紧张的孕妈妈，如果在妊娠期间能经常食用巧克力，其所生的孩子会不怕生人。芬兰科学家认为，之所以喜欢吃巧克力的孕妈妈所生孩子容易呈现出比较健康向上的情绪，可能和巧克力中所含的某种化学成分有关。孕妈妈在食用巧克力后会把这种化学物质传给正在母体内发育的胎儿，从而使其在出生后，特别是在6个月后，表现出积极的生活情绪。

因此，孕妈妈也能吃巧克力。只是，过犹不及，食用过多的巧克力还是会影响到孕妈妈和胎宝宝的身心健康的。所以孕妈妈应适量食用巧克力。

（12）怀孕后能喝茶吗？

有些孕妈妈在怀孕前就有喝茶的习惯，那么，怀孕后继续喝茶是否会影响胎儿的发育呢？传统认为，喝茶会影响胎儿发育，导致胎儿畸形，影响孩子的智力。不过，妇产专家告诉我们，孕妈妈适当喝茶是有益的。茶叶中所含的多种成分对人体有好处，如茶多酚、芳芝麻油、矿物质、蛋白质、维生素等营养成分。孕妈妈如果能每天喝 3～5 克茶，特别是淡绿茶，能够加强心肾功能，促进血液循环，帮助消化，预防妊娠水肿。另外，绿茶中含锌比较丰富，可促进胎儿生长发育。

只是，孕妈妈喝茶时一定不能过量、过浓。大部分浓茶的茶汤中含有鞣酸，会影响胎儿对铁、钙等元素的吸收，造成孕妈妈妊娠贫血和胎儿先天性缺铁性贫血。此外，孕妈妈在孕期最好不要喝红茶。因为红茶中含有 2%～5% 的咖啡因，会产生兴奋作用而使孕妈妈失眠，还会刺激胎儿增加胎动，甚至危害胎儿的生长发育。

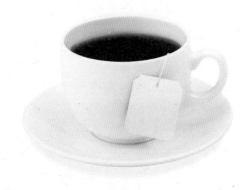

孕妈妈不可以喝太浓的茶。

（13）素食孕妈妈如何补血？

研究发现，孕早期补血可增加婴儿出生时的体重。素食孕妈妈如何在避免食用荤菜的同时又保证铁的补充呢？专家建议，素食孕妈妈宜增加豆类、全谷类、坚果类等含铁量较高的素食的摄取量，以避免贫血。其次，还要多食用血红色食物，如红枣、红豆、枸杞子等。此外，还要增加富含维生素 C 的蔬果，以避免贫血。

如果通过饮食不能够解决贫血症状，那么就应该在医生的指导下服用相应的药品，必要时给予铁剂治疗，服用葡萄糖酸亚铁、硫酸亚铁、人造补血药等。同时服用维生素 C 或稀盐酸合剂，以促进吸收。

（14）孕初期忌服用过量酸性食品

我国历来有服用酸性食物来缓解孕期呕吐的做法，甚至有用酸性药物止呕的做法，然而最新的研究发现这些方法是不可取的。

虽然从营养学角度出发，孕妈妈吃些酸味食物能刺激孕妈妈的食欲，满足母体与胎儿对营养的需要，帮助胎儿骨骼的生长发育。但是，物极必反，孕妈妈如食用大量的酸性食品或药物，会使体内碱度下降，容易引起疲乏、无力，不仅容易使母体患某些疾病，更重要的是可因此而影响胎儿正常、健康地生长发育。

研究发现，孕初期的孕妈妈过多地食用肉类、奶酪、甜点等酸性食物和药物，其体液会形成一种"酸化"，促使血中儿茶酚胺水平增高，从而引起孕妈妈烦躁不安、爱发脾气，易伤感等消极情绪，进一步使母体内的激素和其他有毒物质分泌增加，影响胚胎细胞的正常发育生长，并易引发遗传物质突变，导致胎儿腭裂、唇裂等和其他器官的发育畸形。

与此同时，研究人员分别测定了不同时期胎儿组织和母体血液的酸碱度，认为在妊娠的最初半个月左右，多食酸性食物或含酸性的药物（如维生素C、阿司匹林）等对胎儿危害性最大。妊娠后期，胎儿受影响的危害性相应小一些。

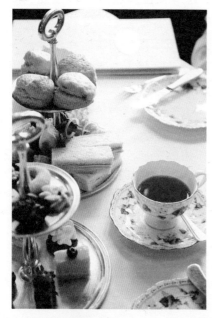

孕妈妈不宜食用太多甜点，以免形成"酸化"，造成情绪起伏不定。

（15）孕妈妈食用酸味食物要有选择

孕妈妈在怀孕后胎盘会分泌出一种叫作绒毛膜促性腺激素（HCG）的物质，这种物质有抑制胃酸分泌的作用，能使胃酸显著减少，消化酶活性降低，并会影响胃肠的消化吸收功能，使孕妈妈产生恶心、呕吐、食欲下降、肢软乏力、口味开始转变等症状。在孕期适当多吃一些酸味食品，能够抑制HCG分泌所带来的消化能力减弱，刺激胃液分泌，提升食欲，促进消化，改善早孕呕吐等妊娠反应带来的胃口和消化功能不佳，而且酸味食物还能提高孕妈妈对钙、铁、维生素等营养成分的吸收率，有助于胎宝宝的生长发育。

不过，孕妈妈在食用酸味的食物时也要有选择，并不是所有的酸味食物都适合孕期食用。如经过腌制的酸菜和泡菜或醋制品，因为腌菜中的致癌物质亚硝酸盐含量较高，并且其中的养分已经被破坏殆尽，过多食用对母体、胎儿健康无益；再如山楂，虽然含有丰富的维生素C，但是却同时具有刺激子宫收缩、引发流产和早产的成分，尤其对于处在孕早期的孕妈妈，更不可轻易食用。孕妈妈可以选择那些较为安全的酸性食物，如橘子、西红柿、樱桃、石榴、葡萄、青苹果等蔬果，既能改善孕妈妈胃肠道不适症状，又能起到增强食欲、补充营养的作用。

（16）鸡蛋是孕期的营养佳品吗？

鸡蛋是孕妈妈孕期当中不可缺少的营养补品，它含有的卵黄素、卵磷脂、胆碱、铁、磷等，对神经系统和身体发育有利，能益智健脑，改善记忆力，促进肝细胞再生。

那么，孕妈妈每天吃多少个鸡蛋最合适呢？专家指出，对于孕妈妈来说，每天吃2个鸡蛋最佳。

鸡蛋中所含的铁是非血色素铁，单独吃鸡蛋补铁，铁的生物利用率较低，只有3%，贫血的人可将其与一些富含维生素C和铁的蔬菜、肉类搭配着吃，就能很好地提高鸡蛋中铁的吸收率。鸡蛋中的磷含量也很丰富，但钙相对不足，所以，将奶类与鸡蛋共同食用可达到营养互补的目的。

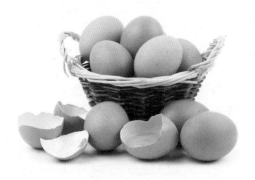

鸡蛋是容易取得又营养的好食材，孕妈妈可以适量补充。

（17）怎样吃鸡蛋最有营养？

鸡蛋吃法多种多样，那怎样吃鸡蛋才最有营养呢？就营养的吸收和消化来讲，煮蛋为100%，炒蛋为97%，嫩炸为98%，老炸为81.1%，开水、牛奶冲蛋为92.5%，生吃为30%～50%。因此，煮鸡蛋是最有营养的吃法。

不过，吃鸡蛋还要讲究食用方法，要注意细嚼慢咽，否则会影响吸收和消化。而且孕妈妈最好吃整个鸡蛋，虽然蛋白中的蛋白质含量较多，而其他营养成分则是蛋黄中含得更多。做菜的话，鸡蛋羹、蛋花汤都很适合孕妈妈和婴幼儿食用，因为这两种做法能使蛋白质分解，很容易被身体消化吸收。

（18）孕妈妈不宜生吃鸡蛋

有的孕妈妈喜欢吃生鸡蛋，认为营养价值高，其实，这是不正确的。生鸡蛋里含有抗生物素蛋白，阻碍人体肠胃中的蛋白酶与蛋白质接触，影响蛋白质的吸收，会导致孕妈妈食欲不振、全身无力、肌肉疼痛等。另外，生鸡蛋内含有抗胰蛋白酶，会破坏人体的消化功能。至于那些经过孵化但还没有孵出小鸡的"毛鸡蛋"，就更不卫生了，极易引起细菌感染。

（19）孕妈妈不宜吃油炸食品

油炸食品在人们的日常饮食中占有很大的比重，由于其色香味美，香脆可口，颇受人喜爱。但是，孕妈妈对油炸食品却不宜过多食用。

食品专家研究发现，食用油经反复加热、煮沸、炸制后，会产生有致癌作用的物质。且油炸食品经高温处理后，其中的维生素和其他多种营养素还会受到很大程度的破坏，营养价值明显下降，加之脂肪含量较多，食入后很难消化吸收。

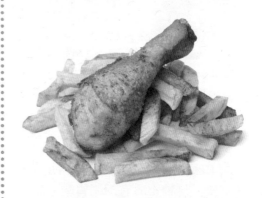

油炸物虽然香气诱人，让人食欲大开，但为了身体着想，孕妈妈不宜食用太多。

女性在怀孕早期，一般都有早孕反应，若食用油炸食品，不但影响食欲，而且会使反应加重。怀孕中期以后，孕妈妈增大的子宫压迫肠道，使肠蠕动减弱，若食用油炸食品，更容易导致便秘。怀孕以后，由于体内激素水平的变化，孕妈妈消化功能较前下降，油炸食品更不应多吃。一旦食入后孕妈妈胃部有饱胀感，会导致下顿饮食量减少，患便秘者更不应食用。

孕期检查与疾病预防

孕1月，胎宝宝只是小小的胚芽，孕妈妈的身体状况跟孕前相比也没有发生明显的变化。所以这个月的首要目的就是选择一家好医院以及你信赖的产科医生，确认怀孕和排除宫外孕，同时做好疾病预防的工作。

如何区分怀孕和闭经?

已经两个月没来月经了，是不是怀孕了？不少女性一旦出现这样的情况往往第一时间头脑里会出现这样的疑问，因为多数女性都知道，怀孕后会出现一些常见的怀孕初期症状，月经停止是最明显的信号。但是很多时候也不排除闭经的可能。女性多有月经不调和其他妇科病症，如月经延迟，月经量少，常有小腹胀痛，继而停经。那么，已婚女性该如何区分怀孕和闭经呢？

如果你的月经素来正常且有规律，突然出现停经不再来潮，就要考虑是否怀孕了。孕早期除了有停经的怀孕初期症状外，还伴有恶心呕吐、厌食、懒动、嗜睡或喜食酸辣食物等早孕反应。

女性闭经前多有月经周期不调症状或兼有其他病症，可根据闭经或是怀孕的不同体征，以及怀孕初期症状和早孕反应判断，是正常妊娠还是病态反应，及时知道，早做准备，及时就医。

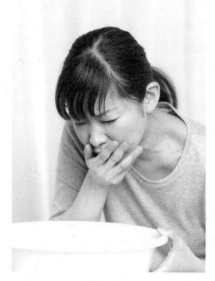
孕吐是女性妊娠初期常会出现的状况。

确认怀孕的方法

怀孕了，孕妈妈的身体会产生变化，某些敏感的孕妈妈可能会稍感疲倦，或下腹部有胀闷感，甚至会有少量出血的情况，以及各种预示症状。如：停经，它是怀孕的最先症状；胸部变敏感，你可能发现自己的胸部变大了，还可能出现刺痛感，乳晕的颜色也会加深变暗；疲乏无力，嗜睡；尿频，甚至一小时一次；味觉或嗅觉更加灵敏；口味变化，反感某些食物或特别偏好某种食物；恶心呕吐。这都是刚怀孕几天就可出现的反应。

在孕早期，孕妈妈要得知自己怀孕，可以自行通过早孕试纸检测得知，并尽快调整生活方式和饮食，以免在不知情的情况下对妊娠造成不良影响。

为了慎重起见，在妊娠的第8～12周，也就是孕妈妈停经超过28天以上的时候，孕妈妈要到医院进行第一次详细检查，确认怀孕，筛查是否有宫外孕的情况发生。若无宫外孕，孕妈妈再根据自己的健康状况、经济条件以及居住地点、医院医疗水平等情况，选定一家医院作为自己此后检查和分娩的定点医院，建立孕期保健档案。孕妈妈一定要选择正规的大型医院或妇产专科医院建档，并选定一位能让自己信赖的产科医生，作为整个孕期自己去做检查和咨询的医生，直至分娩。

第一次产前检查都查什么？

首先，医生会询问一些过往的月经、妊娠、病史等方面的情况，包括：

❶ 月经周期的天数，最后一次月经的首日日期，以及停经后出现了哪些特殊情况。

❷ 曾经妊娠过几次，流产和分娩过几次，其中自然流产和人工流产的次数。

❸ 有过哪些病史、手术史以及过敏史。

❹ 丈夫的健康情况。

❺ 有无家族遗传病史。

然后，会要求孕妈妈进行下列项目的检查：

❶ 常规检查：测量身高、体重、视力、血压，检查心脏、乳房情况。

❷ 怀孕确诊检查：B超（超声波）检查，子宫和生殖器官的检查。

❸ 辅助检查：血常规、血型、尿常规、乙肝五项、肝肾功能、母血甲胎蛋白、人免疫缺陷病毒、巨细胞病毒、风疹病毒、梅毒、弓形虫、绒毛细胞检查等。

推算预产期的方法

由于每一位孕妈妈都难以准确地判断受孕的时间，所以，医学上规定，以末次月经的第一天起计算预产期，其妊娠周期共为280天，10个妊娠月。实际怀孕日期266天。常用的计算预产期的方法有以下三种：

（1）以受精日计算

若知道受精日，从这天开始经过38周（266天）即为预产期。使用基础体温者知道排卵日，则可计算出受精日。这比从最后一次月经开始日计算预产期的方法更精确。

（2）超声波（B超）检测法

对于不能确定最后一次月经开始日的人而言，这是较准确的方法。由于此方法可计算出胎囊大小与胎儿头至臀部的长度，以及胎头两侧顶骨间径数值，据此值即可推算出怀孕周数与预产期。

（3）用公式计算预产期

这种方法也是最为常用的预产期计算法。只要孕妈妈对自己最后一次月经的首日日期做过记录，就可以用这个公式轻松算出预产期：最后一次月经首日日期的月份加 9，日子加 7 等于预产期的日期。这种算法会有 1～2 天的误差，这是因为每个月的天数不同。

因此在计算结果的基础上，最后一次月经日期月份在 3、5、12 月的，将计算结果减去 2 天，在 4、7、10、11 月的，将计算结果减去 1 天，在 1、2、6、8、9 月的，则可以保持不变。

这个计算方法只适用于月经周期较为规律的孕妈妈，即 28 天为一个月经周期。如果孕妈妈的月经周期大于或者小于 28 天几日，则应在预产期计算结果的日期上，加上或者减去这几日，即为最终计算结果。

积极预防感冒

孕早期感冒是一种最常见的呼吸系统疾病。这是因为怀孕后女性身体的免疫能力会有所降低，当季节变换或气温反差较大，尤其是冬季室内、室外温差较大时，孕妈妈就极易患感冒。且怀孕后孕妈妈的鼻、咽、气管等呼吸道黏膜充血、水肿，也使抵抗力下降，容易被呼吸道病毒感染而引起感冒。而胎宝宝正在孕妈妈的肚子里生长发育，孕妈妈一旦患上感冒，很容易对胎宝宝造成伤害，甚至危及胎宝宝的生命。

因此，孕妈妈首先要做好防寒保暖和清洁卫生的工作，积极预防孕早期感冒。如果患了感冒，也应尽量避免服用任何药物，而要多多休息和补充营养，依靠自己的抵抗力战胜疾病，让身体早日康复。另外，感冒后，孕妈妈可多喝点开水和果汁类饮料，增加维生素 C 的摄入，以稀释身体内细菌、病毒的浓度。或在茶杯内倒入 60℃ 左右的热水，将口、鼻部置入茶杯内口，不断吸入热蒸汽，一日数次，效果也不错，休息几天感冒就会好了。如必须用药应在医生指导下酌情服用。

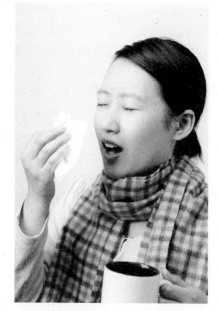

孕妈妈要积极避免感冒，以免对胎宝宝造成伤害。

孕妈妈孕期服减肥药会引起子女性取向异常

根据英国和美国科学研究发现，孕妈妈在怀孕时服用治疗甲状腺功能衰退的甲状腺素和减肥药丸会影响其后代的性取向问题，会使他们更容易成为同性恋者。这份研究结果还显示，孕妈妈在怀孕前 3 个月内服用甲状腺素和减肥药丸对其女性后代的影响最大。

研究结果证实，女性胎儿的性别取向更容易受到各种处方药物的影响。研究人员表示，此类药物是通过对胎儿大脑的影响，影响其性别取向的。

口服避孕药失败者应中止妊娠

美国药品食品管理局（FDA）根据药物对胎儿的影响，将妊娠期使用药物危险等级分为 A、B、C、D、X 五类。其中 A、B 类药物安全性高，孕期可以使用；C、D 类药物孕期应慎用或禁用。口服避孕药属于 FDA 分类的 X 类，有使胎儿致畸的作用，故口服避孕药失败者应中止妊娠。

此外，口服避孕药吸收代谢时间较长，其进入体内后会在肝脏内储存，停药后体内残留的避孕药需经 6 个月左右才能完全排出体外。停药 6 个月内，体内残留的避孕药对胎儿可能产生不良影响。

所以，如果打算要孩子，应该在停用避孕药 6 个月后选择妊娠为宜，此时卵巢的内分泌功能和子宫内膜周期性变化都恢复了自然生理过程，残留的避孕药也完全排出体外，这样才有利于受精卵顺利着床和胎儿的生长发育。

孕期不宜接种疫苗

从优生优育的原则上来说，任何药物（营养类药物除外）在整个妊娠期间都是不宜使用的。胎儿期是细胞分化、组织器官发育迅速的时期，很容易受到药物等外界因素的影响，尤其是妊娠的前 3 个月内，宝宝的重要器官都是在这个时期形成的，药物致畸的可能性就更大。

即使是维生素、叶酸等营养类药物，仍应在医生的指导下使用，因为过量服用有可能出现中毒现象。例如，妊娠期大量服用维生素 D，可致胎儿的高钙血症和智力低下；而大剂量补充维生素 A，则可在妊娠早期造成胎儿畸形流产。

胎宝宝生长发育与孕妈妈身体变化

孕妈妈的身体变化

（1）体重

怀孕还没有对孕妈妈产生体重上的影响，与孕前相比基本上没有变化。

（2）子宫

子宫此时约有鸡蛋那么大，但大小、形态还看不出有什么变化。但是在体内却进行着一场生命的创造和革命。黄体激素开始分泌，使子宫变得柔软，阻止排卵和月经来潮，同时子宫颈粘液开始变得更加黏稠，使子宫封闭起来，起到保护胎宝宝的作用。

（3）乳房

卵巢开始分泌黄体素，乳房稍变硬，乳头颜色变深并且变得很敏感，稍微触碰就会引起痛感。这种情况有的孕妈妈也会感觉不到。

（4）体温

排卵后基础体温稍高，持续 3 周以上。

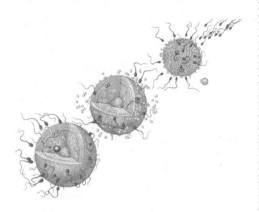

受精过程。被释放出的卵子与精子相遇，只有一个精子能进入卵子（上图）。包围卵子的肌细胞开始脱落（中图）。精子的细胞核与卵子的细胞核结合，形成胚胎（下图）。

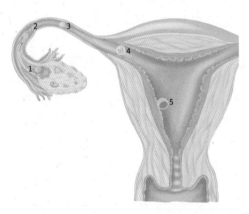

（5）妊娠反应

由于体内激素分泌失衡，比较敏感的孕妈妈开始出现恶心、呕吐症状。少部分出现类似感冒的症状，如身体疲乏无力、发热、畏寒等。

❶ 卵子等待与精子相遇，若没有受精，它会在下一次月经时和子宫内膜一起被排出。

❷ 精子与卵子结合，形成受精卵。

胎儿生长

身长

0 ~ 0.2 毫米。

体重

约 1 微克。

五官

眼睛、鼻子、耳朵尚未形成，但嘴巴和下巴的雏形已经可以看出来了。

四肢

身体可分为两大部分，大的部分为胎宝宝的头部，拖着长长的尾巴，像一个小蝌蚪。手脚太小，还看不清楚。

器官

脑、脊髓等神经系统，血液等循环器官的原型已经出现；从第 3 周末开始，出现了心脏的原基，虽然还不具有心脏的外形，但已在胎儿身体内轻轻地跳动；胎盘、脐带也开始发育。

胎动

此时的胎宝宝暂时还没有胎动迹象。

❸ 受精卵在输卵管内向下移动，同时开始迅速分裂为多个细胞。

❹ 受精后第 4 天左右，受精卵进入

子宫腔，它分裂出100多个细胞，漂浮在子宫腔内。

❺ 受精3周后，受精卵开始着床，它将自己牢固地植入柔软厚实的子宫内膜之上，至此完成受孕。

孕1月常见不适

妊娠反应在怀孕第1个月才刚刚开始，并不严重，有的孕妈妈并没有产生任何不适，甚至还不知道自己已经怀孕。但是一些较为敏感的孕妈妈此时已经开始出现轻微的疲倦感，并且感到自己有些嗜睡，这都是正常的妊娠最初期的反应，孕妈妈不必烦恼和惊慌。

（1）轻微不适感

孕妈妈只要坚持规律的作息方式，保证营养，不从事压力过大的工作，多进行穿插休息，就能应对轻微的不适感。此时妊娠反应才初露端倪，真正难熬的日子还在后面，孕妈妈要做好足够的心理准备，鼓足勇气迎接身体的挑战。

（2）尿频

尿频通常是怀孕的一个标志。在孕早期，由于子宫的不断增大而占据了部分盆腔空间，使膀胱受到挤压和刺激而出现尿频，这是正常的妊娠反应之一。孕妈妈如果出现尿频，可以注意控制每日的饮水量，不要过大，但也不能因为害怕尿频就不喝水或者憋尿，否则会对自身及胎宝宝都产生不利影响。此外，孕妈妈要注意在每晚7点以后尽量不喝水，晚餐不吃利尿的食物，如西瓜、冬瓜、薏米、萝卜等。在孕

早期结束之后，尿频也会自行消退。但是，如果尿频同时伴有尿急、尿痛、血尿等症状，就不一定是单纯的妊娠反应了，有可能已经发生了尿路结石、膀胱炎、妊娠糖尿病等疾病，要及时到医院检查。

（3）怀孕初期阴道出血怎么办？

女性在怀孕初期会出现一些早孕症状，然而阴道出血也是早期怀孕常见的问题，让许多孕妈妈们感到困惑，因为怀孕最明显的信号就是月经停止，她们通常会很担心阴道出血是否会引起流产或生下不正常的胎儿。

其实，女性在怀孕前半期发生阴道出血后，大约有一半的病人都能成功地继续怀孕，另外约30%的病人会发生自然流产，10%的病人是子宫外孕，而极少数病人可能是葡萄胎、子宫颈病灶等问题。研究表明，早期怀孕出现阴道出血后，如果继续怀孕成功而生产，其婴儿有先天性异常的比例并未因此而有增加的现象。

如果孕早期在出现怀孕初期症状的同时伴有阴道出血的现象，必须及时就医，在诊断确定后，则必须根据诊断做适当的处理。如果是子宫外孕或葡萄胎，则必须予以手术或药物治疗。如果是正常子宫内怀孕，则必须适当卧床休息。至于是否需要补充黄体素，目前仍未有定论，一般认为如果在怀孕前的月经周期有黄体期缺陷或有习惯性流产病史者，最好予以补充黄体素。

（4）警惕宫外孕

正常情况下，受精卵会由输卵管迁移到子宫腔，然后安家落户，慢慢发育成胎儿。

但是，由于种种原因，受精卵在迁移的过程中出了岔子，没有到达子宫，在子宫之外的地方，如输卵管、卵巢、盆腔、腹腔等处着床的妊娠，这被称为"子宫外孕"，简称"宫外孕"，又称为"异位妊娠"。90%以上的宫外孕发生在输卵管。

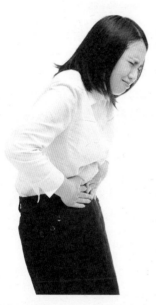

孕妈妈忽然出现下腹部剧烈疼痛，可能是子宫外孕所致。

这种异位妊娠使受精卵无法正常发育，是比流产更严重的疾病，严重者随着胎儿长大，输卵管会破裂而引起大流血，不仅胎儿不保，还会危及孕妇生命，要提早预防，及早发现，及时进行人工流产手术。

如果孕妈妈在怀孕后出现下腹部突然的剧烈疼痛或绞痛、刺痛，且持续或反复发作，少于月经量的不规则阴道出血，或严重的恶心、呕吐、眩晕、肛门下坠等症状，严重时患者面色苍白、出冷汗、四肢发冷，甚至晕厥、休克，发现这些有可能是宫外孕的征兆，要及时就医，避免导致大出血而危及生命。

（5）怀孕早期偏头痛怎么办？

偏头痛，是大多数感冒者会出现的症状。孕妈妈偏头痛多数发生在怀孕的早期，多数女性在孕中期后偏头痛症状就会逐渐缓解、消失。

孕妈妈早期偏头痛主要是因为受怀孕初期症状困扰和身体内激素不稳定所致。如果孕妈妈缺乏睡眠、鼻窦阻塞、过敏、眼睛疲劳、有压力、情绪抑郁、饥饿、脱水等也容易发生孕早期偏头痛。偏头痛也可能伴有其他症状，如恶心、呕吐或对光和噪声敏感。不过，有些为先兆性偏头痛，就是头痛之前先出现其他症状，如有针刺感、虚弱无力等。

当孕妈妈出现偏头痛时，首先要注意饮食的调整。因为约有16%的偏头痛患者是对某些食物较为敏感而引发的，如奶酪、红酒、巧克力、腌或熏的肉类等。其次，要学会放松心情，善于利用音乐、冥想、运动等方式，舒缓压力，保持心情愉快。再次，要充分休息，努力缓解怀孕初期症状，以防由此引发偏头痛。

此外，还要远离嘈杂的环境，过强的光线、噪声、有异味的环境均会刺激和加重头痛症状，患者平时应远离光线强烈，声音嘈杂的地方。

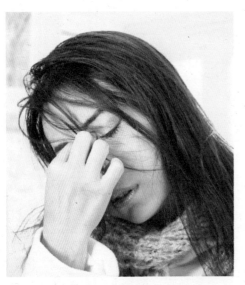
孕妈妈妊娠初期，很容易出现偏头痛。

（6）排卵期出血是怎么回事？

女性怀孕后，最初的症状就是停经，所以怀孕初期是不会来月经的。但是有少数女性在怀孕后头3个月内，每月的原月经周期仍有少量阴道流血，临床诊断为孕卵着床后所发生的孕卵植入性出血。西医叫排卵期出血，中医称之为"经间期出血"。

这个疾病并不单单发生在孕早期，怀孕前也可能出现。它是由于雌激素水平短暂下降，使子宫内膜失去激素的支持而出现部分脱落，引起的有规律的阴道出血。这种出血量不多，有些人仅是少量的咖啡色分泌物，一般持续半天或2～3天，最多不会超过7天，可伴有轻微的排卵痛和腰酸。这种出血一般是出现在低体温向高体温转变期间。如果症状轻的可以不治疗，但如果症状明显，有可能影响生育就应该治疗了。

另外，怀孕初期月经周期出现出血现象，这可能是一种病理现象。尤其是当伴随着腹痛的时候，这很有可能就是先兆流产或者宫外孕的症状，孕妈妈最好还是去医院检查一下，如果是病理性的原因，就要及时治疗。

（7）孕早期白带异常怎么办？

正常的白带是无色透明的或是白色糊状液体，一般无气味或略带腥味。怀孕初期，由于体内雌激素随着妊娠月份增大而逐渐增多，而雌激素能促进子宫颈及子宫内膜腺体分泌黏液，白带也会随之增多。

女性在怀孕后，会出现不同程度的白带异常，这对孕妈妈和胎宝宝会不会造成影响呢？其实，出现白带增多现象，是怀孕初期的正常情况，如果没有伴随外阴瘙痒，白带也没有臭味，是不需要担心的。但是在白带增多的同时，如果伴随外阴瘙痒、疼痛或者是白带呈黄色、有臭味等症状时，就需要及时就医，以免影响胎儿的后期发育。

（8）妊娠抑郁症

妊娠抑郁症在孕期的每个阶段都有可能出现。有的孕妈妈可能会因为孕期自己的身材和样貌严重走形，担心孕后无法恢复；或者因为孕期出现了诸多不适或病症，担心无法顺利完成妊娠和分娩；又或者因为妊娠环境、家庭因素、经济压力等方面的问题，而感到发愁、焦虑或恐惧，如此种种，都有可能造成孕妈妈一定的心理负担，而诱发妊娠抑郁症。

如果孕妈妈发生了诸如注意力无法集中、记忆力减退、频繁的焦虑感、暴躁、易怒、睡眠质量差、失眠、多梦、极易疲劳、食欲过旺、无食欲、厌世、无精打采、情绪持续低落、悲伤、哭泣等症状，若同时有5种以上的症状存在，就很有可能是患上了妊娠抑郁症。如果孕妈妈没有足够地重视和及时进行缓解、治疗措施，就很容易对胎儿的身体发育造成影响，出现畸形、智力发育不足等身体缺陷，还会导致妊娠高血压综合征、产后抑郁等严重后果。

所以一旦怀疑或确诊自己患上了妊娠抑郁症，孕妈妈就要积极进行自我调整，尽量放松心情，多做自己喜欢做的事情，转移焦虑情绪，多和准爸爸以及自己信任的医生、朋友交流、倾诉，多去户外走动，可适当参加一些聚会，多结交朋友；如果抑郁症较为严重，孕妈妈产生了伤害自己或他人的意图和冲动，就要及时寻求心理医生的帮助，以免延误病情。

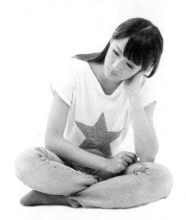

孕妈妈常常会不自觉地陷在负面情绪里，要记得自我调适与放松。

环境与孕期护理

孕1月，胎宝宝刚刚在孕妈妈的肚子里安家落户，需要孕妈妈细心地呵护，为胎宝宝打下一个坚实的成长基础。

（1）孕妈妈准备生活用品须知

妇女怀孕之后，身体将发生很多变化，许多以往的日常用品将会不再适用，在孕前或孕初期提前准备好各项生活用品，以避免后期准备用品的劳累和忙乱。一般来说，内衣、外套、鞋子最好重新准备。

孕妈妈从现在起要改穿宽松舒适的衣服，孕妈妈的身材在孕期会逐渐变得圆润丰满起来，小尺寸的衣服不仅不能适应孕妈妈身材的变化，还会影响孕妈妈的呼吸和血液循环，甚至引发腿部的静脉曲张。

在为孕妈妈挑选内衣时，应选择吸湿性能好、有伸缩性的纯棉制品，而且比以往的内衣要宽大些。内衣最好勤洗勤换，而且要多准备几件。孕妈妈要经常检查身体和进行乳房保养，所以制作或购买内衣时应注意选择容易脱穿的款式。另外，孕期穿三角内裤有时会出现过紧现象，孕妈妈应该制作几个用带子系的平脚内裤，以免孕妈妈因肚子过大难以穿着。内裤和衬裤也都不要用松紧带，以免勒肚子，压迫胎儿，最好使用带子，以便根据腹围的大小进行调节。

选择外衣时，孕妈妈则应选择那些宽大的，穿在身上不感到紧，并能使鼓起的肚子不太明显的服装。可以购买专门的孕妇服装，也可选择不束腰、胸部宽大、下摆宽大、裤腰宽松的服装穿着，以透气、保暖、宽松、舒适为原则，材质尽量选择纯棉质地。

此外，怀孕之后，因孕妈妈的身体重心发生了变化，所以最好选择较轻便的平底鞋。鞋底上也最好有防滑波纹，给孕妈妈以稳定、安全的感觉。而且鞋子要稍微宽松点，这样孕妈妈脚稍显浮肿时也能穿着走路。

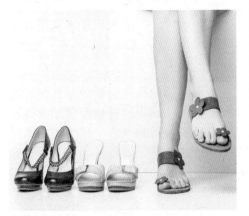

习惯穿高跟鞋的孕妈妈应在妊娠期间改穿平底鞋。

（2）张贴婴幼儿海报

据说，孕妈妈在怀孕时期多看带有自己喜欢的漂亮宝贝的图片，就能让自己也生出那么漂亮、可爱的宝宝，而且还能让自己的宝宝与图片上的宝贝十分相像。无论这种说法是否有科学依据，在孕妈妈的房间内张贴大幅的婴幼儿海报，的确能够起到改善孕妈妈情绪的作用，能够让孕妈妈每天保持愉悦的心情，这不仅有助于怀孕，还能够在孕期使腹中的胎宝宝也感受到妈妈的快乐情绪，从而健康快乐地成长。

（3）远离化学物质和有毒气体

孕妈妈应远离镉、铬、镍、钼、铅、砷、苯等化学物质以及农药，还应远离二氧化硫、一氧化碳、氮氧化物、氯化物、浮尘和焦油等有毒气体和物质，以免影响受孕或对胎宝宝造成不良影响。因此孕妈妈应避开油烟味重的厨房以及吸烟者所处的地方，还要注意装修污染，并远离会产生有毒有害物质的工作场所。

（4）孕妈妈不宜大笑不止

据了解，大笑引起的情绪波动，会使人的呼吸和血液出现剧烈的反应，即使是健康的成人，在进食或饮水时，大笑容易使食物进入气管，造成剧烈的咳嗽或窒息，特别是儿童。另外，在吃得很饱后大笑，还容易诱发阑尾炎或其他疾病。

孕妈妈的情绪波动对胎宝宝有着直接影响。大笑时，孕妈妈的腹腔内压会增大，血压会升高，易发生腹痛的症状，严重的会导致流产或早产。所以孕妈妈一定要克制自己的情绪，保持心态平和，多看一些轻松愉快的节目调节情绪，但无论是看喜剧还是悲剧，都要有个度，不宜太沉迷。

（5）刚怀孕时应禁止性生活

严格意义上讲，从受孕之日起，到孕初的12周内，应该严格禁止房事。

妊娠头3个月里，胚胎正处于发育阶段，是胎宝宝"牢牢扎根"的最关键时期，此时胎盘还尚未形成，胎盘和母体子宫壁的连接还不紧密，随时都有意外流产的可能。如果进行性生活，孕妈妈很可能因性兴奋和性高潮引起子宫收缩，加上精液中前列腺素对子宫的刺激作用，或由于动作不当、精神过度兴奋使子宫受到震动，这时强烈的宫缩很容易使胎盘脱落，导致流产。

尤其对于有过流产史、习惯性流产、宫颈闭锁不全、早产、羊膜早破、阴道炎、重大内科疾病、胎盘前置等病症的孕妈妈，应绝对禁止同房。

而且，孕早期过性生活还容易引起孕妈妈阴道炎症，不利于胎儿的健康发育。另外，孕早期过性生活还可能使孕妈妈腹部压力过大，增加流产的危险。这段时期，准爸妈应节制性生活，最好采取边缘性接触，通过搂抱、抚摸、亲吻的方式达到性的满足。

（6）家有孕妈妈别用蚊香

日常生活中常用的蚊香的主要成分是菊酯类，是一种低毒高效杀虫剂，在合理的比例之内，一般不会对人体造成伤害。但是，市场上销售的一些劣质蚊香，除了含有除虫菊酯外，还含有六六六粉、雄黄粉等，这些物质对人体具有毒性，并会在人体内蓄积，对胎儿发育会造成一定的影响。

专家建议，怀孕后孕妈妈最好采用蚊帐或纱窗等传统的防蚊方法，或通过在卧室内摆放茉莉花、薄荷或玫瑰等植物来驱蚊，但对花粉、气味过敏的孕妈妈应慎用。静水和阻塞的水槽是蚊子繁殖的地方，因此及时清除室内室外积水，可有效防止蚊虫滋生。另外，低温时蚊子活动会减少，一般情况下，空调温度设定在25℃时，可减少蚊子叮咬。对于确有必要点燃蚊香的，应尽量选择在白天，灭蚊后注意通风，以减少对健康的影响。

（7）孕妈妈使用精油要谨慎

观察市面上售卖的精油标签可以发现，大部分的精油上都有"孕妈妈禁用"的标志。这是因为纯度过高的精油具有一定的微毒性，对于一般人并无严重的伤害，但是对于代谢系统与吸收系统敏感的孕妈妈与胎儿，就有伤害的危险了。有些精油还具有"调经活血"的功能，可以缓和女性月经不适，并让经期更顺利，但是如果孕妈妈使用，就有引发流产的危险。精油当中只有很少数的几种对孕妈妈才是所谓的"安全精油"，所以孕期使用精油一定要谨慎。

在孕前4个月内，孕妈妈最好只使用不含精油成分的橄榄油、小麦胚芽油、酪梨油、杏仁油等植物油来按摩身体。其中，洋甘菊、玫瑰、罗勒、肉桂、丁香、薄荷、雪松、没药、丝柏、熏衣草、鼠尾草、迷迭香、牛膝草、茉莉、杜松、樟树、檀香、马郁兰、百里香、艾草、山金车、白桦、冬青等精油都是刺激性较大的精油，孕妈妈千万不要使用。

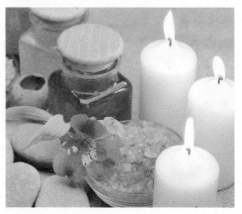

孕妈妈使用精油要谨慎，否则反而容易对身体造成伤害。

（8）孕妈妈要做好防晒工作

对于孕妈妈来说，相比未怀孕前更应做好防晒工作。因为孕妈妈的皮肤防护力比较脆弱，不仅容易晒黑，而且还会加重脸上的蝴蝶斑。为防止皮肤被紫外线灼晒，产生黑色素，简单的防晒工作要开始了。

现在市场上出售的防晒霜大多都添加了化学成分，不主张使用。专家推荐孕妈妈进行"绿色防晒"，如出门打遮阳伞，戴宽边帽子，或者用橄榄油直接涂抹在脸上。

（9）远离皮肤致敏源

孕妈妈在怀孕期间由于激素的急剧变化，尤其是动情激素和黄体激素这两种女性激素大量增加，或多或少会对皮肤产生一定影响，使其越发敏感。因此孕妈妈在孕期一定要注意远离皮肤致敏源，如防腐剂、芳香化合物、色素、毛料材质衣物等，极易引起孕妈妈的皮肤过敏反应，导致如荨麻疹、湿疹、接触性皮肤炎、药物疹、干性皮肤炎、疥疮感染等症，严重危害母婴安全和健康。在冬天，容易皮肤干燥的孕妈妈可以适当涂抹一些安全的润肤油保护肌肤；夏天则要穿着宽松透气的服装，保持肌肤干爽。

（10）孕期要谨慎服用中药

现在许多孕妈妈都已经意识到孕期服用西药会对胎儿带来不利的影响，因此在孕期对于西药的使用很谨慎。对服用中草药，很多孕妈妈却认为很安全，事实上却并非如此。近几年的优生遗传研究证实，部分中草药对孕妈妈及胎儿也会有不良影响。尤其是怀孕的最初 3 个月内，除慎用西药外，中草药亦要慎用，以免影响胎儿的发育。

中草药中的红花、枳实、蒲黄、麝香、当归等，具有兴奋子宫的作用，易导致宫内胎儿缺血缺氧，致使胎儿发育不良和畸形，甚至引起流产、早产和死胎。而大黄、芒硝、大戟、商陆、巴豆、芫花、牵牛子、甘遂等中草药，则可通过刺激肠道，反射性引起子宫强烈收缩，导致流产、早产。

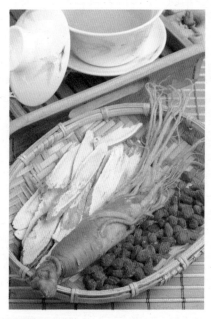

孕妈妈若要选择中药材入菜，最好先询问过医生。

有些中草药本身就具有一定的毒性，如斑蝥、生南星、附子、乌头、一枝蒿、川椒、蜈蚣、甘遂、芫花、朱砂、雄黄、大戟、商陆、巴豆等，它们所含的各种生物碱及化学成分十分复杂，有的可直接或间接影响胎儿的生长发育。所以对含上述中草药的中成药须警惕，对注明有孕妈妈禁用、慎用的中成药，应避免服用。

（11）孕妈妈洗澡有讲究

❶ 改变沐浴方式。

进入孕期的孕妈妈要逐渐调整沐浴方式，不能再泡澡，而要变为淋浴的方式，直至分娩。这是因为孕期孕妈妈的阴道抵抗力减弱，更容易受到外来病菌的侵袭，引起宫颈炎、附件炎、子宫感染等症，不仅增加了胎宝宝患先天病和畸形的危险，还有可能导致早产。

❷ 控制好沐浴时间

孕妈妈的洗澡时间不宜太长，以不超过 15 分钟为宜。洗澡时间过长容易造成胎宝宝缺氧，影响胎宝宝神经系统的正常发育，同时孕妈妈也会因为长时间站立在封闭闷热的沐浴室内，而导致缺氧和腿部乏力，容易造成滑倒和摔伤。

❸ 控制好水温

孕妈妈不能用温度过高的热水洗澡，否则会破坏羊水的恒温，损坏胎宝宝的脑细胞。

水温一般应保持在比体温略高的 37 ~ 38℃间。这样对身体的刺激较小，能起到放松身心的作用，也不会使沐浴室的室温过高，避免造成胎宝宝宫内缺氧，导致发育不良。

❹ 睡前 1 小时洗澡有助于睡眠

专家提醒，孕妈妈晚上洗澡最好早一点，特别是喜欢泡澡的人，睡前洗澡不能太晚。研究发现，临睡前任何使人体温度升高的活动，都可能影响你正常入睡。因为只有当你的体温降到特定温度时，你才会安然入睡。专家建议，孕妈妈最好在睡前一两个小时洗澡，或者在饭后一个半小时进行也可以。

（12）孕妈妈泡脚注意事项

冬季孕妈妈适当用热水泡脚能起到促进血液循环、温暖全身的作用，对消除疲劳、帮助入睡也有益处。但如果泡脚时间过长，就可能导致孕妈妈血液循环过快，心脏和脑部负担过重，还可能出现出汗、心慌，甚至眩晕、虚脱等症状，危害孕妈妈的健康。因此，孕妈妈泡脚时要注意，泡脚的水温不能过高，宜控制在 35 ~ 39℃为宜，千万不要超过 40℃。每次泡脚时间应控制在 20 分钟以内。

另外，孕妈妈泡脚时不要随便按压脚底，因为刺激足部某些穴位，有可能导致流产。泡脚水中也莫乱添活血化瘀类中药，否则可能导致流产。此外，孕妈妈患有严重的脚气时，最好不要用热水泡脚，以免水疱破裂，使伤口感染。

（13）预防孕妈妈手脚冰凉的方法

正常的情形下，怀孕期间母体的血流量应该会增加，相对地，体温也会比平时高。但是也有一些孕妈妈会出现手脚冰冷的情况，这多是由于血液量不足，血液循环状况较差，营养摄取不均衡等引起的。当孕妈妈出现这种情况时，如果置之不理，可能会影响到胎儿的发育，造成胎儿器官成熟度不足。所以，孕妈妈一旦发生这种情形，绝对不可以忽视，应该尽早改善。

若孕妈妈出现手脚冰冷的情况，应该更重视手脚的保暖工作，比如穿着较厚的棉袜或戴手套。孕妈妈平常在家，不妨将米酒加入水中煮开，然后用米酒水或热水泡脚，让手脚比较暖和些。准备米酒水时，可加上姜或葱一起煮。煮开之后，先将手脚放在米酒水上，利用热气来达到保暖效果，等温度降到42℃左右，再将手脚放到米酒水中浸泡，一方面能保暖，一方面也可促进四肢末梢的血液循环。

（14）孕妈妈腹部不宜太热

专家指出，孕妈妈尤其是怀孕3个月以内的孕妈妈，腹部不能过热，最好是保持常温。因为科学研究和临床实践已经证实，胎儿在前3个月对高温极为敏感，高温甚至有可能造成胎儿发育畸形或者流产。

因此，处于孕期的女性应该特别注意，不能用过热的水洗澡，不能在肚子上焐热水袋，在日常生活中不要过分求暖，让身体保持舒适的状态即可。

（15）怀孕初期应特别小心辐射、少用手机和电脑

科学家发现，未分化的、比较原始的或快速成长的细胞，对于辐射最为敏感。怀孕0～4周，胎宝宝还处于细胞分裂期，是胚胎形成期，只有4～8个细胞在进行分裂，如果受到的辐射较小，可能会伤害1～2个细胞，但是细胞会重新修复，继续进行分裂；如果辐射的量太大，全部细胞就会因此死亡，胎宝宝也就有流产的

危险了。

电脑已经超越其他家用电器成为与现代人朝夕相对时间最长的电器，不少职场孕妈妈们更是坚持到生产前才停止工作。在这期间，孕妈妈接触最多的就是电脑，而电脑辐射也是让不少孕妈妈最头疼的问题。1988年美国专家曾调查1583名孕妈妈的妊娠情况，结果发现，在孕期前3个月胎儿器官形成期，孕妈妈从事电脑操作每周超过20小时，发生自然流产的概率比未从事电脑操作的孕妈妈明显要高。

而手机的辐射主要是手机的天线发射模块带来的，人的大脑、眼睛、生殖系统受手机辐射影响最大。对孕妈妈来说，怀孕的头3个月手机的辐射对其影响最大，胎儿正在发育的器官还可能产生畸形。而在胎儿中枢神经系统的发育期，若受到辐射，则可能导致婴儿智力低下。有研究证明，手机严重的电磁波辐射对胎儿有致畸作用，手机还能引起内分泌紊乱，影响产妇泌乳。

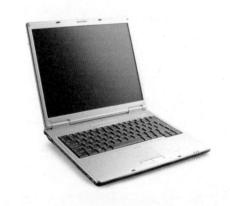

孕妈妈应避免长期使用计算机等3C用品。

因此，孕期尤其是在怀孕初期，

为了胎宝宝的健康发育，孕妈妈要特别注意，别让自己身体大量地接受辐射。具体办法是，控制好怀孕前3个月使用电脑的时间，减少使用手机的时间，日常生活可以通过穿防辐射服等方法降低身体所接受的辐射量，用笔记本代替台式电脑等方法来减少电脑辐射对胎儿的影响，更要远离微波炉、电热毯等辐射大的电器。

（16）孕早期孕妈妈最好不要开车

孕妈妈开车时容易出现紧张、焦虑情绪，而情绪上的变化会对腹中宝宝非常不利。

如果是长时间开车，胎宝宝则会长期处于一种震动状态，对胎宝宝的休息不利。其中，怀孕前3个月胎宝宝最易受到孕妈妈开车带来的影响而发生流产。

另外，孕妈妈开车、乘车时，若一直坐在座位上不能活动，会使骨盆和子宫受到压迫，导致血液流通不畅，可能会出现胎死腹中的现象。而且这时的孕妈妈还容易出现犯困、晕吐等早孕不适症状，注意力很难集中，反应也会变得缓慢，开车可能会增加出事的概率，所以请孕妈妈孕期尽可能少开车或避免长时间开车。

（17）孕妈妈乘车也要系安全带

很多孕妈妈担心因安全带的束缚会使子宫受压，压迫到胎儿。其实这种顾虑是多余的，反而系好安全带，可以在车辆急刹车时使孕妈妈受撞击的力量减小。

孕妈妈正确的系安全带的方法是，把安全带的下部从大腿和腹部之间穿过，使它紧贴身体。再调整坐姿，使安全带的上部穿过肩部，置于乳房之间，使其不会从肩部滑落，也不会卡脖子。

（18）提倡孕妈妈写孕期日记

孕妈妈坚持写孕期日记，不仅可以记录自己孕期的变化情况，还有助于将孕期有关保健方面的重要事项记录存档，为医生提供有价值的医疗参考。坚持写下记录孕妈妈孕期心路历程的日记，还会加深妈妈与宝宝的感情。写日记时，你可以把自己在孕期感觉到的事情、发现的新变化等，根据自己的特点和兴趣进行记录。

孕妈妈日记的主要内容应该包括：末次月经日的时间，这样就可以推测怀孕了多久；怀孕反应开始的日期和症状，如每日反应的时间、反应的程度、消失的时间、治疗与否等情况；胎动，正常的胎动是胎儿健康的标志，记下第一次胎动时间、每日胎动次数；孕妈妈患病的情况，记录下所患疾病名称、症状、起止时间、用药情况等；接触放射性物质情况，孕期禁止接触放射性物质，如若不可避免或意外接触了，应记下接触时间、次数、部位等；孕期检查，准确记录下怀孕后各次检查的时间、项目、结论；性生活情况，孕期可以同房，但应该节制。

（19）高龄孕妈妈要注意的问题

35岁以上的高龄孕妈妈，卵子逐渐老化，容易受到各种环境因素的影响，导致染色体变异，形成不正常的受精卵，发生流产、死胎、难产、妊娠高血压综合征、畸形儿、遗传性疾病儿、先天疾病儿的概率比一般孕妇要高出 2～4 倍。因此高龄孕妈妈要加强产前检查，应从确认怀孕之日起，每半个月进行一次常规检查，第 8 个月起每周进行一次常规检查；第 4 个月起开始每周进行一次宫内检查，及时发现问题，以便尽早采取措施。

此外，高龄孕妈妈，特别是高龄初次怀孕的妈妈，一定要特别注意孕期的心情调适，尽量消除紧张和焦虑情绪，以免给胎儿生长造成多一重的影响，要相信自己能够顺利度过孕期，产出健康活泼的宝贝。

胎教

胎教就是孕妈妈有意识地采取的对胎宝宝进行积极影响的方法。胎教有广义和狭义之分。广义的胎教主要指孕妈妈在饮食、情绪、环境等护理中所采取的措施，包括营养胎教、环境胎教、情绪胎教等。狭义的胎教是最为人们所熟知的胎教方法，主要通过直接的方式促进胎宝宝大脑和感官的发育，如音乐胎教、语言胎教、抚摸胎教、美术胎教、冥想胎教、运动胎教、光照胎教等。广义和狭义的胎教应该是同时进行的，不可仅倾向于其一。科学研究证明，胎宝宝还在胚胎期就已经具备了很出色的大脑，并且胎宝宝在妈妈腹中就具有了记忆系统，这为胎教的可行性奠定了可信的科学基础。

孕 1 月胎儿处于卵裂期、胚层期和肢节期，生长速度很快，到月末，从一开始肉眼无法看到的受精卵已经长成为 1 厘米左右长的胚胎。这时如果我们注意给予宝宝适当的胎教刺激，将有助于胎宝宝的大脑发育。

做好孕期胎教计划

我们认为母亲和胎儿是"一心同体"的，母亲的生活如果没有规律，胎儿当然也不会好。而且，虽然胎儿还在妈妈的肚子里，但是他也是具备人格和天才潜力的人，科学合理地对胎儿进行胎教，必能促进孩子的智力和人格的发展，从而培养出一个优质的宝宝。如果孕妈妈在准备做胎教之前，能详细地了解孕期每个阶段的特点，并随之做好胎教计划，对提升胎教效果有十分重要的意义。

临床实践表明，充分接受过胎教的宝宝，在出生后比没有接受过胎教的宝宝更容易照顾，如不爱哭，在饥饿、尿湿等不适得到满足之后便会停止啼哭等；此外，接受过胎教的宝宝能够更早地与父母进行"语言"互动，能够用自己独特的"婴语"与父母进行交流，还能够更早地理解和辨认父母的语言以及一些常见事物，并能较早地学会一些基础语音的发音方式，能够比没受过胎教的宝宝更早地学会说话。

胎宝宝在妈妈腹中的大部分时间都处在睡眠状态，若随时随地进行胎教，很有可能影响胎宝宝的睡眠，易导致胎宝宝发育不全，所以妈妈要注意遵循胎宝宝的胎动规律，在其清醒状态下进行胎教，且每次胎教的时间不要过长，以 20 分钟左右为宜，使胎宝宝和妈妈都不会过度劳累。若在孕早期还没有出现胎动时，孕妈妈可以自行定时进行胎教，控制好每天胎教的次数和时间。

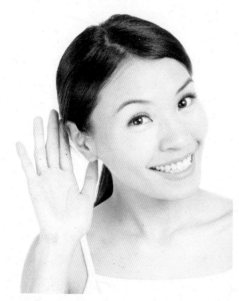

孕妈妈可以仔细聆听宝宝的需求，制订胎教计划。

胎教应该从什么时候开始？

从严格意义上讲，在受孕那一刻之前的至少三个月，就应该开始实施广义上的胎教了，即从优孕观念出发，打造优身、优时、优境的最佳状态，让最健康最富活力的精子和卵子结合，让父母的精良基因在受精卵中高度重新组合，从而实现优生。通常来说，从受孕那一日起，就可以开始实施狭义上的胎教了，可以主要进行语言胎教、冥想胎教和艺术胎教。当胎宝宝的感觉器官发育成熟，能够接收并反馈外界所传达的信息时，可以加强语言胎教、音乐胎教、抚摸胎教

和光照胎教的力度。

总之，分娩前任何阶段所进行的胎教都为时不晚。

了解胎宝宝的脑部发育过程

大脑是神经中枢所在地，人的智商高低与否和大脑的发育程度密切相关。而人的脑部物质的形成时期正是胎儿时期，约 1000 亿个脑神经细胞，会在受精之后的 280 天里慢慢地形成。胎儿的大脑每时每刻都在发生着变化。根据胎儿大脑的发育情况，从胎儿期开始进行系统科学的胎教是不可或缺的。以下以月份增长为顺序，来解读腹中胎儿大脑的变化。

怀孕 1 个月时，是受精卵旺盛重复分裂的时期，脑的原形大体形成。

怀孕 2 ~ 3 个月时，脑的各部分，如大脑、延髓等器官逐渐分明，脑的分化也开始进行。

怀孕 4 ~ 5 个月时，脑部迅速发育，脑部形成，但脑的表面尚未产生皱褶。

怀孕 6 ~ 7 个月时，脑细胞分化逐渐形成，表面开始产生皱褶，接近成人的脑部构造。

怀孕 8 ~ 9 个月时，胎儿的脑部发育完成。皱褶基本成形，脑细胞几乎与成人相同。

怀孕 10 个月，也就是胎儿出生时，脑的重量约 400 克，脑的神经细胞约有 1000 亿个。此后，神经细胞数量不会再增加。为了传达信息，开始髓鞘化，神经胶质细胞开始增加，脑部逐渐发达。

了解胎宝宝的器官发育过程

健康的器官是健康身体的必备条件。胎宝宝的身体在子宫里会发育成什么样子？怎样进行胎教更有益胎儿器官的发育？

怀孕 1 ~ 2 个月，胎宝宝听觉开始形成，接着小手、小脚以及面部器官开始出现雏形。但是，此时胎宝宝的感官功能还未形成，所有器官还只是初显雏形。

怀孕 3 ~ 4 个月，胎宝宝的皮肤开始有感觉，随着神经元的增多，用手触碰孕妈妈的腹部，胎宝宝会蠕动起来。孕 11 ~ 12 周胎儿味觉发育完成，可感觉到甜、酸等多种滋味。这个月，是胎宝宝触觉、味觉的形成期。

怀孕 5 ~ 6 个月，胎宝宝的听觉变得越来越发达，听到不喜欢的声音会皱眉。

怀孕 18 ~ 20 周开始，孕妈妈会感觉到胎动，胎宝宝也会对孕妈妈的触摸做出收缩反应。

怀孕 7 ~ 8 个月，胎宝宝脑部的发育非常快，能认知节奏和旋律，有时还会用胎动对声音做出回应。同时还能感觉光线的明暗，对外界的刺激也越来越敏感。

怀孕 9 ~ 10 个月，胎宝宝几乎能对任何光线产生反应，眼睛也能灵活地眨动。随着宫内空间的相对缩小，胎动开始没那么频繁，不过此时他的器官已经发育完善。

准爸爸也要参与胎教

在传统观念中，总以为胎教是孕妈妈一个人的事，但根据一项研究报告指出，胎儿对男生低频率的声音比对女生高频率的声音要敏感。怀孕时期准爸妈温柔的说话声，可以刺激胎儿的听觉发育，也可以增进胎儿的舒适和安定感，使胎儿有"被爱"的感觉。

而且，准爸爸参与胎教能让孕妈妈感觉受到重视与疼爱，胎儿也能感受到愉快的心情，日后成为一个快乐的孩子，因此准爸爸在胎教中所扮演的角色非常重要。准爸爸摸着孕妈妈的肚子和宝宝打招呼，说故事并唱歌给他听，教他简单的知识及常识等，这样对胎儿脑部的发育会有很大的帮助，胎儿也能感受到爸爸的关怀与用心。

充足的营养是开展胎教的物质基础

营养是胎儿整体价值及质量的基础和保障，科学的营养胎教甚至影响到宝宝一生的健康状况，因为它可以培养宝宝健康的饮食习惯，让宝宝从小就拥有强健体魄。

营养胎教主要包括两方面的内容。一方面是根据孕期的特点与胎儿发育的进程，合理安排蛋白质、脂肪、糖类、矿物质、维生素、水等六大营养素，以保证母体和胎儿双方对营养的需求。另一方面，胎儿出生后的生活与饮食习惯往往带有浓浓的母亲的影子。

由此可见，营养胎教不等于以往单纯的营养补给，局限于母胎双方吃好、长好就行了，而是涉及食物的选择与组合、进食模式与习惯的更新等方面，将优生的概念从胎儿期延伸到孩子出生以后。

胎教方案

（1）冥想胎教：保持孕妈妈的愉悦心情

冥想胎教可以帮助孕妈妈放松心情，解除压力，缓解不适，使孕妈妈保持愉悦好心情。冥想胎教最好选择一个固定的时间和场所，如黎明或黄昏，在安静的房间仰卧或者盘腿而坐。这时要彻底放松全身，调整呼吸，摒除杂念，想象最能让自己感到放松和惬意的画面，如碧蓝海湾、幽静树林等，渐渐地，远处传来孩子悦耳的笑声，让你情不自禁地微笑起来，仔细体会和感受自己在冥想中所感知的快乐；此外，也可以想象一下腹中胎宝宝的模样，有研究显示，这种冥想可能有助于胎宝宝朝着妈妈的意愿去塑造自己。

（2）音乐胎教：给宝宝唱几首快乐的歌

虽然现在胎宝宝还很小，最大不过5毫米，但是孕妈妈可以开始用唱歌的方式进行音乐胎教了。唱几首自己小时候最喜欢的儿歌，或者较为欢快的流行歌曲，也可以自编自唱，只要怀着愉悦的心情，就能对胎宝宝的成长产生积极的影响。

（3）语言胎教：宝宝，你终于来了

怀孕成功了！开始试着对肚子里小小的胎宝宝说几句开场白吧：我最亲爱的小宝贝，你现在好吗？等待了这么久，你终于来和爸爸妈妈见面了！我们的三口之家正式成立了。你一定要乖乖地茁壮成长！

（4）语言胎教：准爸爸的参与不能少

虽然孕妈妈走到哪里都能随时随地对胎宝宝进行胎教，但是来自孕妈妈一人的胎教并不能构成胎教的全部，准爸爸的参与也是必不可少的，而且准爸爸的声音更容易清晰地透过腹壁传达给胎宝宝，使胎宝宝更早地熟悉爸爸的声音，产生一种信赖感。在孕早期，准爸爸可以对话胎教为主，声情并茂地讲述每日生活中的见闻和趣事，或者是幽默故事以及笑话，最好能让孕妈妈愿意参与到准爸爸的讲述中，并感到兴奋和愉快，孕妈妈被调动的情绪越愉悦，胎教效果就越好。

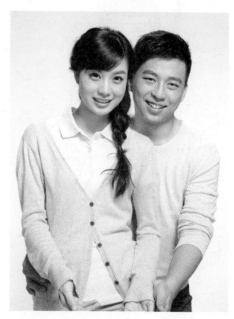

准爸爸对胎教的参与是必不可少的。

孕妈妈的阳光"孕"动

孕妈妈在孕期 1 月可以适度运动，锻炼自己的身体。

瑜伽

　　瑜伽可以保持孕妈妈的肌肉张力，使身体更加灵活，而且做瑜伽时，关节需要承受的压力也很小，对孕妈妈来说是很棒的运动。但是为了加强对心脏的锻炼，孕妈妈可能需要在练习瑜伽的同时，每周再安排几次散步或游泳，这样心肺能力才会有所提升。

　　以下提供给孕妈妈们几个轻松的瑜伽动作：

颈部运动

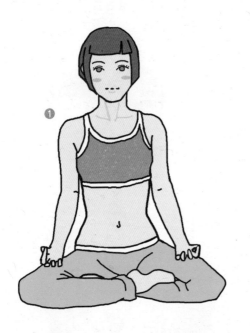
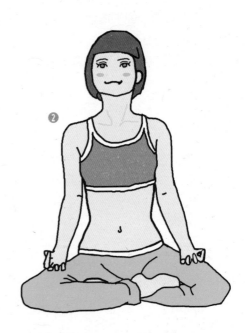

❶ 挺直腰背，双腿自然盘起，双手放到膝盖上，掌心向上，食指和拇指相触。

❷ 呼气，头向后，下巴尽量上抬。吸气，头回正中。

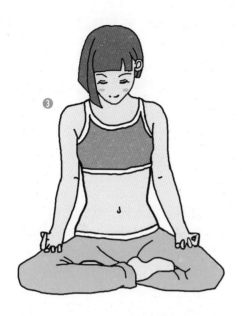
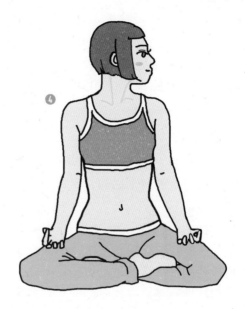

❸ 呼气 3 ~ 5 次，低头放松后颈部。吸气，头回正中。上下重复此式。

❹ 呼气，颈部自然向左转动；吸气，头回正中。

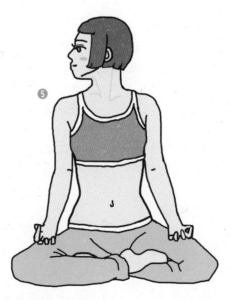

❺ 呼气，颈部自然向右转动；吸气，头回正中。左右重复此式 3 ~ 5 次后，恢复到起始姿势，稍作休息。

功效

此练习可消除颈部和肩膀上部的紧张感，减轻颈部疾病，缓解由于怀孕期身体变化而引起的肩颈酸痛现象。

安全提示

孕妇进行此练习时，应注意安全，双肩不必向上抬起，以保持呼吸顺畅。

孕1月，胚胎在子宫内扎根不牢，此时锻炼要防止流产，孕妈妈宜选择运动特点慢的运动方式。下面介绍的几种锻炼方式对孕妈妈来说通常是安全的，但孕妈妈适合做何种运动及运动量的大小，要根据个人的身体状况而定，不能一概而论。所以在决定进行某种运动方式前，最好先向医护人员咨询一下，然后再开始锻炼。

眼部运动

❶ 挺直腰背，双腿自然盘起，双手放到膝盖上，掌心向上，食指和拇指相触，睁大双眼正视前方。

❷ 将眼珠转向眼眶的顶部。

❸ 再将眼珠转向眼眶的底部。上下滚动重复8～10次后，闭上双眼稍作休息。

❹ 睁大双眼正视前方，将眼珠转向眼眶的右部。

❺ 再将眼珠转向眼眶的左部。左右滚动重复8～10次后，闭上双眼稍作休息。

功效

此练习有助于舒缓眼球的紧张，

保持正常视力。一般情况下，你觉得视力不如从前了，很可能会考虑是不是眼角膜积水或其他病变，但在孕期出现这种情况属于正常现象。

散步

对孕妈妈来说，散步是最好的增强心血管功能的运动。散步可以让你保持健康，同时，不会扭伤膝盖和脚踝。你几乎可以在任何地方散步，除了一双合脚的鞋外，你不需要借助任何器械，而且在整个怀孕期间，散步都是很安全的。

游泳

医疗保健人员和健身专家一致认为，游泳是孕期最好、最安全的锻炼方式。游泳可以锻炼大肌肉群（臂部和腿部肌肉），对心血管也很有好处，而且可以让身形日益庞大的孕妈妈在水中感到自己的身体不那么笨重。

低强度的有氧操

参加有氧操课程的一个好处是，你可以在固定的时间保证有规律的锻炼。如果你参加专门为孕妈妈开设的课程，你还可以充分享受与其他孕妈妈一起交流情感的美好时光。

跳舞

跳舞能促进身体的血液循环。你可以在自己家里舒适的客厅中跟着自己最喜欢的音乐起舞，也可以参加舞蹈班，但是，要避免跳跃或旋转等剧烈动作。

伸展运动

伸展运动可以使你的身体保持灵活放松，预防肌肉拉伤。每天找个固定时间以及令你感到放松及安全的场所，持续进行伸展运动，会得到不错的成效。甚至可以把伸展运动和增强心血管功能的运动两者结合起来，使自己的身体得到全面的锻炼。这样不仅有助心肺功能、促进肌肉伸展还能增强体力及免疫力。

重量训练

如果重量训练是你常规锻炼的一部分，那么怀孕后没必要停止，但多数孕妈妈应该减轻训练的负重量，你可以通过增加重复次数来保证足够的运动量。只要采取了必要的保护措施和合理的技巧（慢速、有控制的动作），重量训练是加强、锻炼肌肉的好方法。但这种训练方法最好征得你的保健医生的同意，并在专业教练的

指导下进行。

孕妈妈运动注意事项

孕妈妈进行运动前，一定先认真了解孕期运动安全指南及孕期锻炼的注意事项，然后再行动，以免伤害到自己和胎宝宝。

室内运动场所应保持空气流通，不要在非常炎热和潮湿的环境中运动。进行运动时应选择硬板床或者是地板。运动前应先排空膀胱，应避免在饭前或饭后1小时内做运动。

运动方法及步骤应正确，同时注意运动时的安全。且运动宜缓慢，慢慢开始，缓和地进行，最后缓慢而平静地结束，次数应由少渐多，动作则是由简而繁。

运动过程中应注意自身的呼吸、心跳和血流的稳定，避免极度牵拉的、跳跃的、具有过高冲击力、过于急促的运动。

如果感到不舒服、气短和劳累，要休息一下，感觉好转后再继续运动。孕早期不要做背部的锻炼。这样做会使给胎儿供血的血管承受过大的压力，影响对胎儿的供血。

如果孕妈妈本身有心脏病、气喘病史，或者有破水早产、子宫颈闭锁不全、阴道出血、妊娠高血压以及前置胎盘等症状或现象，则应立刻停止运动。安全、适度的运动对怀孕期的孕妈妈十分有益。

孕期 2 月

进入孕 2 月，受激素的影响，大部分的孕妈妈已经知道自己怀孕了，身体有了一种异样的充实感。

孕期 2 月注意事项

孕期 2 月，妊娠反应开始明显起来。多数孕妈妈会出现前文所说的头晕、乏力等早孕反应。有些还会出现尿频、乳房增大、乳房胀痛、腰腹部酸胀等不适，有人还会感觉身体发热。

如上所述，这一时期，胎宝宝正在迅速地成长，已进入胚胎器官高度分化和形成的时期。因为胚胎刚刚植入子宫内膜，与妈妈的连接还不是很稳定，一旦受到外界干扰，就有发生流产的可能，所以孕 2 月胎宝宝重在打实基础。因此，准爸妈要在思想感情上确立母儿同安的观念，避免进行激烈的运动和过性生活，应该详细了解胎宝宝养护、孕妈妈保健、胎教等方面的知识，避开辐射、X 线、化学药品等容易导致胎儿流产或畸形的因素，以便很好地在精神与饮食营养上养护孕妈妈和胎宝宝。

准爸爸注意要点

在孕期，妻子怀孕，准爸爸是最操心的，可是准爸爸该怎么做呢？下面为你讲述怀孕 2 月准爸爸扮演好孕期角色的注意事项。

（1）准爸爸注意事项一

准爸爸要主动承担一些家务，小到洗碗、擦地，准爸爸都应陪伴在侧，亲力亲为，减轻妻子的体力劳动消耗，保证她有充分的休息和睡眠时间。

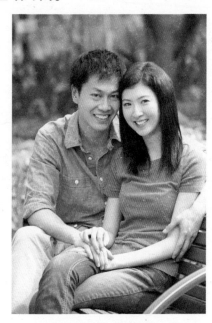

准爸爸应该尽量抽出时间来陪伴妻子。

（2）准爸爸注意事项二

有妊娠反应的孕妈妈情绪波动会很大，有时烦躁，有时任性，有时忧郁，有时无理取闹，有时又很活泼爱笑，准爸爸要温柔地体贴妻子，拿出更多的耐心和包容，安抚她不安的情绪，帮助孕妈妈排忧解难，消除各种障碍和顾虑。尤其在孕妈妈情绪不稳定、任性、易怒的时候，准爸爸要耐住性子加以开导和缓解，要像哄小孩子一样，不着急，不强迫，不发脾气，要柔声细语，拿出对孕妈妈无限的爱意和柔情，宠着她，让着她，做一名称职的准爸爸，这样才能更好地帮助孕妈妈度过早孕反应难关。

（3）准爸爸注意事项三

准爸爸要把房间布置得干净温馨，可以添置妻子喜欢的物品和张贴宝宝海报。

（4）准爸爸注意事项四

对有妊娠反应的孕妈妈，准爸爸要更加悉心关照，在妻子妊娠反应时多给予协助，尽可能地安抚孕妈妈的不良情绪，为她准备可以接受的食物，对孕妈妈和胎宝宝各项生理指标进行监控，保证孕妈妈生活的安全和健康，查漏补缺，时刻陪伴在孕妈妈左右。

（5）准爸爸注意事项五

准爸爸要扮演的是一个护航者以及"全陪型保姆"的角色，给妻子添置防辐射衣、电脑防辐射屏等用品，叮嘱妻子远离家中的辐射源，比如微波炉、电脑、电热毯等。

（6）准爸爸注意事项六

孕妈妈自确认怀孕之日起，会在医院建立孕期健康档案，以便随时记录孕妈妈的身体状况。同时，在家中准爸爸也应记录一本孕妈妈在孕期的全程生活档案，建立孕期生活档案，如记录孕妈妈日常的饮食，早孕反应情况，突发的一些特殊状况，孕中晚期的胎动、胎心，产前检查的时间，孕妈妈身体的变化，胎宝宝生长发育

各阶段的特殊记录，等等。这样做不仅可为医生诊断提供详实的情况参考，还能起到对孕妈妈孕期全程的监控作用，有助于及时发现问题，并且这也是见证孩子成长的第一份珍贵的手写记录。

准爸爸化身孕妈妈专属营养师

孕2月是胎儿器官形成的关键时期，倘若营养供给不足，很容易发生流产、死胎和胎儿畸形等情况。因此，准爸爸要做好孕妈妈的饮食调养工作，以便很好地在饮食营养上保护胎儿。

（1）孕早期警惕易导致流产的食物

孕妈妈一定要注意自身的饮食安全，尤其是在容易发生流产的孕早期，一定要谨慎食用一些容易导致滑胎流产的食物。

❶ 导致流产的原因：活血化瘀、通经络、助产。

食物举例：螃蟹、甲鱼、木耳、萝卜、猕猴桃。

❷ 导致流产的原因：兴奋子宫平滑肌、促使宫缩。

食物举例：薏苡仁、马齿苋、山楂。

❸ 导致流产的原因：燥热助火、动胎动血。

食物举例：桂圆、人参、鹿茸、荔枝、杏、杏仁。

（2）警惕致畸食物

很多孕妈妈对孕期饮食禁忌不够重视，不知道胎儿畸形多半是"祸从口入"。其实，科学家们已经证实，

某些食物确实具有致畸作用。如长期大量食用酸性食物，会造成孕妈妈情绪不佳，加速孕妈妈体内有毒物质的分泌，从而导致胎宝宝发育畸形；而含有弓形虫的食物，如禽、畜肉类等，一旦被孕妈妈食用，弓形虫就会迅速使胎宝宝感染，导致胎宝宝畸形，甚至流产；此外，发芽的土豆含有非常多的生物碱，这种物质也会造成胎宝宝畸形；而含铅量超标的水、餐具、食物，也是导致胎宝宝畸形的元凶之一；一些受到农药污染、水体污染等的食物，同样会造成严重的胎儿畸形。

（3）如果不小心食用了易导致流产的食物

若食用量较小，孕妈妈不必惊慌，一般不会有危险；若食用量很大，或者已经产生身体不适，就要及时就医检查，尽快采取有效保胎措施。

（4）颜色助你选对食物

在孕期，面对种类繁多的各种营养食材，孕妈妈通常会无从下手，不知如何搭配才能吃得最健康，这时不妨从食物的颜色入手，尽量保证每日摄取食物的颜色齐全，就能轻松做到营养的均衡摄入。食物的主要颜色通常分为红色、黄色、绿色、黑色、紫色、白色六种。红色食物通常富含胡萝卜素和维生素C，主要可以保护眼睛、减轻身体和神经疲劳、健脑、增强抵抗力；黄色食物富含维生素C，能够美白肌肤和提高抗病能力；绿色食物大多富含纤维素，能够通利肠胃、补充维生素和叶酸；黑色食物以补肾、抗衰老为主，能够增强体力；

紫色食物富含花青素，能够促进血液循环、防治心血管疾病、延缓衰老；白色食物能够全面提高人体免疫力，健脾利水，是基础性食材。

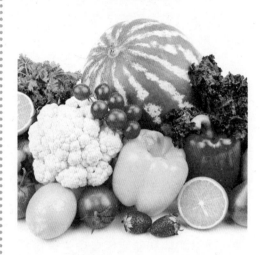

孕妈妈可以根据不同的食材颜色，来均衡营养的摄入。

（5）孕妈妈宜多食用有机农产品

孕妈妈怀孕后，如果经济允许并且买得到，应该多购买有机农产品。这是因为现代化的农产品大多在种植的过程中会使用化学肥料、杀虫剂，这样的产品大多含化学污染的残留物，对孕妈妈和胎宝宝有一定影响。而有机农产品则多不用这些农药和化学肥料，产品就更为卫生安全，且往往更具有丰富的食物纤维和营养素，也比传统种植的农产品更安全。

此外，在购买猪肉、鸡肉等肉类菜时，也最好能挑选有机饲养的家畜、家禽，这样的产品不仅不太可能含有激素和抗生素等化学物质，更不太会携带如沙门氏菌这样的细菌，可以让孕妈妈吃得更放心。

（6）少吃含有较多草酸的食物

菠菜、竹笋、茭白等蔬菜虽然营养丰富，有的还含有孕妈妈所必需的叶酸，但是这些食物中均含有较多的草酸。草酸会破坏人体对蛋白质、钙、铁、锌等营养物质的吸收，长期食用会导致胎宝宝生长缓慢或发育不良。但是这些食物也不是不能食用，孕妈妈可以定期少量进食，在烹调时一定要先用开水焯一下，再进行后续烹制，以去掉大部分的草酸，并避免营养物质的流失。

（7）要让孕妈妈多吃瘦肉少吃肥肉

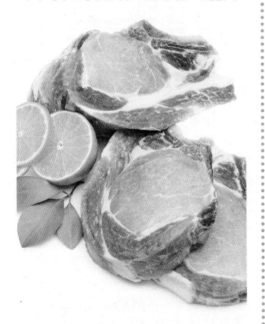

孕妈妈在肉类的挑选上，要尽量挑选瘦肉来食用，避开高脂肪的肥肉，以免摄取过多热量，造成身体负担。

要让孕妈妈多吃瘦肉少吃肥肉。这是因为现在市场上售卖的肉大多是用饲料等饲养而成的家畜、家禽的肉，而饲料中往往含有一些对孕妈妈和胎儿有害的化学物质，而牲畜、家禽摄取的这些化学物质最容易集中在动物脂肪中。所以在让孕妈妈食用肉类菜时，应该去掉脂肪和皮，以减少其对化学物质的摄入。

而且，肥肉为高能量和高脂肪的食物，摄入过多往往引起肥胖。怀孕后，孕妈妈由于活动量减少，如果一下子摄取过多的热量，很容易造成体重在短时间内陡增。孕妈妈过胖是很容易引起子痫前症的，因此孕妈妈应少吃高热量、低营养的肥肉。

（8）孕妈妈不宜多吃动物肝脏

过去，人们都提倡孕妈妈的饮食中必须包含动物肝脏，因肝脏含有丰富的维生素A和微量元素，能够减少胎宝宝畸形的风险，是孕妈妈食谱中必不可少的食品。但是最新研究发现，如果孕妈妈过多食用动物肝脏也会导致副作用，导致孕妈妈摄入过量的维生素A，同样会导致胎宝宝的先天性发育不全，甚至有致畸作用。

近年来政府有关部门也不断告诫孕妈妈，要在食谱中减少或去除肝脏和肝制品，以免导致孕妈妈体内维生素A摄入过多，超过孕妈妈的需要量。

因此，孕妈妈最好减少食用动物肝脏，以偶尔吃一次为宜，每周最多只能吃1~2次，每次控制在30~50克，否则就有可能导致维生素A摄入过量。建议孕妈妈可以用胡萝卜、橘子等食物代替猪肝进行维生素A的补充，较容易掌握摄入量。

（9）对孕妈妈和胎宝宝都好的6种干果

在孕早期，孕妈妈有时恶心、呕

吐，对饭菜难以下咽，有时又饥饿难忍，食欲旺盛。在想吃东西的时候，孕妈妈可以少量进食一些营养极为丰富的干果类食物，既能当做零食在加餐时食用，补充孕妈妈因挑食、厌食而导致的营养摄入不足，又能顺便补足胎宝宝所需的养分。

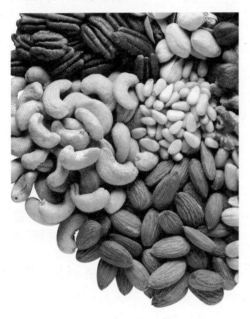

孕妈妈可选择干果类作为零食。

❶ 花生

补充热量、优质蛋白质、核黄素、钙、磷等营养元素，具有健脑益智、补血养颜的作用。

❷ 芝麻

补充孕早期因食欲减退而摄入不足的脂肪，还能补充蛋白质、糖、卵磷脂、钙、铁、硒、亚油酸等营养，具有健脑抗衰、增强抵抗力的作用。

❸ 松子

富含维生素 A 和维生素 E，以及脂肪酸、亚油酸、亚麻酸等，能够润肤通便，预防孕妈妈便秘。

❹ 核桃仁

含有蛋白质、脂肪酸、磷脂等多种营养物质，不仅能够补脑健脑、补气血、润肠，还能补充孕妈妈所需的脂肪，促进细胞增长和造血功能。

❺ 榛子

富含不饱和脂肪酸、叶酸、多种矿物质及维生素，能够健脑明目。

❻ 瓜子

葵花子、西瓜子和南瓜子能够帮助孕妈妈增强食欲，健胃润肠，降低胆固醇。

（10）孕妈妈每天吃一把枣可增强抵抗力

红枣属于补血的药物和食物，对于孕妈妈大有益处。因为红枣含有丰富的维生素 C，可增强母体的抵抗力，还可促进孕妈妈对铁的吸收。红枣中还含有十分丰富的叶酸，而叶酸参与血细胞的生成，可促进胎儿神经系统的发育；此外，红枣中维生素 P 的含量在百果中名列前茅，患孕期高血压、抵抗力低时吃枣对孕妈妈均有益。因此，专家建议让孕妈妈每天饭后吃上一把枣（5～10 颗），这样既能补充营养又不至于损伤到肠胃。

不过，红枣营养价值虽高，但也不能让孕妈妈们吃得太多。这是因为枣皮中富含不易消化的粗纤维，过量食用会损伤孕妈妈的消化功能，造成胀气、便秘等症状。如果本身已有腹胀现象的孕妈妈就更不能多吃了。湿热重、舌苔黄的孕妈妈也不宜多吃，因为红枣味甜，多吃容易生痰生湿，水湿积于体内，由妊娠引起的水肿的情况就会更严重。

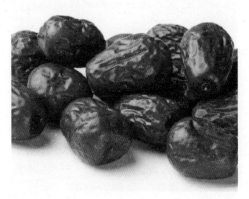

红枣对孕妈妈很有帮助，可以挑选适量来入菜。

（11）不要强迫孕妈妈吃东西

前文说过，孕吐是孕妈妈保护腹中胎儿的一种本能反应。如果孕妈妈觉得某种食品很难吃，就不应强迫孕妈妈吃这种东西，而应根据孕吐的症状，对孕妈妈的日常饮食做出相应调整，以适应腹中胎儿生长发育的需要。

鉴于孕期的饮食特点，营养学家主张孕妈妈的饮食应以"喜纳适口"为原则，尽量满足其对饮食的嗜好，尽量避免可能会让她觉得恶心的食物或气味。

如果孕妈妈觉得好像吃什么都会觉得恶心，不要着急，可以吃那些能提起你胃口的东西，哪怕这些食物不能让你达到营养均衡也没关系。不管什么东西，多少吃进去一点，总比吃

一大顿但全都吐出去了要强很多。

（12）全面对抗早孕反应的饮食方案

恶心、呕吐等早孕反应渐渐开始加重，孕妈妈孕吐吃不下东西时，首先应该在饮食上进行调整，以满足孕妈妈和胎宝宝的营养需求。孕妈妈可以遵循这样的饮食方案，来有效缓解难过的感觉。

❶ 远离恶心的气味

孕妈妈会因人而异地对厨房油烟、汽车尾气、肉味等气味产生反感，甚至会加重头晕、恶心、呕吐等不适，因此孕妈妈要远离容易让自己感到恶心的气味。

❷ 避免吃含高脂肪的食物

因为它们需要更长的时间才能消化。油腻、辛辣、有酸味和油炸的食物也要少吃，因为这些食物会刺激孕妈妈已经变得脆弱的消化系统，加重孕吐症状。

❸ 多吃能调味的食物

孕妈妈可以依照自己的喜好，多吃一些具有提味效果或特殊味道的食物，以增强食欲，如榨菜、牛肉干、柑橘、酸梅、酸奶、凉粉、凉拌黄瓜等食物。

❹ 多吃些富含蛋白质的清淡食物，帮助抑制恶心症状。

❺ 遵循少食多餐的原则

孕妈妈一次不要进食太多食物，否则很容易因胃部胀满而更易引发呕吐。因此孕妈妈可以遵循少食多餐的原则，在三餐中进行加餐，可以每

2～3小时少量进食一次，如吃些苏打饼干、面包、瓜子、奶制品等。

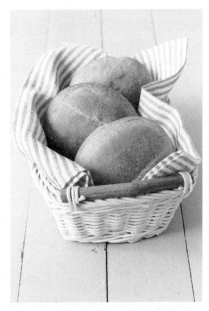

孕妈妈可以备好面包作为加餐选择之一。

❻ 适当多吃液体食物

频繁呕吐的孕妈妈要适时补充水分，可以在饮食中多喝一些粥类、鲜榨水果汁、新鲜水果等食物，以补充身体流失掉的大量水分。

❼ 随时吃点零食

一刻都不要让自己的胃空着，因为空腹是最容易引起恶心的。如，在床头放点饼干等简单的小零食，如果半夜醒来感到恶心，你也可以吃点饼干来缓解一下。

❽ 姜能够有效缓解孕吐症状

可把生姜切碎，用热水冲泡，给孕妈妈做一杯姜茶，这样可以让孕妈妈的胃感到舒服一些。另外姜糖也有同样的功效。

（13）一定要保证孕期早餐

孕妈妈一定要保证孕期早餐，无论孕吐与否。怀孕后，孕妈妈的身体负担越来越大，不吃早餐很容易使孕妈妈低血糖，导致头晕，降低体力，还会使胎宝宝受到这种不规律饮食的影响。

为了能够使胎宝宝的发育不受到影响，为了能够顺利分娩，孕妈妈一定要在孕早期就养成良好的早餐习惯。孕妈妈不仅要吃早餐，还要保证一定的早餐质量，避免吃油条、油饼等含有明矾的食物，否则会影响胎宝宝的智力发育，应多吃一些温胃食物，如燕麦粥、牛奶、豆浆、面汤、馒头、杂粮粥、鸡蛋等。如果一开始不习惯在早餐吃很多食物，或者因为孕吐而没有胃口，可以吃一些清淡小菜，或者苏打饼干等食物，逐渐打开胃口，再适当地多吃一些营养丰富的食物。

（14）缓解孕吐的几款果汁

孕吐发生在怀孕期间，尤其是孕期前3个月时，让妈妈们饱受折磨。下面搜集了一些美味又有效的治孕吐的果汁饮料，希望能帮助孕妈妈们战胜孕吐。

❶ 苹果柠檬汁

材料：苹果、柠檬

比例：10：1

功效：柠檬有健脾消食之效，有益于孕妈安胎助孕，故柠檬有"宜母子"之称。苹果甜酸爽口，可增进食欲，促进消化，可以缓解孕吐，补充碱性物质及钾和维生素，同时可以有效地防止孕期水肿。苹果还富含纤维素、有机酸，易促进肠胃蠕动，防治便秘。

❷ 火龙果雪梨汁

材料：火龙果、雪梨

比例：1：12

功效：火龙果对咳嗽、气喘有独特疗效，含有丰富的维生素 C 和膳食纤维，有促进肠蠕动、消肠、通便三功效；雪梨除烦解渴、清肺润燥，它的营养价值与苹果差不多。据分析，其果肉里的含糖量达到 9.3%，含酸量只有 0.16%。

❸ 柚子香橙蜜汁

材料：柚子、香橙、蜂蜜（或冰糖水）

比例：1：20：1

功效：柚子含有能降糖的类胰岛素，能有效预防孕期高血糖。香橙中含有丰富的果胶、蛋白质、钙、磷、铁及维生素 B_1、维生素 C 等多种营养成分，尤其是维生素 C 的含量最高，有生津止渴、消食开胃的功效，适合孕早期食用。蜂蜜能迅速补充孕妈妈体力，消除疲劳。

❹ 西红柿木瓜蜜汁

材料：西红柿、木瓜、蜂蜜（或冰糖水）

比例：5：8：1

功效：西红柿富含维生素 C、胡萝卜素、蛋白质、微量元素等，酸甜可口。常吃西红柿可以使皮肤色素沉着减退或者消失，还可用于治疗蝴蝶斑等皮肤疾患，有美容健身之效。木瓜能理脾和胃，治疗消化不良、吐泻等疾病。此款果汁富含大量的维生素 A 原，在人体内转化为维生素 A，可有效地防止孕期钙的流失。同时含有的酶类，可以促进孕妈妈妊娠期的代谢平衡。

❺ 菠萝芹菜蜜汁

材料：菠萝、芹菜、蜂蜜（或冰糖水）

比例：5：1：1

功效：芹菜营养丰富，具有健脾养胃、润肺止咳之效。菠萝香味宜人，味甜鲜美。此款果汁富含丰盛的维生素及铁、钙、蛋白质和粗纤维，可帮助消化、健脾解渴、消肿去湿。芹菜还含有挥发性芳芝麻油，因而这款果汁具有特殊的香味，能增进孕妈妈的食欲。

❻ 大杂烩果汁

材料：苹果、香梨、香橙、猕猴桃

比例：3：2：2：6

功效：猕猴桃果实鲜美，风味独特，酸甜适口，营养丰富，有滋补强身、清热利水、生津润燥之功效。此款果汁含有良好的可溶性膳食纤维，能够有效降低胆固醇，保护心脏健康，快速清除并预防体内堆积的有害代谢物。

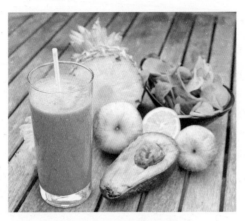
孕妈妈可以挑选自己喜欢的水果来打汁，不仅富营养，而且美味可口。

（15）让药膳帮你止吐

除了食用酸性食物等较能开胃的食物来对抗孕吐外，孕妈妈还可以正面出击，食用或服用一些能够有效止吐的药膳来缓解早孕反应。具有止吐功效的食材包括生姜、蜂蜜、甘蔗、柚子皮、米醋、花椒、大料、韭菜、佛手、小米、砂仁、扁豆、莲藕、香菜、小茴香、丁香、豆蔻、刀豆、槟榔、柠檬等，可以反复利用这些食材，做出一些能够止吐的汤羹或菜肴，如姜汁枇杷露、姜汁甘蔗露、蜂蜜小米粥、椒面羹、扁豆粥、凉拌藕片、茴香蒸鲫鱼、丁香小茴香汤、韭菜姜汁、冰糖刀豆、刀豆散、丁香雪梨汁、柠檬汁等。

（16）饮食以清淡开胃为主

孕妈妈的恶心开始了，有时还伴随呕吐，使得孕妈妈的胃口越来越差，此时不必强求补充过多营养，尽量食用一些较为清淡和开胃的食物，只要能够被消化，就能将营养输送给胎宝宝。在食量方面孕妈妈也不用强迫自己，能吃多少就吃多少，但也不要不进食，只要保证热量和蛋白质的合理供应即可。孕妈妈可以选择粥、汤羹、凉拌小菜、豆制品、馅饼、苹果、鸭蛋、西红柿、红枣以及用鱼香、茄汁、醋熘等烹调手法烹制的菜肴。

（17）孕妈妈要少吃火锅

火锅花色纷呈，百锅千味，是很多人的最爱。面对美味的火锅，可能很少人能抵挡住这份诱惑，孕妈妈也不例外。可是，孕妈妈应避免在外用餐，尤其要避免在外吃火锅，孕妈妈吃火锅时问题多多。

据有关部门检查测定，羊群中弓形虫的感染率为61.4％，猪为20.6％，牛为13.20％，鹅为35％，而狗尤为惊人，达70％以上。弓形虫的幼虫往往藏匿在这类受感染的动物肌肉细胞中，肉眼是无法看到的。人们吃火锅时，习惯把鲜嫩的肉片放到煮开的汤料中稍稍一烫即进食，这种短暂的加热并不能够杀死寄生在肉片细胞内的弓形虫的幼虫，进食后幼虫可在肠道中穿过肠壁随血液扩散至全身。

孕妈妈受感染时多无明显不适，或仅有类似感冒的症状，但幼虫可通过胎盘传染给胎儿，严重者可致流产、死胎，或影响胎儿脑的发育而发生小头、大头（脑积水）或无脑儿等畸形。为此，有关专家告诫，为了使胎儿健康发育，孕妈妈不宜吃火锅。

并且因为一般餐厅所使用的汤底、材料的安全卫生无法让人放心。如果孕妈妈偶尔想吃一次火锅，可以在家中自行准备材料，把好食物安全关。在吃火锅时，一定要注意将食物烫透、烫熟后再吃，尤其是肉类食物，其中含有很多弓形虫病菌，短暂加热很难杀死，一旦被孕妈妈吃进肚中，病菌会通过胎盘传染给胎宝宝，造成发育受阻甚至畸形。此外，要多备一双夹取生食物的筷子，生熟分开夹取，避免生食物中的细菌和病菌被筷子带入口中。

（18）孕妈妈宜小口喝水补充水分

相对于怀孕前，孕后母体新陈代谢速度加快，水分流失也相应加多，喝水进行"内补"就非常重要。但有些人属于"渴喝"一族，也就是等到口渴才想到去喝水，其实这并不健康。当人体内水分失去平衡，细胞已经脱水，中枢神经才会发出要求补水的信号——也就是"渴"，所以等到口渴才去喝水无异于土地龟裂才去灌溉，是不利于身体健康的。

其次，尽管喝水对预防脱水非常重要，但喝水时不宜大口"牛"饮，喝水时多次小口喝是最养人的。这是因为如果孕妈妈经常一口气猛喝水，把胃胀满，你的胃里就盛不下其他防吐食物了。如果你孕吐得很频繁，可以尝试含有葡萄糖、盐、钾的运动饮料，这样能够帮助你补充流失掉的电解质。

此外，除了充足补水外，还应当注意补充水分的方法。专家建议，果汁等饮料并不能代替水，因其含有较多糖分，过量饮用还会对皮肤不利。此外，早晨喝一杯温水，可以迅速补充一晚上丢失的体液。

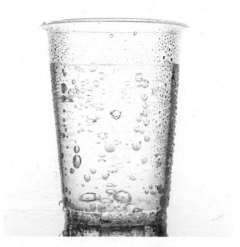

孕妈妈要参照自己的身体状况，适时补充水分。

（19）孕妈妈宜进食孕妇奶粉

孕妇奶粉是专为孕妈妈设计的配方奶粉，其中含有各种孕妈妈和胎宝宝需要的营养。即使孕妈妈膳食结构比较合理、均衡，但有些营养素只从膳食中摄取，还是不能满足身体的需要，如钙、铁、锌、维生素D、叶酸等。而孕妇奶粉中几乎含有孕妈妈需要的所有营养素。

从营养成分来讲，孕妇奶粉比一般奶粉多添加了多种孕期所需的营养物质，也优于鲜奶。目前市售的鲜奶大多只是强化了维生素A和维生素D或一些钙质等营养素，而孕妇奶粉几乎强化了孕妈妈所需的各种维生素和矿物质，能够满足孕妈妈的营养所需。比如，叶酸、铁、钙、DHA等，其中所含的丰富的钙是牛奶的3.5倍，可以为孕妈妈和胎儿提供充足的钙，防止发生缺钙性疾病。

准爸爸应按照说明，每天最好让孕妈妈吃两次孕妇奶粉，早晚各一次。但由于每个人的饮食习惯不同，膳食结构也不同，所以对于营养素的摄入量也不完全相同。最好保证日常的饮食均衡，当孕妈妈的营养摄取不能满足胎宝宝的快速成长时，在营养专家或医生的指导下做一些恰当的增减，以免某些营养素过量，甚至引起中毒。

孕妈妈应选购专为自己设计的配方奶粉。

孕期检查与疾病预防

进行妇科检查确认怀孕

虽然妊娠试纸在一定程度上能够帮助你判断是否怀孕，但即使是阳性结果，也应该去医院请医生做一下检查，明确是否怀孕。因为受精卵若是在子宫以外的部位（最常见的是输卵管）着床，就会形成宫外孕。由于管壁较薄，在怀孕后6~8周受精卵长到一定大时，容易穿透比子宫内膜薄得多的输卵管壁，使之发生破裂，造成孕妈妈急性腹腔内大出血。宫外孕不仅发病非常急，而且病情十分严重，如果不及时处理就会马上危及母体生命。

进行这项检查时，如果医生触摸观察到子宫出现增大、变得柔软，宫颈着色发蓝，阴道黏膜充血且着色加深，这就能充分证明你已经成功怀孕，且没有宫外孕等疾病的发生。

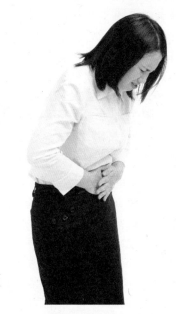

孕2月是最容易引起流产的时期，孕妈妈要特别注意加强妊娠2个月时的保健，做好孕期检查和疾病预防的工作。

进行病毒抗体测定

早期胚胎对外界因素最敏感，胎儿头颅、面部、四肢、内脏于孕早期就会形成，这个时期若受到环境、药物及病毒感染，胎体任何一个部位都可能不发育或向异常方向发育。比如唇的吻合是在受精卵发育的第 36 天，在此之前如受到刺激，就有可能发生唇腭裂。其次，孕早期由于胎盘尚未完全形成，其屏障功能发育不够完善，所以侵入母体的病毒容易进入胎体。目前知道有三种病毒即风疹病毒、巨细胞病毒和单纯疱疹病毒肯定对胎儿有致畸作用。如怀疑已被病毒感染，孕妈妈则应到医院去做病毒抗体测定；如发现胎儿畸形，则应及时引产，终止妊娠。

超声波检查

超声波检查常见的有 B 超检查，与 X 线不同，到目前为止还没有足够证据可说明超声波有致畸作用。但因为人类对超声波对人体的影响还没有长时间的数据积累，因此，专家建议一般的产前超声波检查应该采用最小化原则，不要因为某些非医学诊断需要的原因进行多次超声波检查。

但这并不意味着做 B 超检查越少越好，除了两次必要的检查外，还要根据孕妈妈的身体情况，根据医生的医嘱进行必要的检查。例如，当孕妈妈出现流产症状时，医生很可能需要通过 B 超确认胎儿的情况，这时切不可一味地担心 B 超会对胎儿造成影响，而坚持不做。曾有一位孕妈妈在怀孕过程中发生阴道流血现象，医生希望通过超声波检查确定宝宝是否存活，但孕妈妈不肯，而是继续保胎，结果发生了胎死腹中的悲剧。

经过对自然流产的检查统计分析发现，2～3 月妊娠期的女性容易出现胚胎停止发育继而导致自然流产甚至出现部分性葡萄胎的现象。因此，

孕 2 月是有必要进行超声波检查的，明确受精卵是否在子宫腔里着床。孕妈妈不要因为比别人多做了一次或多次超声波检查就非常担心，其实此时的心理紧张和情绪不佳对胎儿造成的影响要远远大于超声波本身对于胎儿影响。

这时进行超声波检查，可以发现子宫腔里显示出胎囊影像，最早在妊娠 5 周时就可见到妊娠环。如果其中见到有节律的胎心搏动和胎动，可以确定是早期妊娠。

什么时候需要安胎?

孕妈妈在怀孕早期如果发现有阴道少量出血，时有时无，血色鲜红或者淡红，伴有轻微的下腹痛、腰酸下坠感等现象时须警惕先兆流产。引起先兆流产的原因很多，如孕妈妈情绪过于紧张或者激动，或孕妈妈患有慢性消耗性疾病或者急性传染病，或孕妈妈曾过分暴露在放射线下，接触过化学毒物等外界不良因素均会损害胚胎，致使胚胎发育异常。

其中，胚胎发育异常是早期流产的常见原因。据统计，在妊娠 12 周内的自然流产中，50%～70% 是胚胎发育异常造成的。这种流产所"流出"的病态胚胎很难成活，即使少数能够发育成为成熟胎儿至正常分娩，也将是畸形儿、低能儿或者有其他遗传病的病宝宝。此时的流产，固然对孕妈妈身体有损害，但在某种意义上是去劣存优的优生规则在起作用，不可一味要求保胎安胎。

因此，只有在确认没有明显的

诱因，仅仅是由于孕妈妈过度疲劳、体力劳动过重、腹部受外伤或做手术等引起的先兆流产，在适当卧床休息后，经专科医生检查子宫大小和停经月份一致，超声波检查胎儿发育情况良好，胎心搏动正常，方可考虑综合性地安胎治疗。

有关"胎停育"的知识

受精卵就像一颗种子，要经历一系列复杂而奇妙的过程，才会最终成长为一个健康的宝贝。如果在最初的阶段，受精卵没有发好芽，那么它很可能就会停止继续生长，我们把这种发生在孕早期的胚胎发育异常现象称为"胎停育"。

妊娠8周以前的胎儿在医学上称为胚胎。胚胎停止发育是指妊娠早期胚胎因某种原因停止发育，是自然流产的一种形式。B超检查表现为妊娠囊内胎芽或胎儿形态不整，无胎心搏动，或表现为空囊。

胚胎停止发育的症状往往是不明显的，有些孕妈妈完全无症状，仅仅在做B超时才会发现胚胎异常的表现。有部分孕妈妈可能早孕反应会消失，有流产的征象如阴道流血、腹痛等。很多初为人母的孕妈妈没有这方面的经验，就容易忽略掉。有的孕妈妈在怀孕6个月后，发现腹部没有明显变化，早孕的特征消失才急急忙忙来到医院检查，耽误了时间也为救治带来了很大风险。

B超检查是诊断胚胎停止发育的主要方法，因为它能明确告诉你胚胎是否存活，有利于临床及时发现胚胎停止发育现象，以便采取相应的治疗措施。孕妈妈抽血检查HCG（人绒毛膜促性腺激素）水平也可以评估胚胎发育情况，如果在抽血检查时发现与妊娠有关的激素低，或者不逐渐增高，就可能是胚胎停止发育的征兆。

怀孕初期低血压怎么办？

多数孕妈妈在怀孕6周后会出现一些怀孕初期症状，由于每个孕妈妈的身体状况不同，所以出现的怀孕初期症状和程度都不相同。很多年轻女性，身体比较瘦弱，体质比较差，血压徘徊在低血压的临界值，怀孕后，由于早期的怀孕初期症状和身体的不适，会造成低血压进一步加重。

妊娠期发生低血压主要有两个原因，一是由于子宫增大压迫大的血管，如主动脉和腔静脉而造成的。这可以通过不平卧睡觉来减轻或避免。第二个原因叫作体位性低血压。当你从坐位、跪位或蹲位快速站起时，重力使血液离开你的脑部，这就导致了血压的下降。由坐位起来时慢些起身可以避免体位性低血压。

一般低血压，即由早期的怀孕初期症状引起的，孕妈妈没有症状则对胎儿影响不大，可通过饮食和生活习惯调整来改善这一疾病。如增加饮食营养，多食温补脾肾的食物；适当多吃食盐，也可提升血压，改善头晕、困倦无力等症状；多饮水，较多的水分进入血液后可增加血容量，从而可改善低血压状况。同时要少吃冬瓜、西瓜、芹菜、山楂、苦瓜、绿豆、大蒜、海带、洋葱、葵花子等具降压效应的食品。

但如果孕妈妈因为血压低出现休克则可造成胎儿缺血缺氧的宫内窘迫综合征，这种情况下就应积极查找病因，抢救胎儿。

小便频繁怎么办？

从怀孕第 2 个月开始，一部分孕妈妈可能会出现尿频尿急的现象，这是由于子宫逐渐增大，挤压到膀胱，使得膀胱的容量变小所造成的。出现这一症状时，孕妈妈不要过于担心，也不需特别治疗。因为孕 12 周后，子宫逐渐胀大上升至腹腔，对膀胱的压迫减少，尿频的症状自然就会消失。

不过，虽然说孕妈妈早期出现尿频现象很正常，但也不能因此忽略了一些病理征兆。怀孕后，由于输尿管和膀胱的移位，使尿液积聚在尿路里，让细菌易于繁殖，容易发生尿路感染。如果孕妈妈小便时出现疼痛感，或尿急得难以忍受时，可以查一下尿常规，看看是不是患了泌尿系统感染等疾病，千万不要随便吃药。

妊娠 4 ~ 12 周是胎儿致畸的敏感时期，应该在医生的指导下慎重用药，但又不是绝对禁用。检查确认发生了炎症时，可以先通过大量饮水，多次排尿，冲洗膀胱和尿道，减少细菌在泌尿系统的滞留，再适当配合消炎药，可以尽快减轻症状。平时也要适量补充水分，若有尿意，尽量不要憋尿，以免造成膀胱感染，而加重尿频。

别把早孕反应错当"感冒"

孕 2 月，由于怀孕带来的激素变化，一些孕妈妈会出现怕冷、疲乏、嗜睡、食欲不振、恶心呕吐、头晕、

低热等疑似"感冒"的症状。首次怀孕的人往往会错把这些症状当成"感冒"，但一检查，大都属于早孕的正常反应。

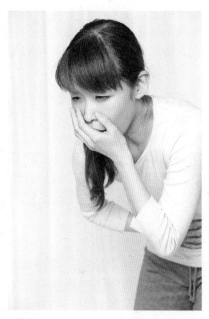

首次怀孕的孕妈妈常常将怀孕征兆当做感冒症状。

可由下列方法辨别：首先，怀孕后第一症状是停经，而感冒通常都不会影响月经的来潮。其次，早孕症状与感冒还可以通过测定体温来区别。怀孕后身体温度会有所升高，一般基础体温保持在 36.1 ~ 36.4℃，排卵期体温会升高 0.5℃。只有当体温达到 37.5℃以上时，才说明可能是感冒引起发热了。而感冒除了发热症状外，还会出现流鼻涕、关节疼痛等病毒感染的症状。而早孕一般不会出现这样的症状。

如果已经误吃感冒药，孕妈妈也不要过于担心，不要想着放弃宝宝。因为和感冒药相比，感冒病毒本身对

宝宝的影响更大，误吃感冒药反而无需太担心。

春季首要预防呼吸道疾病

孕初期，孕妈妈和胎儿最易受到病毒的不良影响。而春季是各种病菌容易传播的时机，最易引发呼吸道疾病，孕妈妈应注意适当防护。

首先，孕妈妈要注意室内的通风状况。室内空气不流通时，其污染程度比室外严重数十倍，极易引发呼吸道疾病。还要及时打扫房间卫生，清理卫生死角，不给病菌以滋生之地。此外，孕妈妈最好每周更换一次卧具。

孕妈妈应避免常去空气不流通的公共空间，例如电影院、撞球间等，尤其这些地方有时还会出现民众不守规矩在里头吸烟的状况，严重损害呼吸道的健康，孕妈妈应少去为妙，以免对身体造成负担及伤害。

其次，要加强锻炼。女性在怀孕前要加强体能锻炼，孕后也应坚持进行适当的锻炼，例如瑜伽、跳舞及游泳等都是不错的选择，孕妈妈持续运动习惯，有益身心的健康及放松，更有益胎宝宝的健康。除此之外，孕妈妈应保持乐观的情绪，避免过度劳累，才能提高自身的抗病能力，健康地度过全部孕期。

再次，要加强自我保护意识。如果孕妈妈计划在冬末春初怀孕，建议提前注射流感疫苗，注射疫苗2~3个月后再受孕。记划怀孕的孕妈妈应避免在受孕日及妊娠期间施打疫苗及服用药物，这样很可能损坏胎宝宝的

健康，甚至造成严重畸形，要避免这种情形发生，唯有仰赖孕妈妈自我保护意识的加强。

此外，养成良好的卫生习惯，也是预防春季传染病的关键。呼吸道传染病患者的鼻涕、痰液等呼吸道分泌物中含有大量的病原体，可以通过手接触分泌物传染给健康人。因此，要多注意手的卫生。一定要养成饭前便后、打喷嚏、咳嗽以及外出归来后按规定程序洗手的好习惯，在外不能即时洗手时，可以用消毒湿纸巾进行双手消毒。

最后，孕妈妈记得提高室内相对湿度，平时要多喝水，防止呼吸道黏膜受损。在暖气上放一盆水使水分蒸发、在室内晾一些潮湿衣物、用空气加湿器或负氧离子发生器增湿等都是不错的方法。

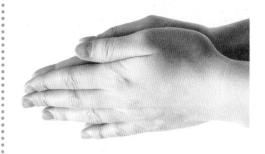

孕妈妈要建立良好的生活习惯，养成每日勤洗手，就算在外不便洗手，也应使用消毒湿纸巾清洁双手。

胎宝宝生长发育与孕妈妈身体变化

孕妈妈的身体变化

（1）体重

孕妈妈体重没有明显增长，有些孕妈妈因为早孕反应体重反而有所下降。

（2）子宫

子宫壁开始增厚，变得越来越柔软，整个子宫已经悄然长大，大概有一个鹅蛋那么大了。不断增大的子宫开始压迫膀胱，使孕妈妈开始出现尿频症状。

（3）乳房

在雌激素和孕激素的共同刺激下，孕妈妈的乳房逐渐长大，乳头和乳晕部颜色加深，乳头周围有深褐色结节等现象。另外，乳房会有敏感、胀痛以及乳头触痛等症状，抑或刺痛或者抽动的感觉，这些都是正常现象。

（4）体温

基础体温仍然稍高，没有下降。

（5）妊娠反应

早孕反应由轻到重，一般持续2个月左右。大部分孕妈妈会头晕、乏力、嗜睡、流涎、恶心、呕吐、喜欢酸性食物、厌油腻、食欲不佳。除此之外，可能还会出现下腹部疼痛、子宫收缩、白带增多、乳房敏感、慵懒困倦、情绪低落等状，有时容易饥饿，有时又容易反胃，孕妈妈的不适

感逐渐到达了顶峰，这是因为胎宝宝消耗了孕妈妈太多的能量，而孕妈妈还不能适应这种消耗症的缘故。

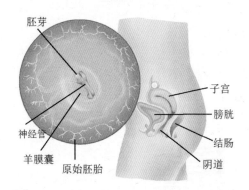

孕期第5周，胎宝宝的主要器官开始生长了。

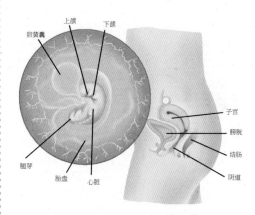

孕期第6周，胎宝宝开始有心跳了。

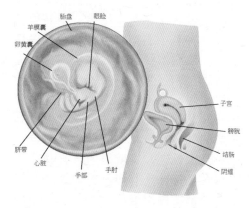

孕期第7周，孕妈妈早孕反应在加重。

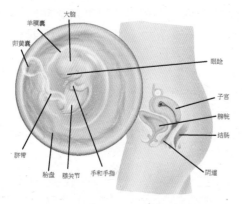

大脑
羊膜囊
卵黄囊
眼睑
子宫
膀胱
结肠
脐带
胎盘 膝关节 手和手指
阴道

孕期第8周，胎宝宝开始"动手动脚"了。

　　在这段时期，孕妈妈要加强缓解不适的措施，多休息，避免长途旅行，尽量让自己舒适和放松，控制好自己的情绪，避免因情绪过度烦躁而导致胎宝宝腭裂或唇裂的发生。

　　这时胎宝宝的生长发育表现是在子宫中扎根的胚囊此时已升级为胚胎。由分化前期（受精到形成胚卵）进入分化期（器官形成期），这个月是胚胎器官高度分化和形成期。

　　此时期胚胎将分化出三个胚层，即外胚层、中胚层和内胚层，每一个胚层中的细胞都将形成胎宝宝身体的不同器官。外胚层将分化为神经系统、眼睛和内耳组织、皮肤表层组织、毛发和指（趾）甲等；中胚层将分化为骨骼、肌肉、结缔组织、循环系统、泌尿系统等；内胚层将分化成消化系统和呼吸系统的上皮组织，膀胱以及阴道的部分组织。胚胎的主要器官开始逐渐出现和生长。其中，外胚层的神经系统和中胚层的循环系统最先开始分化，这就是为什么孕早期要每天坚持补充叶酸，旨在预防胎宝宝神经管发育不全。

胎儿生长

身长

1～3厘米。看上去有一颗葡萄般大小，并将继续迅速成长，以平均每天身长增长1毫米的速度，直到孕4月。

体重

1～4克。

四肢

骨骼处于软体状态。5周时手、脚和尾巴处于萌芽状态。7周时，头、身体、手脚开始能分辨，尾巴逐渐缩短。8周末，用肉眼也可分辨出头、身体和手足，也会"动手动脚"了，能够进行"踢腿运动"和"伸展运动"，并且手指和脚趾间出现了蹼状物，能够在子宫内游泳了。

器官

皮肤薄如纸，看上去通体很透明。眼睛、嘴巴、耳朵开始出现轮廓，脑垂体和肌肉纤维开始生长。鼻部膨起，外耳开始有小皱纹，鼻孔、颈部和耳朵的位置越来越明显，人脸的模样基本形成。长有一个与身体不成比例的大脑袋，大脑高速发育，平均每分钟有10000个脑神经细胞诞生，发育为前脑、中脑、后脑三个部分，大脑皮质也已清晰可见。心脏完全成形，划分出了左心房和右心室，心脏的跳动速度是孕妈妈的两倍。脊髓、胃肠、肝脏初具规模，内外生殖器的原型基本能辨认，但从外表上还分辨不出性别。

胎盘

子宫内膜绒毛大量增加，逐渐形成胎盘。

脐带

脐带开始形成，孕妈妈与胎儿的联系进一步得到加强。

孕2月常见不适

（1）类似感冒的症状

在孕2月，是早孕反应袭来并逐渐达到顶峰的时期，孕妈妈很容易感到疲倦、嗜睡、头晕、乏力，出现流鼻涕、发冷、发热等症状，像是感冒。其实这并不是感冒，只是一系列很正常的早孕反应。对此，孕妈妈要保证睡眠质量和睡眠时间，尽量午休，工作间歇也可以在桌上眯15分钟；还要多进行缓慢、轻松的运动，如散步等，也能够舒缓疲劳；经常用温水泡脚也是不错的办法；此外，还可以通过冥想、听音乐、聊天、按摩等方式进行自我治疗。

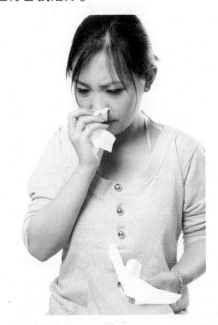

孕2月的早孕反应很像感冒，孕妈妈要适度休息及放松。

（2）孕吐是胎儿的自卫反应

怀孕后，在激素的影响下，女性体内的胎盘会分泌大量人绒毛膜促性腺激素，这会大大降低消化酶的活性，孕妈妈发现自己经常在早起刷牙、三餐前后以及闻到某些让自己反感的气味时感到恶心，发生呕吐。其实，恶心和呕吐在一天当中任何时候都有可能发生，部分孕妈妈的呕吐会发生在一天中的固定时刻。孕吐是人类保护腹中胎儿的一种本能。

俗话说，人吃五谷杂粮生百病，即是说，人们日常生活所吃的各种食物，都含有对人体有轻微损害的毒素，但通常不会对健康构成致命威胁。可对于孕妈妈就不同，她腹中弱小的生命不能容忍母体对这些毒素的无动于衷。因为这些毒素一旦进入胚胎，就会影响胎儿的正常生长发育，为了让孕妈妈提高警惕，胎儿就分泌大量激素，增强孕妈妈孕期嗅觉功能和呕吐中枢的敏感性，以便最大限度地将毒素拒之门外，确保自己的生长发育。

因此，早孕反应实际上是胎儿在向妈妈传递自己存在的信息，提醒妈妈要保护好自己。孕早期妊娠反应越严重，呕吐越厉害的孕妈妈，流产的可能性就越小。

到目前为止，医学上并没有完全成功的方案能够治疗孕吐，但可在很难受的状态下尝试吃些东西，能够抑制恶心感；或者遵循少食多餐的原则，不要克制饮食，都能有助缓解症状。对此，孕妈妈要做好充足的心理准备，坚强地度过早孕期，这种症状持续一段时间后会自然消失。

如果孕吐反应过于剧烈，实在难以忍受，或者孕吐在一天当中没有减轻的迹象，或孕吐使身体虚脱，或一天之内无法进食和喝水，就要及时就医，遵照医嘱服用一些安全的止吐药物，也有可能是出现了葡萄胎，要及时就医，以免耽误病情。

（3）牙龈肿痛、牙龈出血

在妊娠期，孕妈妈的牙龈变得更加松软，牙龈中的血管通透性增强，易诱发牙龈肿痛、牙龈出血等症，若在孕前已患有牙龈炎症，则更易出现此类问题。对此，孕妈妈要加强保护牙龈和牙齿的意识，把自己当做一个牙病患者来对待，勤刷牙、漱口，避免牙齿和牙龈受到刺激，晚上尽量少吃甜食，也可使用牙线彻底清洁牙齿，用舌苔清洁牙刷清除舌苔，及时消除口腔中的食物残渣，保证口腔卫生。

而孕期的牙膏，为保险起见应选择不含氟的牙膏，以免因部分牙膏含氟过多导致孕妈妈体内氟过量，会对胎宝宝的骨骼发育造成不良影响。

（4）乳房不适

怀孕后，乳房因增多的雌激素及孕激素的影响，促使了乳腺腺泡及乳腺小叶增生发育，孕妈妈的乳房会逐渐增大，并出现各种不适反应。乳头更加坚挺和敏感，乳晕扩大，乳房出现发紧、沉重、刺痛、胀痛等症状，这是激素的作用，不必紧张。孕妈妈要更换稍大一些、更为舒适的胸罩，或使用热敷、按摩等方式，缓解不适症状。如果孕妈妈的乳房疼痛较为异常，无法缓解，而且逐渐加重，则有可能出现了乳腺疾病，请尽速就医，听从医生的指导。

（5）易出汗

进入孕期的孕妈妈由于激素水平的升高以及血流速度加快，容易出汗，有时稍用力或运动，就出汗了，有的孕妈妈也容易在睡眠中热醒，发现自己浑身冒汗。这种易出汗的毛病将贯穿孕期始终，孕妈妈要尽量选择纯棉透气的服装，勤洗澡，多喝水，多开窗通风，待孕期结束后该症状就会消失。

（6）尿频

在孕2月，尿频依旧是常客，孕妈妈要遵循上文中提及的生活护理方法，并注意外阴的清洁工作，勤换洗内裤，乐观地度过这段尿频期。

（7）便秘

便秘是孕期的普遍现象，这是由孕激素引起的消化能力减弱导致的。对此，孕妈妈要在饮食上注意粗细搭配，多吃些高纤维的食物，如新鲜的蔬菜和水果；坚持规律的作息时间，养成定期排便的好习惯，不要憋、忍，要及时排便；还可通过轻柔的腹部按摩促进排便。

（8）胃灼热

胃灼热是指上腹部或下胸部处的烧灼疼痛，这是由于胃肠动力减弱，以及子宫压迫所造成的。患有胃灼热的孕妈妈，一次不要吃进太多的食物，更不要吃完就躺下，以免加重症状。孕妈妈可以食用木瓜来缓解灼热，或减少流食的摄入，谷物类、豆类食物不要摄入过多，以及少吃辛辣刺激、油腻、高脂肪的食物，或者在饭前喝一些牛奶，都可以有助缓解胃灼热。

（9）阴道出血、突发腹痛

当孕妈妈的身体出现阴道出血、突发腹痛等危险信号时，一定要足够警觉，及时就医，很有可能是宫外孕、流产、先兆性流产、胎盘早剥、葡萄胎的预兆，万不可怠慢。

环境与孕期护理

进入孕2月，这时正是胚胎发育最关键的时刻，胚胎对致畸因素特别敏感，容易流产。因此孕妈妈在生活上要慎之再慎，绝不可滥用化学药品，或接触对胎儿有不良影响的事物。

（1）第一胎不宜做人流

许多新婚夫妻不想过早要孩子，但由于缺乏避孕知识，结果怀孕了，就想进行流产。人流是避孕失败后的补救措施，对绝大多数女性的健康不会产生太大的影响，但也可能使一小部分女性出现并发症，如盆腔炎、月经病、宫腔粘连、输卵管堵塞等妇科病，从而影响女性的生育能力。这是因为未生育过的女性宫颈口较紧，颈管较长，容易造成手术时的损伤和粘连，引发人工流产并发症。当然，这些病症经过治疗大多是可以痊愈的，但也有少数人会久治不愈。因此，从科学角度和生育的安全性考虑，婚后第一胎不宜做人工流产。

如果已经采取流产手术，就一定要注意个人卫生，保持阴部清洁，经常换洗内裤。半个月内不可盆浴。

流产后1个月内要严禁性生活，以防感染。而且流产后不可急于再次怀孕，因为流产后子宫内膜需要4～5个月的时间才能完全恢复正常，在此期间若再次怀孕，会对胎儿生长和以后生产不利。

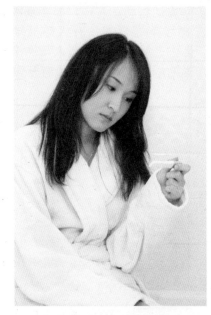

孕妈妈若是首次怀孕，从科学角度和生育安全性考虑，不适合做人工流产。

（2）职场孕妈妈要掌握好主权

现在很多孕妈妈都是职业女性，怀孕生产也就成为众多孕妈妈的难题。尤其是在就业和复职的问题上，很多孕妈妈都遇到了不公平的待遇。

为了保护好孕妈妈应享有的权利，我们总结了以下经验，希望孕妈妈能合理地处理好怀孕与工作、老板、同事的关系，以保证自己获得最大的利益。

❶ 告知

怀孕后，你的老板或上司更多考虑的是你的工作任务怎么办。因此，你要适时地把怀孕这个消息告诉他，让他有很长时间来消化和解决工作的分配和调整问题。

❷ 关系

　　和同事形成好的人际关系会使你的孕期更加顺利。这样，那些复印、抱重物之类的事就会有人热情地代劳，你去产检的时候会有人帮你接电话，爱抽烟的同事也会尽量避开你。

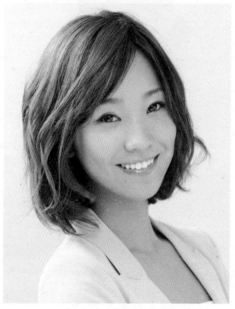

孕妈妈应与同事形成良好的人际关系，这样可以塑造好的工作环境，工作时自然充满愉悦。

❸ 了解

　　打算要孩子的女员工应该主动向单位的人事部门了解自己的产假期限，工资是否会有变动，还有相关报销制度和福利等，做到心中有数。

（3）多静养，避免频繁的长途旅行与出差

　　孕早期最重要的是安胎工作，确保胎宝宝能够顺利度过这段不稳定的危险时期。因此，在这期间，孕妈妈要避免频繁的工作出差和长途旅行，尽量更多地待在家中静养休息，否则一旦出差和旅行，必定要经过人多拥挤的地方，很容易感染病菌，或受到碰撞和挤压，发生危险。此外，出差和旅行所乘坐的交通工具，无论是飞机、火车，还是汽车，都会使孕妈妈因为久坐而发生水肿，还会使胎宝宝宫内缺氧，十分不利于母婴的健康。

（4）孕妈妈每天睡眠至少要保证 9 小时

　　据美国妇产科医学家研究发现，孕期睡眠不足对孕妈妈影响很大。怀孕后每天睡眠不足 6 个小时，或有严重睡眠障碍（指超过 15% 在床上的时间都是醒着的）的女性，将来进行剖宫产的概率是一般孕妈妈的 4.5 倍。而且孕妈妈睡眠不足，还可能引发体内胰岛素过高，增加孕期中罹患妊娠期糖尿病的机会，也容易患上子痫前症等症状，甚至使血压升高造成产程延长，引起难产。

　　妇产科医生认为，孕妈妈每天睡 9 个小时才是正常的，因为怀孕后母体和胎儿都有更多的睡眠需求。几乎所有的孕妈妈在孕期各个阶段都会遇到睡眠瓶颈，睡姿不良、睡眠中断、失眠等各式各样的困扰都有可能发生。研究人员建议，孕妈妈睡前应放松心情，给自己减压，帮助自己尽快入睡。一旦睡眠出现问题，应及时向妇产科医师咨询。同时，还应通过改善卧室环境，更换床上用品等措施，消除睡眠困扰，保证安眠。

（5）建立有利于孕期睡眠的生物钟

　　前文说了，孕妈妈每天至少要保

证 9 小时的睡眠时间方有益母体和胎儿健康。这是因为孕妈妈怀孕后受激素分泌的影响，再加上身上又怀着宝宝，必然增加体力的消耗，因此一定比怀孕前更容易疲劳，所需的睡眠需求必定更高。

为了保证良好的睡眠质量，专家建议孕妈妈首先要养成良好的有规律的睡眠习惯，建立起有利于孕期睡眠的生物钟，即晚上在同一时间睡眠，早晨在同一时间起床。一般来说，孕妈妈最好每天晚上 10 点前就寝，以睡足 8 ~ 9 个小时。尤其是晚上 11 点到次日凌晨 4 点这段时间内，一定要保证最佳的睡眠质量。

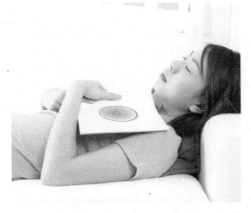

孕妈妈应养成良好的睡眠习惯，在沙发上入眠不是好习惯。

除了尽量保持晚上的充足睡眠外，还可以在白天找机会小睡一下。而小睡的时间不用太长，25 分钟就足够孕妈妈恢复精神了。

也就是说，白天累的时候，让自己适度小憩，也是补充体力的好方法，但须以 25 分钟为限，超过反而会使孕妈妈感觉更累。

（6）减少或避免吹空调以预防"空调病"

夏日天气炎热，大部分的办公场所和住宅内都会安装空调。空调虽然会给孕妈妈带来凉爽的环境，但也很容易让孕妈妈患上"空调病"。"空调病"的症状常表现为鼻塞、头昏、打喷嚏、耳鸣、乏力、记忆力减退等。因此，孕妈妈应减少或避免长时间待在空调房里，以预防"空调病"。如果是办公室有空调，孕妈妈可以申请更换工作环境，到没有空调的房间工作，使用风扇降温、通风。

不过，即使是使用风扇降温，孕妈妈也要避免离电扇太近，不能直吹。如果你只能待在空调房中，那就需要与同事协商，每隔 2 ~ 3 小时就通一次风，每次半小时左右。而且孕妈妈千万不可坐在空调下，因为空调长时间直吹对孕妈妈与胎宝宝的伤害非常大。如果是在家中，孕妈妈更可以随心所欲进行调整，远离"空调病"了。

（7）少用手机，避免胎儿畸形

手机是现代人从不离身的伴侣，因此连睡觉时都将其摆放在枕头边。但是在孕期，尤其是孕早期，爱发短信、玩微博、玩微信、玩游戏、打电话聊天的孕妈妈要注意了，尽量少使用手机，除非必要的沟通联络，否则不要再用手机上网、玩游戏，以免其产生的大量辐射伤害胎宝宝的发育，造成畸形等严重后果。尤其当手机处在通话接通过程中时，不要让手机贴近耳朵，因为这时所产生的辐射量最大。此外，不要将手机随身携带，睡觉时将手机放在距离孕妈妈两米以外的范围，这样都能减少辐射对母婴的伤害。

（8）精挑细选床上用品

孕妈妈在孕期的休息和睡眠至关重要，如果孕妈妈长期休息不好，很可能会影响到胎宝宝的发育，造成先天性的发育不全等症。因此孕妈妈的床上用品应尽量选择舒适、软硬适中的材质。

❶ 材质

孕妈妈的床单、被罩、枕套、枕巾应选择纯棉质地，避免使用化纤或混纺材质。

被子尽量不要选择羽绒被，否则会影响孕妈妈的呼吸系统健康。可多准备几套床单、被罩、枕套和枕巾，方便及时换洗和晾晒。

❷ 高度

枕头的高度以10厘米左右为宜，过高的枕头会压迫颈动脉，使大脑供血不足，引起脑缺氧；过低的枕头容易使孕妈妈颈部酸痛、落枕、口干舌燥、易打鼾。

❸ 软硬度

床垫的总高度应以45～50厘米为宜，过低的床容易使孕妈妈身体受潮，吸入过多的灰尘和细菌，增加肺部压力；过高的床则会给孕妈妈上下床造成不便，还容易影响睡眠质量。

软硬度则应以适中偏硬为准，也可较硬，但不宜过软。孕妈妈睡过软的床垫，容易导致身体疲惫，造成慢性腰肌劳损；床垫过硬则会导致孕

妈妈在睡眠中频繁翻身，多梦易醒。如果孕妈妈睡的是硬板床，就要铺上10厘米左右厚度的棉垫，或者重量为4千克以上的棉被褥。

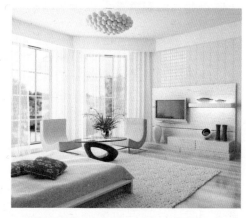

良好的睡眠环境可以增进孕妈妈的睡眠质量。

（9）选择鞋跟为2厘米高的鞋

一旦确认怀孕，孕妈妈就要告别以往使自己变得婀娜多姿的高跟鞋了。如果孕妈妈穿高跟鞋出行，很容易因孕期身体的变化导致重心不稳而摔倒，尤其是在孕早期，很容易使孕妈妈流产。那么孕妈妈就要穿平底鞋了吗？不是的。因为若鞋底过平，没有后跟，会使孕妈妈的身体重量过多地作用于脚后跟，很容易产生疲倦感。因此孕妈妈应穿带有2厘米左右鞋跟的鞋，这样的鞋最适合孕妈妈的体型，能更好地平衡足部的受力，保持身体平衡，利于孕妈妈出行。

（10）出行慢半拍

在怀孕的前3个月内，胎宝宝"扎根"并不牢靠，孕妈妈出行要注意慢半拍，不要做大幅度、突然、剧烈的动作，以免引起流产等危险情况

的发生。

（11）孕妈妈外出的 6 条谨慎原则

❶ 外出要注意安全，不要争抢过马路和上下车，能避则避，能让则让，保护好自己的安全。

❷ 出行多穿戴一些防护用具，如帽子、围巾、手套、披肩、雨伞、雨衣、雨鞋等。

❸ 尽量避免自己驾车，以免产生身体不适，进而发生危险。

❹ 不要搭乘过于拥挤的公交车。

❺ 尽量避免上下楼梯，最好乘坐电梯，以免增加子宫负担，或因踩踏不稳发生意外。

❻ 只要准爸爸有空，就不要让孕妈妈单独出行，尽量少带孕妈妈去人多拥挤的场所。

（12）孕妈妈做家务须知

我们都知道怀孕后女性要避免从事繁重的体力劳动，但适当的活动是必不可少的，比如做些力所能及的家务，只要不感觉累就行。但毕竟怀孕后身体和平常有所不同，所以在做家务时要注意几个要点：

早孕反应严重的孕妈妈，最好就不要做饭炒菜了，以免厨房的油烟等气味刺激而加重不适。

在冬、春季，洗衣服、洗碗不要用冷水，以免受寒。

不要登高和弯腰取物，不要搬抬重物。

洗衣服、擦地板等会令腹部受压，最好不要做太长时间，因为腹部

过度受压，会压迫子宫，有可能损害胎儿或引起早产。

避免久站，做家务一段时间后休息一会儿，不可太劳累。

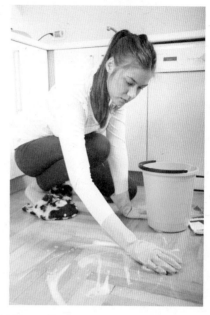

孕妈妈不仅要避免长时间擦地板，压迫到腹部，也要防止滑倒。

（13）不洗冷水澡

孕妈妈在怀孕后抵抗力下降，体质会变得娇弱，皮肤变薄，很多时候不能承受像以前一样的外界刺激，否则很容易患病。如果在这时孕妈妈因为怀孕体温升高，而一味追求洗冷水澡，是非常不利于健康的，很容易发生感冒、发热、咽喉炎、关节炎等疾病，还会使胎宝宝缺氧，阻断部分营养的供应，对母婴健康十分不利，严重者还会引发流产。

（14）孕后宜选用性质温和的洗发水

怀孕了，孕妈妈身体的各部分都会发生变化，头发也不例外。怀孕后

孕妈妈体内的雌激素量增加，会刺激头皮油脂分泌，延长头发的生长期，这样就使油性发质的孕妈妈头发会比平时更油一些；而干性发质的孕妈妈头发也不会像平常那样干涩，而且也会显得格外浓密亮泽。因为怀孕后孕妈妈的皮肤通常会变得十分敏感，为了避免刺激，孕妈妈要挑选适合自己发质且性质温和的洗发水。

如果发质没有因为激素的改变而发生太大的改变，那么没怀孕前用什么品牌的洗发水孕后最好继续延用，以免突然换用其他品牌头皮可能不适应，造成过敏现象。

此外，作为职场孕妈妈，经常要出席正式场合，即使是怀孕期也需要打造完美的形象。为了胎宝宝的健康，孕期不适合烫染头发，但孕妈妈可以学习一些造型小技巧，让发型和心情一样美。

（15）从妊娠初期开始积极预防妊娠纹

怀孕后，甜蜜的孕期让女性充分体会到将为人母的激动心情，但随着孕程的发展和激素的影响，大部分的孕妈妈都会出现妊娠纹（即受孕期内分泌的改变，皮内弹力减弱、脆性增加，导致乳房、腹部及大腿上部皮肤伸展变薄，弹力纤维断裂，透出皮下血管的颜色而形成妊娠纹）。

虽然孕初期还不会出现妊娠纹这一现象，但孕妈妈也应提前做好预防工作，以免孕后期随着腹部的膨大，使皮肤的弹力纤维与胶原纤维因外力牵拉而受到不同程度的损伤或断裂，出现妊娠纹。

妊娠纹易防难治，越早预防越好。从怀孕初期开始，孕妈妈就应该选择一些适合自身体质的乳液、橄榄油或按摩霜产品，在身体较易出现妊娠纹的部位，如腹部、臀部、大腿内侧等部位勤加按摩，以促进血流的顺畅，增加皮肤和肌肉的弹性，积极预防妊娠纹。

按摩的方法是每日取适量橄榄油或其他润肤产品均匀涂抹于上述部位，轻轻按摩几分钟至吸收。按摩的时间最好选在洗完澡后，这是全身血液循环的最佳时机，而且早晚各按摩一次效果更佳，每次按摩时间在10~15分钟。

此外，即使有部分妊娠纹已经形成，只要勤于按摩也可以使细纹不再增加，妊娠纹范围不再扩大。

（16）关注白带变化

孕期孕妈妈的阴道分泌物会不断增多，这是正常现象，但若白带颜色不正常，出现黄色、绿色，且质地黏稠或呈豆腐渣状，通常还伴有难闻的气味，或者阴部发生瘙痒、疼痛、灼烧感，在这些情况下，孕妈妈都要及时就医，很有可能已经造成了阴道感染，若不及时治疗，细菌就会侵袭胎宝宝，造成流产。孕妈妈在日常生活中一定要选择纯棉质地的较宽大的内裤，透气性好，颜色不要过深，以方便观察白带变化。

（17）室内不宜摆放花草

许多家庭都会在客厅或者卧室摆放一些花草，想显得温馨浪漫。有些花草还能吸收二氧化碳，释放氧气、吸收有害物质，起到调节室内空气环境的作用，对孕妈妈的健康十分有益。

可是，尽管室内摆放花草会有如此多的好处，部分植物还是不适合被摆放，不然极可能对孕妈妈和胎宝宝造成刺激。

因为有些花草，尤其是那些色彩鲜艳、气味芬芳的花草，可能会引起孕妈妈及胎儿的异常反应，让她们感觉不舒服、引发皮肤过敏、食欲下降、头疼、恶心、呕吐、抑制胎儿生长等不良影响，危害母婴安全和健康。不宜摆放在孕妈妈家中的植物有：

❶ 具有特殊气味的植物。如松柏类、玉丁香、接骨木、百合、风信子、茉莉等，过浓的气味易使孕妈妈感到胸闷烦躁，不思饮食，还会导致失眠。

❷ 消耗氧气的植物。如夜来香、丁香等花卉，会在进行光合作用时消耗掉大量氧气。

❸ 易使人过敏和中毒的植物。如五色梅、天竺葵、水仙、郁金香、黄杜鹃、一品红、含羞草、月季、兰花等，长时间接触，容易使孕妈妈皮肤过敏，或发生中毒反应，十分危险。

（18）不用室内芳香剂

室内芳香剂的使用原理是用一种更强烈的香气掩盖和干扰另一种难闻的气味。室内芳香剂中含有较多化学成分，当它们挥发到空气中并被孕妈妈吸入体内后，有可能会对胎儿的生长造成不利的影响，同时孕妈妈也可能会发生头晕、头疼、心情烦闷等不适感。因此，孕妈妈所生活的居室中一定要定期开窗通风，让孕妈妈多吸入新鲜的空气，避免使用室内芳香剂。

（19）拒绝风油精、樟脑丸

谨慎起见，孕妈妈在孕早期要避免接触和使用风油精、樟脑丸，这些物质极具挥发性，会很快穿过母体和胎盘进入羊膜腔作用于胎宝宝，易对胎宝宝产生不良影响。孕妈妈在孕中期和孕晚期也最好不用这些用品，以免产生不良影响。

（20）这些化妆用品也不能用

说到化妆品，孕妈妈第一时间想到的应该是护肤品、唇膏、粉底、眼影、睫毛膏等，而染发剂、烫发剂、脱毛剂、指甲油、香水、香熏精油等较为周边的化妆用品，往往容易被孕妈妈所忽视。事实上，这些用品也是不能在孕期使用的。如染发剂和烫发剂容易致癌，导致胎宝宝畸形；香水、指甲油和香熏精油易导致孕妈妈流产和胎儿畸形，或使孩子长大后患上不孕症等。因此孕妈妈要提高对化妆用品的警惕性，不烫发，不染发，保持身体和指（趾）甲的干净整洁，勤换洗衣物，拒绝使用上述化妆用品。

（21）孕妈妈患病要注意用药安全

孕期患病孕妈妈一定要严格遵照医嘱，按照标准剂量和疗程进行用药，切不可私自随意用药。若患病较轻如感冒、轻度腹泻等，可以用食物疗法自行治疗，如多吃富含维生素C的食物，多喝水，或食用一些具有止泻功效的食材，尽量少用药、不用药，以保证胎宝宝的安全。

（22）缓解孕吐的好方法

孕妈妈将承受剧烈的孕吐反应，直至孕早期的结束。在这期间，孕妈妈可以选择下列几种方法帮助缓解孕吐。

❶ 在医生的指导下服用适量的维生素 B_6 制剂片，能够有效缓解孕吐。切不可因为孕吐反应较重，就自行过量服用，否则会导致宝宝出生后容易出现惊厥、兴奋、哭闹等症状。

❷ 早晨起床后，孕妈妈可以在饭前喝一杯掺有苹果汁、橙汁、柠檬汁、果酱或蜂蜜的温开水，可以起到保护肠胃的作用，能够减轻呕吐症状。

❸ 吃过早餐再刷牙，缓解因刷牙刺激口腔和肠道而引起的呕吐。

❹ 穴位按摩法的神奇止吐功效：孕妈妈每天用手指交替按摩自己的双侧内关穴和双侧足三里穴，共20~30 分钟即可。内关穴位于前臂正中，腕横纹上三指的位置；足三里穴位于用大拇指按住同侧膝盖髌骨上缘、其余四指向下时，中指指尖所处的位置。

（23）避免空腹服用孕期维生素

孕妈妈可以试着在吃东西时服用维生素，也可以在晚上入睡前服用，但要尽量避免早晨起床后空腹服用孕期维生素。这是因为空腹吃维生素有的时候对胃肠有刺激，尤其怀孕早期还有早孕反应，所以通常建议睡前吃。

此外，由于维生素的分子小、人体吸收快，如果在空腹时吃，人体中的血液浓度升高很快，维生素便很容易经过肾脏从小便中排出，起不到让孕妈妈和胎宝宝补充营养的功效。所以，选择餐后服用维生素，不仅不会影响其吸收率，还可以避免营养素从体内流失。

（24）孕妈妈如何调控情绪、积极调适孕期心态？

怀孕后，处在早孕中受孕酮和雌激素等调节生殖期雌性激素的影响，孕妈妈经常会有情绪不佳的困扰，或烦躁，或紧张，或忧虑等，变得多变。

孕期情绪波动最容易发生在孕期的最初 12 周。如果你怀孕早期心情不好，那么不必担忧，你并不孤单，很多孕妈妈都跟你一样。从怀孕开始，孕妈妈就应多看一些有关怀孕与分娩方面的书，了解身体的变化情况，减轻焦虑与担心，怀孕后自然就能很好地调控情绪。

孕期母亲的心情可以影响胎儿的健康和性格，严重的情绪变化还会导致胎儿流产。这些不良心态不仅会对孕妈妈的生活造成影响，还会给胎宝宝的健康成长蒙上一层阴影。如果过度精神紧张或忧虑，很有可能导致胎宝宝智力发展缓慢，出现弱智、智障等情况。因此在这段较为辛苦的早孕时期，孕妈妈为了宝宝的健康和快乐，要正确面对心理不适，正视它们的存在，学会控制和平抚自己的情绪。

等你理清了思路，并适应了激素

水平的变化后，情绪波动的情况就会逐渐减少了。努力调整和克服不良情绪，要求自己不要太极端，不要钻牛角尖，使自己豁达和开朗一些，把心放宽，忽略身体的不适和一些细枝末节的事情，用更多的时间回味、设想或与人分享令人愉悦的事情，只有这样，才能将自己的心理状态调节到最佳水平。

如果你正处在情绪波动的状态中，则应及时提醒自己采取转移烦恼、宣泄积郁、积极社交等方式，保持一种平和恬静的心态。

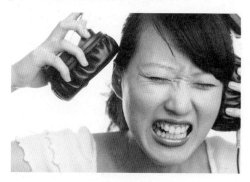

孕妈妈由于生理影响心理，情绪起伏大，平时喜欢的音乐也有可能忽然厌恶起来。

（25）早行动，预防妊娠尿失禁

妊娠期有部分孕妈妈容易出现尿失禁的症状，严重影响生活质量。对此，孕妈妈要尽早采取预防措施，勤做骨盆收缩练习。具体方法是，收缩会阴处的肌肉，10个为1组，每次10组，每天3次。通过这样的骨盆收缩练习，增强了骨盆的支撑力，可以有效预防妊娠尿失禁，还能够降低患上产后尿失禁的概率。

胎教

孕2月是胚胎腭部发育的关键时期，导致胚胎发育异常和新生儿腭裂或唇裂的原因之一就是孕妈妈长期情绪过度不安或焦虑。因此，孕2月胎教的要点在于让孕妈妈保持豁达和轻松的心情，以保证胎宝宝健康快乐地发育。

准爸爸"情绪胎教"可让胎儿更健康

专家指出，从某种意义上说，能否诞生聪明健康的小宝宝在很大程度上取决于父亲。特别是在情绪胎教中，准爸爸所起的作用非常大。而情绪胎教，是通过对孕妈妈的情绪进行调节，使之忘掉烦恼和忧虑，创造清新的氛围及和谐的心境，再通过妈妈的神经传递作用，促使胎儿的大脑得到良好发育的一种胎教形式。

如果孕妈妈在妊娠期情绪低落，显得高度不安，孩子出生后会出现智力低下、性情乖戾、容易激动等状况。因此，在胎教过程中，丈夫应倍加关爱妻子，让妻子多体会家庭的温暖，避免妻子产生愤怒、恐惧、忧伤、焦虑等不良情绪，使其保持心情愉快，精力充沛。此外，丈夫应积极支持妻子为胎教而做的种种努力，主动参与胎教过程。

同时，陪同妻子一起和胎儿"玩耍"，给胎儿讲故事，描述每天的工作和收获，让胎儿熟悉父亲低沉而有力的声音，从而产生信赖感。

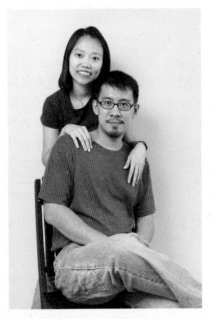

准爸爸应该积极地参与胎教。

阅读优秀作品，将美的体验传给胎宝宝

我们生活的这个世界到处充满了各种各样的美，人们通过各种功能器官来享受着这一切。美，能陶冶性格，净化环境，开阔眼界，具有奇妙的魅力。怀孕初期，胎儿初步的意识萌动已经建立。根据胎儿意识的存在，通过母亲对美的感受而将美的意识传递给胎儿，也是一种有效的胎教方法。

生活中，孕妈妈可以通过看、听来体会生活中一切的美，再将自己对美的感受通过神经传导输送给胎儿。如，孕妈妈要多阅读一些优秀的作品和欣赏优美的图画。孕妈妈可选择那些立意高、风格雅、个性鲜明的作品阅读，尤其可以多选择一些中外名著阅读。孕妈妈在阅读这些文学作品时

一定要边看、边想、边体会，强化自己对美的感受，这样胎儿才能受益。有条件的话，孕妈妈还可以看一些著名的美术作品，比如中国的山水画、西方的油画，在欣赏美术作品时，调动自己的理解力和鉴赏力，把生活中美的体验传导给胎儿。

借助大自然进行胎教

在我们生存的这片土地上，不管是辽阔的草原，还是挺拔的高山、幽静的峡谷、惊涛拍岸的河海，无不开阔着我们的胸襟，启迪着我们的思考，给我们带来美的享受和精神的升华。孕妈妈通过欣赏美丽的景色从而产生出美好的情怀，将提炼过的感受再传递给胎儿，就使得胎儿也能受到大自然的陶冶。

同时，母亲经常走进环境优美、空气质量较好的大自然中呼吸新鲜空气，也有利于胎儿的大脑发育。曾有人在动物身上做过这样的实验，把怀孕的鼠、兔分别放在空气不畅的箱子里，结果，这两种受试动物所生的幼崽出现无脑畸形的比例非常高，这说明大脑发育需要充足氧气，而大自然则是最好的供氧场所。

此外，大自然的色彩和风貌对促进胎儿大脑细胞和神经的发育也是十分重要的。孕妈妈可在工作之余，欣赏一些具有美的感召力的绘画、书法、雕塑以及戏剧、舞蹈、影视文艺等作品，接受美的艺术熏陶，并尽可能地多到风景优美的公园及郊外领略大自然的美，把内心的感受描述给腹内的胎儿，如：深蓝色的白云、翩翩起舞的蝴蝶、歌声悦耳的小鸟，以及

沁人肺腑的花香等等。

宝宝都可以通过与妈妈的"心灵感应"体会这种美的感受。这种教育使胎儿事先拥有了朦胧美的意识，孩子出生后一般也较其他婴儿聪慧、活泼，孩子与母亲的关系也会因此而倍感亲密。因此怀孕期间通过大自然的影响对胎宝宝施加美的教育是一件非常有益的事情。

美容、穿衣也是胎教

胎教是贯穿于整个孕期始终的行为，所以，孕妈妈生活本身也就是一种胎教。比如，美容、穿衣也是胎教。美丽是每一位女性所追求的，娇好的容颜会给你带来许多欢乐。在怀孕期间，孕妈妈要将自己打扮得很漂亮，而且事实上，怀孕了，就更应精心打扮。这一方面是自娱的一种方式，对自己容颜、服装的关心会使你忘掉妊娠中不快的反应。另一方面，化妆会使你显得气色很好，自己看了，心里会舒服，别人看了，对你称许几句，你也一定会很高兴的。可见，化妆会使你保持自信，显得乐观、心情舒畅，这些良好的情绪自然会对胎儿的生长发育产生正面的影响，这也是孕妈妈在向胎儿传递美的信息。只是化妆时避免浓妆艳抹，以免对身体产生负担。

另外，在美与不美这个问题上，孕妈妈本人的气质很关键。首先孕妈妈要有良好的道德修养和高雅的情趣，见识广博，举止文雅，具有内在的美。其次是颜色明快、合适得体的孕妈妈装束，一头干净利索的头发，再加上面部恰到好处的淡

妆，便会使孕妈妈显得精神焕发。仪容美的关键在于整洁，孕妈妈只要注意卫生，保持规整清洁，形象一定会大为改观的。况且，怀孕虽然使以前的体态美消失了，但你同时展现的又是另一种美。

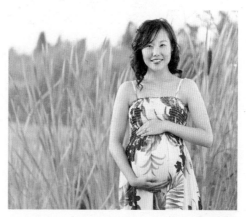

孕妈妈打扮自己喜欢的服装及妆容，保持愉快心情，也是一种好的胎教。

胎教方案

（1）美术胎教：欣赏名画中的母与子

此时的孕妈妈还不能感受到腹中胎宝宝的律动，还没有那么深切的做母亲的感受。这时可以欣赏一些围绕亲子关系创作的世界名画。如著名画家达·芬奇所创作的《圣母与圣婴》，描绘了圣母玛利亚拿着花朵逗弄耶稣的场面。画中圣母神态安详，还是婴儿的耶稣憨态可掬，洋溢着温暖动人的母子情，颇能使人产生共鸣。欣赏这样的画作，有助于帮助孕妈妈更快地适应母亲的角色，更早地建立与腹中宝宝的情感联系，并在潜移默化中对胎宝宝的生长发育产生积极的影响。

（2）运动胎教：去户外感知大自然的一切

倘若此时天气条件允许，准爸爸应多带孕妈妈到山清水秀的户外散步，多呼吸清新自然的空气，感受大自然的博大、宽广和包容，那种美妙的自然之美也会浸润胎宝宝的心灵，促进胎宝宝大脑的发育。孕妈妈还可以一边散步，一边告诉胎宝宝什么是小草、树木、天空、房屋、汽车等，把看到和听到的美好事物都讲给宝宝听，这种方法能够建立最初的亲子关系，增进亲子感情。

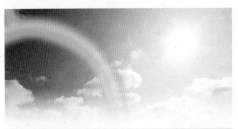

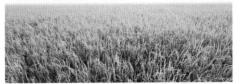

孕妈妈徜徉在大自然中，不仅放松身心，对胎宝宝也好。

（3）运动胎教：放松颈肩的运动

孕妈妈可以通过放松紧张的颈部和肩部肌肉，来缓解早孕反应带来的疲劳，提高睡眠质量，带给自身和宝宝更多的舒适空间。

❶ 颈部运动

保持站立或坐姿，双手叉腰，放松脖颈肌肉，缓慢地开始做顺时针和逆时针的绕头运动，各10圈，交替3组。

❷ 肩部运动

保持站立或坐姿，将两肩放平，抬起双臂向两侧平举，将双手指尖搭在两肩上，做绕肩运动，尽量使双肘之间在靠近和分开时保持最小和最大间距，每绕1圈为1个，每次做30个。

（4）情绪胎教：带着宝宝听广播

每天锁定一个你喜欢的电台广播，可以是轻松风趣型的，也可以是故事型的，不要使用耳机，将广播放出声音来，和胎宝宝一起听，虽然现在的胎宝宝还不能听到声音，但是你的舒适与惬意一定能够影响他。

（5）影音胎教：孕早期应该怎么听和看？

影音胎教包括两种，一种是将影音视频或音频播放给孕妈妈听，舒缓妈妈的心情和情绪，为胎宝宝提供良好的生长环境；另一种是由孕妈妈唱歌给胎宝宝听，或者播放视频或音频给胎宝宝听，激发胎宝宝的潜能。孕早期的影音胎教主要以第一种为主，因为此时胎宝宝的听觉系统还尚未发育完全。

孕妈妈在这段时间可以多听、多看一些安静舒缓的，能够有助于调节情绪和压力的视频或音频，不要收听或收看那些会让自己的情绪波动的影音内容，要通过影音胎教使自己放松下来。在播放时，孕妈妈要注意控制音量和距离，以不超过60分贝、距离发声源1.5米以上为准。

（6）意念胎教：让宝宝和你有一样的爱好

根据科学家的研究表明，妈妈的兴趣爱好可以通过一定的方式遗传给宝宝。因此孕妈妈一定不要因为怀孕就放弃自己曾经的爱好，只要这种爱好不会对孕期安全造成影响，孕妈妈就应努力坚持，如绘画、音乐、天文、历史、地理、数学等。只要孕妈妈在孕期一直保持自己的爱好，经常做与爱好有关的有意义的事情，就有可能对胎宝宝产生影响。在宝宝出生后妈妈还要继续自己的爱好，将胎教时期的影响延续，就很有可能培养出和自己具有相同爱好的宝宝。

（7）音乐胎教

胎教音乐分为孕妇音乐和胎儿音乐两类，孕妇音乐以宁静为原则。孕妇通过欣赏音乐来调节情绪，使心情宁静、舒适，使胎儿很快安静下来。胎儿音乐应轻松活泼，这样有助于激发胎儿对声波产生良好反应，但切记音量勿过大，而且时间也不宜过久。

孕2月胎儿的听觉器官已经开始发育，而且神经系统也已初步形成。因此从这个月的月末开始，你可以听一些优美、柔和的乐曲。每天1~2次，每次放5~10分钟。不仅可以激发孕妈妈愉快的情绪，也可以对胎儿的听觉给以适应性的刺激作用，为进一步实施的音乐胎教和听觉胎教开个好头。可选择《小夜曲》《仲夏夜之梦》《泉水叮咚响》《温柔的夜》《假日的海滩》等曲调柔美的音乐来实行宝宝的音乐胎教。

胎教策略

（1）制订每天的胎教时间表

制订有规律的胎教时间计划，能够保证胎宝宝在妈妈腹中的睡眠不受到打扰，提高胎教效果，还能帮助胎宝宝养成规律的作息时间。在孕早期，每日不用花太多的时间在胎教上，以免打扰胎宝宝的休息，可以每日清晨跟胎宝宝进行3至5分钟的晨起互动，中午在公司的午休时间读一读自己喜欢的书，晚上利用20分钟左右的时间，集中进行胎教。在孕中期和孕晚期，则可以适当增加胎教次数。

（2）胎教不是培养天才

通过胎教，有人培养出了天才宝宝，如著名的斯瑟蒂克夫妇，成功孕育出了4个天才儿童。但是这需要诸多条件的配合才能实现，缺一不可，因此孕妈妈们不要对胎教的结果寄予太大的期望。胎教的意义在于最大限度地激发胎宝宝的潜能，并不是孕育出一个多么"天才"的宝宝，况且胎教的成果还需要出生后的巩固和延续，才能够使宝宝在智商、情商、特殊才能等方面显示出超前的特征。并不是只要经过胎教培养，宝宝就会成为天才，而没经过胎教熏陶，宝宝就不可能成为天才，这其中并没有必然联系。因此，孕妈妈和准爸爸要正确对待胎教问题，科学、客观、顺其自然地实施胎教，让宝宝接受适当的胎教，才能孕育出健康而快乐的宝宝。

孕妈妈的阳光"孕"动

让我们一起来看看孕 2 月孕妈妈可以做的运动有哪些。

瑜伽

肩颈运动

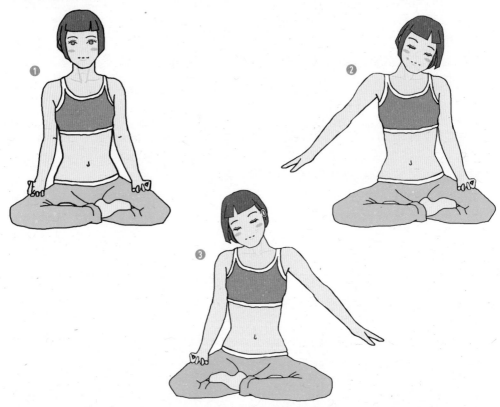

❶ 挺直腰背，双腿自然散盘，双手放到膝盖上，掌心向上，食指和拇指相触。

❷ 吸气，抬起右手，与身体成45°角；呼气，头向左偏，左耳靠近左肩；再吸气，头回正中。重复此式 3 ~ 5 次后，呼气，放下手臂，头回正中，稍作休息。

❸ 吸气，抬起左手，与身体成45°角；呼气，头向右偏，右耳靠近右肩；吸气，头回正中。重复此式 3 ~ 5 次后，呼气，放下手臂，头回正中，稍作休息。

功效

此练习可消除颈部和肩膀上部的紧张感，减轻颈部疾病。

安全提示

孕妇进行此练习时，应注意安全，双肩不必向上抬起，以保持呼吸顺畅。

脚踝活动

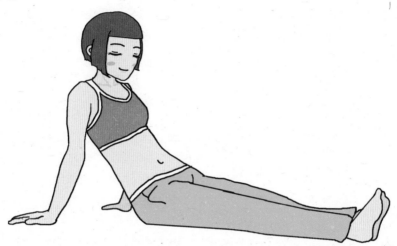

❶ 双腿伸直坐于垫子上，双手支撑于臀部后侧，上半身向后倾斜。吸气，双脚脚尖勾起，同时膝盖用力向下压。

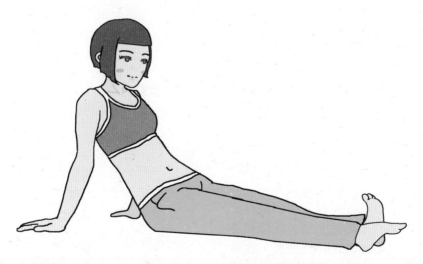

❷ 呼气，右脚脚尖用力向下压，吸气，右脚脚尖向内勾回；呼气，左脚脚尖用力向下压，吸气，左脚脚尖向内勾回。重复此练习 3 ~ 5 次后，稍作休息。

功效

在怀孕期间，孕妇会出现双脚肿胀的现象。此练习可以伸展腿部肌肉，放松脚踝、膝盖和髋部，对缓解脚踝肿胀效果较好。

背部伸展

❶ 挺直腰背，双腿自然散盘，双手放到膝盖上，掌心向上，食指和拇指相触。

❷ 双手握拳，高举过头顶，手肘伸直，吸气，拳头用力握紧。

❸ 呼气，手指用力撑开。重复此练习 3 ~ 5 次，然后呼气，恢复到起始姿势，稍作休息。

功效

此练习可灵活肩部、扩张胸部，使手臂的肌肉紧实，使身体强健，为分娩做好准备。

鳄鱼式

❶ 仰卧在垫子上。

❷ 弯曲双腿，双脚踩在垫子上，双手掌心向下放在身体两侧。

❸ 吸气，伸直左腿向上抬起，保持 2 ~ 3 次呼吸。呼气，放下左腿；吸气，换另一侧做以上动作。呼气，恢复到起始姿势，稍作休息。

功效

此式可以锻炼股四头肌，滋养盆腔，有效地按摩内脏器官、腺体和腹部肌肉，还可以帮助打开腹腔，改善不良姿势和长期肌肉紧张所引起的呼吸困难的症状。

安全提示

孕妇在做此练习时，可在腰部下方放一软垫或枕头。

运动注意事项

孕 2 月是流产最易发生的时期，早孕反应又让孕妈妈感到十分难受和疲惫，即便这样，孕妈妈也不能使自己的运动量为零。适当的运动有助于安胎，还能很好地缓解早孕反应。至于做什么运动，只要孕妈妈本着不剧烈、能坚持、自己喜欢、适合自己的原则，就可以随意挑选。无论是散步、体操、柔力球、进行简单的家务活动，还是进行孕妈妈瑜伽等，争取每天都能小心缓慢地进行半小时左右的运动，若感到不适，可以暂停或更换运动方式。

适量运动可以舒缓孕妈妈的身心，也可以促进胎宝宝的健康，更有助于分娩时的顺利，以及孕妈妈产后的身材恢复，因此很值得被推广。

调整运动方式

为了让腹中胎儿安全成长，不少孕妈妈会整个孕期不上班，或经常请假休息，家务活也不干，其实这种做法是不科学的，对孕妈妈和胎儿均无益处。而孕吐的出现，就是提示孕妈妈要对不合理的运动方式进行调整。

在妊娠早期，孕妈妈可参加一些消耗能量低的活动，如室外散步、慢跑、跳交谊舞、听音乐、做孕妈妈保健操等等。

这些运动不仅具有减轻早孕反应的作用，还能使孕妈妈的心情感到愉悦，舒缓剧烈的情绪起伏。

妊娠期间孕妈妈在参加运动时，还应注意选择好运动的地点和时间。如条件许可，尽可能到花草茂盛、绿树成荫的地方，因为空气清新、氧含量高、尘土和噪声少的环境对母子的身心健康大有裨益。一般情况下，下午4～7点之间为下班高峰时段，道路涌进大量交通工具，空气污染相对严重，孕妈妈要注意避开这段时间锻炼和外出，以免造成呼吸道的负担。

出现下列情况，孕妈妈应注意不要进行体育运动，以免造成反效果。有妊娠高血压综合征、先兆性流产、宫颈狭窄、阴道出血、胎儿发育迟缓以及早期羊水破裂等情况的孕妈妈，应避免体育活动，否则将有加重病症的危险性及可能性。

适量运动强度

孕妈妈在进行运动时，强度不宜过强，应选择简单有效的运动，不应从事太激烈的运动，如拔河、丢铅球、撑竿跳、立定跳远等，不然很容易在运动过程对身体造成伤害，甚至危及胎儿。

孕早期做一般工作和做家务的必要性

整日卧床休息，活动量减少，使孕妈妈的胃肠蠕动减弱，消化功能降低，从而出现食欲减退，营养不良或便秘等现象。孕妈妈因整日无事可做，会特别关注自身，无形中会感觉

到多处不适，加重妊娠反应，并易出现精神不振、乏力、头痛、情绪急躁等不良现象。

总之，即使在孕早期孕妈妈也不宜长期卧床休息。身体健康的孕妈妈可尝试一些轻缓的健身活动，身体状态不是特别好的孕妈妈也应坚持一般日常工作及家务劳动。不过，孕早期所有的孕妈妈都不宜进行负荷过大的劳动或剧烈运动，工作或劳动后以不感到过度疲劳、紧张为宜。晚期妊娠时可适当减少工作量，接近分娩时可提前两周休息。但如身体素质较好，无妊娠期并发症者，也可坚持工作到临近分娩，这样对胎儿发育和分娩均更为有利。

当然，孕妈妈在生理上有其特殊性，因此在进行家务活动时，一点要注意保持身体平衡，动作不要过猛，避免摔跤。活动中应量力而行，搬重物等活动就应交给准爸爸来做，以免过度疲劳。如果在进行家务时，突然发生腹痛等异常症状，应迅速就诊。

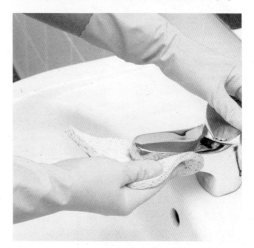

孕妈妈可以做一些简单的家务，来锻炼自己的体力。

孕期 3 月

本月孕妈妈和胎宝宝变化巨大，大部分孕妈妈已经停止孕吐。

孕期 3 月注意事项

孕 3 月，是孕早期的最后一个月，胚胎发育形成"胎儿"，这是一个临界点，是胎儿容易致畸的时候，是整个怀孕期的一个关键时期。刚刚形成的胚胎对于外界的很多因素和刺激异常还很敏感，连接胎儿和母体的胎盘也还不稳定，因此孕妈妈不要因为已经适应目前的身体状况，而忽视了自己身体的变化和生活中的一些小细节，以免不小心引发流产。

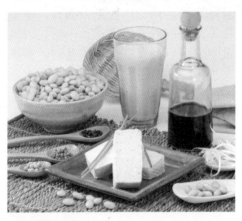

孕妈妈可以食用豆类制品来补充钙质。

这个月宝宝开始长牙根，妈妈们要多吃含钙食物。如果胃口不好，要多吃鸡蛋、豆制品、鱼等含蛋白质丰富的食物和新鲜蔬果，继续补充叶酸。在体内大量雌激素的影响下，从本月起，口腔内会出现一些变化，如牙龈出血、肿大等，孕妈妈们要坚持早晚认真刷牙、饭后漱口，以防口腔细菌繁殖。12 周左右是首次产前检查的时间，一定要做排畸筛查。此阶段是胚胎腭部发育的关键时期，如果孕妈妈情绪波动过大会影响胚胎，导致腭裂或唇裂。

准爸爸注意要点

孕育，虽然主要是由孕妈妈来完成的，但这不仅仅是孕妈妈个人的事，准爸爸眼看着处在孕吐中的孕妈妈如此辛苦和难受，是不是总觉得束手无策呢？准爸爸这时不妨扮演转移孕妈妈注意力的角色，积极参加，主动配合，才能做到优生优育。那么，准爸爸应该如何配合妻子做好分内的事呢？准爸爸除了要对妻子从心理上体贴、精神上抚慰、生活上关心、工作上支持和学习上帮助之外，还有以下配合工作可以参考。

（1）准爸爸注意事项一

丈夫在思想上明确地树立爱妻子、爱胎儿的观点，给孕妈妈许几个能让她高兴的愿望，比如等到孕吐反应过去，就带她去郊区玩一玩，或者等她到了孕中期，就带她去更远一些的地方旅游，放松一下心情。买点儿能让孕妈妈感到惊喜和高兴的小礼物，像是小首饰、甜点、花朵之类的，或是制造一些让孕妈妈久违的小浪漫。

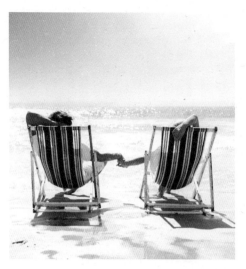

准爸爸可以为孕妈妈安排一个充满惊喜的小旅行。

（2）准爸爸注意事项二

孕妈妈开始逐渐变胖，臀部变宽，全身脂肪和肌肉的含量会逐渐增多，身材会日益走形。很多孕妈妈都担心自己在准爸爸眼中不再漂亮了，不再具有吸引力了，由此会产生一连串的假想和忧虑。此时，准爸爸不能光靠解释和安慰，也要拿出一点儿"实际行动"，多制造一些甜蜜的浪漫，比如给孕妈妈写一封情书。准爸爸是否从来没给孕妈妈写过情书呢？从现在做起也不晚。准爸爸要告诉孕妈妈，她在你心目中占有什么样的地位，你对她的爱是不会因为外貌的变化而改变的，她为给你怀孕生子所付出的辛劳和代价你将用一生的爱来报答，你们的孩子将是你们爱情的最好见证，你要和她一起见证宝宝成长的每一个时刻。

（3）准爸爸注意事项三

丈夫应该经常主动地为怀孕的妻子提供富有营养并适合妻子口味的食物，在孕妈妈看电视或看书的时候，端上一些鲜榨果汁或小零食，以保证妻子摄入足量的蛋白质、糖类、维生素，以及适量的不饱和脂肪酸、碘和锌等等。

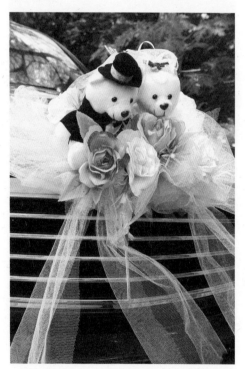

准爸爸进入婚姻之后，常常会忘了婚前的浪漫，这时候应该重新找回当初的甜蜜。

（4）准爸爸注意事项四

在妻子怀孕期间，丈夫应戒烟忌酒，防止烟酒的气味对胎儿的影响。否则，会导致胎儿缺氧和中毒，甚至会造成胎儿畸形。同时搞好家庭清洁卫生，保持室内空气清新。

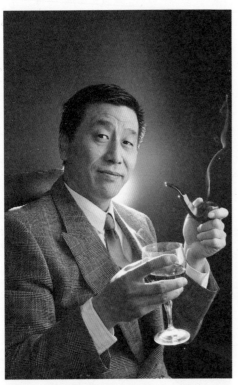

妻子怀孕期间，准爸爸应全面戒除烟酒，以免伤害孕妈妈及胎儿健康。

（5）准爸爸注意事项五

在妻子怀孕之后，丈夫要时刻注意控制自己的情绪，保持情绪稳定，为孕妈妈讲几个笑话、和孕妈妈聊聊她最喜欢的话题；挺身而出，让孕妈妈把不良情绪和身体上的痛苦都发泄到自己身上。遇到任何不愉快的事情，都尽量不要发脾气，不让妻子受精神刺激。

（6）准爸爸注意事项六

孕妈妈会出现尿频现象，你可以在卧室通往厕所的路径及厕所内各留一盏小灯，好让她能看得清楚。

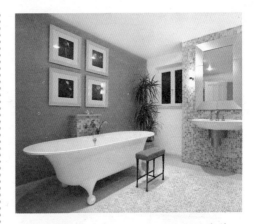

在厕所留盏灯，可以让孕妈妈看得清楚。

（7）准爸爸注意事项七

有部分孕妈妈在怀孕后，一直不能很好地融入做母亲的角色，或者有些孕妈妈因为早孕反应的加剧，感到身体十分不适，从而开始抗拒怀孕过程。面对这样的孕妈妈，准爸爸要帮助孕妈妈做好角色转换，采用迂回的方式与其沟通。首先要让孕妈妈把不满和担忧充分袒露出来，准爸爸要做好倾听者的角色。然后再针对孕妈妈的情况，安排孕妈妈与其他有过怀孕经验的女性多交流，帮助她进行调适和适应；或者准爸爸自行搜集一些实例，对孕妈妈进行劝解和开导，以劝慰和安抚为主，千万不要直接地采取埋怨、指责的态度，以免造成孕妈妈更大的心理负担而发生危险。

这样贴心的准爸爸，一定能缓解孕妈妈的坏心情和不适，还能增强夫妻感情，使孕妈妈即使难受，也能从准爸爸的呵护中汲取安慰。

（8）准爸爸注意事项八

准爸爸在孕期不能将自己置之度外，做一个旁观者，而应该多学习

112

孕育知识，让自己变成孕育方面的专家，把自己打造成"孕博士"，多向医生以及有经验的人士请教，多和孕妈妈交流，和孕妈妈一起学习和了解孕期突发状况的应对办法，以及孕期疾病的预防措施等，让自己变成一个贴心称职的准爸爸，扮演好孕期"知识型护花使者"的角色。

准爸爸化身孕妈妈专属营养师

怀孕的妻子一个人要负担两个人的营养及生活，因此非常劳累。如果营养不足或食欲不佳，不仅使妻子体力不支，而且严重地影响胎儿的智力发育。所以丈夫要关心妻子孕期的营养问题，尽心尽力当好妻子和胎儿的"后勤部长"。

（1）孕3月主要需要补充镁和维生素A

孕3月，孕妈妈通过饮食提高免疫力主要需从食物中补充镁和维生素A。因为镁不仅对胎儿肌肉的健康发育起至关重要的作用，而且也有助于骨骼的正常发育。近期研究表明，怀孕头3个月摄取的镁的数量关系到新生儿身高、体重和头围大小的发育。在色拉油、绿叶蔬菜、坚果、黄豆、南瓜、甜瓜、香蕉、草莓、葵花子和全麦食品中都很容易找到镁。另外，镁对孕妈妈的子宫肌肉恢复也很有好处。镁的摄入还可预防妊娠抽搐、早产等并发症。

胎儿发育的整个过程都需要维生素A，它尤其能保证胎儿皮肤、胃肠道和肺部的健康。怀孕的头3个月，胎儿自己还不能储存维生素A，因此

孕妈妈一定要供应充足。红薯、南瓜、菠菜、苹果都含有大量的维生素A。

（2）贫血的孕妈妈快补铁吧

孕期贫血不容忽视，容易造成流产、胎儿发育迟缓、影响生产、早产甚至产前死亡，是关系母婴健康的大问题。因此在孕早期，如果发现自己贫血，孕妈妈一定要及时通过食补和营养制剂等途径补充铁元素，多吃红枣、芝麻、花生、枸杞、木耳、莲藕、胡萝卜、红豆、黑豆、黄豆、乌鸡、南瓜、甘蔗、海带、紫菜等食物，至于补铁制剂则需要遵照医嘱服用。

（3）你的胎宝宝缺碘吗？

在孕3月中孕妈妈要注意补充碘元素，因为此时胎宝宝的大脑和骨骼在以极快的速度发育，孕妈妈提供不了足够的碘元素，就会导致生出的宝宝智力低下，身材矮小，运动功能发育不足。因此，孕妈妈每日所食用的食盐，最好是加碘盐，还要多吃海带、紫菜、鱿鱼、海鱼、虾皮、海蜇等含碘丰富的海产品。当然，碘摄入量过高或过低对母婴健康都不利，如果需要服药进行调整，一定要遵照医嘱执行。

（4）孕妈妈不宜只喝高钙奶粉

中国育龄女性缺钙是普遍现象，所以有些怀孕女性就专喝高钙奶粉，其实这样不好。一是高钙奶粉是专为补钙人群配制的，其营养素并不能保证孕期的营养需求；二是过量补钙没有好处，孕妇奶粉提供的钙已经足够了，没有必要额外补钙。

按照孕妈妈奶粉的说明，每天

最好吃两次，早晚各一次。但由于每人饮食习惯不同，膳食结构也不同，所以对于营养素的摄入量也不完全相同。最好在营养专家或医生的指导下做一些恰当的增减。孕妈妈也不要因为怀孕就抓住孕妇奶粉大喝特喝，这样反而会增加肾脏的负担。

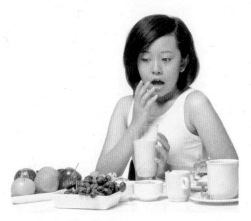

孕妈妈如果只喝高钙奶粉，会增加肾脏的负担。

（5）胎宝宝开始长骨骼，妈妈多吃高钙食物

从本月开始胎宝宝的骨骼细胞开始发育，骨骼开始变硬，对此，孕妈妈要积极补充钙质，多吃一些含钙高的食物，如虾皮、豆制品、牛奶、奶制品、芝麻、银耳、木耳、芝麻、芝麻酱、雪里蕻、海带等食物。

还可搭配一些富含维生素 D 的食物，以便更好地促进钙质的吸收，如鱼肝油、鸡蛋黄、黄油、动物肝脏等。此外，孕妈妈还要多晒太阳，也能促进胎宝宝的骨骼发育。

（6）将鱼和豆腐一起吃

在本月，孕妈妈既要从营养上保证胎宝宝的大脑发育，更要多补充钙质，以应对胎宝宝骨骼发育的需要。将鱼和豆腐一同食用，就能满足这样的双重所需。这是因为鱼肉富含丰富的 DHA、蛋白质等营养成分，能够促进大脑发育，豆腐富含钙质，可以促进骨骼发育，而且二者都富含不完全蛋白质，一同食用能够实现动植物蛋白的互补。

此外，鱼肉富含维生素 D，能够提高豆腐中钙质的吸收率，最多可提高 20 倍之多；同时鱼肉含有较多的不饱和脂肪酸，豆腐含有大豆异黄酮，两种物质都有助于降低胆固醇，对孕妈妈的健康有益。

（7）小腿抽筋就是缺钙吗？

孕妈妈在妊娠 3、4 月间，容易出现腿抽筋的现象，但是不能一抽筋就补钙，因为孕妈妈缺钙或镁、肌肉疲劳、遭受风寒等，都会出现腿抽筋的现象。因此要找对原因，"对症下药"。

不过，有一半以上的孕妈妈腿抽筋是缺钙导致，这是因为胎宝宝从孕 11 周开始发育骨骼，钙需求量会持续增多，如果孕妈妈体内钙不足，就会缺钙。同时，由于钙和骨骼肌肉的兴奋性有直接关系，孕妈妈一旦缺钙，就会引起小腿肌肉痉挛，即俗称腿抽筋。但是部分孕妈妈即使缺钙也不会出现腿抽筋的反应，这些孕妈妈要提高对自身微量元素缺乏的警惕性。

若是缺钙导致的抽筋，孕妈妈就要按照医嘱服用补钙制剂，或者多食用富含钙质的食物；如果缺镁，除了照医嘱服用补镁的制剂外，还可以多

吃绿叶蔬菜、小米、玉米、荞麦、燕麦、紫菜、土豆、豆类食物、蘑菇、核桃仁、虾米、花生、海产品、香蕉等食物；如果是因为肌肉疲劳或遭受风寒引起的抽筋，就要加强身体锻炼，注重劳逸结合，避免长时间保持同一姿势不动，并在睡前多泡脚，都能对抽筋有所缓解。

（8）孕妈妈不宜大量补钙

女性在怀孕期间，身体会流失大量的钙，所以需要孕妈妈补钙。轻度缺钙时，机体会调动母体骨骼中的钙来保持血钙的正常。严重缺钙时，孕妈妈会出现腿抽筋的现象，甚至引起骨软化症。母体钙缺乏还会对胎儿的生长发育产生不良影响，婴儿出生后容易出现颅骨软化、骨缝宽、囟门闭合异常等现象。因为胎儿发育所需要的钙全部来源于母体，也就是说，孕妈妈体内现有的钙有相当一部分要进入宝宝体内，如果孕妈妈对钙的摄入不足，就会对胎儿及孕妈妈自身产生较大的影响。

基于以上种种担心，很多孕妈妈就大量补钙或长期大量食用钙质食品。其实，这反而有害。孕妈妈过量补钙会引起食欲减退、皮肤发痒、毛发脱落、感觉过敏、眼球突出等。同时，血中钙浓度过高，会出现肌肉软弱无力、呕吐和心律失常等，这些对胎儿生长都是没有好处的。因此，孕妈妈补钙也需根据身体情况按需服用，如果要服用钙片等补钙药品则应按医嘱服用。

（9）怎样进食蜂蜜更健康？

在所有的天然食品中，大脑神经元所需要的能量在蜂蜜中含量最高，因此蜂蜜对促进婴幼儿的生长发育有着积极作用。蜂蜜还可促进消化吸收，可以有效地预防妊娠高血压综合征、妊娠贫血、妊娠合并肝炎等疾病。孕妈妈喝蜂蜜，还能有效地预防便秘及痔疮出血，对胃肠道溃疡也有很好的养护作用。此外，蜂蜜富含的锌、镁等多种微量元素及多种维生素，是益脑增智、美发护肤的要素。

可见孕妈妈进食蜂蜜好处多。但蜂蜜也讲究进食方法，最好选择表面有微小气泡的蜂蜜，由活性生物酶不断运动所产生的气泡对人体最好。

孕妈妈进食蜂蜜时要用45℃以下的温水冲服，这是因为蜂蜜能改善便秘是因其中的活性生物酶成分起的作用，要保持蜂蜜中的营养和活性不被破坏就需用温水冲服。

（10）孕期吃辣椒要适量

孕期，并不是绝对要禁止孕妈妈吃辣椒的，相反适量食用辣椒对孕妈妈有很好的美容保健作用。而且在怀孕早期由于妊娠反应，大部分孕妈妈食欲不佳，适当吃些辣椒，有助于增加食欲。吃饭不香、饭量减少时，孕妈妈可以尝试在菜里放上一些辣椒改善一下食欲，增加饭量。但同时有一点孕妈妈也要注意，做辣椒时一定要掌握它的火候，因为辣椒本身所含的维生素C不耐热，很容易被破坏。还有就是，最好避免使用铜质餐具来盛辣椒。

不过，食用过量的辣椒确实会危害人体的健康。因为过多的辣椒素会剧烈刺激胃肠黏膜，引起胃疼、腹泻并使肛门出现烧灼、刺疼感，诱发肠胃疾病，引发痔疮出血。因此，凡患食管炎、胃溃疡以及痔疮等病者均应少吃或忌食辣椒。其次，辣椒是大辛大热之品，患有火热病症或阴虚火旺、高血压病、肺结核病的人也应慎食。再次，辣椒中含有麻木神经的物质，会对胎宝宝的神经造成影响，所以孕妈妈们在食用辣椒时，一定要注意不能吃辣椒吃到让口腔发麻，适量地食用即可。因此在吃辣椒时，只要以口腔不麻木为原则，孕妈妈们就能安心吃辣椒了。

此外，进食辣椒会引起便秘、加快血流量等不良效应。孕期由于子宫增大压迫到消化道，孕妈妈容易产生便秘，如果吃辣椒尤其是干辣椒太多，更容易加重大便干燥。如果得了便秘排便时就得用力屏气，腹压就会随着加大，从而使子宫、胎儿、血管局部受挤压导致供血不足，容易引起血压增高、流产、早产或胎儿畸形的不良现象。还有就是，如果孕妈妈临产吃辣椒，可间接地引起子宫破裂、子痫等。因此，孕妈妈在临产或者便秘的时候，就要注意，不要随便吃辣椒，以免造成不良的影响。

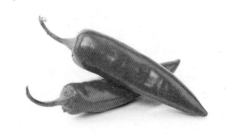

孕妈妈食用辣椒要适量。

（11）防治妊娠斑应该这样吃

为了防治初期妊娠斑，孕妈妈应避免食用刺激性食物，如辣椒等，还要多吃这些食物：

❶ 淡化色素的食物。主要是富含维生素 C 的黄色和绿色食物，如橘子、橙子、柠檬、小白菜、圆白菜、雪里蕻等，以及红枣和西红柿。

❷ 能防治黄褐斑的富含硒的食物。如大蒜、洋葱、蒜苗、菌菇类、海产品等食物。

❸ 富含维生素 E 的食物，能阻止氧化，预防黄褐斑。如花菜、豆类、海藻类食物、芝麻等。

（12）孕妈妈食用土豆要谨慎

土豆是公认的营养丰富的食物。美国人认为，每餐只吃全脂奶粉和土豆，就可以得到人体所需的全部营养。然而，食入发芽、腐烂了的土豆却可导致人体中毒。这是怎么回事呢？原来，土豆中含有一种叫龙葵素的毒素，而且龙葵素较集中地分布在土豆发芽、变绿和溃烂的部分。

龙葵素被吸收进入血液后有溶血作用，还可麻痹运动、呼吸中枢，刺激胃黏膜，最终可使人体因呼吸中枢麻痹而死亡。此外，龙葵素的结构与人类的甾体激素如雄激素、雌激素、孕激素等性激素相类似。有人推算，有一定遗传倾向并对生物碱敏感的孕妈妈，食入 44.2 ～ 252 克土豆，即可能生出畸形儿。而且土豆中的生物碱并不能因常规的水浸、蒸、煮等烹调而减少。孕妈妈还是不吃或少吃土豆为好。

有的孕妈妈喜欢吃市场上出售的薯片，虽然龙葵素的含量会相应减少，但是它却含有较高的油脂和盐分，多吃会诱发妊娠高血压综合征，所以也不能贪吃。

（13）适量补充能量，别让体重数字太大

从本月末开始，孕妈妈恢复了部分食欲，可以多吃些东西了。但是此时不能无所顾忌地盲目进食，一旦体重过重，或体重增速过快，很容易患上孕期常见的妊娠高血压综合征、妊娠糖尿病、羊水过多等症，若不能很好地将体重控制在合理范围内，还会导致胎宝宝长成巨大儿，使分娩时出现难产，或者产褥期感染，十分棘手。因此若孕妈妈发现自己体重超标，就要控制热量的摄入，减少肉类、糖分的摄入量，用蔬菜和部分水果替代，并控制自己在晚间少吃水果，尽快让体重回归正常。

（14）孕妈妈长多少肉比较合理？

以孕早期增长 1 ~ 2 千克，孕中期增长 4 ~ 5 千克，孕晚期增长 4 ~ 5 千克，整个孕期共增长 8 ~ 12 千克为宜。

（15）紫色食物：孕妈妈健康好助手

蔬菜营养的高低遵循着由深到浅的规律，其排列顺序总的趋势为：黑色、紫色、绿色、红色、黄色、白色。而在同一种类的蔬菜中，深色品种比浅色品种更有营养。我们餐桌上最容易忽视的，便是仅次于黑色食物的紫色食物，包括紫茄子、紫玉米、紫洋葱、紫山药、紫甘蓝等等。

紫色蔬菜中含有最特别的一种物质——花青素。花青素除了具备很强的抗氧化能力、预防高血压、减缓肝功能障碍等作用之外，其改善视力、预防眼部疲劳等功效也被很多人所认同。对于女性来说，花青素是防衰老的好帮手，其良好的抗氧化能力，能帮助调节自由基。长期使用电脑或者看书的孕妈妈更应多摄取。

另外，对于想控制体重的孕妈妈来说，也要适当多吃些紫色食物，这是由于紫色食物能适当抑制食欲。紫色食物中，蓝莓是花青素含量之冠，紫葡萄位列其后。

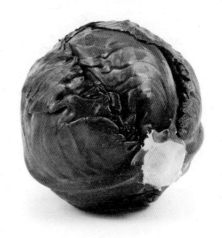

紫甘蓝含有丰富的花青素，适合孕妈妈食用。

（16）带个便当，让工作餐营养更丰富

孕妈妈绝大多数都是职场女性，因此中午的工作餐不一定能保证充足的营养供应，仅靠早饭和晚饭不能满

足每日需求，还会造成孕期过度肥胖。因此孕妈妈可以每天带个便当，不要怕麻烦，装一些自己喜欢的营养丰富的食物，如酸奶、牛奶、水果、面包、蔬菜色拉等，这样既可补充午餐营养的不足，还能在饥饿时当做加餐食用。当然，便当的分量要控制好，不可过量，也不能带一些没有营养的垃圾食品或不安全食品。

（17）在外就餐尽量自备餐具

孕妈妈应自觉减少在外用餐次数，如果迫不得已，或者是每日的工作午餐，最好自备餐具，不使用餐厅或食堂提供的餐具，避免细菌和污染物进入体内，影响胎宝宝的健康。孕妈妈最好选择不锈钢质地的餐具，不用塑料、竹制餐具，以免同样危害母婴健康。

（18）多吃熟透的香蕉能改善便秘

孕期便秘是孕妈妈常遇到的难题。女性怀孕后，在内分泌激素变化的影响下，胎盘分泌大量的孕激素，使胃酸分泌减少、胃肠道的肌肉张力下降及肌肉的蠕动能力减弱，这样，就使吃进去的食物在胃肠道停留的时间加长，不能像孕前那样正常排出体外。且孕后孕妈妈的身体活动要比孕前减少，致使肠道肌肉不容易推动粪便向外运行。

增大的子宫对直肠形成压迫，使粪便难以排出，加上孕妈妈腹壁的肌肉变得软弱，排便时没有足够的腹压推动。因此，孕妈妈即使有便意，也用力收缩了腹肌，但堆积在直肠里的粪便仍很难排出去。

在出现便秘症状时，很多人认为香蕉是润肠的，便大量吃香蕉以缓解便秘症状。但其实这是个误区，只有熟透的香蕉才有缓解便秘的功能，生的香蕉吃得太多反而会加重便秘。因为，没有熟透的香蕉多含鞣酸，会起到阻碍消化、抑制胃肠蠕动的作用。另外，香蕉吃多了也容易引起孕妈妈血糖升高，增加妊娠期糖尿病发生的概率，所以即使是进食熟透的香蕉也要适可而止，不能过量。

（19）孕妈妈别吃桂圆

除去分娩前那段时刻，孕妈妈在整个孕期不能食用桂圆。这是因为桂圆是性热大补之物，会使孕期身体一直处于阴血偏虚、滋生内热、易上火状态的孕妈妈加重妊娠反应，易导致恶心、呕吐、便秘、腹痛、水肿、妊娠高血压综合征、妊娠糖尿病，甚至是流产或早产这样的严重后果。如果孕妈妈实在是嘴馋，想吃些补品，可以适当地食用红枣、燕窝、藕粉等食物。

（20）孕妈妈要慎用补药

在孕期，孕妈妈经常会觉得体虚乏力，周身不适，或者担心自己的营养摄入不足，而盲目服用一些自己在孕前服用过的昂贵补品，这是非常危险的。很多补药都含有激素物质，或者具有行气散瘀、活血清热、散寒通络等作用，一旦服用不当，很容易造成便秘、燥热、胎儿宫内发育不良、阴道出血、流产、早产、死胎等情况。一般的孕妈妈只要通过产前检查证明一切指标正常，就没必要再吃补品。即便出现了一些体征异常的现象，孕妈妈也要在医生的指导下服用专门的药物，或者用日常食补的方式进行治疗，切勿自行服用补药。

（21）加强孕期饮水量

孕期孕妈妈的身体消耗量增大，新陈代谢加快，因此需要比平时摄入更多的水以满足身体和胎宝宝的需要。一般情况下，孕妈妈每天需要1500～2000毫升的水，这其中也包括菜肴、米饭、汤羹中的水。饮水要尽量喝白开水，均时均量地喝。有的孕妈妈担心水喝多了会加重尿频的症状，其实孕妈妈只要一次不喝进太多的水，睡前3小时不喝水，就不会加重尿频，也不会影响睡眠。

（22）孕妈妈饮水首选白开水

怀孕期间多饮水可以增加循环血量，促进新陈代谢，提高自身免疫力，对胎儿的生长发育有积极的促进作用。但是，专家提醒孕妈妈，饮水也有一定的讲究，首选白开水。并少喝茶水，最好不喝纯净水、可乐和咖啡。

白开水对人体有"内洗涤"的作用，比较容易透过细胞膜，促进新陈代谢，增加血红蛋白含量，从而提高机体免疫力。同时，白开水还可以降低血液中能引起孕妈妈呕吐的激素浓度。经过煮沸消毒后的白开水清洁卫生，能避免致病菌引发的疾病，应是孕妈妈补充水分的主要来源。白开水水源只要是合格的自来水即可，但不要喝久沸或反复煮沸的开水。

如果要饮用矿泉水，应尽量选择可靠的品牌，合格的矿泉水应无异味、杂味。但孕妈妈尽量不要喝冷水，要稍温热后再喝，以免刺激肠道，引起子宫收缩。需要孕妈妈注意的是，喝饮水机上的桶装水要注意出厂日期，每桶水要在1周内喝完，以免时间过长滋生细菌。饮水机也要使用半年到一年清洗一次内胆，达到洁净的目的。

需要提醒孕妈妈的是，孕期不宜喝纯净水。纯净水、太空水、蒸馏水都属于纯水。其优点是没有细菌、病毒；缺点是大量饮用时，会带走体内有用的微量元素，进而降低人体免疫力。

另外，要少喝茶水。饮茶容易提高孕妈妈的神经兴奋性，可能导致睡眠不深、心跳加快、胎动增加等情况出现。而且茶叶中所含的鞣酸可能与食物中的钙、铁元素结合，成为一种不能被机体吸收的复合物，影响钙、铁的吸收，从而导致孕妈妈贫血，影响胎儿发育。

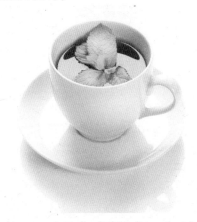

孕妈妈口渴时应补充白开水，不宜喝茶。

可乐和咖啡也会提高孕妈妈的神经兴奋性，而且可乐含有咖啡因、色素、碳酸等，还可加重孕妈妈缺钙的症状，因此，为慎重起见，孕妈妈最好不要饮用咖啡和可乐。

（23）选对健康小零食

到了本月末，孕妈妈的早孕反应逐渐消失，食欲开始旺盛起来。不少孕妈妈都喜欢随身携带一些小零食，以备不时之需。但是孕妈妈并不能再像以前一样随便吃零食了，油炸食品、膨化食品、烧烤食品、腌制食品、过甜食物等都变成了孕妈妈的饮食大忌，如锅巴、薯片、牛肉干、爆米花、熏鱼、炸鸡、糖果等。那么馋嘴的孕妈妈该怎么吃零食呢？可以适当带一些体积较小的水果或果干，以及各种坚果类食物，如葡萄干、橘子、橙子、李子、樱桃、香蕉、话梅、核桃、板栗、腰果等。

也可带些面包、饼干等食物，但每日要注意摄入量，不可摄入过多，以免使体重增长过快，导致孕期疾病的发生和妊娠纹的加重。

（24）孕妈妈食糖过量，宝宝易近视

如今，由于生活水平不断提高，人们的饮食结构越来越精细，摄入的细粮越来越多，其中的糖分也越来越多。

从营养成分上分析，对于一个正常人来讲，摄入过多的糖分，可能会造成体内糖分堆积，而糖分在体内新陈代谢时，需要大量的维生素，人体内的维生素就会因消耗过大而不足。而眼部视细胞发育同样也需要大量的维生素参与，若人体内不足，就会影响其发育。

对孕妈妈来说更是如此，如果摄

入了过多的饮料和细粮，导致体内糖分过高，会导致眼球晶体发育环境异常，使得胎儿的晶体过早发育，就更容易导致近视发生。因此为了胎宝宝的健康发育，孕妈妈要尽量少进食糖。

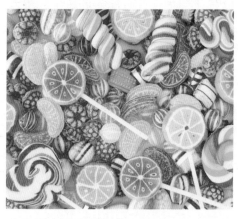

孕妈妈应尽量避免食用糖果，以免发胖及对胎宝宝产生坏影响。

（25）咖啡因是胎宝宝的大敌

孕妈妈在孕期一定要忌口，继续坚持不喝含有咖啡因的饮料的习惯，这些饮料包括可乐、咖啡、茶等。这是因为咖啡因对胎宝宝来说非常危险，一旦进入孕妈妈体内，就会迅速穿过胎盘进入胎宝宝体内，影响胎宝宝的大脑、心脏、肝脏等重要器官的发育，出现细胞变异，导致胎宝宝器官发育缓慢，甚至出现畸形或先天性疾病。

（26）孕初期饮酒最伤胎儿

据美国加州大学一项最新研究发现，怀孕初期饮酒对胎儿伤害最大。怀孕后 7 ~ 12 周期间饮酒最容易导致胎儿酒精综合征，造成永久的出生缺陷。相对而言，怀孕后 3 个月内饮

酒，则只会影响到新生儿出生身高。新研究调查了992名于1978～2005年间怀孕的妇女。跟踪调查结果发现，孕妈妈在怀孕"关键期"每天多饮酒1杯，胎儿唇腭裂等畸形危险会增加25%，胎儿脑袋过小概率增加12%，出生体重过低危险增加16%。

研究负责人表示，对婴儿酒精综合征而言，孕期饮酒量没有所谓的"最低安全底线"。也就是说，在整个孕期饮酒都是不安全的，怀孕后1.5～3个月期间对胎儿构成的危险最大。

怀孕期间，无论饮用啤酒、烈酒或其他含有酒精的饮料，都会导致酒精通过胎盘进入胎儿体内，影响其正常发育及日后健康。因此，为了下一代的健康，孕妈妈最好在孕期远离酒精饮料。

孕期检查与疾病预防

孕3月是胎儿致畸的敏感期，因此需要孕妈妈特别小心应对致病因素。

下面讲述第一次产检的时间和具体项目，以及孕3月孕妈妈容易患上的疾病及其预防措施，以确保孕妈妈健康地度过孕3月。

教你选择产检医院

虽说就目前的医疗水平而言，无论是大医院，还是妇幼保健院，都能保证孕妈妈生产的需要，但在哪里做产检，在哪里生产，仍然会让孕妈妈举棋不定，甚至到了怀孕后期在哪家医院生产仍犹豫不决。毕竟从怀孕到生产整个过程的医疗和保健项目，都应该在固定的医疗场所进行，这样从头到尾的孕程会显得很有系统，也有利于医生对孕妈妈情况的把握。这也是有些人首先会想到大型妇产专科医院的原因，但一想到这些医院挂号困难、生产床位紧张等情况又让好多产妇望而却步。的确，若选择这样的大型"焦点"医院，这些问题是不得不去考虑的，但是"适合"比"焦点"更重要。因此，孕妈妈们在选择前，不要盲目选择这些"焦点"医院，而要根据自身情况，客观评估，然后选择适合生产的医院。至于如何选择适合的医院要从以下三点入手。

（1）考虑医院的安全性

所谓的安全性，就是从技术上讲要过硬。每个孕妈妈的身体情况都不相同，而且生产又是个复杂的过程，如果孕妈妈患有高危疾病或妊娠疾病（如血崩或甲状腺疾病、心脏病、妊娠高血压、妊娠期糖尿病等），医生是否能及时妥善处理危机乃是首要考虑的因素。因此，无论从医院的设备、检验技术（都能做哪些检验、检查）、人员的水平等都要事先进行了解。这可以咨询已经生育过的朋友或通过网络查询，甚至也可以直接到备选医院咨询专科的医生，根据自身对生产过程中的疑问，看看医生的回答是否能让你感到满意。

（2）考虑医院环境的舒适性

环境的舒适程度很直接就能作出判断。可以先检视一下备选医院的环境，观察做检查和就诊的区域之间的距离是否很近，就诊区域的环境是否拥挤，是否有舒适和足够的空间让我们待诊，这些因素都决定了将来你在这里做产检时的舒服程度。

（3）考虑医院与家的交通方便性

交通的便利性也是不可缺少的，每次产检时路上是否堵车严重，到医院后停车车位是否便利等问题，也是需要考虑的。

若是经常堵车，孕妈妈们势必要提前出门，有些检查医院会有时间上的限制，太晚到医院会耽误做检查的产检项目，这会影响到孕妈妈的休息；而车位紧张找不到停车位时，孕妈妈必然会把车停在距离医院较远的位置，这也会带来很多不便。

选择信任的医生更重要

中医有个观点"不信医者不治"，就是对于不信任自己的患者，不能给他治疗疾病，即使勉强治疗也会影响到身体的康复，这同样适用于产检医生。

医患关系紧张无论对医生还是孕妈妈而言都是不利的。特别是随着孕期时间的推移，体内激素水平的变化，孕妈妈们的担心也会越来越多，面对诸多焦虑和担心，心理上难免会产生各种情绪，这些不仅需要靠家人纾解，产检医生是否能与之合拍，沟通起来是否顺畅，也会影响到孕妈妈的心绪。

因此，孕妈妈们在选择产检医生前可根据自身需要先进行评估，一旦选定了产检医生后就不要保持质疑的态度，若有疑问可直接找产检医生沟通。如果实在无法信赖当初选择的产检医生，需及时果断地更换，避免在心里留下不快的阴影。因此名医也不一定是好的选择，找到适合的医生，感觉自己被关爱，才最明智。

孕期产检须知

孕期产检是孕妈妈怀孕过程中一项非常重要的任务，在十月怀胎的漫长孕程中，孕妈妈和胎宝宝会出现很多生理变化，也可能会发生一些并发症。而怀孕后定期产检，是保证孕期孕妈妈和胎儿健康的重要方式。它可以及早发现孕产疾病，帮助孕妈妈平安健康地度过孕期。还可以防止遗传病的发生，减少畸形儿、智能低下儿的出生。产前检查的次数取决于孕妈妈的健康状态，比如若出现并发症、高血压、糖尿病等则需要更多的产前检查。一般来说，第一次体检大部分是在怀孕的第3个月初进行，在孕7月前需要每一个月做一次产前检查，孕7月到孕9月每月应做两次检查，孕9月后应每周做一次检查。整个孕期，孕妈妈可能需要进行10～15次的产前检查。

第一次产前检查，医生要了解你的一切情况。由于此时已经进入相对稳定的阶段，一般医院会给孕妈妈们办理"母子健康手册"。此后，医生将在上面记录你所做的各项产检情况，也会依据手册内记载的检查项目分别让你进行产检并做记录。

第一次产前检查的项目

产检既能让孕妈妈们了解胎儿成长的一点一滴，又能及时发现胎儿有什么样的发育危机。了解并按时进行产检，对胎儿与孕妈妈本身都十分重要。以下为你列出第一次产检的必检项目，让你详细了解产检内容。

（1）进行问诊

医生首先询问你的健康状况，包括年龄、职业、月经史、孕产史、手术史、家族史、孕前体重数、丈夫健康情况等。量体重、身高、血压、宫高、腹围等。

（2）听宝宝心跳

医师运用多普勒胎心仪来听宝宝的心跳。

（3）验尿

主要是验孕妈妈的糖尿及蛋白尿两项数值，以判断孕妈妈本身是否已有糖尿病或耐糖不佳、分泌胰岛素的代谢性疾病，肾脏功能健全与否（代谢蛋白质问题），是否有子痫前症、妊娠期糖尿病等各项疾病。

（4）身体各部位检查

医师会针对孕妈妈的甲状腺、乳房、骨盆腔来做检查。为避免过于刺激子宫，骨盆腔是以内诊方式进行检查的，所以，医师会让孕妈妈平躺在诊断台上，以手来触摸孕妈妈腹部上方是否有肿块。若是摸到肿块，就要怀疑是否为卵巢肿瘤或子宫肌瘤，但大部分以良性肿瘤居多。

（5）抽血

主要是验孕妈妈的血型、血红蛋白（检视孕妈妈贫血程度）、肝脏功能、肾脏功能及是否患有梅毒、乙型肝炎、艾滋病等，好为未来做防范。

（6）检查子宫大小

孕妈妈从孕期第 6 周开始，子宫开始逐渐变大；到了孕期第 12 周时，子宫底会在耻骨联合的上方；到孕期第 20 周时，会跨过骨盆腔到肚脐位。因此，从孕期 20 周到 35 周，医师为孕妈妈从耻骨联合的地方到子宫底所量出的厘米数，可大致等于胎儿周数。此周数也可作为胎儿正常发育与否的依据，通常会以 ±3 厘米来做一推断，即小于 3 厘米，代表胎儿较小；大于 3 厘米，代表胎儿较大。

高龄孕妈妈应该做的几项检查

根据世界卫生组织（WHO）的规定，35 岁以上的初产妇为高危产妇。因此，高龄孕妈妈需要比别人多做一些产前检查，以确保自身和胎宝宝的共同健康。

（1）甲胎蛋白检测

在 16 ~ 20 周进行，是一种无危险的血样检查，测定血液中的甲胎蛋白水平，可发现神经缺损、先天愚型、肾脏和肝脏疾病等。

（2）绒毛及羊水检查

在 11 周左右，用一根活检针通过宫颈或腹壁进入宫腔到达胎盘位置，取出少许绒毛组织，进行检查。也可在 16 周左右，在麻醉的状态下，以针头穿刺的方法，取羊水，收集胚胎脱落细胞，进行检查。此项检查一般用于高龄孕妈妈，以检查胎宝宝的发育是否正常。但此检查有引起流产的危险，需要在有经验的医生指导下进行。

（3）脐带穿刺

20周后，在局部麻醉的情况下，用针头取胎儿脐带血进行检查，这种方法可以检测染色体是否异常和是否有遗传性血液病，但仅用于高危孕妈妈。

（4）超声波检查

至少做两次。这项检查可用来进一步确定你的怀孕日期及任何发育异常的情况，如胎宝宝出现的腭裂、脏器异常，同时可发现多胞胎。

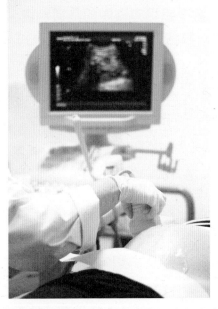

孕妈妈应定期做超声波检查，检视胎宝宝的健康。

怀孕后需做"母血筛查"吗？

先天愚型是人体的第21号染色体增加了一条所引起的一种常染色体

病。防止此类疾病发生的办法，就是在怀孕期间进行产前筛查和必要的产前诊断，尽早发现并采取相应措施（如终止妊娠）。

其实，孕妈妈都有可能生出"先天愚型儿"。它的发生具有偶然性，事前毫无征兆，没有家族史，没有明确的毒物接触史，发生率会随孕妈妈年龄的增高而升高。20岁的孕妈妈有1/1540的概率生出先天愚型儿，30岁的孕妈妈有1/960的概率，而34岁的孕妈妈则增至1/430。

母血产前筛查是通过定量测定母血中某些特异性生化指标，结合孕妈妈的孕周、年龄等参数，并运用电脑统计分析软件计算出孕妈妈是否怀有"先天愚型儿"的风险。进而再对高风险的孕妈妈采取必要的临床诊断，以期达到最大限度避免和减少"先天愚型儿"发生的可能性。通过母血产前筛查，不仅可以提示孕妈妈腹中宝宝发生先天愚型的风险率，而且还可以了解到胎儿是否有异状，如神经管畸形（如无脑儿、开放性脊柱裂等）、18三体综合征、死胎等其他缺陷。

遗传学及优生专家建议，女性受孕后最好在第8～9孕周时去做母血筛查，尤其是35岁以上的孕妈妈。这种检查安全、无创伤，筛查率可达到60%～80%。经母血筛查后，如果怀疑胎儿是先天愚型儿，再经羊水诊断便能确诊，准确率达到99%，若存在问题则可及时终止妊娠。因此，母血产前筛查是孕妈妈必需进行的产前检查项目。

胎位不正怎么办?

臀位、横位、斜位、面产式等均称之为胎位不正,其中以臀位比例最高。孕妈妈很关心宝宝胎位,常在怀孕不久就询问医生胎位问题。

事实上,3个月前的胎儿处于浮游状态,无时无刻不在变换姿势。而6个月之前的胎儿,约有一半胎位不正,直到32周以后,胎位不正的比例才降到10%。所以,胎位不正在怀孕8个月前颇为常见,父母无须担心,因为大部分宝宝在8个月后,便会很规矩地转正。

胎儿窘迫怎么办?

胎儿窘迫就是胎儿缺氧窒息的现象。正常胎儿心跳速率为每分钟120～160次。胎儿心跳速率过慢或过快,或是心跳有变异性不良,均要怀疑是否有潜在胎儿窘迫症状。

胎儿窘迫是因为过期妊娠、妊娠高血压综合征或糖尿病引起胎盘功能不全导致的慢性窘迫,除此之外,子宫壁肌肉收缩引起的血液循环暂时停止,也会导致急性窘迫。

产检时,一般要用多普勒胎心仪测胎心音,目的就是为了确定有没有潜在的胎心窘迫,一旦发生异常,医生会请孕妈妈接受30分钟的胎儿监视器检查,以决定进一步的处理方法。

大部分的胎儿窘迫,可以从改变孕妈妈的姿势做起,如以左侧卧来改善,或给予大量的点滴注射或者氧气吸入都有帮助。如果这些方法并不见效,最终办法只能是选择剖宫产了。

患了妊娠期糖尿病怎么办?

怀孕期间孕妈妈由于种种激素因素而使机体产生抵抗胰岛素的作用,形成所谓妊娠期糖尿病。在孕妈妈第一次产前检查时就应进行妊娠期糖尿病的危险性评估。而糖尿病对母亲的影响,除了血糖不易控制、容易肥胖之外,也容易使其患上感染性疾病,如尿路感染等。此外,患有此病的孕妈妈发生妊娠高血压综合征的比率也会比一般人高出数十倍之多。

对于胎儿,除了易患巨婴症导致难产之外,孕妈妈长期高血糖也容易导致子宫胎盘血管病变,而引起胎儿生长迟滞甚至胎死腹中,不可不慎。所以,糖尿病孕妈妈应接受医师及营养师的建议,控制饮食或以降血糖药物控制,以确保母子平安。

科学预防孕期鼻炎

怀孕后由于雌激素水平增高,引起鼻黏膜过敏反应,导致小血管扩张,鼻腔细胞水肿,腺体分泌旺盛,这就容易出现鼻塞、流涕、打喷嚏等症状,由于这种症状发生在妊娠期,分娩后又能自行缓解,所以叫妊娠期鼻炎。

其实,鼻子的病理变化是因为鼻腔内的血管出现舒缩障碍导致的。而且除怀孕外,只要有雌激素升高的情况,如青春期、月经期、长期服避孕药等,都有可能会引起鼻炎。所以,有些人将妊娠期鼻炎又称为血管舒缩性鼻炎。

怀孕期间由于内分泌的影响,易患鼻炎或使原有的鼻炎加重。据有关资料统计，约有20％的孕妈妈有发生妊娠期鼻炎的可能，尤以怀孕3个月时更为明显。

胎宝宝生长发育与孕妈妈身体变化

孕妈妈的身体变化

在激素的不断作用下，孕妈妈的子宫已经像个小柚子那么大了，足以填满整个盆腔，甚至还会突出来，用手可在耻骨中线上的下腹部摸到。胎盘也将生长完毕，并继续增大。孕妈妈的头发和指甲生长得更快，指甲变得易折断和皲裂。小腹部竖线状的妊娠纹出现了，肤质也产生变化，好坏不定。此外，妊娠斑也可能开始出现。

（1）体重

孕妈妈的食欲开始增加，下降的体重逐渐回升，腰围终于开始增粗了。臀部和腿部开始变胖，肌肉变得更结实。

（2）子宫

下腹部还未明显隆起，子宫在3个孕月末时，已如母体拳头大小。

（3）乳房

乳房胀痛，开始进一步长大，乳晕和乳头色素沉着更明显，颜色变黑。

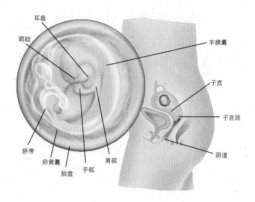

孕期第9周，胎宝宝已经有鹌鹑蛋那么大了，他的小尾巴消失了，从此告别了胚胎期，成为真正意义上的胎宝宝了。

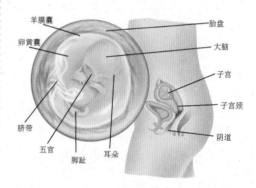

孕期第10周，胎宝宝基本的细胞结构已经形成，身体的所有部分都已初具规模，绝大部分器官已经开始工作了。

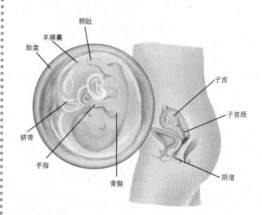

孕期第11周，胎宝宝会做吸吮和吞咽动作了，能够把拇指或大脚趾放进嘴里吸吮，会吞咽羊水，还会打哈欠。

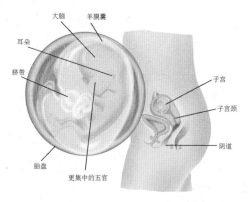

大脑　羊膜囊

耳朵

脐带

子宫

子宫颈

阴道

胎盘

更集中的五官

孕期第12周，胎宝宝开始了全身性的运动，如踢腿、伸展、打哈欠、嘴巴开合等。

（4）妊娠反应

孕3月的前2周，是妊娠反应最重的阶段，乳房持续增大，尿频、便秘、恶心、呕吐、情绪波动等严重的早孕反应还在继续。此外，变得更不怕冷、更易出汗了。

孕妈妈至此正在全面进入安全舒适的孕中期阶段，不久早孕反应将自然消失。不过妊娠纹和妊娠斑还在继续出现，乳头和乳晕的颜色加深，阴道分泌物增多；此外，皮肤表面可能出现血管性的改变，使皮肤表面红色加深，出现手掌泛红、血管性蜘蛛痣、血管瘤或毛细血管扩张等症状。

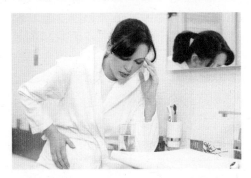

孕妈妈在怀孕初期，妊娠反应仍然十分明显。

胎儿生长

身长　3～10厘米。

胎重　4～40克。

四肢

整个身体中头显得格外大，长期占据身体的一半，大脑进入迅速增殖期。尾巴完全消失，手指、脚趾清晰可辨，已经完全分开，长出手指甲和绒毛状的头发。双脚上的蹼状物也消失了，手腕和脚踝发育完成，身体各处的关节也已形成。四肢在羊水中已能自由活动，开始了全身性的运动，两条胳膊和双腿能够在体前相交了，左右腿还可交替做屈伸动作，能够做踢腿、伸展、原始行走的动作了。双手手腕开始弯曲，肘部形成，能伸向脸部，会做吸吮和吞咽动作了，能够把拇指或大脚趾放进嘴里吸吮，会吞咽羊水、嘴巴开合，还会打哈欠。

器官

心脏已经发育完全，大部分的器官、肌肉以及神经都开始工作了。面颊、下颌、眼睑及耳郭已发育成形；耳朵已经成形，但是还不具备听力；眼帘已经能够盖住眼睛，眼皮开始黏合在一起，要到27周后才能完全睁开；五官更集中，颜面清晰更像人脸。肋骨、皮下血管、肝脏、胃肠更加发达；膈肌发育出来，分开原本相通的胸腔和腹腔，同时腹腔不断增大，将肠道收纳在内；自身形成了血液循环，已有输尿管，胎宝宝可排出一点点尿；已经有了完整的甲状腺和胰腺，但还不具备完整的功能。骨骼和关节尚在发育中。外生殖器分化完毕，有概率可辨认出胎宝宝的性别。

胎动

这时胎宝宝活动并不强烈，孕妈妈暂时还不能感觉到胎动。

孕 3 月常见不适

（1）阴道分泌物增多

在整个孕期，孕妈妈的体内持续分泌着雌激素和孕激素，易导致阴道分泌物增多，通常为白色，有时为淡黄色、橙色或浅褐色。因此孕妈妈要更加注意阴道的清洁工作，避免引起阴部湿疹、阴道炎、子宫颈炎等疾病，威胁胎宝宝健康。如果白带增多的同时伴随外阴瘙痒、红肿或者有特殊气味，就要引起孕妈妈的高度注意，应及时到医院进行检查。

（2）头晕乏力、嗜睡

妊娠反应引起的不适在孕 3 月到达了顶峰，孕妈妈的身体承受着巨大的压力，很容易感到头晕乏力、疲倦和嗜睡，很多时候在白天就很有困意，夜间的睡眠也比平时长。因此孕妈妈在这段时间要多爱护自己的身体，想睡就睡，不要让自己过于疲惫，尽量多休息，只有养足精神，才能为胎宝宝创造更有利的成长条件。但是如果孕妈妈出现了严重的头晕眼花症状，并伴有水肿、血压增高等现象，很有可能是妊娠中毒症，要及时就医。

（3）先兆性流产

先兆性流产是指有少量阴道出血，伴有轻微的间歇性子宫收缩，子宫未开大，羊膜囊未破裂，子宫大小与停经月份相符的情况。经过保胎处理，先兆性流产可以继续妊娠，但通常不能足月即分娩；若阴道流血量增多或下腹部疼痛加剧，也有可能导致流产。一旦发现上述情况，孕妈妈要及时就医，切不可耽误治疗。导致先兆性流产的原因主要有遗传基因的缺陷，环境因素，母体内分泌紊乱或患有全身性疾病、生殖器疾病，男方患有菌精症，病毒感染以及免疫因素等。因此，如果孕妈妈确诊为先兆性流产，就要在饮食、生活护理等诸方面多加注意。在饮食上可多吃一些补肾的食物，不吃辛辣刺激以及过于寒凉和温热的食物，要多吃新鲜蔬菜水果，多喝水。此时孕妈妈要多卧床休息，保持心情平静、舒畅，并严禁房事。一旦发生危机情况，孕妈妈要尽量保持冷静，否则会使症状加重，并及时就医。

（4）过分显怀

如果在孕 3 月出现了胎儿大小与妊娠月份不符的情况，如怀孕 3 个月左右肚子却似 5 个月大，除正常的双胞胎及多胞妊娠外，极有可能是出现了葡萄胎，孕妈妈要及时发现异常，尽早到医院检查和治疗。

环境与孕期护理

孕 3 月是一个非常特殊的时期，孕妈妈还是要保持警惕，因为致畸物还有可能对胎宝宝造成影响。刚刚形成的胚胎对于外界的很多因素和刺激异常敏感，所以，孕妈妈一定要在生活中遵守"纪律"，倍加呵护自己，确保胎宝宝与自己维持良好健康。

到了妊娠第 13 周，胎宝宝的主要发育已完成时，基本就不会再受到致畸物的影响了，可能出现的发育问题将属于发育迟缓或器官短小的范畴，到那时，孕妈妈才能稍微放松一些，但也不能彻底放松警惕，否则还是很容易对胎宝宝的发育造成影响。

（1）孕妈妈如何控制体重？

不少妈妈怀孕后，随着肚子越来越大，身体其余部位似乎也跟着发胖了。这让一些妈妈纠结不已，毕竟在这个以瘦为美的审美观风行的年代，产后恢复苗条的身材也是爱美孕妈妈梦寐以求的，但是体重增长太多无疑会增加恢复的难度。

胖了固然不好，但是瘦了也有风险。如果孕妈妈怀孕以后，发现整个孕期下来反而变瘦了，或者是体重增长得很少，这就让人不免担心起她肚里的宝宝来：胎儿的营养能跟上吗？要知道，孕妈妈如果缺乏某些重要的营养物质，宝宝就有可能出现非常严重的出生缺陷。

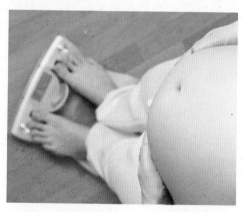

孕妈妈应把体重控制在适当范围内，以免造成身体负担。

要想知道你的体重是否正常，你可以计算出你的体重指数。体重指数（BMI）反映的是你身高和体重之间的关系。根据孕妈妈们孕前体重指数即 BMI ＝ 体重（千克）÷ 身高的平方（厘米^2）来计算孕期体重的增加

量。BMI<19.8 的孕妈妈们，孕期总增重量应为 12.5 ～ 18.0 千克。怀孕期间体重过重者最好减少饭、面等淀粉类和甜食的摄取量。

（2）孕期服装怎么穿？

随着子宫的日渐增大，孕妈妈的服装也要进行调整了。除了穿着宽松舒适的服装，还要尽量挑选上身以及腰围足够宽大的服装，以应对孕妈妈不断增加的胸围、腰围和腹围。孕妈妈也可直接购买专门的孕妇服装。但是不建议孕妈妈穿着背带裤，虽然背带裤款式较为宽松，背带长度也能自行调节，但是对于作为洗手间常客的孕妈妈，背带裤的脱解方式烦琐，会对如厕造成不便，而且长期穿着一体式的背带裤，也会使孕妈妈更容易感到腰酸背痛，不够舒适。

（3）该准备更换胸罩了

持续增大的乳房越来越让孕妈妈感到不适，如果你的胸罩已经让自己不舒服，就需要及时更换了，通常孕中期和孕晚期分别需要更换一次。

孕妈妈一定要购买孕妇专用胸罩，否则满足不了孕妈妈乳房扩张的需要。胸罩的面料要透气、舒服，最好是纯棉质地，肩带尽量宽一些，支撑性能要好，不要装衬垫，避免让胸部受到挤压、变形、下垂的困扰，给胸部创造一个最柔软舒适、具有强大依托力的环境，避免使孕妈妈患上乳腺疾病。

（4）职业孕妈妈要学会减压

怀孕后，因为对住房、收入、照料婴儿等问题的担心，很多孕妈妈

心理上会出现高度紧张的情况。这些不良心态致使孕妈妈情绪不稳定，依赖性强，甚至会表现出神经质，对自身、胎儿都十分不利。而且怀孕时如果压力过大，孕妈妈体内会大量释放出一种激素，导致自发性流产。

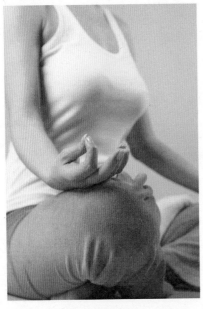

孕妈妈可借助瑜伽来减缓自己的压力。

出现这种问题时，孕妈妈自己其实就是最好的心理医生，只要采取积极的心理暗示，让自己保持良好的状态，很多心理问题就能迎刃而解。同时，孕妈妈还可以通过对生活的调整来缓解压力。如安排自己的日程，让自己有时间去做放松的事情。锻炼、沉思、按摩疗法、深呼吸锻炼甚至看书等都可以让自己放松。另外，要控制自己的工作时间，每日工作时间不应超过8小时，并应避免上夜班。

（5）让办公室的生活轻松起来

孕妈妈不要怕麻烦、张扬，尽量使办公室生活轻松惬意一些，这样对安胎较为有利。可以多在办公室准备一些靠垫、毯子、小枕头、餐具、毛巾、呕吐袋等，还可以借或买个躺椅，以便午休时能睡个好觉。只要将这些物品码放整齐，及时收起，就不会给正常的办公秩序造成不便。此外，在工作中，孕妈妈要多站起身活动，上个厕所，接点儿开水，或者做一些简单的孕期体操，都能使身体和情绪得到放松。孕妈妈还可以多和同事交流孕期感受，尤其是有过生育经验的同事，不仅能够借鉴很多经验，消除顾虑，还能使不良情绪和压力得到排遣。

（6）孕妈妈应尽量和电脑保持距离

来自电脑的辐射是胎儿致畸的因素之一，而绝大部分的职场孕妈妈每天的工作都离不开电脑，要采取什么样的措施，才能减少电脑辐射对自己和胎宝宝的伤害呢？

❶ 每隔1小时离开电脑5至10分钟，既能放松长时间保持一个姿势不动的肢体，又能远离辐射源。孕妈妈可以下载一个具有定时提醒功能的软件，避免忘记休息。

❷ 在电脑的显示屏上安装一个防护网或防护屏，可以吸收辐射线，还能保护视力和眼睛，消除疲劳。

❸ 每天保证开窗通风一次，使电脑产生的有害物质和粉尘得以散发。

❹ 有条件的孕妈妈，可以让显示屏和主机尽量远离自己，最好距离身体50厘米以上，减少辐射伤害。

❺ 尽量不要在电脑主机和显示器周围放置金属质地的物品，以避免

辐射的反射，加重孕妈妈受到的伤害。孕妈妈可以放置一些仙人掌类的植物在电脑周围，可以吸收辐射。

❻ 业余时间孕妈妈要控制自己少用电脑，尤其要少玩电脑游戏，包括用笔记本、平板电脑等玩游戏，以每周使用电脑时间不超过 20 小时为宜。

（7）严防感冒

　　无论处在孕期的任何阶段，孕妈妈都要多加注意，严防感冒的发生。

❶ 一旦孕妈妈患上感冒，切勿自行服药，否则很有可能造成胎儿畸形，后果不堪设想。一定要及时就医，遵照医嘱用药。

❷ 如果症状不严重，可多吃柑橘等富含维生素 C 的食物，以及多喝水；或利用食疗的方法，食用一些主要由姜、大蒜、香菜、马蹄、白萝卜等食材烹制而成的汤羹和菜肴；同时，注意休息和保暖，就能自行痊愈。

❸ 但是如果症状较严重，就不能硬扛而不用药，否则很容易因此使病毒进入胎盘，感染胎宝宝。此时可以先用物理降温法，控制体温过快升高，然后及时就医。

（8）孕妈妈提防"冰箱病"

　　在夏季，反复开关冰箱，易使冰箱内温度骤热又骤冷，为细菌大量繁殖创造了条件。孕期抵抗力下降的孕妈妈一旦吃了被细菌污染的食物，很有可能染上"冰箱病"，产生腹泻、呕吐、发热等肠炎症状。鉴于

此，准爸爸及家人一定要定期对冰箱进行擦洗和消毒，为孕妈妈创造卫生的食品存放环境，要将生食和熟食分开存放，最好用保鲜膜密封后再放入冰箱，而且不要长时间储存食物，尤其是已经煮熟的食物或半成品食物，避免细菌滋生，最好给孕妈妈吃最新鲜的食物。此外，对于孕妈妈所吃食物，一定要经过洗净、煮透，再让孕妈妈食用。

（9）腿抽筋发作时的应急措施

　　孕妈妈会逐渐出现腿抽筋的现象，那么就要分清情况进行日常的食补和护理。在腿抽筋发作时，短时间内孕妈妈会感觉疼痛难忍，要如何操作才能缓解和消除抽筋的症状呢？由于抽筋多发生于夜间，所以如果是自己睡，孕妈妈这时可以把脚面竖起来，像跳芭蕾舞的姿势那样，尽量绷直脚面，保持几分钟，可以得到缓解；如不严重则可以立刻下床，使脚跟着地，也能缓解疼痛。如果准爸爸在孕妈妈旁边，孕妈妈要推醒准爸爸，让他帮助自己按摩抽筋的部位，用平推、揉搓的方式，或者用毛巾进行热敷，都能尽快缓解和消除疼痛。

（10）孕妈妈要多晒太阳

　　晒太阳对孕妈妈很重要，因为人体内的维生素 D 是皮肤内脱氢胆固醇在紫外线照射下生成的。孕妈妈如缺乏维生素 D，不仅会给孕妈妈带来严重的健康问题，而且会影响胎儿的正常发育。

　　一般来说，孕妈妈每天要在室外晒太阳半小时左右，皮肤生成的维生素 D 即可满足孕妈妈的生理需要。

孕妈妈晒太阳，最好选择在上午或午后，要避开正午阳光以免晒伤皮肤。在阳台上晒太阳也可以，但必须打开玻璃窗，因为紫外线的波长为296～310纳米，不能穿透普通玻璃。

（11）晒被消毒要经常

孕妈妈在孕期十分容易受到细菌的侵袭，进而影响到胎宝宝的健康。因此孕妈妈的衣物、床单等用品必须勤换洗，无法经常清洗的，如被褥等，则需要勤晾晒，用太阳中的紫外线杀灭被褥上滋生的细菌，并祛除潮气，保证孕妈妈和胎宝宝的健康。如果不经常晾晒，很容易使孕妈妈患上皮肤、呼吸系统疾病，使胎宝宝也受到影响。因此，孕妈妈应至少每半个月到一个月晾晒一次被褥，每次两小时左右即可，时间过长会影响被子的保暖性。

（12）孕妈妈戴上塑胶手套做家务

孕妈妈在备孕期就要停用洗衣粉、洗衣液、洗涤灵、清洁精等洗涤用品。到了孕期，闲来无事的孕妈妈如果想做些家务，洗碗、擦桌子，顺便锻炼身体，该怎么办呢？这时孕妈妈可以戴上塑胶手套，洗衣服、洗碗、擦桌子、擦柜子等，塑胶手套不仅能将有毒、有害的清洁剂与孕妈妈的皮肤隔离开，还能避免细菌和脏污侵染孕妈妈的双手，从而更加有效地保护孕妈妈的安全。

（13）孕妈妈不宜在厨房里久留

有关研究表明，粉尘、有毒气体密度最大的地方，不是在工厂、街道，而是厨房。因为煤气或液化气的成分均很复杂，燃烧后在空气中会产生多种对人体极为有害的气体，尤其是对孕妈妈的危害更是犹如"雪上加霜"。

其中放出的二氧化碳、二氧化硫、二氧化氮、一氧化碳等有害气体，要比室外空气中的浓度高出好多倍，加之煎炒食物时产生的油烟，使得厨房被污染得更加严重。

更为有害的是，在同时释放的粉尘和煤烟中，均含有强烈的致癌物——苯并芘。如果厨房通风不良，会使这些有害气体的浓度升高，如二氧化碳的浓度超过国家标准的5倍，氢氧化物的浓度超过14倍，尤其是苯并芘的浓度，更是大大高于国家标准。孕妈妈若把这些大量的有害气体吸入体内，通过呼吸道便进入到血液之中，然后通过胎盘屏障进入到胎宝宝的组织和器官内，会致使胎宝宝的正常生长发育受到干扰和影响。

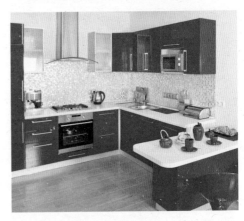

厨房应该保持良好的通风，否则会损及孕妈妈的健康。

因此，孕妈妈最好少入厨房，如果需要去，一定要尽量减少停留时间。另外，可在厨房中安置排油烟机或排风扇，让厨房保持良好的通风，也可适当地多使用电炊具。

（14）孕期忌用香皂洗乳房

现代医学认为，乳房上有皮脂腺及大汗腺，乳房皮肤表面的油脂就是乳晕下的皮脂腺分泌的。女性在怀孕期间，皮脂腺的分泌增加，乳晕上的汗腺也随之肥大，使乳头变得柔软，而汗腺与皮脂腺分泌物的增加也使皮肤表面酸化，导致角质层被软化。此时，如果总是用香皂类的清洁物品，从乳头及乳晕上洗去这些分泌物，对妇女的乳房保健是不利的。

有关专家指出，经常使用香皂类的清洁物品，会通过机械与化学作用洗去皮肤表面的角化层细胞，促使细胞分裂增生。如果经常不断去除这些角化层细胞，就会损坏皮肤表面的保护层，使表皮层肿胀，这种肿胀就是由于乳房局部过分干燥、黏结及细胞脱落引起的。另外，若每晚重复使用香皂等清洁物品，则易碱化乳房局部皮肤，而乳房局部皮肤要重新覆盖上保护层，并恢复其酸化环境，则需要花费一定时间。

在用香皂擦洗乳房的同时，还会促使皮肤上碱性菌丛增生，更使得乳房局部酸化变得困难。此外，用香皂清洗乳房，还会大量洗去保护乳房局部皮肤润滑的油脂。从上述这些观点来看，要想充分保持乳房局部的卫生，最好还是选择温开水清洗。

（15）孕妈妈不宜进行蒸汽浴

蒸汽浴对一般人是有好处的，高温可使静脉扩张，身体会将杂质以流汗的形式通过皮肤排出，达到排毒的功效。而孕妈妈由于怀孕后血管的张力相对于未孕时较低，所以蒸汽浴可能会使孕妈妈出现脱水、血压过低等现象，表现为心慌、气短、头晕，甚至有发生意外的危险，会伤及自身和胎宝宝。

实验证明，蒸汽浴对胎宝宝的发育极为不利。在孕早期的3个月内，高温会使某些基因活动改变，进而影响胚胎器官发育，造成胎宝宝的神经管缺损，中枢神经系统发育异常，影响后天智力发展。而且，过高的温度会使分裂中的细胞死亡，造成胎宝宝发育畸形或发育不良。此外，蒸汽浴会使人的体表处于一个高热的环境下，这种高热会通过体表皮肤传到体内，进而使胎宝宝所处的内环境温度也相应升高，不利于胎宝宝的生长发育。孕晚期的高温环境可能会影响激素分泌，甚至会致使催产素释出，最终减缓胎盘成长，导致胎宝宝生长迟滞。所以，孕妈妈不宜进行蒸汽浴。

（16）孕妈妈要注意清洁外阴

孕妈妈要注意每天的外阴清洁工作。在孕期，孕妈妈的外阴变得更加柔弱，分泌物增多，如果不注重清洁，很容易出现感染，进而影响到胎宝宝的健康。在清洁外阴时，最好用流动的清水，水温不要过热，不要使用阴部清洗剂，直接用水清洗即可。清洁后，要换上干净的内裤，因此内裤要每日更换。

（17）怀孕后不要戴隐形眼镜

孕前很多女性可能有戴隐形眼镜的习惯，主要是因为隐形眼镜简单方便又不影响外形，所以是很多时尚女性的首选。然而，孕后孕妈妈的身体会发生很大变化，已不再适合戴隐形眼镜，因此患近视眼的孕妈妈要多多注意了。

怀孕后由于激素和循环血容量的变化，孕早期孕妈妈眼角膜的含水量会变得比常人高，若戴隐形眼镜，容易因为缺氧导致眼角膜水肿，从而引发角膜发炎、溃疡，甚至最终导致失明。孕晚期眼角膜的含水量也会减少，润滑眼角膜的脂质层也就跟着减少，致使眼睛变得干涩，也不适合戴隐形眼镜。

怀孕后，孕妈妈的眼角膜曲度也会随着怀孕周期及个人体质而改变，使得眼睛视物的焦距发生变化，致使孕妈妈近视的度数也会随之增加或减少，因此孕前配的隐形眼镜眼角膜弧度可能与现在的眼角膜形状不吻合了，很容易因为不适而造成眼球新生血管明显损伤，甚至导致眼角膜上皮剥落。另外，一旦隐形眼镜不洁，极易滋生细菌，造成眼角膜发炎、溃疡，甚至失明。

（18）孕期护肤品怎么放心选？

在孕期，孕妈妈不能使用化妆品，但是护理肌肤是美容必不可少的步骤之一。那么要如何才能挑选到安全无副作用的护肤品呢？

❶ 首先，一定要选择由正规厂家生产、从正规渠道购买的护肤品，要选择固定的1至3个品牌，不能贪图便宜就随便从网上购买，或不加关注成分及生产日期就随意使用。

❷ 可以选择标示为孕妇专用的护肤品，这类护肤品专为孕妈妈打造，非常安全可靠，可以放心使用。

❸ 还可以选择婴儿专用护肤品，这类护肤品成分特别温和、不刺激，而且不含化学添加剂，孕妈妈用着较为放心。

❹ 也可以选择纯植物性质的护肤品，这类产品均使用纯天然的护肤成分，不会对肌肤造成伤害。

❺ 还可以选择标示为不添加任何防腐剂、酒精等刺激物质的护肤品。这类护肤品品牌不多，一般价格较为昂贵，且保质期极为短暂，通常为6至12个月，开封后的保质期通常只有1至3个月，一旦过期则会迅速滋生大量细菌，无法使用，因此孕妈妈要注意在保质期内尽快使用。

（19）"痘痘妈"怎么护理肌肤？

由于妊娠期激素的作用，有些孕妈妈身体更容易出油了，脸上、身上全起了不少痘痘，孕妈妈变成了"痘痘妈"，又难看又不舒适，该怎么祛除呢？

孕妈妈不要着急使用平日用过的祛痘产品，这类产品中普遍含有水杨酸、酒精等成分，会对皮肤造成刺激，还会影响到胎宝宝，已经不再适合孕妈妈使用。这时孕妈妈应主要依靠食疗的方式祛痘，多吃富含维生素的瓜果蔬菜，多喝水，忌食辛辣油腻食物，避免上火；孕妈妈应使用补水型的护肤霜，调理肌肤的水油平衡，因为大部分的痘痘都是由于肌肤缺乏水分而造成的。此外，孕妈妈还可以请准爸爸帮忙，制作一些适合孕妇使用的天然面膜，如牛奶面膜、小黄瓜面膜、西瓜面膜、柠檬面膜、冬瓜面膜等，用最天然的方式，安全地解除孕妈妈的痘痘困扰。

（20）6种方法预防妊娠纹

部分孕妈妈长出了恼人的妊娠纹，它一般从腹部开始长起，陆续出现在大腿、乳房等处。在孕期，绝大多数的孕妈妈身上都会出现这样的粉红色或紫红色波浪条纹，这是因为孕期脂肪和肌肉在迅速增厚，加上不断隆起的腹部，都导致了皮肤的弹力纤维与胶原纤维受到不同程度的损伤或断裂，使皮肤变薄变细，因而妊娠纹得以显现。在妊娠结束后，妊娠纹会逐渐变淡，变成白色或银白色的有光泽的浅纹，但很难彻底消失。因此爱美的孕妈妈要提早预防，尽量减少妊娠纹的出现。

❶ 食疗加法

皮肤弹力纤维与胶原纤维是由蛋白质构成的，因此多补充蛋白质可有助于增强皮肤弹性，减少妊娠纹。因此，孕妈妈可适当多吃鸡爪、鸭爪、猪蹄、猪蹄筋、牛蹄筋、猪皮、鸡皮、鸡翅、鱼皮、软骨等。

❷ 食疗减法

饮食上避免摄取过油、过咸的食物，控制糖分的摄入，少吃色素含量高的食物。

❸ 控制体重

避免孕期体重增长过快，并保持匀速增长，避免体重在某段时期过快增长，每个月的体重增长不能超过2千克。

❹ 加强锻炼

从本周起胎宝宝在子宫中更加稳定，流产的可能性继续降低，孕妈妈可适当多参加一些体育活动，消耗掉多余的脂肪堆积。

❺ 按摩辅助

可使用安全、专业的妊娠纹修复霜，或天然植物按摩油、橄榄油、婴儿油等产品，在还未出现妊娠纹时就坚持使用，将其涂抹在腰腹部、大腿根等处，并加以适当的画圈按摩，手法一定要轻柔缓慢，以增加皮肤弹性。如果孕妈妈不放心，也可在使用这些产品前先咨询医生。

❻ 其他辅助手段

在孕中晚期，不断增大、下垂的腹部会使孕妈妈出现更多的妊娠纹，此时可借助托腹带等专用工具，将整个腹部支撑起来，减少下垂对皮肤的抻拉，从而减少妊娠纹。

（21）临睡前应注意的问题

对于孕妈妈而言，良好的睡眠质量非常重要，除了要建立有利于孕期睡眠的生物钟，孕妈妈还要注意生活中的小细节，养成有利于孕期睡眠的生活习惯。

比如，尿频严重时影响睡眠质量，所以临睡前不要喝过多的水或汤。咖啡因和酒精都会干扰睡眠，要避免食用。不要进食含高糖（包括蜂蜜、果汁）、香精、色素等的饮料，避免高盐食物。牛奶营养丰富，还有利于安眠，但注意一定要提前两小时喝。睡前吃适量的点心，能防止隔日醒来头痛。适量的运动可以缓解一些失眠症状，但切记至少要在睡觉前3小时结束运动。

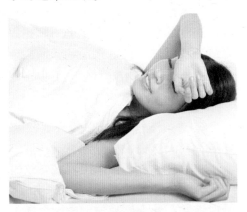

孕妈妈想要有好的睡眠质量，得注意许多事项。

（22）孕妈妈不要开灯睡觉，以防光源污染

电灯光对人体会产生一种光压，长时间照射可引起神经功能失调，使人烦躁不安。

此外，日光灯缺少红光波，且以每秒钟50次的速度抖动，当室内门窗紧闭时，可与污浊的空气产生含有臭氧的光烟雾，对居室内的空气形成污染；白炽灯光中只有自然光线中的红、黄、橙三色，缺少阳光中的紫外线，不符合人体的生理需要；荧光灯发出的光线带有看不见的紫外线，短距离强烈的光波能引起人体细胞发生遗传变异，可诱发畸胎或皮肤病。

据环境质量与出生缺陷关系流行病学研究结果表明，室内光污染，与早孕的胚胎致畸有显著的相关性。因此，孕妈妈一定不要开灯睡觉。在睡觉前关灯的同时，还应将窗户打开10～15分钟，使有害物质自然逸出窗外。白天在各种灯光下工作的孕妈妈，要注意去室外晒太阳。

（23）孕妈妈的孕期运动

孕3月，胎盘尚未完全形成，所以胎宝宝和妈妈的连接还不稳定，这时候比较容易发生流产。此阶段孕妈妈应该注意休息，避免剧烈的运动。但并不是说这个阶段的孕妈妈就不能活动了，相反，适当的运动对孕妈妈和胎儿都是有好处的。

❶ 孕早期能骑自行车或摩托车吗？

自行车一直是备受人们喜爱的运动和代步工具，骑自行车上班虽然是一项很好的运动，但是如果孕妈妈过长时间骑车，其间必然存在一定的精神紧张、路途颠簸及疲劳等因素，对胎宝宝的发育不利。过多地骑车却会对孕妈妈造成不良影响，这是因为孕期前3个月是胚胎着床的关键时期，骑自行车时腿部用力的动作过大，或路上颠簸都有可能造成意外的发生，引起流产。

但是在孕早期，只要骑车时间不太长，考虑路面的平整情况，孕妈妈骑自行车上下班还是比较安全的，但要注意以下几点：

一、要骑女式自行车，不要骑带横梁的男式自行车，以免腿部动作过大，或在遇到紧张情况时，上下车不方便造成骑胯伤。

二、适当调节车座的倾斜度，使车座后边略高一些，让孕妈妈的腰背保持舒展的状态。坐垫也要柔软

一点儿，最好在车座上套一个厚实柔软海绵坐垫，以缓冲车座对会阴部的反压力。

三、骑车速度不要太快，活动不要剧烈，否则容易形成下腹腔充血，容易导致早产、流产。

四、骑车时车筐和后车座携带的物品不要太沉。

五、不要在太陡的坡路或颠簸不平的路上骑车，因为这样容易造成会阴部损伤。

在妊娠后期，由于孕妈妈的体型、体重有了很大变化，为防止羊水早破出现意外，最好选择步行上班，以保母子安全。

❷ 孕早期宜多做有氧运动

一般来说，孕早期的孕妈妈要多做有氧运动。有氧运动是指人体在氧气供应充分的情况下进行的体育锻炼。

即在运动过程中，人体吸入的氧气与需求相等，达到生理上的平衡状态。有氧运动的特点是强度低、有节奏、不中断和持续时间长，是孕妈妈锻炼身体首选的运动方式。有氧运动除了主要由氧气参与供能外，它还要求全身主要肌群参与，运动要持续较长时间并且是有韵律的运动。有氧运动能锻炼心、肺功能，使心血管系统能更有效、快速地把氧传输到身体的每一部位。

如果孕妈妈在孕前就能够进行有规律的有氧运动锻炼，心脏会更健康，每搏输出量（指一次心搏一侧心室射出的血量）就更大些，身体每部分的供氧就会更加充足。这样就既能

加强孕妈妈和胎宝宝的营养供给，又不会给孕妈妈造成刺激，引发流产等危险。

适合孕早期练习的有氧运动项目有：步行、慢跑、游泳、瑜伽、打太极拳、做韵律操等。

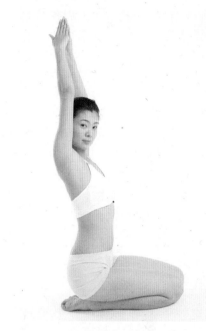

孕妈妈可以选择瑜伽来作为每日锻炼项目之一。

胎教

孕 3 月，是胚胎各器官分化的关键时期，到月末胎儿的雏形已经具备，非常适宜开展胎教训练。

胎教时情商重于智商

胎教与未来的幼儿教育一样，不要单纯地给胎宝宝灌输知识，而要培养宝宝在未来人生中具有一种健康的

心态。

很多孕妈妈希望自己的孩子长得像明星一样漂亮，就天天看明星照；有的则每天听故事，希望宝宝将来出口成章；还有的天天不离古典音乐，以期孩子将来走上艺术之路……其实，对胎宝宝进行音乐启蒙教育、外语语感养成、记忆力培养等胎教，在妈妈有时间、有精力的情况下，并没有什么不好。但是，对于大多数年轻的现代家长而言，两人平时都要忙于工作，所以非常忙碌，因此，不必刻意花时间进行专门的胎教，只要在平时的生活中保持平和愉悦的心态就好。伴侣双方要配合，给肚子里的宝宝创造一个良好的氛围，让宝宝生活在充满爱与信任的世界里。

建议年轻的准爸妈们，在繁忙的工作之余，尽量多地创造两人与腹中宝宝在一起的时间。

多和宝宝说说话，告诉他你们有多爱他。你们一起讨论开心的话题时不妨也让宝宝加入进来。伴侣间尤其要有"退一步海阔天空，忍一忍风平浪静"的相互体谅、相互谦让的精神，尽量给宝宝创造一个和谐的氛围。还有，工作忙碌的母亲，要时常与宝宝对话，告诉他你现在工作的重要性和必要性，得到宝宝的理解。这样的心理培养有利于宝宝情商的培养，有助于宝宝在未来竞争社会中为人处世方法的培养。

进行胎教不宜急于求成

胎教没有造就神童的例子很多，但是若说胎教毫无作用、失败的例子还极少见到。不过有些情况也引起了有关专家的重视。

比如，有的胎儿经过对话胎教后，虽然聪明活泼，但精力过盛，总是不爱睡觉。原来是孕妈妈每日抽空就将胎教器置于腹部，有时却因太疲劳很快入睡了，胎教器却仍不断在刺激着胎儿所致。其实，这种总认为胎教多多益善，其实是操之过急的做法，有可能干扰胎儿的生物钟，以致孩子出生后显得过分活跃。

因此，准确点说，无论哪种胎教方法，都有适宜的刺激方法，存在定时定量的问题。要生一个健康、聪明的孩子，不要急于求成，而要选择最佳的方案进行科学胎教。而科学的胎教需要父母对胎教有正确的认识，要学习相应的知识、技能，用科学的方法进行，并按自然的发展规律，按胎儿的月龄及每个胎儿的发展水平进行相应的胎教。做到不放弃施教的时机，也不过度人为干预。在自然和谐中有计划地进行胎教，才可能获得最大的效果。

孕妈妈的情绪与胎教

孕妈妈的情绪如何，既关系到自身的健康，也关系到下一代的生长发育。孕妈妈过度不安，肾上腺素分泌增加，可能发生滞产或产后大出血、难产率增高等情况。因此，准爸妈至少在怀孕期间要保持健康、良好的情绪。

首先，孕妈妈要有意识地提高自身的修养，要学会处理生活中发生的大大小小的矛盾，对一些无足轻重的事情，不要过分认真和计较，尤其不应该多疑，尽量减少对家里其他人的误解。即使遇到什么不快乐的事情，也要大度一些，应该学会多做一些自我安慰，这样，情绪就不容易受到影响而波动了。当孕妈妈处于心情舒适的状态时，腹中的胎儿也一样能感受得到。当他能感到舒适、愉悦的时候，心灵便获得发展。

同时，父亲的责任是情绪胎教的关键因素。孕期，家人的关心和体贴，对孕妈妈而言更为重要。丈夫要尽可能创造和谐、欢乐的生活气氛，夫妻之间要多交流、多理解，尤其是发生不愉快事情的时候，丈夫要积极开导。

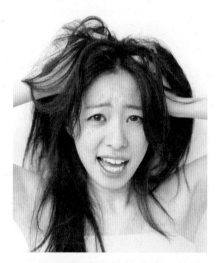

孕妈妈应保持稳定情绪，愉快的心情是给胎宝宝最好的胎教。

孕 3 月开始对宝宝进行语言胎教

语言胎教是指根据胎宝宝具有的记忆力，对宝宝进行语言训练的方法。对胎宝宝实施语言胎教很多人感到不可思议，认为胎宝宝既不会思考也不会说话，根本无法接受语言信息。其实，语言胎教是一种行之有效的胎教方法，它的训练基础并不是建立在胎宝宝说话的基础上，而是建立在胎宝宝具有记忆的科学基础上。

对于胎宝宝有记忆的说法，我国宋代名医陈自明在《妇人大全良方》中就说过"子在腹中，随母听闻"。国内外不少专家、学者对此也做过许多深入研究。一所宝宝教育研究中心曾对"腹中宝宝的大脑功能会被强化吗"这一课题进行了研究，结果表明，宝宝在子宫中通过胎盘接受母体的养分和信息，胎脑细胞在分化、成熟的过程中会不断接受母体神经信息的调节和训练。研究结果证实了，胎宝宝对外界有意识的刺激行为的感知体验，将会储存在它的记忆中。

这说明了这样一个问题，一个小生命在胎宝宝期就已经具备了语言学习的能力。根据胎宝宝这种潜在的能力，只要母亲不失时机地对其进行认真、耐心的语言训练，那么等到宝宝出生后在听力、记忆力、观察力、思维能力和语言表达能力方面将会大大超过未经语言训练的宝宝。这项训练一般从孕 3 月即可开始。

回应踢打，开展抚摸胎教

到怀孕第三个月，孕妈妈身体已渐渐能适应怀孕后带来的种种变化，心理上也慢慢接受怀孕的事实。这时，胎儿也在母亲日臻成熟的身心教育中一天天长大。从受精卵到现在，胎儿的脑、胃、肠、肺、肝、肾脏等重要器官已经开始活动了。

怀孕3个月时，胎儿已具人形，对外界的压、触动作可以感应到了。准爸爸和孕妈妈可用轻柔的手法按摩下腹部，或在摇椅中轻轻摇动身体，通过羊水的震荡给予胎儿压、触的刺激，会促进胎儿神经系统的发育。

有一种说法认为，胎儿大部分时间都是在睡眠中度过的，就连大小便也可以闭着眼完成。而且胎儿动的时候可能只是伸个懒腰或换个睡姿，如果妈妈这时拍打胎儿，则可能导致胎儿烦躁不安，并不能起到胎教作用。但医学研究和B超等检查却发现，胎儿踢踢打打的时候是清醒的，因此这时如果妈妈给些回应，如轻轻抚摸、轻拍腹部，是可以达到和胎儿交流，使其得到愉悦的感觉这种目的的，这就像婴幼儿都喜欢受到大人的抚摸一样。

胎教方案

（1）语言胎教：每天跟上下班的准爸爸打招呼

孕妈妈每天有很多时间可以跟胎宝宝交流，而准爸爸则不具备这样的优势。为了让胎宝宝尽早熟悉准爸爸的声音，建立起初期的父子感情，让宝宝在更融洽、更温馨的氛围中成长，孕妈妈可以每天替胎宝宝跟上下班的准爸爸打招呼。如准爸爸要出门了，孕妈妈可以说："宝宝，你爸爸要出门了，我们跟他再见，让他路上注意安全。"准爸爸则可以说："听见了，谢谢宝宝，爸爸要出门了，会很惦记你，咱们晚上见！"等到准爸爸回家时，孕妈妈又可以说："宝宝你看，爸爸回来了，正等着你跟他打招呼呢，咱们问问爸爸今天工作怎么样，累不累啊，有没有想咱俩？"准爸爸可以说："爸爸今天有点儿辛苦，不过一想到宝宝和妈妈，就不觉得累了，一直想快点儿回到你们俩身边呢。"

（2）语言胎教：宝宝你长得会像谁？

孕3月开始，孕妈妈能够感受到胎宝宝的存在了，一定还处在巨大的兴奋和喜悦中。此时的孕妈妈，是不是特别想和胎宝宝说点儿什么呢？孕妈妈最想知道的肯定是胎宝宝的样貌，可以就此问问胎宝宝：宝宝，你到底长的什么样子？像妈妈多一些，还是像爸爸多一些呢？你的眼睛是不是很大，鼻子是不是很挺，皮肤是不是雪白呢？妈妈真希望现在就能看到你的模样，无论你长什么样，都是妈妈心目中最美的人，妈妈希望你健康、平安、快乐、一切顺利，你听到妈妈的话了吗？要乖乖地听话，不要淘气哦。

（3）情绪胎教：把平静、自信的好心态传递给宝宝

如果孕妈妈不能调控好自己的情绪，就会对胎宝宝的大脑及神经发育产生影响，造成难以估计的不良后果。尤其是在孕早期，早孕反应剧烈，孕妈妈的情绪很难不被身体上的不适所影响，那么此时孕妈妈就要注意控制自己的情绪，尽量保持良好的心理状态，积极面对早孕反应，多替胎宝宝着想，尽量想办法宣泄出自己的情绪，可以由着性子多做一些自己喜欢的事情，只要身体不感负担即可。

像是唱歌、看电影、和闺蜜聚会、去人少的地方逛街等都是很好的放松方式，通过这样的方式，帮助自己排解烦恼和忧愁，保持平静、自信的好心态。这样才能让宝宝也感受到妈妈的好心情，从而茁壮地成长。

（4）情绪胎教：宝宝你看妈妈美不美？

孕早期孕妈妈受到早孕反应的折磨，情绪通常会很糟。这时可以通过自行扮靓的方式，给自己一个好心情，从而也让胎宝宝在腹中感到舒适。即便此时孕妈妈不能化妆，不能佩戴首饰，不能穿紧身衣和高跟鞋，还要注意衣服的材质，但是通过丝巾、帽子、发卡、墨镜、胸针，以及色彩鲜艳的棉麻混纺质地的服装，也能够打扮出一个俏皮可爱、年轻活泼，拥有自然美和青春活力的靓妈妈。

（5）冥想胎教：妈妈想给你取个好名字

孕妈妈和准爸爸如果还没给胎宝宝起名字，现在可以开始了。孕妈妈可以先问问胎宝宝：宝宝，你想叫个什么好听的名字呢？告诉妈妈吧。然后回想一下自己在冥想时想象的胎宝宝的模样。宝宝有妈妈的眼睛和轮廓，爸爸的鼻子和嘴巴吗？宝宝会是什么性格的宝宝呢？像妈妈，还是像爸爸？这时可以翻出字典，夫妻俩各自想出几个自己中意的名字，再看看有没有默契，是否两人想到一块去

了，看看是孕妈妈起的好听，还是准爸爸起的好听。现在不妨将所有喜欢和起好的名字记录下来，等到胎宝宝出生后再根据宝宝的情况决定，也可先起好一个乳名，在胎宝宝具备听觉后经常呼唤宝宝。

通过冥想胎宝宝模样和起名字的互动方式，可以增强三口之家的凝聚力，增进夫妻感情，增加生活情趣，愉悦孕妈妈的情绪，从而对胎宝宝产生良好的影响。

（6）音乐胎教：《献给爱丽丝》

《献给爱丽丝》是贝多芬中年时期创作的一首钢琴曲，是贝多芬献给他的好朋友爱丽丝的一首明快乐曲。孕妈妈也可将这首洋溢着热情和快乐情绪的乐曲献给胎宝宝，让曲调中那些亲切、流畅、明快、取悦、畅想、分享、深情的情愫感染自己，也感染胎宝宝。其中不断反复出现的带有问候和赞赏味道的曲调，不正像是母亲对宝宝生命的赞叹，对宝宝茁壮成长的期盼的真实写照吗？

（7）音乐胎教：给宝宝听德彪西的浪漫曲《月光》

《月光》是法国著名浪漫主义作曲家德彪西的代表作之一，这首作品实可称为"曲中有画，画中有曲"，画面感很强。通过聆听这首名曲，让人仿佛看到了在静夜时分，如水般倾泻的月光缓缓流淌，充盈着整个居室，那月光又像是溢出的水银，在地面上走走停停。

孕妈妈的阳光"孕"动

跟着书中运动一起做，让孕妈妈纤瘦美丽又健康！

瑜伽

莲花侧坐伸展式

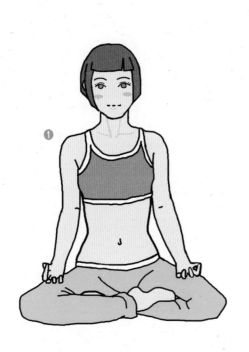

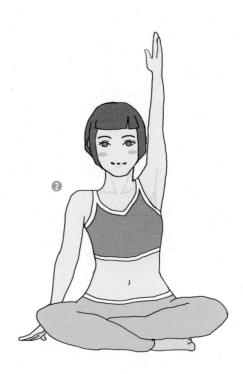

❶ 挺直腰背，双腿自然散盘，双手放到膝盖上，掌心向上，食指和拇指相触。

❷ 将右手指腹撑在右臀部旁的垫子上。吸气，左手伸直高举过头顶。

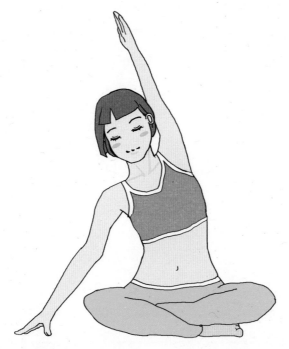

❸ 呼气，身体稍向右侧弯曲，保持 3 ~ 5 次呼吸。吸气，抬起上半身。呼气，放下手臂，稍作休息，再做另一边。

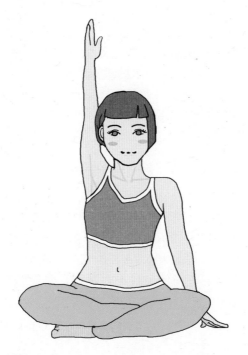

❹ 将左手指腹撑在左臀部旁的垫子上。吸气，右手伸直高举过头顶。

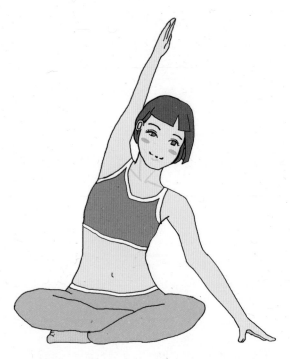

❺ 呼气，身体稍向左侧弯曲，保持3～5次呼吸。吸气，抬起上半身。呼气，放下手臂，稍作休息。

功效

此练习可舒展侧腰，减轻腰部疲劳。体重增加是怀孕期间重要且明显的生理变化，除了来自于胎儿、胎盘和羊水的重量外，母体本身也出现了一些变化，例如女性的脂肪随之增加、黄体素上升、准备哺乳使得泌乳素更多等。此练习可以缓解由于体重的增强而给身体带来的不适感。

蝴蝶式

❶ 双脚脚掌相抵，曲膝左右分开，双手放在膝盖上方，向下轻柔地按压双膝。

❷ 双手抓住脚尖，膝盖同时上下摇摆，重复6～8次，再放松身体，稍作休息。

功效

此练习可以舒展髋部、骨盆和大腿内侧肌肉，有助于消除泌尿功能失调和坐骨神经痛。经常做此练习，将使分娩更为顺利，且能够减轻痛苦。

安全提示

孕妇练习此式时，不要让肌肉因过于用力而导致疲累，应循序渐进地伸展这些肌肉。

牛面式

❶ 跪于垫子上方，双脚左右分开，臀部置于双脚之间，双手放于大腿上方，腰背挺直。可放一软垫或枕头于臀部下。

❷ 弯曲右肘，右肘尽量放在头背后方，尽量放到两肩胛骨之间；左臂从下方，屈肘折向后背，双手尽量相扣，保持 2 ~ 3 次呼吸。呼气，放松双臂，回到起始姿势，稍作休息。

❸ 弯曲左肘，左肘尽量放在头背后方，尽量放到两肩胛骨之间；右臂从下方，屈肘折向后背，双手尽量相扣，保持 2 ~ 3 次呼吸。呼气，放松双臂，回到起始姿势，稍作休息。

功效

此练习能够矫正脊柱，扩展胸部，灵活肩关节，改善手、脚僵硬状态，保健肾脏。

安全提示

孕妇练习此式时，若双手一时无法相扣，不要勉强，可以借助一条瑜伽带（或毛巾等物）。

运动注意事项

孕妈妈在运动过程中应身穿适合的运动衣着，可以宽松吸汗的衣裤为主，除顾及舒适外，必须能排汗顺畅，以降低皮肤温度，若是孕妈妈上围较丰满，也可挑选调整型或运动型内衣，并在乳头上擦点乳液，降低衣服对乳头皮肤的刺激。

怀孕过程中，所有的血液补给均是以子宫与胎儿为优先的，因此，母体内循环的系统运作，就不如孕前来得有效率，运动前应先做5 ~ 10分钟的暖身操，让身体肌肉慢慢调整至最佳状态，运动结束后也要做 5 分钟的缓和运动。

孕妈妈在锻炼前和锻炼后要及时补充水分，不要在高温和潮湿的天气里过度锻炼，即使在凉爽的气候中，也不宜锻炼得满头大汗。一旦锻炼中出现身体不适的时候就应该立即去看医生。运动中如出现疲劳、眩晕、心悸、呼吸急促、后背或盆骨疼痛时，应该立即停止运动。

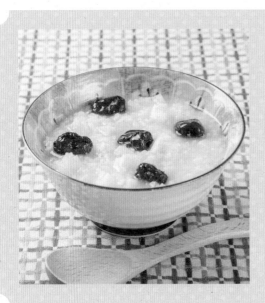

红枣山药粥

材料

圆糯米 150 克，红枣 5 颗，山药 100 克，冰糖 5 克

做法

① 圆糯米洗净，放入清水中，浸泡片刻煮成粥。

② 红枣洗净，沥去水分，剔去果核；山药去皮，放入淡盐水中浸泡，洗净黏液，沥干后切片。

③ 锅中加入适量清水，放入冰糖、红枣和山药，煮沸后加入圆糯米粥，再用大火煮至沸腾即可。

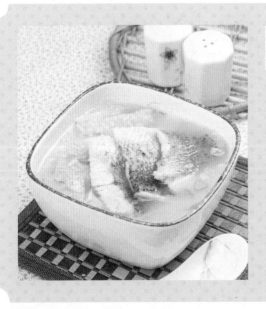

鲜鱼鱼片粥

材料

白米饭 150 克，鲈鱼片 100 克，豆皮 40 克，盐 5 克姜丝 2 克，葱花 5 克，胡椒 5 克，芝麻油 5 毫升

做法

① 豆皮用热水烫软，再用流水冲洗，切片。

② 姜丝放入沸水中，加入白米饭煮软，放入鲈鱼片、豆皮煮熟，再加入盐、葱花、芝麻油，起锅后加入胡椒即可。

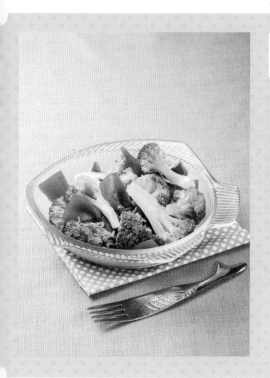

花椰拌海带结

材料

花菜 100 克，海带结 60 克，白糖 5 克，淡色酱油 5 毫升

做法

1. 将白糖、淡色酱油、50 毫升水调成酱汁。
2. 花菜切成小朵，与海带结一起氽烫后沥干，并盛盘备用。
3. 将调好的酱汁淋入盘中即可。

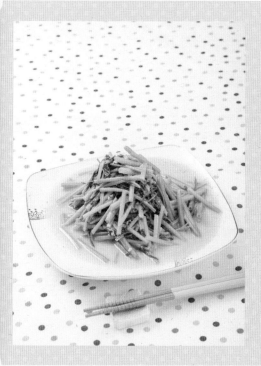

豆腐乳炒空心菜

材料

空心菜 140 克，豆腐乳 30 克，蒜蓉 5 克，食用油 5 毫升

做法

1. 将空心菜洗净、去老梗，切成小段；豆腐乳放入碗中压泥。
2. 起油锅，放入蒜蓉炒香，再加入豆腐乳、空心菜拌炒，最后放入少量水炒熟即可。

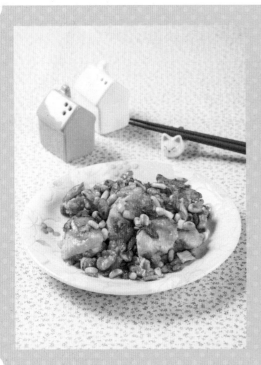

松子鸡丁

材料

鸡肉 120 克，松子 10 克，核桃仁 10 克，鸡蛋 1 个（取蛋白），葱花 5 克，枸杞 5 克，盐 2 克，米酒 20 毫升，胡椒粉 5 克，酱油 5 毫升，太白粉 20 克，食用油 5 毫升

做法

1. 将鸡肉洗净、切丁，与盐、蛋白、太白粉及 10 毫升米酒拌匀后，静置备用。
2. 热锅，炒熟核桃仁、松子，取出备用。
3. 热油锅，煎熟鸡肉，加入酱油、胡椒粉、松子、核桃仁和枸杞，用大火炒匀，最后加入剩余米酒及葱花即可。

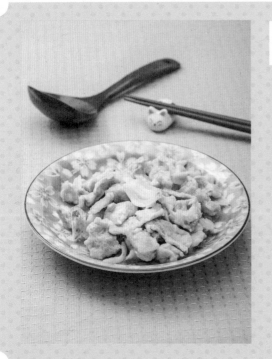

百合炒肉片

材料

猪瘦肉片 100 克，干百合 15 克，鸡蛋 1 个（取蛋白），盐 5 克，食用油 5 克，太白粉 20 克

做法

1. 将干百合用水泡发，洗净；猪瘦肉片用盐、太白粉、蛋白拌匀备用。
2. 热油锅，放入猪瘦肉片滑炒。
3. 加入百合翻炒，下盐、少量水煨煮片刻，翻炒均匀即可。

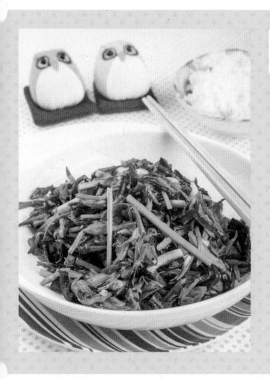

木耳炒金针

材料

水发木耳 100 克，水发金针 150 克，韭菜花 20 克，大蒜 10 克；食用油 10 毫升，盐 10 克

做法

1. 木耳洗净，切成丝；金针切成细条；韭菜花洗净切成段；大蒜切片。
2. 热油锅，放入蒜片、木耳、金针炒香。
3. 最后加入韭菜花以及盐拌匀翻炒即可。

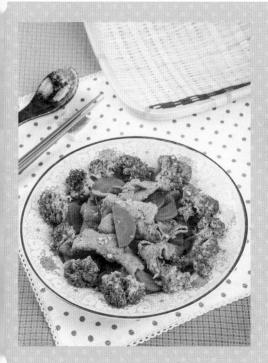

花菜炒牛肉

材料

牛肉 80 克，花菜 80 克，胡萝卜 80 克，蒜末 20 克，食用油 10 毫升，米酒 10 毫升，盐 5 克

做法

1. 将花菜洗净、掰小朵后，焯烫后沥干；牛肉洗净后沥干，沿横纹切薄片；胡萝卜洗净、去皮，切片。
2. 锅中倒油烧至五成热，放入牛肉片滑炒，待牛肉变色后即捞出沥油。
3. 锅中重新加油烧热，放入蒜末爆香，再放入胡萝卜片、牛肉片后加米酒略炒，最后加入花菜，再加盐调味即可。

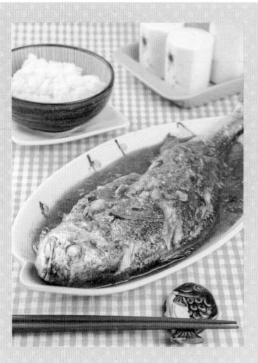

红烧黄鱼

材料

黄鱼 1 条，葱末 20 克，食用油 10 毫升，白糖 10 克，酱油 10 毫升，米酒 10 毫升，醋 10 毫升，太白粉 20 克，太白粉水 30 毫升，高汤 50 毫升，盐适量

做法

❶ 将黄鱼洗净后处理好，在鱼身两面划上花纹，加少许米酒、盐腌渍片刻，再涂抹一层太白粉。

❷ 将白糖、酱油、米酒、醋、盐、高汤、太白粉水调成芡汁备用。

❸ 锅中加油烧热，爆香葱末，盛起备用；再放入鱼煎至金黄色，倒入芡汁、爆香的葱末一起烹煮至入味，即可食用。

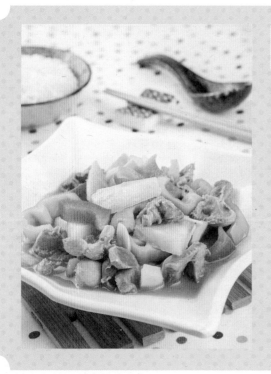

菠萝炒鸡胗

材料

鸡胗 120 克，菠萝 80 克，米酒 15 毫升，青椒 80 克，红甜椒 80 克，食用油 10 毫升，盐 5 克，白糖 10 克，太白粉水 30 毫升，西红柿汁 30 毫升

做法

❶ 鸡胗斜切十字刀花，入滚水中，加少许盐，待沸腾后捞起，用清水将黏液洗净去腥；青椒、红甜椒去籽后，切成适当大小；菠萝切成适口大小。

❷ 锅内加油烧热，爆香蒜片，再将鸡胗、青椒、红甜椒与菠萝放入炒香。

❸ 加米酒、盐、少许水一起焖煮 5 分钟。

❹ 将太白粉水、白糖、西红柿汁混合拌匀备用，再将酱汁倒入锅中翻炒均匀即可。

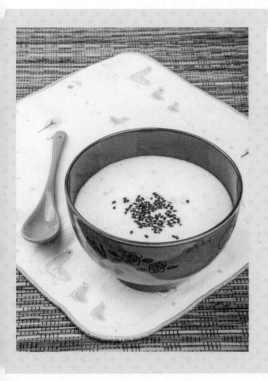

麦片酸奶

 材料

原味酸奶 250 毫升，麦片 20 克，黑芝麻 5 克

做法

将麦片放入碗中，加入酸奶，混合均匀后，再加入黑芝麻即可。

蜜烧红薯

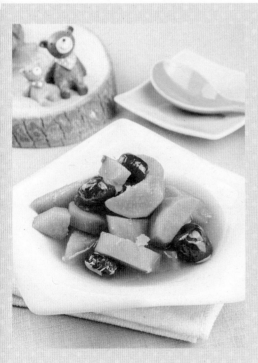

材料

红薯 150 克，蜂蜜 20 克，红枣 8 颗

做法

① 红薯去皮后切成小块；红枣先泡水。

② 红薯、红枣用中火煮滚后，改小火加盖煮 10 分钟左右。

③ 最后加入蜂蜜，用小火微滚 5 分钟即可关火。

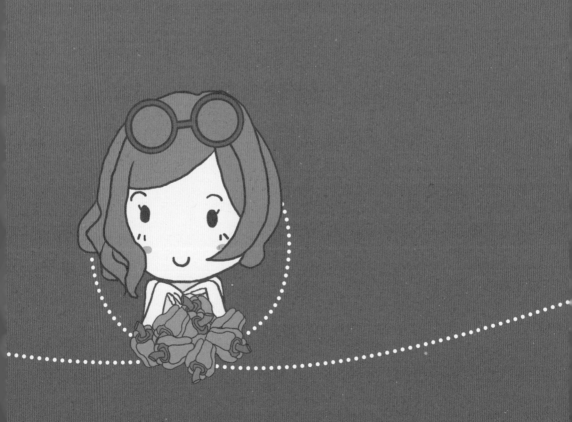

第三章

怀孕中期

进到怀孕中期，胎宝宝的生长状况逐渐稳定，准爸妈在这个时期应该注意什么呢？本章节收录孕期 4 月至 6 月的相关知识，以及孕妈妈的饮食指南，让胎宝宝可以成长地更好、更健康。

孕期 4 月注意事项

孕 4 月开始进入平稳的孕中期，这个月因为胎盘已形成，所以流产的可能性明显减少。现在孕妈妈的腹部开始逐渐隆起，胎动也出现了，拥有一个宝宝的梦想似乎近在咫尺。但孕妈妈仍要细心注意生活中的种种变化，准爸爸也要多多关心，做好孕期保健工作。

准爸爸注意要点

告别了孕早期，孕妈妈迎来了感觉稍许舒服一点的孕中期。这段时间，孕妈妈显得比较有活力，可以感觉到胎动。这时，准爸爸需要注意以下几点，让孕妈妈生活得更舒适。

（1）准爸爸注意事项一

每天早晨陪妻子到附近的公园或者绿地广场散步，呼吸新鲜空气，督促妻子多晒太阳。

（2）准爸爸注意事项二

和妻子一起阅读指导书籍，找些轻松的节目共同参与，丰富妻子生活的情趣。

（3）准爸爸注意事项三

妻子怀孕后，丈夫应该多承担一些家务劳动，以减少妻子对日常家务琐事的操劳，使她在体力上和精神上减少消耗，能够集中精力做好胎教。

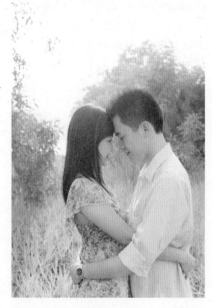

准爸爸可以多陪伴妻子到公园或绿地广场散步。

（4）准爸爸注意事项四

督促妻子远离电磁污染，看电视时要保持一定的距离。

（5）准爸爸注意事项五

挑选舒适的平跟鞋和漂亮的孕妈妈装送给妻子当礼物，让她感受到你对她的爱。

（6）准爸爸注意事项六

孕妈妈在孕期经常会出现浑身酸痛、腿抽筋的现象，这时就需要准爸爸挺身而出，做孕妈妈的按摩师，适时地帮助孕妈妈进行按摩。按摩的时候手法要适当，以轻柔、有节奏、能使孕妈妈感到舒服为宜，可使用手指、手掌、手腕等部位进行按摩，以达到舒筋活血、缓解疲劳、恢复精神、防治肌肉萎缩的目的。在按摩的时候，准爸爸不要使用精油，可以适当地使用一些橄榄油，并注意不要按摩孕妈妈的脚底等部位，以免因按摩手法不当造成健康隐患。

（7）准爸爸注意事项七

孕妈妈每天乘坐拥挤并充满细菌、病毒的公交车，容易感染疾病和发生碰撞危险。对于有条件的家庭，准爸爸最好牺牲一些睡眠时间，做孕妈妈的专车司机，尽量开车接送孕妈妈上下班。这样不仅能避免公交车司机频繁地起步和刹车所造成的剧烈摇晃和震动，还能节省时间，让孕妈妈的职场生活更加轻松，减少疲劳感，以保证胎宝宝在妈妈腹中的安全和健康。此外，准爸爸最好不要让孕妈妈自己开车，以免因体力、情绪、注意力、舒适度、突发因素等方面的情况而发生危险。

（8）准爸爸注意事项八

严格来讲，对于孕期一直守护在孕妈妈身边的准爸爸，应在孕前6个月就开始戒烟，一直到孕妈妈分娩。但是如果部分准爸爸一直没能将烟戒掉，就要注意在孕期一定要避免让孕妈妈吸入自己制造的二手烟，以免对胎宝宝造成无法挽回的严重影响。准爸爸如果要抽烟，一定要坚持到室外抽，抽完后待自己身上的烟味消散再

回到室内。千万不可因为疲惫、懒得动弹，或者图省事、钻空子，就当着孕妈妈的面吸烟，这样很有可能给胎宝宝造成终生的遗憾。

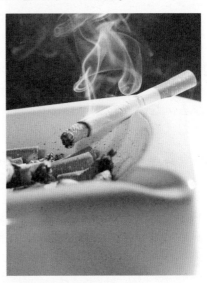

准爸爸如若真想抽烟，应该避开孕妈妈，否则可能造成终生遗憾。

（9）准爸爸注意事项九

进入孕中期以后，孕妈妈逐渐显怀，可以经常外出走动了。闲来无事的时候，准爸爸可以带着孕妈妈去摄影工作室或影楼去拍"全家福"。可以每月拍一次，记录下胎宝宝在妈妈肚子里长大的过程，是十分有纪念价值的。让孕妈妈自豪地露出"胎宝宝的家"，准爸爸坐在旁边深情轻抚，多么温馨而又让人难忘的场面，这是一件非常有趣又有意义的事情。

准爸爸化身孕妈妈专属营养师

从这月开始，胎宝宝开始进入迅速生长发育的阶段，每天需要大量营养素，准爸爸要做好营养师的工作，尽量满足胎儿及母体营养素存储的需

要，避免因营养不良或缺乏而给母体和胎儿造成不良影响。

（1）孕4月开始要注重补钙

进入孕中期后，胎儿进入迅速生长的阶段，孕妈妈对钙质的需求量也在增长。这个时候，孕妈妈每天需要1000～1500毫克的钙，除去从食物中获取，还需额外地补充600毫克左右。这时，孕妈妈应该在医生指导下每天服用钙剂，但不能超标。

首先，孕妈妈也不要放弃以饮食为主的补钙途径。骨头和骨头汤中的钙人体吸收率很低，对于补钙没有太大的好处。从第4个孕月起，孕妈妈最好每天喝250克的牛奶、配方奶或酸奶，同时在饮食上注意摄取富钙食物，如球形干酪、豆腐、鸡蛋、煮小虾、煮沙丁鱼、小鲱鱼干及适量海带或海白菜等，使摄钙量至少达到800毫克。

此外，孕妈妈还要多晒太阳，特别是冬春季怀孕的孕妈妈。这样，会使身体摄取充足的维生素D，使身体对钙的吸收能力加强，让胎儿的骨骼和牙齿发育得更结实，消除引起先天佝偻病和龋齿的因素。另外，如果在晒太阳时做一些适度运动效果将会更好。

（2）如何选择孕妇奶粉？

就营养元素的丰富程度来说，孕妇奶粉优于鲜奶，它专为孕妈妈而设，涵盖了孕期所需的多种营养物质，如蛋白质、维生素A、B族维生素、维生素C、维生素D、维生素E、维生素K、DHA、EPA、叶酸、纤维素、钙、碘、铁、锌等。因此在孕期，孕妈妈可以选择优质的孕妇奶粉代替

牛奶饮用。

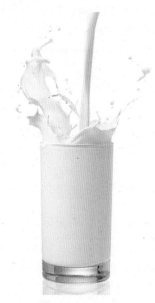

孕妈妈应为自己挑选适合的孕妇奶粉。

那么如何从众多的孕妇奶粉中选择最佳的产品呢？孕妈妈要从奶粉的气味是否纯正、色泽是否正常、是否不含杂质和异物、是否不变质、配方是否均衡合理、进口奶粉是否具有进出口检疫标志等诸多方面进行考察，还可根据医生的建议进行选择。此外，孕妈妈还要结合自身的营养摄入结构以及健康状况，如果体重偏低或营养摄入不足，可以选择全脂奶粉，如果体重超重或热量摄入过多，可以选择低脂奶粉。

（3）孕期补钙纯牛奶、酸奶交替饮用效果佳

孕妈妈最担心的事情之一就是怕摄取的营养不够供给腹中的胎宝宝。事实上，孕期也的确会对一些营养素有特殊的需求，比如钙。

对孕妈妈的补钙，可从食用奶

制品、豆制品、虾皮、紫菜等富含钙质的食物摄入；也可以将肉骨头炖酥后，蘸点醋将骨头嚼碎吃掉补充钙质。另外，专家指出，孕期通过喝奶补钙是不错的选择，而纯牛奶和酸奶交替喝的补钙效果最佳。因为牛奶本身含钙丰富，且容易被机体吸收。而酸奶是鲜奶经过乳酸菌发酵制成的，在营养价值上不仅和鲜牛奶一样，还有抑制腐败菌繁殖，减少其在肠道中产生毒素的作用。在妊娠中后期，孕妈妈每日需要的钙摄入量又有所提高，所以建议在选择奶制品时，最好牛奶和酸奶都购买一些，并交替着喝。

此外，选购时应注意：首先要看产品是否由正规的厂家生产，还要看它是否已过保质期。受过污染和过期变质的奶粉不能饮用。

（4）对胎宝宝大脑有益的特殊物质

进入孕中期，胎宝宝的大脑开始加速发展，对胎宝宝大脑功能起着特殊作用的三种营养物质，需要开始进入孕妈妈的视野。适当地对这三种物质进行补充，能让胎宝宝具备更加优秀的脑功能。

❶ DHA 和 EPA

即二十二碳六烯酸和二十碳五烯酸，有优化胎宝宝大脑锥体细胞膜磷脂构成成分的作用，随着胎宝宝神经元的增长，对这两种物质的需求也会不断增多。因此孕妈妈要多吃海产品；或直接遵照医嘱服用专门的 DHA 和 EPA 营养制剂，同时搭配一些含有高蛋白和钙质的食物，如豆腐、牛奶、豆浆、鸡蛋等，可以提高

吸收率。

❷ GA

即神经节苷脂，具有促使大脑在记忆和认知过程中能够更快、更多地储存信息的作用，使胎宝宝出生后的感觉更加灵敏，思维更加敏捷，记忆系统的容量扩大，记忆时间也更长久。因此孕妈妈多吃海鱼、牡蛎、蛏子等食物，或含有 GA 的营养制剂或孕妇奶粉等，均能有效补充 GA。

（5）胎宝宝视力发育的关键营养素

❶ 维生素 A

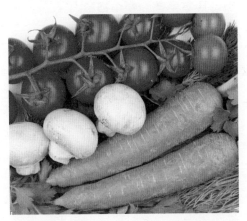

孕妈妈可以将胡萝卜与其他食材料理后，一起食用来补充维生素 A。

众所周知，维生素 A 是维护人体视力正常的最主要的营养物质，对胎宝宝也一样，孕妈妈多补充维生素 A，可避免胎宝宝眼部畸形，或患上先天性白内障。孕妈妈可以通过多吃苹果、胡萝卜、南瓜、牛奶、动物肝脏、鱼类等食物补充维生素 A。同时可以搭配摄入一些脂肪、维生素 E 和卵磷脂，以提高维生素 A 的吸收率。但也要注意不可摄入过量，否则容易导致胎儿出现先天性异常，如唇裂、

腭裂、脊柱裂、无脑、脑积水、血管异常或耳部、眼部、泌尿系统出现异常等。

❷ B族维生素

其中的维生素 B_1 和维生素 B_2 是视觉神经的营养来源之一，孕妈妈可以主要从谷物类食物和海鲜类食物中补充。

❸ α-亚麻酸

它是组成胎宝宝视网膜细胞的重要物质，能促进视网膜中视紫红质的生成，提高胎宝宝的视力水平，孕妈妈可从坚果类食物中摄取。

❹ 牛磺酸

能提高视觉功能，促进视网膜发育并保护视网膜，孕妈妈可通过牡蛎、海带等食物进行补充。

(6) 重点补充蛋白质

进入孕4月，为满足胎宝宝的迅速生长发育，以及孕妈妈子宫、胎盘、乳房生长的需要，孕妈妈要重点补充蛋白质。此时要比孕早期每日多补充20克左右，其中动物蛋白质的含量要占全部蛋白质的一半以上，因此孕妈妈要多吃鸡蛋、奶制品、禽畜肉类、鱼类等食物。但同时也要兼顾荤素搭配，不能一味吃肉，否则会导致营养失衡，引起器官的损伤。

(7) 不爱吃肉的孕妈妈怎么补充蛋白质？

肉类食物能够提供给孕妈妈最容易被人体吸收的优质动物性蛋白质。对于平素不爱吃肉，或者由于孕期口味的转变而厌恶吃肉的孕妈妈，可以用下列方法补充自己摄取不足的动物蛋白。

❶ 选择近似动物蛋白的植物蛋白

这类食物主要是指豆类及其制品。豆类食物中的植物蛋白质中的氨基酸组成成分与动物蛋白十分近似，也能使人体较易吸收利用，孕妈妈可以适当多吃一些黄豆、绿豆、红豆、豆芽、扁豆、豆腐、豆浆等食物。

❷ 选择含有动物蛋白的奶制品和蛋类食物。

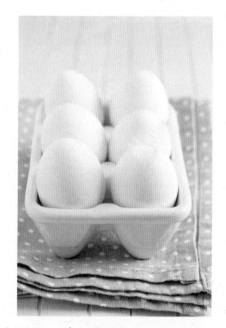

孕妈妈可以食用鸡蛋来补充动物蛋白。

奶制品和蛋类中含有的蛋白质也属于动物蛋白，能够帮助孕妈妈补充所缺乏的动物蛋白，孕妈妈每天可以喝2至3杯牛奶，以每天摄入量不超过250毫升为准，可以用孕妇奶粉代替鲜牛奶；同时再喝1杯酸奶，也可少量吃一些奶酪；每天吃1至2个鸡蛋，或者3至5个鹌鹑蛋。

❸ 多补充些其他蛋白质。

除上述所列食物外，其他富含蛋白质的食物主要包括谷物类食物和坚果类食物，这两种都属于植物性蛋白，孕妈妈每天也可以适当进食，以补充缺乏的蛋白质。

需要注意的是，最好不要以服用蛋白质粉的方式来补充动物蛋白质的不足。这是因为孕妈妈一旦服用蛋白质粉超标，很容易导致水肿、高血压、头疼、头晕等症状，这是加重了肾脏负担的结果，对母婴健康都十分不利。若一定要服用，须遵照医嘱行事。

（8）你是否缺乏维生素 B_{12}？

维生素 B_{12} 又叫钴胺素，广泛存在于动物性食物中，植物性食物中基本上没有维生素 B_{12}。维生素 B_{12} 的主要功能是参与制造骨髓红细胞，是人体的三大造血原料之一，防止恶性贫血和大脑神经受到破坏。如果孕妈妈缺乏维生素 B_{12}，容易导致妊娠恶性贫血，伴随恶心、头痛、记忆力减退、精神忧郁、食欲不振、消化不良、反应迟钝等症，这种疾病还会引起胎宝宝极为严重的先天性缺陷。长期吃素以及先天性缺乏维生素 B_{12} 的孕妈妈容易患上这类疾病。

因此在孕期，孕妈妈不可挑食，不能再保持吃素的习惯，一定要保证饮食结构的全面性和合理性，一旦查出自己缺乏这种营养物质，就要及时补充。尤其是不爱吃肉的孕妈妈，一定要注意补充奶制品和蛋类食物，或者遵照医嘱服用维生素 B_{12} 制剂片，不可轻视维生素 B_{12} 的缺乏问题。

（9）孕中期还需要哪些营养？

进入孕中期，除了要注意补充蛋白质和铁元素外，还要注意补充锌、碘、钙和维生素 D，以促进胎宝宝神经、大脑、骨骼和牙齿的发育。孕妈妈每天要保证摄入 20 毫克左右的锌，180 微克左右的碘，以及 1000 毫克的钙。此外，孕妈妈也可以在医生的指导下，通过服用孕妇多种维生素制剂和微量元素制剂来补充营养。当然，如果经过检测孕妈妈不缺乏营养，就不必再补充。

（10）孕期失眠吃什么？

对于受到失眠困扰的孕妈妈来说，因不能使用药物治疗，食物疗法成了最佳选择。这种方法没有丝毫的副作用，还能顺便补充缺失的营养，只要方法得当，还是十分有效的。失眠的孕妈妈不妨可以根据自身情况尝试以下食疗方法：

❶ 睡前喝一杯热牛奶

据研究表明，睡前喝一杯加少量白糖的热牛奶，能增加人体胰岛素的分泌，促进色氨酸进入脑细胞，促使大脑分泌有助于睡眠的血清素。同时牛奶中还含有微量吗啡式物质，具有镇定安神的作用，能够促使孕妈妈安稳入睡。

❷ 晚餐喝些小米粥

将小米熬成稍微黏稠的粥，在睡前半小时适量进食，有助于睡眠。小米中的色氨酸含量极高，具有安神催眠的作用。并且小米中富含淀粉，进食后可以促进胰岛素的分泌，进而增加进入大脑的色氨酸含量，使大脑分泌更多有助于睡眠的血清素。

❸ 适当嗑瓜子

瓜子中含有多种氨基酸和维生素，有助于调节脑细胞的新陈代谢，提高脑细胞的功能。孕妈妈睡前适当嗑些瓜子，可促进消化液分泌，有利于睡眠。

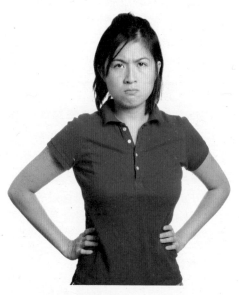

孕妈妈身受失眠所苦，很可能会危及胎宝宝的健康。

❹ 多吃含铜食物

铜和人体神经系统的正常活动有着密切的关系，当人体中铜缺少时，会使神经系统的抑制过程失调，内分泌系统处于兴奋状态，从而导致失眠。因此孕妈妈要多吃富含铜的食物，如玉米、豌豆、蚕豆、鱿鱼、虾、动物肝脏等。

❺ 临睡前吃一个苹果

中医认为，苹果具有补脑养血、安眠养神的作用，并且其浓郁的芳香气味，有很强的镇静作用，能催人入眠。文学巨匠大仲马曾依靠此法成功治愈失眠。

❻ 在床头放一个剥开或切开的柑橘

孕妈妈吸闻柑橘的芳香气味，可以镇静中枢神经，帮助入眠。

或是试试这样的食疗偏方：

❶ 食醋一汤匙，倒入一杯冷开水中饮之，可以催眠入睡并睡得香甜。

❷ 血虚失眠者，可常服藕粉，或用小火煨藕加适量蜂蜜吃；也可用桂圆肉 10 克，红枣 5 个去核，蒸鸡蛋 1 个，每日食用一次。

❸ 心虚、多汗、失眠者，用猪心 1 个切开，装入党参、当归各 25 克，一同蒸熟，去药，吃猪心并喝汤，效果很好。

❹ 因高血压或怔忡不安而致的失眠者，用芭蕉根 50 克，猪瘦肉 100 克，同煮服用，能催眠入睡。

❺ 神经衰弱的失眠患者，可取莴笋浆液一汤匙，溶于一杯水中。这种乳白汁液具有镇静安神功能，有一定的催眠疗效。

❻ 洋葱适量捣烂，装入瓶内盖好，临睡前放在枕边嗅闻其气，一般在片刻之后便可入睡。

（11）红枣是养胎佳品

红枣被称为"天然维生素"，对于孕期的孕妈妈而言，它更是非常好的滋补佳品。每 100 克红枣含有高达 243 毫克的维生素 C，还含有较多的维生素 A、B 族维生素、维生素 P 等物质，能帮助孕妈妈补充足量的维生素，促进胎宝宝的生长发育。此外，红枣中还含有叶酸，能够保证胎宝宝的大脑发育；红枣还是补虚强身的佳品，能增强孕妈妈的抵抗力；红枣还具有静心安神、健脾和胃、补气血的作用，促进孕妈妈对铁元素的吸收。但是在食用红枣时，孕妈妈要注意不可过量，否则易产生身体隐患；要洗净红枣上的残留农药再食用，不要食用已经腐烂的红枣。

（12）孕期食用油选择须知

孕产妇在挑选食用油的时候，要注意选择富含维生素和矿物质的食用油，来为自己和宝宝提供所需的营养。建议孕妈妈们食用富含不饱和脂肪酸的食用油，例如油茶籽油。油茶籽油中还含有丰富的维生素E，并且能够促进矿物质的生成和钙的吸收，对宝宝的大脑发育和健康起着非常重要的作用。

在选择食用油时，首先将原料油分为动物油和植物油进行挑选。动物油像猪油、牛油、鸡油等，饱和脂肪酸含量高；玉米油、葵花子油、稻米油等植物油，不饱和脂肪酸较高。而含有过多饱和脂肪酸的油会增加胆固醇的合成，所以最好远离。

其次，要看油的透明度、有无沉淀物和分层。高品质油在日光和灯光下，清亮无雾状、无沉淀或悬浮物、无杂质、透明度好、黏度较小。若有分层现象，很可能是掺假的混杂油。

再次，买油时不要贪便宜，应认准正规、信誉好的企业，挑选包装完好、近期生产、品牌知名度较高的商品。此外，还要注意瓶身上有没有国家质量认证的"QS"标识。

此外，由于没有一种油是十全十美的，且都不宜久存，在选择食用油时应根据孕妈妈的健康状况、烹调习惯、经济条件等，有目的地选择，现吃现买，经常调换品种，达到油品消费多样化。

（13）孕期食用油使用小妙招

食用油除了吃出健康以外，专家还给我们提供了一些用油的小妙招。在怀孕期间，孕妈妈们比较容易出现皮肤瘙痒和干裂现象，用油茶籽油经常涂抹干痒部位，可预防缓解这种症状。而且涂在肚子上，还能够防止妊娠纹的产生。

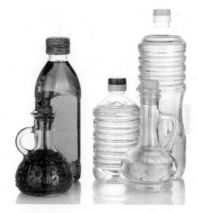

孕妈妈可以取得少许适合的油类，来做生活上的使用。

另外，怀孕期间大便干燥和便秘给很多孕妈妈带来了烦恼，那么你只要每天清晨空腹生食1匙油茶籽油，就可以轻轻松松解决便秘问题。产后孕妈妈若合理用油，保持身体热量的摄取平衡，还能避免产后肥胖等问题。此外，油茶籽油还可以用于婴儿尿疹、湿疹的辅助治疗，直接涂在宝宝的皮肤上，安全有效。

（14）10 种调料不宜过多食用

很多孕妈妈在孕期总是偏好某一种味道，百吃不厌，总是会叮嘱掌勺的人多加点调料，但她们往往忽略了部分调料除了味美还会带给她们危害。

调料即调味品，包括传统的调味品（如香料、盐、酱油等）以及制成品（如鸡精、色拉酱、番茄酱等）。食用制成品，要仔细阅读其配料，含防腐剂、色素的制品少用为好。

❶ 盐

盐分摄入过多，会导致孕妈妈晚期出现浮肿，可见足踝及小腿皮肤绷紧光亮，用手按压出现凹陷，长时间站立行走、中午不午睡则更加严重。这是因为孕妈妈体内内分泌出现变化，导致水潴留；同时增大的子宫压迫下肢静脉，使血液回流受阻，以致下肢出现浮肿。

❷ 酱油

酱油中含有 18% 的盐，孕妈妈在计算盐的摄入量时要把酱油计算在内。同时酱油中含有防腐剂和色素，应该尽量少吃。

❸ 辣椒

辣椒是一种营养成分丰富的蔬菜，尤其含有大量的维生素，适量吃辣椒对人摄取全面的营养成分有好处。但辣椒会刺激肠胃，容易引起便秘，加快血流量等，孕妈妈虽然不是绝对要禁吃辣椒，但应适量，如果属于前置胎盘的情况则应绝对禁止食用。

❹ 紫苏

含丰富的矿物质、维生素及蛋白质等营养素，可以缓解头痛、减轻流行性感冒的症状，具有发汗解热的作用。含有的紫苏醛等芳香物质，被美食家们用于提味，制作海鲜类水产品时，有助于去腥，可缓解很多孕妈妈怕腥的不适感，宜适量食用。

❺ 姜

生姜刺激性较大，容易引起肠道不适感，但适量的姜能够缓解早期孕吐，所以，做饭时，用少量的姜调味即可。

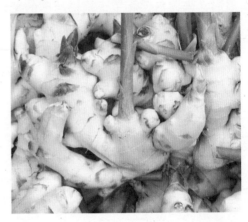

使用适量的姜入菜，可以缓解孕妈妈的孕吐。

❻ 味精

第九届联合国粮食及世界卫生组织食品添加剂法规委员会已决定，取消成人每天摄入 6.0 ~ 7.5 克味精食用限量的规定，但婴儿食品仍要慎用。味精可使食物味道鲜美，没有资料证实其会产生毒素，因此孕妈妈只要食用适量，不必禁用味精。

⑦ 花椒、八角、桂皮、香粉

这四种均属于热性调味品，这些调料易消耗肠道水分，使肠道分泌液减少而造成肠道干燥和便秘，孕妈妈应尽量少吃或不吃。

（15）孕妈妈应多喝清汤，少喝浓汤

在日常餐桌上，汤因为营养而又容易消化，为很多孕妈妈所喜欢。尤其是一些南方的孕妈妈，汤更是她们必不可少的营养食品。不过，虽然汤有诸多好处，却也是非常讲究食用方法的。专家提醒，如果汤选得不对，或者喝汤的方法掌握不好，不但不能让孕妈妈补充营养，相反还会成为阻碍身体健康的隐患。

浓汤指的是用含高脂肪、高热量的食材，如老母鸡、肥鸭、猪蹄等炖出来的汤。在炖汤过程中食材中所含的油脂会慢慢地渗透到汤里，炖出来的汤脂肪含量就会很高。孕妈妈经常喝这样的汤，易造成脂肪在体内堆积，久而久之体重就会超标。而瘦肉、鲜鱼、虾米、去皮的鸡或鸭肉、兔肉、冬瓜、丝瓜、萝卜、魔芋、西红柿、紫菜、海带、绿豆芽等低脂汤料炖出来的清汤，营养会更丰富一些，更适合孕妈妈食用。

喝汤的最佳时间是饭前，而不是饭后。尤其是胃口不太好的孕妈妈，更应该在饭前喝汤。因为饭前先喝几口汤，可将口腔、食道润滑一下，有利于刺激食欲，使食物得到稀释和搅拌，能够促进消化、吸收。而饭后喝汤，会增加胃容量，影响食物的消化和吸收。

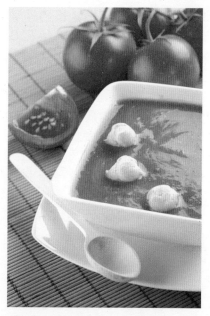

西红柿高汤适合孕妈妈来食用。

（16）方便食品要少吃

处在孕期的孕妈妈最好不要吃方便面、方便饭、罐头、冷冻水饺、冷冻披萨等食物。这是因为这些食物中通常都含有大量的添加剂、防腐剂、甜味素等人工合成的化学成分，会对胎宝宝的身体发育产生不良影响。此外，方便食品中普遍缺乏孕妈妈所必需的营养物质，如脂肪酸、维生素、蛋白质、钙等物质。因此，在孕期，孕妈妈要避免图省事，不能再像以前一样只求填饱肚子，应多吃新鲜的刚烹制好的菜肴，以求营养的均衡摄入。

（17）不宜常吃精制主食

孕妈妈要多吃粗粮，少吃精致主食。所谓精制主食，就是将米、面粉等食物经过多道加工程序，制成精制米或精制面粉，比如免淘米。

而米和面的加工越细，出粉率就越低，谷物的营养物质无机盐及 B 族维生素的损耗就越多，所含的营养成分就越少，会导致维生素 B_1 缺乏症。而维生素 B_1 是参与人体物质和能量代谢的重要物质，如果孕妈妈缺乏维生素 B_1，就会使胎儿易患上先天性的脚气病，以及吸吮无力、嗜睡、心脏扩大、心衰、强制性痉挛，还会导致出生后的死亡。摄入足量的维生素 B_1，还能缓解早孕反应的恶心呕吐症状。

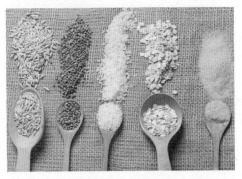

孕妈妈应慎选每日食用的主食。

（18）孕期应保证膳食纤维的摄取

怀孕后由于胃酸减少，体力活动减少，胃肠蠕动缓慢，加之胎儿挤压肠部，使肠肌肉乏力，以及食物过于精细或偏食，食入粗纤维过少等原因，孕妈妈常常出现胀气和便秘的情况，严重时可发生痔疮，因此孕期摄取适量的膳食纤维，可保证孕期消化功能与吸收功能正常，从而有利于胎儿的生长发育。

膳食纤维可刺激消化液分泌，加速肠蠕动，促进肠道内代谢废物的排出，缩短食物在消化道通过的时间等作用。而且粗纤维在肠道内吸收水分，使粪便松软，容易排出，也能减轻孕期便秘症状。含有丰富纤维素的食物有糙米、全麦食品、各类果仁、干杏、豌豆、葡萄干、韭菜、芹菜、无花果等，孕妈妈可根据需要进食这类食品。

（19）清洗水果的小窍门

水果富含维生素，是孕妈妈补充营养的重要来源，但要吃得安全，吃得健康，首先要清洗干净。对于喜欢吃水果的孕妈妈来说，如何清洗水果是令大家很关心的问题。很多水果清洁剂虽然能杀灭水果表面的细菌、去除农药，但是却会附着在水果表面，形成二次污染，并且这样的化学制剂被孕妈妈们食用后，对身体有害。

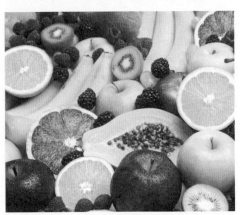

水果是很棒的营养来源，学会正确清洗方法，孕妈妈吃得更安心。

清洗水果其实有个非常简单的办法，只需要先用加入盐、牙膏或者玉米粉等物品的水洗涤，再用大量流动的清水进行处理，就能够很好地洗净水果，守护孕妈妈的健康了。

除此之外，对于那些皮薄、表皮坑坑洼洼的水果，这里给大家介绍一些特别的清洗办法。

❶ 清洗草莓：将新鲜的草莓放在淡盐水或者淘米水中浸泡5分钟。这主要是利用淡盐水可以杀灭草莓表面残留的有害微生物的原理；因淘米水呈碱性，可以促进呈酸性的农药降解，以达到彻底清洗的目的。

❷ 清洗葡萄：先将水里融入几勺面粉或者淀粉，进行搅拌，然后再把新买回家的葡萄放进去浸泡。因为面粉和淀粉有吸附作用，能够有效地把葡萄表面的污垢粘出来，从而洗干净葡萄。

❸ 清洗杨梅：首先，把新鲜的杨梅在清水中浸泡一会儿，待杂质漂浮上来之后，再准备一盆盐水，把刚才浸泡过的杨梅放进来，大约5分钟，你会发现这些藏在杨梅缝隙中的小虫慢慢地爬了出来，这时你再用清水冲洗后，便可以放心享用了。

（20）孕妈妈吃甘蔗要注意

甘蔗是深受人们喜爱的水果之一，其含糖量十分丰富，很多孕妈妈非常喜爱。这时，很多人就有这样的疑问了：孕妈妈可以吃甘蔗吗？下面我们就来为大家解答这个问题。

现代医学研究表明，甘蔗中含有丰富的糖分、水分。此外，还含有对人体新陈代谢非常有益的各种维生素、脂肪、蛋白质、有机酸、钙、铁等物质。甘蔗不但能给食物增添甜味，而且还可以提供人体所需的营养和热量。一般人群均可食用，但脾胃虚寒、胃腹寒疼者不宜食用。

另外，要注意的是孕妈妈不宜常吃甘蔗。因为甘蔗含有大量糖分，吃得越多血糖就越高，处于特殊时期的各位孕妈妈当然要提高警惕，谨防妊娠期糖尿病的发生。孕妈妈吃甘蔗时，当血糖超过正常限度时，会促进皮肤上的葡萄球菌生长繁殖，容易引发皮肤起小疖子或疖肿。如果病菌侵入皮肤深部，则可能引起菌血症而威胁胎儿生存的内环境。

过多摄入糖分还可能使身体内的酸性代谢产物产生过多，使血液变成酸性，也容易导致胎儿发生畸形。即使分娩后婴儿正常，但也有可能在成年后引发糖尿病。所以，孕妈妈对于甘蔗这样含糖高的食物不要食之过多。

其实在孕期完全可以适量食用甘蔗，但要注意甘蔗的质量。甘蔗如生虫变坏，或被真菌污染有酒糟味时也不能食用，以防引起呕吐、昏迷等中毒现象。

（21）孕妈妈不宜喝可乐类饮料

可乐饮料是一种含可乐豆萃取物的充气饮料，可乐豆萃取物中含有咖啡因，咖啡因能迅速通过胎盘作用于胎儿，所以孕妈妈如果大量饮用可乐，就会使胎儿直接受到咖啡因的不良影响，甚至造成先天性疾病。

1瓶340毫升的可乐型饮料中约含50毫克咖啡因，而一次口服咖啡因剂量达1克以上，就可导致孕妈妈中枢神经系统兴奋、呼吸加快、心跳过快、失眠、眼花等症状。即使孕妈妈只摄取1克以下的咖啡因，也会对胃黏膜造成刺激，使部分孕妈妈出现恶心、呕吐、眩晕、心悸等症状。

另外，胎儿对咖啡因尤为敏感，而一些饮料中甚至含有 2.4%～2.6% 的咖啡因、可乐宁等生物碱，所以有的孕妈妈喝了以后会出现恶心、呕吐、头痛、心跳加快等轻微中毒症状。

由此可见，孕妈妈要避免喝可乐类饮料，以免影响胎儿大脑、心脏和肝脏等重要器官的发育，更要避免宝宝出生后患上先天性疾病。

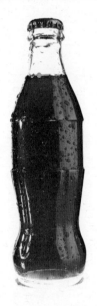

孕妈妈妊娠期间要避免喝可乐类饮料。

（22）孕妈妈吃葵花子要适量

葵花子有营养，但不能摄入过多。葵花子与许多果仁食品相比，其蛋白质的含量较高，热量又较低，而且不含胆固醇，是人们非常喜欢的健康营养食品。葵花子的亚油酸含量很高，这是一种对人体非常重要的脂肪酸，有助于降低人体的血液胆固醇水平。而且亚油酸可促进胎宝宝的大脑发育。葵花子还富含维生素 E 及精氨酸，对维护性功能和精子的质量有益，可提高人体免疫功能。

此外，丰富的铁、锌、钾、镁等微量元素使葵花子具有防止发生贫血等疾病的作用。葵花子还是维生素 B_1 和维生素 E 的良好来源。不过，葵花子通常是炒制的，进食过多比较容易上火，因此每天食用不宜过多，并注意多喝水"败火"。另外，食用葵花子过多，会影响孕妈妈的食欲，致使孕妈妈的营养不均衡，同样会导致胎儿的营养不良。所以尽管好吃，也要适量。

孕期检查与疾病预防

4 月已经进入怀孕中期，由于子宫增大明显，孕妈妈的身体状况也会发生很大的变化，这时可能会出现一些特有的妊娠疾病，要注意预防。

孕中期开始每月一次的产前检查

整个孕中期，即孕 13～28 周，孕妈妈要每月进行一次产前检查，即应在孕 16、20、24、28 周时分别进行一次产前检查，检测胎宝宝的发育情况和孕妈妈的健康状况。每次产检时，孕妈妈都要注意穿上宽松易脱的衣服，带上母婴手册、医保卡、诊疗卡等，医生会将每一次的产检情况都记录在母婴手册上。

在每次产检时，孕妈妈都要和医生确定好下次产检的时间和注意事项，严格遵从医生的意见，及时调整不良的饮食和生活习惯。在孕中期的 4 次产检中，除去常规的身高、体重、血压、胎心音、宫高、腹围、血常规、尿常规、肝肾功能等检查之外，还应注意超声波检查、唐氏儿筛查、妊娠糖尿病检查、白带检查、性病检查、骨盆检查、乳房检查等重点检查，以尽早检测出胎儿可能患有的各种疾病。

B 超，查胎儿重大畸形

每个孕妈妈在孕期都要去医院照 B 超，很多孕妈妈就担心 B 超检查有害健康。事实上，目前的医学研究认为 B 超检查是安全的，因此，孕妈妈不必对孕期 B 超检查产生恐惧心理。

B 超检查是一种非损伤性和无痛苦的检查方法。对于怀孕的孕妈妈来说，只要是诊断剂量的 B 超检查，应该说是对胎儿没有影响的。通常医生会要求孕妈妈在孕早、中、晚期各进行一次全面的 B 超，只要是诊断剂量的 B 超检查，对胎儿是没有影响的。本月 B 超，除了弥补怀孕初期未做超声波检查的不足，主要目的还是针对胎儿的重大畸形做筛检，如脑部异常（水脑、无脑等）、四肢畸形、胎儿水肿等。另外，此时可由超声波得知胎儿的性别。

孕期 B 超检查常识

孕期 B 超检查即黑白超声波检查，是十分重要的，通过这项检查，能够看到胎儿的躯体，分辨胎宝宝的性别，监测胎心音以及胎盘、羊水和脐带的情况等，监测胎儿是否存活，是否多胎妊娠，还可以确定是否存在严重畸形，了解羊水量以及测量 S/D 值，观察胎心是否正常等。

通常的 B 超检查结果应包括双顶径、头围、腹围、股骨长、肱骨长、小脑横径、侧脑室、后颅窝池、颈项透明层、羊水深度、胎心率、宫颈长度、脐带等多个项目，每个项目设置有正常数值范围，用以判断胎宝宝的生长发育是否正常。比如羊水深度在 3 ～ 7 厘米之间，或羊水值为 8 ～ 24 为正常，超出这个范围则有胎儿畸形的可能；正常的胎心率为 120 ～ 160 次 / 分钟，超出这个范围则提示胎儿在宫内有缺氧的可能；宫颈长度若小于 3 厘米，则有发生早产的可能，等等。

这项检查在孕中期的每次检查中都要进行。检查次数除依据规范要求外，还需根据孕期胎儿及其附属物的异常适当增加。

但是不适当的 B 超检查不利于监测胎儿生长状况和发现畸形。因此，孕妈妈应该根据医生建议，在适当的时间接受适当的 B 超检查。最常见的 B 超有普通 B 超和彩色 B 超，普通 B 超和彩色 B 超都是二维平面图像，是目前孕期最常用的检查技术，但超声检查的准确性受多种因素影响，例如羊水量和胎儿体位等，如果怀孕晚期羊水减少或者胎儿面向孕妈妈的背部，观测效果就不太理想。

妊娠 18 至 20 周，通过 B 超检查可发现 95% 的胎儿畸形。其中 60% ～ 80% 的唐氏综合征（先天愚型）在颈项皮肤出现透明带。脑部和脊柱的畸形，如无脑畸形、脊柱裂、脑膨出、小头畸形、脑积水等。肢体缺陷，如肢体缺如、短缩。腹壁缺陷，如腹裂、脐膨出。其他，如先天性心脏病、连体婴儿等。

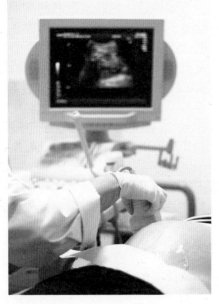

通过B超检查，可以筛检出胎儿是否有重大畸形。

什么时候选择三维或四维B超？

近年来，随着超声影像技术的发展还出现了三维彩超和四维彩超，很多孕妈妈就觉得越先进的措施就越好。事实上并非如此，三维还是四维只是一种检查手段，都是在二维基础上的一个重建成像，胎儿生长发育的评估及畸形的筛查都不能单纯依赖三维及四维成像。

三维彩超可以进行胎儿头面部立体成像，清晰地显示眼、鼻、口等形态，可协助医生直接对某些胎儿先天畸形进行诊断。而三维彩超和四维彩超的区别就在于一个"时间维"，也就是说，三维彩超是图片，四维彩超是录像。通过这项新技术，孕妈妈可以动态观察到孩子在宫内的表情、动作等。

在孕24或28周所进行的产前检查中，应当在黑白超声波检查的基础上，增加三维彩色超声波检查，或四维彩色超声波检查，以诊断胎儿的体表或内脏是否存在畸形。但是对于耳聋、白内障等畸形，通过彩色超声波并不能检查出来。孕妈妈不必担心，无论是黑白或彩色超声波检查，对胎宝宝造成的危害都是极小的，不会影响其正常的生长发育。

筛查唐氏综合征患儿

对于35岁以内的孕妈妈，在孕16或20周所进行的产前检查中，应有B超筛查唐氏综合征患儿的检查。唐氏综合征是指由染色体异常所导致的婴儿疾病，可造成先天性发育畸形、运动和语言能力发育迟缓、智力障碍，并伴随心脏病、传染病、弱视、弱听等多种疾病，一般生活不能自理，在孩子长大后，男性患者多为不育，女性患者遗传给下一代的概率可高达50%。唐氏综合征的检测结果是用危险性的数值来表示的，通常需要1周的时间才能得出，如果危险性数值低于1：270，就表示胎宝宝患唐氏综合征的概率较低，基本是安全的，否则就表示高度危险。如果孕妈妈处在高度危险中，还可以选择进行羊膜穿刺，来更准确地评估危险性。但是羊膜穿刺有可能造成流产，孕妈妈要慎重对待。

年龄在35岁以上或有过异常分娩史的孕妈妈，则要咨询医生，是否要做羊膜穿刺进行更准确的唐氏儿筛查。

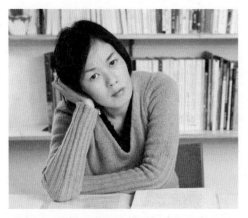

高龄妊娠的孕妈妈应遵照医生的建议，决定是否羊膜穿刺。

羊膜腔穿刺术

羊膜腔穿刺术即简称的"羊膜穿刺"，可用于筛查唐氏综合征、胎儿染色体数目异常、胎儿神经管畸形、先天性代谢异常以及一些基因遗传病。

羊膜穿刺应在16或20周所进行的产前检查中进行。其操作过程是，医生在超声波探头的引导下，用一根细长的穿刺针穿过孕妈妈的腹壁、子宫肌层及羊膜进入羊膜腔，抽取20～30毫升的羊水，以检查羊水中胎儿细胞的染色体、DNA以及生化成分等。羊膜穿刺术的操作过程简单，穿刺前不需麻醉，也不需要住院，孕妈妈一般在穿刺结束后休息1～2小时即可回家，但应在术后一两天内减少活动量，尽量卧床休息，以免发生流产。化验结果通常需要3～4周的时间才能得出。

此外，做羊膜穿刺是有流产风险的。但是，羊膜腔穿刺的难度也是因人而异的，主要与胎盘的位置、胎儿体位、穿刺部位的羊水量、胎儿活动等有关。约有2%～3%的孕妈妈在穿刺后会出现轻微的子宫收缩及阴道流血的症状，但是通常在休息或进行安胎治疗后可以消除。仅有约0.5%的孕妈妈会出现羊膜炎、胎膜破裂及流产。而且，由于羊膜穿刺术均在超声波的引导下完成，损伤到胎儿的可能性微乎其微。

妊娠糖尿病的筛查

在孕24或28周的产前检查中，应有妊娠糖尿病的筛查。尤其是具有糖尿病史、妊娠糖尿病史、糖尿病家族史、产前及妊娠期肥胖、有过不明原因的死胎或新生儿死亡史、分娩过巨大儿、有过羊水过多症以及孕龄超过30岁的孕妈妈，更应重视妊娠糖尿病的筛查工作，这些孕妈妈通常被列为妊娠糖尿病的高风险者，可能在孕中期的第一次产检时就被要求进行筛查。在进行妊娠糖尿病筛查时，孕妈妈需要先保持空腹12小时以上，喝下250毫升（内含50克葡萄糖粉）的葡萄糖溶液，1小时后检测血糖水平，如果测量值低于标准值，则说明一切正常；如果大于标准值，则判定为糖筛异常，需要再进行糖耐检查。糖耐检查也是先要保持空腹12小时以上，然后先进行一次血糖水平检查，再喝下275毫升（内含75克葡萄糖粉）的葡萄糖溶液，分别在1小时和2小时后检测血糖值，以上三项检查结果中，若有任何一项结果大于标准值，则被判定为妊娠糖尿病。

白带检查

白带是阴道黏膜渗出物、宫颈管

及子宫内膜腺体分泌物。白带检查的项目包括清洁度、滴虫、霉菌、白细胞、上皮细胞、细菌性阴道病检测等项目，一旦发现患有阴道炎，应立即采取治疗手段，否则易引起新生儿患霉菌性口腔炎、霉菌性肺炎、淋菌性眼结膜炎、败血症，以及流产、早产、宫内感染、胎死宫内、产褥感染等多种危险情况。这项检查在孕中期的每次检查中都要进行。

性病检查

性病检查包括梅毒血清试验、艾滋病血清检查以及淋病细菌检查，结果呈阴性则说明正常，若呈阳性则说明已遭受病毒感染，应立即进行治疗，否则这些病毒将通过胎盘或产道传播给孩子。这项检查在孕中期的每次检查中都要进行。

坐骨神经痛怎么办？

怀孕后体内激素发生生理性改变，使韧带松弛，为分娩做好准备，但也导致腰部的稳定性减弱。同时胎儿在子宫内逐渐发育长大，使腰椎负担加重，如果再有腰肌劳损和扭伤，就很容易发生腰椎间盘突出，引发坐骨神经痛。此时孕妈妈要注意劳逸结合，避免做剧烈的体力活动。

孕妈妈患有坐骨神经痛时，最好选用硬板床，必要时可做牵引治疗。睡眠时，最好采用侧卧位。平卧时要在膝关节下面垫上枕头或软垫。此外，不要穿高跟鞋。对于疼痛症状重者，可在医生的指导下适当用药。

子宫颈闭锁不全的防治

一般孕妈妈的子宫颈在怀孕期间几乎是闭锁的，等到怀孕足月进入产程开始有阵痛时，子宫颈才逐渐张开。而少数孕妈妈的子宫颈在子宫日渐膨胀与胎儿的压力下，不到成熟期便扩张开来，这种情形称作"子宫颈闭锁不全"。子宫颈闭锁不全，是子宫颈因"无痛性扩张"而无法锁紧，使得羊膜脱出导致破水而流产。这种情况多发生在妊娠中期，且会造成妊娠中期重复性流产。

子宫颈闭锁不全主要是因为先天性子宫颈发育异常和后天子宫颈伤害而引起。其中，后天性原因占30％～50％；后天性原因，大部分与做过人工流产手术或经历过子宫颈癌初期的子宫颈锥状切除有关。孕妈妈患上子宫颈闭锁不全时，一般没有特殊不适，需通过B超来诊断。对要求生育的妇女，可采用手术治疗。子宫颈闭锁不全主要的治疗方法是在妊娠4～5个月时，麻醉下后施行宫颈缝扎术，使宫颈闭锁，以保证继续妊娠，直到妊娠足月，将缝合线拆除，自阴道分娩。这种手术的效果是比较好的，但也可能引起妊娠中途流产。所以，一有临产先兆，应及时拆除缝线。

静脉曲张怎么办？

孕妈妈由于子宫增大，后倾及腹腔内压增高，对腹腔静脉形成压迫，使静脉内压升高，阻碍下肢静脉回流。妊娠中晚期血量增加，活动减少，使得静脉壁变薄，易扩张，尤以下肢浅静脉变化为主。这些不利因素使得孕妈妈成为下肢静脉曲张的好发对象，患病率明显高于普通妇女。

妊娠期下肢静脉曲张的病变，多以踝部和小腿部浅静脉曲张为主。为预防和减轻孕期静脉曲张的问题，孕妈妈可适当增加妊娠期活动，避免过久站立、久坐少动，以改善下肢血液循环，预防及减轻静脉曲张。另一项重要措施是应用循序减压弹力袜，可以改善下肢血液循环，使下肢水肿减轻。

牙龈出血时怎么办？

孕期牙龈出血是一种妊娠反应，主要是由于孕期的激素水平变化，牙龈出现增生或是牙周病所致。这一疾病大多发生在孕中期，不过有些孕妈妈在早期也会出现这一问题。

由于孕期是一个非常特殊的时期，不能乱用药物，药物对胎儿有一定的影响。所以，解决孕期牙龈出血，预防是关键。在怀孕过程中，孕妈妈需要保持良好的口腔卫生，并且定期进行预防性的牙齿护理。

在牙刷的选择上，最好换一个软毛质地的儿童牙刷。因为儿童牙刷的刷头较小，而软毛的质地可以减轻牙刷对牙龈的伤害，有效解决牙龈出血的问题。或者将牙刷换成电动牙刷，它能有效按摩牙龈，并减少六成左右的刷牙力度，令牙龈炎出血程度下降62%。在牙膏的选择上，最好使用含有氟化物的牙膏，且每次用量不要超过1厘米。刷牙时最好采用竖刷刷牙法，力道宜轻柔，不要用力过猛，太使劲会损害脆弱的牙龈，引起牙龈出血。一天至少要刷两次牙，尽量每顿饭后都刷牙，最好是在吃完或喝完东西20分钟内刷牙。如果刷牙后有牙龈出血现象，可在温水中溶入一些海盐来漱口。尽量少用牙签。孕妈妈的牙周组织本来就脆弱，如果所用的牙签质料太粗或者使用的方法不当，就容易对牙龈造成损伤，引起出血和牙齿周围组织的疾病。注意均衡营养，补充维生素和钙质。

患了妊娠贫血怎么办？

怀孕后，孕妈妈的血容量相对孕前平均增加50%；妊娠早期呕吐、食欲不振等因素均可能导致血液中的血红蛋白相对降低，或铁、叶酸、维生素等营养物质摄入不足引起血红蛋白不足，造成贫血。进入孕中期后，由于胎盘血液循环的建立，血容量增加，孕妈妈需要更多地补血，供给铁元素，否则会出现妊娠期贫血，使孕妈妈抵抗力下降，容易造成感染。

患有妊娠贫血的孕妈妈大部分会感觉疲劳、头晕，并出现脸色苍白、指甲变薄易折断、呼吸困难、心悸、胸口疼痛等症状。如果严重贫血，还会使胎儿宫内缺氧，造成发育缓慢、早产甚至死胎。

要预防妊娠贫血，至少要在孕中期和后期检查两次血色素，及早发现贫血，采取相应措施纠正。

孕妈妈在整个孕中期，每天应该摄入约30克的铁元素，通常如果孕妈妈的血色素在100克以上，通过食物的补充就可以解决。可以从红枣、木耳、发菜、面筋、牡蛎、海蜇、黄豆、牛奶等富含铁的食物中摄取，或多吃富含叶酸的食物等。如果血色素低于 100 克，则应按照医生的指示在食补的基础上增加药物治疗，服用补铁制剂。

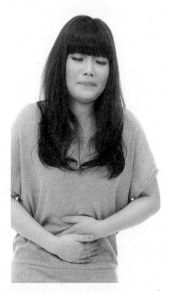

妊娠早期孕吐可能是贫血所致。

警惕宫外孕破裂

如果孕妈妈及早进行孕期检查，就能及早确定宫外孕，排除异常情况。在孕 1 月没有检查发现时，一般情况下宫外孕会在怀孕后第 6～8 周的时候破裂，也能及早解决这一疾病。但是在极少数情况下，进入妊娠第 4 个月时，也有可能会发生宫外孕破裂。

宫外孕是比流产更严重的疾病，随着胎儿长大，输卵管会破裂而引起大出血。不仅是胎儿，更重要的是威胁着母亲的生命。当宫外孕发生在输卵管向质部（在子宫壁内的一段输卵管）时，由于管腔周围有子宫肌肉包绕，胎儿发育到 3～4 个月时才破裂。因此，孕 4 月，如果孕妈妈出现下腹剧烈腹痛、大量出血等情况，就要考虑宫外孕破裂可能，必须马上叫救护车。因为这时候宫外孕一旦破裂，不迅速抢救，孕妈妈就会有生命危险。

在救护车来到之前，应当让孕妈妈保持头低、脚高的姿势，保持周围环境安静，防止出血加重。同时，用毛毯等保温也很重要。

孕期服药应看"安全期"

从优生优育的角度来看，误服药物对胎儿是否造成影响显得尤为重要。至今为止，药物对胎儿的实际致畸作用及潜在的毒副作用是难以估计和预测的。目前来看，唯一的一条大概的预测途径就是不要完全从药物的药理作用及作用机制出发，而主要从服药时间及有关症状来加以考虑。

一般而言，服药时间发生在孕 3 周（停经 3 周）以内，称为安全期。由于此时囊胚细胞数量较少，一旦受有害物的影响，细胞损伤则难以修复，不可避免地会造成自然流产。此时服药不必为生畸形儿担忧。若无任何流产征象，一般表示药物未对胚胎造成影响，可以继续妊娠。孕 3 周至 8 周内称高敏期。

此时胚胎对于药物的影响最为敏感，服用药物可产生致畸作用，但不一定引起自然流产。此时应根据药物毒副作用的大小及有关症状加以判断，若出现与此有关的阴道出血，不宜盲目保胎，应考虑中止妊娠。

孕 2 月至孕 5 月称为中敏期，此时是胎儿各器官进一步发育成熟的时期，对于药物的毒副作用较为敏感，但多数不引起自然流产，致畸程度也难以预测。此时是否中止妊娠应根据药物的毒副作用大小等因素全面考虑，权衡利弊后再作决定。继续妊娠者应在妊娠中晚期作羊水、B超等检查，若是发现胎儿异常应予引产；若是染色体异常或先天性代谢异常，应视病情轻重，及早终止妊娠，或予以宫内治疗。

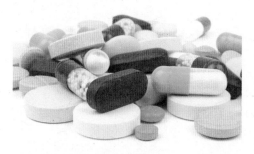

孕妈妈服用任何药物都要经过医师的同意，以免造成遗憾。

孕5个月以上称低敏期。此时胎儿各脏器基本已经发育完成，对药物的敏感性较低，用药后不常出现明显畸形，但可出现程度不一的发育异常或局限性损害，如甲丙氨酯可引起胎儿生长发育迟缓，苯巴比妥引起脑损伤、链霉素、奎尼丁引起耳聋等。此时服药必须十分慎重。

胎宝宝生长发育与孕妈妈身体变化

孕妈妈的身体变化

这个月因为胎盘已形成，所以发生流产和死产的概率已经非常低。

早孕反应慢慢消失，此时要特别注意增加营养，比如对生成胎儿的血、肉、骨骼起着重要作用的蛋白质、钙、铁等要多摄入一些。而含盐多的食物要少吃，否则孕后期容易出现浮肿。需要提醒注意的是，这时很多孕妈妈开始出现便秘，建议多喝水，多吃粗粮、酸奶和蜂蜜等润肠通便的食物。

（1）体重

孕妈妈食欲增加，体重也随之增加。身材变得更加丰满，此时可以适当地进行性生活，但要注意不要使孕妈妈过度疲劳，并注重性生活前后的阴道清洁工作。此外，孕妈妈的腹部继续增大，原来的一些衣服可能穿不下了，需要更换更为宽大的服装或是专门的孕妇服装了。从孕中期开始，孕妈妈的体重可能会增加得很快，孕妈妈可以每天量一次体重，将体重的增长控制在合理范围内。

（2）子宫变化

现在你的子宫已经有一个初生婴儿的头那么大了，将全部软化，富有弹性，很容易在肚脐下约8厘米的地方摸到自己的子宫。子宫的逐渐变大会引起孕妈妈经常性的腰酸背痛。腹部也隆起，看上去已是标准的孕妈妈模样。

（3）乳房变化

孕妈妈已能感到乳房在增大，乳房下端向两侧扩张，乳晕面积加大，并且乳周发黑，乳晕更为清晰。孕妈妈乳头周围凸出一些小点点，会开始分泌少许白色的乳汁，看上去就像刚分娩后分泌出的初乳，还会出现皮肤瘙痒，这是正常现象，不必惊慌。

（4）阴道分泌物

阴道分泌的"白带"增多，它是阴道和宫颈的分泌物，是非常自然的现象。正常的分泌物应是白色、稀薄、无异味的，如果分泌物量多而且颜色、性状有异常，应请医生检查。

（5）尿频、尿急

由于胎宝宝在迅速成长，产生的代谢物增多，增大的子宫开始压迫位于前方及后方的膀胱和直肠，膀胱容量减少，因此出现排尿间隔缩短，排尿次数增加，总有排不净尿的情况，易导致孕妈妈尿频更加严重，起夜更加频繁，会影响到孕妈妈的睡眠质量。但孕妈妈千万不要刻意不喝水或憋尿，免得造成尿路感染。

（6）妊娠反应

早孕反应自然消失，使孕妈妈感到仿佛焕然新生，舒适无比，孕妈妈身体和心情舒爽多了。

（7）胎动

从孕 16 周起一直到孕 20 周的这段时间，终于可以让孕妈妈感受到胎宝宝的首次胎动了！孕妈妈在激动之余，别忘了要记录下首次胎动发生的日期和时间，并在下次产前检查时及时告诉医生，以便使医生对胎宝宝的成长情况进行判断。其他孕妈妈如果在孕 16 周没发现动静，不要着急，其实小宝宝早就在子宫内频繁动弹了，只是时机未到，宝宝还不想让你那么早就"听"到。

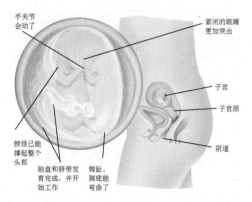

手关节会动了 / 紧闭的眼睛更加突出 / 子宫 / 子宫颈 / 阴道 / 脖颈已能撑起整个头部 / 胎盘和脐带发育完成，并开始工作 / 脚趾、脚底能弯曲了

怀孕第 13 周，胎宝宝身长 7 至 9 厘米，重约 20 克；本周是怀孕中期第一周，胎宝宝已经有一颗桃子那么大了；神经元增多，条件反射能力加强，通过触碰会进行蠕动，但是孕妈妈依然感觉不到胎动；紧闭的眼睛更加突出；指关节会动了，手指能与手掌紧握，脚趾与脚底也能弯曲了；脖颈已经能支撑起整个头部；最初的骨骼结构已经出现，肋骨已经可见；胎盘和脐带也发育完成，胎宝宝可以通过它们汲取来自母体的营养，并排泄废物；出现乳牙牙体；手指指纹和脚趾指纹开始形成。

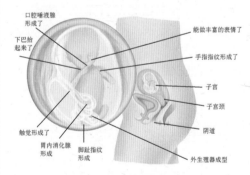

口腔唾液腺形成了 / 下巴抬起来了 / 能做丰富的表情了 / 手指指纹形成了 / 子宫 / 子宫颈 / 阴道 / 触觉形成了 / 胃内消化腺形成 / 脚趾指纹形成 / 外生殖器成型

怀孕第 14 周，胎宝宝顶臀长 8.5 至 9.2 厘米，重 30 至 43 克；手指指纹和脚趾指纹形成完毕；软骨形成，骨骼迅速发育；胃内消化腺和口腔内唾液腺形成；身体的生长速度将超过头部的发育速度，进而改善头重脚轻的状况；脖颈伸长，下巴能够抬起，不再靠在前胸；外生殖器基本成型，已经能够分辨出胎宝宝的性别，如果是女孩，体内卵巢已经生长了约 200 万个卵子。

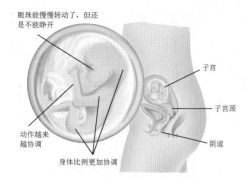

怀孕第15周，胎宝宝顶臀长约10厘米，重60至70克，快要接近孕妈妈手掌那么大了；本周生长速度将会加快；头发和眉毛长出来了；关节已经发育完毕，手腕更加灵活；小手会握拳；会打嗝了，这是呼吸的先兆；腿的长度将在本周超过胳膊。

怀孕第16周，胎宝宝身长12至15厘米，重120至150克，接近孕妈妈手掌那么大；神经系统开始工作，肌肉能够因大脑的刺激做出反应，且动作十分协调；循环系统开始工作，可以把尿液排到羊水中，但由于尿液是干净无毒的，因此还是会吞咽羊水，进行呼吸练习；眼珠开始慢慢转动，但是依旧不能睁开。

胎儿生长

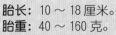

胎长： 10～18厘米。

胎重： 40～160克。

四肢： 身体的生长速度将超过头部的发育速度，进而改善头重脚轻的状况。肌肉、骨骼继续迅速发育，软骨形成，最初的骨骼结构已经出现，脖颈伸长，下巴能够抬起来，不再靠在前胸了。手指指纹和脚趾指纹形成完毕。肋骨已经可见了；脖颈已经能支撑起整个头部；胎宝宝的手脚稍微能活动，胳膊的生长速度和灵活性会超过腿部。

关节已经发育完毕，手腕更加灵活，指关节会动，手指能与手掌紧握，或将手指放入口中吸吮，脚趾与脚底也能弯曲了。

五官： 脸部已有了人的轮廓和外形，头发和眉毛长出来了，还长出一层薄薄的胎毛，具有调节体温的作用，这层胎毛会在出生后消失；紧闭的眼睛更加突出，下颌骨、面颊骨、鼻梁骨等开始形成，耳朵移动到头部两侧的上方，能够做丰富的表情了，如做鬼脸、皱眉等，这些动作都能够促进大脑发育；牙槽内开始出现乳牙牙体。

器官： 神经元增多，条件反射能力加强，神经系统开始工作，肌肉能够因大脑的刺激做出反应了，且动作十分协调，通过触碰会进行蠕动。

会打嗝了，这是呼吸的先兆；胃内消化腺和口腔内唾液腺形成；脊柱、肝、肾都"进入角色"，循环系统开始正常工作，能够把自己的尿液排到羊水中，但由于尿液是干净无毒的，因此还是会吞咽羊水，进行呼吸练习。

皮肤逐渐变厚不再透明。眼睛依旧闭着，眼珠开始慢慢转动，但是已经能感觉到光线的强弱；听觉器官基本完善，对声音刺激开始有反应；触觉基本形成，可以进行抚摸胎教了。外生殖器基本成型，已经能够分辨出胎宝宝的性别了，如果是女孩，她体内的卵巢已经生长了约200万个卵子。

胎动： 胎宝宝力薄气小，所以孕妈妈还不能明显感觉到胎动。现在胎动时你会有像喝了饮料后胃肠蠕动的感觉。注意记录下第一次胎动的时间，下次去医院做检查时告诉医生。

孕 4 月常见不适

（1）腰酸背痛

进入孕中期，孕妈妈由于腹部不断增大，压迫神经，加重腰椎负担，很容易产生腰酸背痛的毛病。这样的不适症状是无法预防的，几乎大部分的孕妈妈都会出现这种情况。因此孕妈妈在生活中要避免长久地保持同一个姿势不变，至少每 30 分钟要变换一下姿势；或做一些腰腹部、背部的伸展运动，避免长久站立和坐卧，也不要提重物；在变换姿势的时候，尽量先找寻支撑点支撑住身体的大部分重量，再进行姿势的变换，因此孕期的身体动作一定要轻缓；或者经常用热毛巾热敷腰部和背部，都能缓解腰酸背痛。

（2）头晕眼花

在孕中期，孕妈妈依然会出现头晕眼花的症状。由于睡眠不足、睡眠质量不好、自主神经系统失调、血糖偏低、贫血、血压降低、过度疲劳、环境嘈杂等原因，都可导致头晕眼花。一旦发生此症状，孕妈妈要立刻停止正在做的事，就地蹲下，或平躺一会儿，待症状缓解或消失后再活动。对此，孕妈妈要多注意休息，适当增加运动时间，在室内时要多注意开窗通风，保证早餐的足量供应，多吃含铁丰富的食物。如果头晕眼花的现象频繁出现，孕妈妈就要考虑去医院进行详细的检查，看看是否是严重的妊娠贫血、妊娠高血压综合征、妊娠低血压、营养不良、妊娠水肿、心脏病、妊娠中毒症等病症，并及时进行治疗。

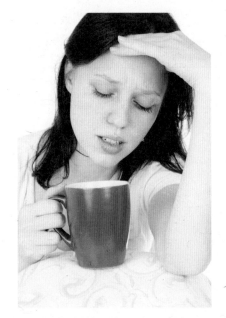

孕妈妈如果出现头晕眼花的现象，要做适当休息，不可逞强。

（3）牙龈炎和蛀牙

在孕 4 月，牙龈炎和蛀牙依旧容易困扰着孕妈妈，孕期不注重口腔清洁卫生，或孕前就患有牙齿疾病的孕妈妈更容易患上牙龈炎和蛀牙。对此，孕妈妈要坚持做好定期的口腔清洁工作，夜间不要进食，每次进食后都要刷牙漱口，刷牙时力道要轻柔，以免碰伤脆弱的牙龈。

（4）失眠

在孕 4 月，胎动首次出现，并越发频繁起来。有的孕妈妈会因为频繁的胎动、尿频、腹部膨大而产生的睡眠不适等原因，导致失眠。首先是入睡困难，然后是醒来后很难再次入睡，有的孕妈妈还会做关于胎宝宝样貌以及分娩情况的噩梦，造成睡眠困扰。对此，孕妈妈要放轻松，晚餐喝一些小米粥，多吃一些富含铜的食物，参照前述办法进行调理，或喝杯牛奶，看看书，听听《摇篮曲》等温柔舒缓的音乐，能有效缓解失眠。

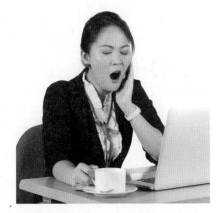

孕妈妈失眠会导致白天精神不济，需找到适合自己的方法加以克服。

（5）阴道分泌物增多

阴道分泌物增多的问题也在持续困扰着孕妈妈。对此，孕妈妈一定要保持每天清洁外阴的习惯，不要使用偏酸性或碱性的化学制剂，直接用流动的清水清洗；坚持每天更换内裤，清洗内裤时要用消毒液进行消毒，再放在阳光下晾晒，以彻底消除附着在内裤上的细菌。如果分泌物出现异常，孕妈妈要及时就医，采取治疗措施。

（6）尿频、夜尿频多

进入孕4月，尿频的症状依旧如影随形，而且还有加剧的趋势，并且孕妈妈起夜的次数也增多了，这是由于胎宝宝的代谢能力在不断加强，产生出的代谢物增多而导致的。对此，孕妈妈要放平心态，逐渐适应就好了，同时要保证适当的饮水量，不可过量，否则会加重尿频症状，也不能因为尿频而摄入不足，否则会使胎宝宝在宫内的发育受阻。

（7）便秘、痔疮

到了孕4月，便秘的情况可能依旧会出现，甚至加重了，出现痔疮。这是由于纤维素摄入不够、运动量减少、妊娠期激素水平升高、胃酸分泌减少、消化能力减弱、胃肠道肌张力减弱、子宫压迫大肠等因素所造成的。

有的孕妈妈在遇上痔疮后，因害怕疼痛而减少了排便，这样的做法只能加重症状，严重时还会导致肠梗阻，是十分不可取的。遇到便秘和痔疮时，孕妈妈不必烦恼，更不可轻易使用泻药，要在生活中进行有效的预防和治疗措施。

如养成良好的排便习惯；保证充足的睡眠和运动时间；保证早餐的供应、多吃具有通便作用的食物，如香蕉、蜂蜜、绿叶蔬菜、绿豆、苹果、燕麦、糙米、全麦面包、酸奶等；避免食用辛辣刺激、难以消化的食物。

（8）坐骨神经痛

孕期的坐骨神经痛多半是由腰椎间盘突出引起的。孕期内分泌的改变使腰部关节韧带或筋膜松弛，体重的增加也加重了腰椎负担，若此时发生腰肌劳损和扭伤，就很容易导致腰椎间盘突出，从而引起坐骨神经痛。对此，孕妈妈不可随意使用一些药膏或中成药，否则会影响胎宝宝的安全。孕妈妈要多休息，不能劳累，尽量睡较硬的床，睡觉时将腿部垫高，多做腰背肌肉和韧带的放松运动，保持坐姿和站姿时要尽量放松腰椎，避免长时间保持同一个姿势，经常游泳，这些办法都能缓解坐骨神经痛。在分娩后，疼痛一般能够得到较大缓解，如未能缓解，孕妈妈可采取常规的方法进行治疗。

（9）肚皮瘙痒

由于妊娠纹的出现，孕妈妈的肚皮在皮肤弹性纤维断裂处容易发生瘙痒，有时甚至还会有疼痛感。这时千万不可用手抓挠，以免抓破造成感染。孕妈妈可用润肤霜或者橄榄油进行按摩，缓解瘙痒和疼痛感，同时不要用过热的水洗澡，也不要用碱性的香皂清洁肌肤，要使用婴儿沐浴露或者孕妈妈专用的沐浴露，以避免让皮肤过于干燥而更容易发生瘙痒。

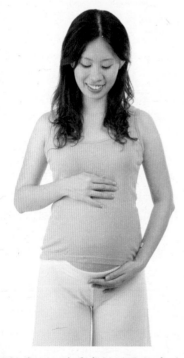

孕妈妈使用润肤霜或橄榄油按摩后，可以舒缓肚皮搔痒，感到较舒适。

（10）妊娠贫血

由于妊娠期血容量的增加，血液被稀释，以及胎宝宝生长发育需要大量的铁元素，孕妈妈容易出现贫血的症状。严重的妊娠期贫血容易导致胎儿宫内缺氧、胎儿发育不全、流产、早产、产后贫血等症。因此孕妈妈一旦被查出患有妊娠贫血，就一定要及时通过食补的方式，适当补充铁元素，或遵照医嘱服用补铁制剂。

（11）妊娠期性病

进入孕中期，孕妈妈可以恢复性生活了，这时候一定要注意房事的安全和卫生，避免让孕妈妈感染生殖器单纯疱疹病毒、念珠菌性阴道炎、尖锐湿疣、淋病、梅毒、滴虫性阴道炎等性病，否则不仅治疗起来较为麻烦，很多药物无法使用，还会使胎宝宝受到影响。尤其是在分娩时，如果胎宝宝经由妈妈的阴道产出，就很有可能受到病毒感染。因此孕妈妈在孕中期一定要注意性生活的卫生，要督促准爸爸先做好生殖器的清洁工作，再进行同房。在日常生活中，夫妻双方也要对生殖器的卫生状况严加注意。

（12）静脉曲张

进入孕4月，孕妈妈会逐渐发生不同程度的静脉曲张，症状及原因如前所述，尤其是超重、孕前患有静脉曲张以及有静脉曲张家族病史的孕妈妈，患此病的可能性更大。如果孕妈妈不注意孕期护理，长时间站立或者盘腿而坐，都会加重病情。治疗静脉曲张的方法，除了穿长筒袜以外，孕妈妈还可以在条件允许的情况下尽量把双腿垫高，睡觉的时候也可在小腿下的床单底下放一个枕头，以抬高双腿。

环境与孕期护理

进入平稳的孕中期，孕吐反应已经消失，但日渐隆起的腹部也给孕妈妈的日常生活带来不少不便，所以，孕妈妈仍然不能放松警惕。

（1）避免过于频繁的身体振动

这里所说的振动，是指孕妈妈在搭乘火车、公交车时所产生的长时间的较为集中的频繁的身体振动，或因跑、跳以及突发的外力因素而导致的频繁的身体振动。这是因为，胎宝宝只能接受来自孕妈妈子宫的有规律的收缩振动，如果不是这样的有规律的轻微的振动，而是较重的无规律的频繁振动，这对胎宝宝来说是一种不良刺激，会致使胎宝宝的大脑发育不良。因此，孕妈妈要避免给胎宝宝长时间的振动刺激，外出旅游最好乘坐汽车和飞机，乘坐汽车也要避免较为颠簸的路途，平时上下班乘坐公交车的时间也要控制在 1 小时之内，否则就要考虑由准爸爸或家人开车接送孕妈妈上下班。

（2）远离人群聚集地

即便进入了孕中期，孕妈妈也还是要注意孕期安全和护理，少去人群聚集的地方，保护好胎宝宝的健康比什么都重要。如果孕妈妈经常去人群密集地活动，孕妈妈会将很多细菌和病毒通过皮肤或衣物的接触带回家，不仅破坏了室内卫生，还会增加感染上肝炎、风疹、流感病毒、皮肤病的可能性，这些细菌和病毒会通过胎盘的血液循环进入胎宝宝体内，导致胎宝宝患上各种先天性疾病，还会造成流产、早产、死胎等严重后果。

此外，在人群密集地，如车水马龙的拥挤街道、大型购物中心等场所，空气中的一氧化碳、二氧化碳和尼古丁的含量很高，孕妈妈长期吸入大量有害气体，会对胎宝宝造成先天性的损伤，容易生出痴呆儿等不健康的宝宝。

（3）孕妈妈选择内裤时的注意事项

随着孕期逐渐推进，孕妈妈的肚子和臀部都将升级，这时候原本的内裤就不再适用了，继续长期穿着会影响孕晚期胎儿顺利入盆，所以要挑选孕妈妈专用的内裤。

孕妈妈需依据怀孕时期腹围、臀围大小的改变来选购内裤，也可购买能够调整腰围的活动腰带式内裤，以方便孕妈妈根据腹围的变化随时调整内裤的腰围大小。因为孕妈妈阴道分泌物会增多，所以孕妈妈内裤的材料以透气性好，吸水性强及触感柔和的纯棉质地为佳。纯棉材质对皮肤无刺激，不会引发皮疹。而孕妈妈内裤的款式多以高腰、中腰为主，高腰的设计可将整个腹部包裹，具有保护肚脐和保暖的作用。但有越来越多时髦的孕妈妈为了搭配流行服装，也偏好选择孕妈妈专用的低腰内裤甚至是丁字裤，就需注意保持卫生。

（4）科学使用托腹带

从怀孕 4 个月起，胎儿逐渐长

大，孕妈妈的肚子开始有下坠感，脊椎骨也容易不舒服，这时就可以开始穿着托腹带，给腹壁一个外在的支撑。

托腹带能为那些感觉肚子比较大、比较重，走路都需要用手托着肚子的孕妈妈提供帮助，它能有力地支撑起日益隆起的腹部，并托住腹中胎儿，保护胎位。托腹带还可减轻腹部对腰部及脊椎造成的负担，保持臀部的美丽曲线，尤其是对连接骨盆的各条韧带发生松弛性疼痛的孕妈妈，托腹带可以对背部起到支撑作用。

在使用托腹带的时候，为了不影响胎儿发育，托腹带不可包得过紧，晚上睡觉时应脱掉。托腹带的伸缩弹性应该比较强，可以从下腹部托起增大的腹部，从而阻止子宫下垂，保护胎位，减轻腰部的压力。除睡眠时间外，其余活动时皆可穿着托腹带。

胎教

在这个月中，胎宝宝的神经系统、感觉系统开始变得发达，细小肌肉开始会动，头部可左右摆动，开始有吸吮手指的动作。此阶段的胎宝宝对抚触的敏感度和1岁孩子一样，同时，他对声音尤其是音乐也会有反应。

开始进行音乐胎教

音乐胎教是指通过音乐对母体和胎儿共同施教的过程。在生理作用方面，音乐胎教是通过悦耳怡人的音响效果对孕妈妈和胎儿听觉神经器官的刺激引起大脑细胞的兴奋，改变下丘脑递质的释放，促使母体分泌出一些有益于健康的激素如酶、乙酰胆碱等，使身体保持极佳状态，促进腹中的胎儿健康成长的。

在心理作用上，音乐胎教能使孕妈妈心旷神怡，浮想联翩，从而改善不良情绪，产生良好的心境，并将这种信息传递给腹中的胎儿，使其深受感染。

研究表明，胎儿在母亲肚子里长到4个月大时就有了听力；长到6个月时，胎儿的听力就发育得接近成人了。这时候开展音乐胎教，能刺激胎儿的听觉器官成长。

音乐的神奇之处就是能造成各种生理、心理效应。每个人在听自己喜欢的音乐时都能激起幻想，从而让心灵得到安慰或愉悦，这对胎宝宝也一样。孕妈妈在听胎教音乐时，除了感到心旷神怡外，音乐还会激发神经系统，产生神经介质，并随着血液循环渐渐进入胎盘，直至送到胎宝宝大脑的相应部位，促进其大脑的发育。

因此，以前在房间内播放的似有似无的音乐，现在可以有目的地放给胎宝宝听了，听音乐时孕妈妈也可以轻轻地抚摸腹部，同时把音乐描述的场景讲给胎宝宝听。

实施音乐胎教的注意事项

音乐胎教是当下非常流行的胎教方式，很多父母都认为这种方法好处多多。但是，如果进行音乐胎教时方法不当，也可能对胎儿造成危害，准爸妈要特别注意。

首先，进行音乐胎教时，切忌将传声器贴在腹部进行胎教，这会伤害胎儿的听力。因为4个月胎儿的耳蜗虽说发育趋于成熟，但内耳基底膜上面的短纤维极为娇嫩，当受到高频声音的刺激后，很容易遭到损伤。轻者，婴儿出生后可能听到说话声，却听不见高频的声音；重者将会给小宝宝造成一生无法挽回的听力损害。因此，进行音乐胎教时千万不能将传声器贴在腹部进行胎教。

其次，立体声音乐危害更大。孕4月，胎儿的听觉器官正处在发育阶段，对声音刺激的敏感性很强，很容易发生听觉疲劳。有资料表明，人长时间处于高频立体音乐的刺激中，易患"高频听觉损失症"，表现为血压升高、心跳呼吸加快、肌肉紧张、出汗、内分泌及胃肠功能紊乱等。对胎儿而言，立体声则有致畸作用，或使胎儿宫内发育迟缓，使胚胎死亡率增加。据美国、日本等国的流行病学调查显示，生活在高噪声区的人，其不育症和后代的先天性畸形的发生率远高于低噪声区。因此，胎儿不宜长时间听节奏明快、优美动听的立体声音乐，更不要将耳机直接放置在腹部让胎儿听音乐，以防对胎儿听力器官造成危害。

开展读书胎教

书籍是人类进步的阶梯，对胎宝宝也不例外。大多数人只是将听音乐作为胎教的手段，却很少有准爸爸、孕妈妈想到过要给肚子里的宝宝读上一段好听的故事。其实，对胎儿来说，母亲的说话声和母亲的情绪变化，要比音乐对其影响更大，因此，如果母亲本人是个爱读书的人，在孕期以读书作为胎教的方式，那么对母子双方都是一件十分有益的事。胎教阅读，可由丈夫大声读给妻子听，这会安定孕妈妈的情绪，同时又起到了增进夫妻感情的作用。

适合孕妈妈阅读的书籍，在选择上没有年龄段的限制，在体裁上也可以丰富多样，不拘泥任何一种形式，但总的来说，应当是能让心情安逸、陶冶情操、带来美好感受的读物；最好是可以激起母爱、唤起女性温柔情感的作品。

给胎宝宝传递安全的记忆信息

研究证明，胎儿在子宫内就能通过胎盘接受母体神经反射传递的信息，使脑细胞在分化、成熟过程中不断接受母体神经信息的调节与训练，迅速增大记忆储存，并开始引导其行为的发展。

有人做过这样的实验：在医院产科的婴儿室播放有关母亲子宫内血液流动及心脏搏动声音的录音，发现正在哭泣的新生儿很快就能安静下来，显得情绪稳定，饮食、睡眠情况变好，而且体重迅速增加。这是因为胎儿在母亲的子宫中早已熟悉母亲的心音，一听到这种声音就感到安全亲切。

既然胎儿有记忆能力，那么孕妈妈就应设法开发胎儿的记忆力，把良好的、积极的、健康的、真善美的信息及时传递给胎儿，让他输入脑子里，受用一生。

给胎宝宝一个温馨和谐的家庭环境

除了直接实施胎教外，家庭环境也往往能起到胎教的效果，影响胎宝宝的生长发育。

如果家庭纷争不断，那么胎宝宝自然就会吸收一些不良的信息，他的情绪和性格也会随之受到影响。

家人间发生磕磕碰碰的事在所难免，但为了宝宝，年轻的孕妈妈和准爸爸应该学会控制自己的情绪，相互谅解，尽量避免发生正面冲突。由于身材变形、身体不适或者对生育的恐惧等一系列的原因，不少孕妈妈在怀孕期间情绪非常不稳定，所以此时准爸爸更应该付出耐心和爱心来关怀呵护自己的妻子。

如果两人的意见发生分歧，那么在争辩过程中应尽量降低音量，这样做，一方面可以避免两人的火气不断升级，使纷争尽早结束；另一方面也能让腹中胎宝宝的情绪不至于受到太大的影响。

胎教方案

（1）冥想胎教：妈妈好想摸摸你

进入孕中期，随着腹部不断隆起，孕妈妈能够更加真实地感受到胎宝宝的存在了，会更频繁地抚摸自己的腹部，现在的胎宝宝虽然还不能让孕妈妈感受到胎动，但是胎宝宝已经一刻不停地在子宫内开始了运动，有时妈妈的手掠过胎宝宝的头部上方，

胎宝宝还会俏皮地躲开呢。在抚摸腹部的同时，孕妈妈可以在心中默默地跟胎宝宝对话："宝宝，你长大了好多，妈妈特别希望日子能过得快一些，早日看见你的模样。"并想象胎宝宝此刻在做的动作，胎宝宝是打了个哈欠、踢了个腿还是伸了伸手呢，如果此时就能摸摸胎宝宝，或是感觉到他的存在，该多么美妙啊！或者想象一下，胎宝宝的生长环境好不好，胎宝宝的营养足够吗，胎宝宝还需要妈妈给他提供什么物质和帮助呢。

（2）情绪胎教：把高兴事儿拿出来跟宝宝分享

孕妈妈每天要尽量保持好心情，以免糟糕的情绪在体内产生有害物质，威胁胎宝宝的健康。为了让胎宝宝能够更多地感受到妈妈的好心情，从而更加健康、茁壮地成长，孕妈妈要尽可能地把一天中遇到的所有高兴事儿都拿出来跟宝宝分享一番，可以用冥想的方式细细地在心中回味，也可以用讲述的方式，声情并茂、手舞足蹈地讲给宝宝听，妈妈的心情越是发自内心地愉悦，胎宝宝的大脑就越能受到更多的积极因素的刺激，从而发育得更好。

（3）美术胎教：欣赏儿童画

孕妈妈不妨转换下思路，多搜集一些好看的儿童画欣赏一下，使自己沉浸在天真童趣的氛围中，多去看和体会一下孩子眼中世界的模样，心就会变得更加柔软，更容易打破思维局限，激发新的想象力和创造力，还能使心情得到更多的舒缓和放松。

3-2 孕妈妈的阳光"孕"动

跟着书中内容一起来！孕妈妈孕 4 月，运动 GO！

瑜伽

进入孕中期后，孕妈妈的肚子会迅速开始增大，此时，孕妈妈宜多进行训练下肢、腰背肌肉量，以及身体平衡性的体位练习，以增强对日益增大的腹部的支撑力。

手臂伸展式

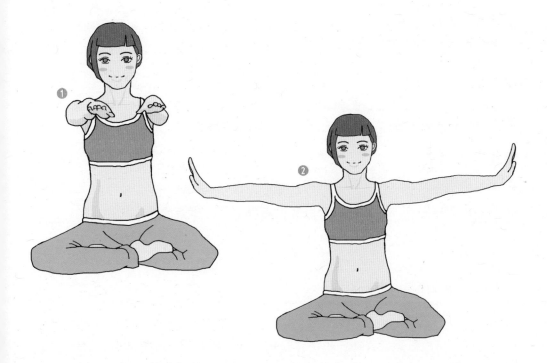

❶ 挺直腰背，双腿自然散盘，双手放到膝盖上，掌心向上，食指和拇指相触。吸气，双手前平举，掌心向下。

❷ 呼气，双臂左右打开，侧平举，指尖向上翘起。

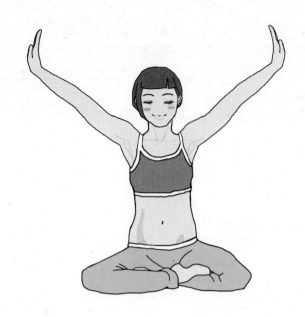

❸ 保持自然的腹式呼吸，将手臂伸直，从前向后旋转 3 圈，再从后向前旋转 3 圈。呼气，恢复到起始姿势，稍作休息。

功效

此练习可灵活肩部，扩张胸部，增加氧气的吸入量。同时可使手臂的肌肉紧实，使身体更为强壮，为孕中期体重增加做好准备。

树式

❶ 直立，两脚并拢，两手掌心向内，自然下垂。

❷ 将右脚脚掌贴在左小腿内侧，膝盖向右侧打开，挺直腰背，保持平衡。

❸ 双手合十在胸前。

❹ 吸气，双手高举过头顶，保持此姿势 2 ~ 3 个呼吸；再呼气时，恢复到起始姿势，稍作休息，做另一边。

功效

此练习可放松髋部，补养和加强腿部、背部的肌肉，改善体态，锻炼小脑，加强稳定性。

安全提示

孕妇在做此练习时一定要保持身体的平衡，以免摔倒发生意外。

孕妇体操

孕妇体操可从孕中期开始，每天坚持练习，动作要温柔，运动量以不感到疲劳为宜。孕妈妈可以有选择性地进行练习，也可逐一进行。做操时可以放些优美、舒缓的音乐，帮助调节情绪。

在开始做孕妇体操之前，孕妈妈要先排尿、排便，最好是在餐前或餐后2小时进行，让身体处在最松弛的状态。请量力而为，练习时间不宜过长，动作幅度要适中，不要强迫自己做最大限度的伸展，也不要敷衍了事，否则不仅会影响运动效果，还会发生危险。如果感到不适，请立即停止。

靠墙下蹲

❶ 孕妈妈背靠墙壁站立，让全身背面紧贴墙壁，张开双脚与肩同宽，缓慢下蹲。

❷ 下蹲过程中尽量减少腰部和墙壁之间的空隙。

❸ 彻底蹲下后，保持姿势5秒钟，再慢慢站起恢复成原来的姿势。

❹ 反复练习5~10次即可，可预防腰痛。

压腿运动

❶ 孕妈妈双腿前后张开站立，上身保持直立。

❷ 双脚脚尖均向前，使前腿弯曲，后腿伸直，后脚跟着地，让身体

做有规律的缓慢下压动作，之后再换边进行。

❸ 每侧腿坚持1分钟即可，每侧做5次，可缓解小腿压力，解除沉重感。

提肛运动

❶ 孕妈妈保持站立姿势，收紧会阴肌肉和肛门处的肌肉。

❷ 像同时憋住大小便，保持收紧5~10秒钟后，放松。

❸ 重复10~15次，能够增加肛门和会阴肌肉的弹性及控制力，预防便秘和尿失禁，孕晚期练习有利分娩。

举腿动作

❶ 孕妈妈呈仰卧姿势，蜷缩起双膝保持住。

❷ 让一条腿伸直并向上高举，保持此姿势。

❸ 脚尖绷紧后放松，再绷紧，再放松，重复3次，再换腿做相同动作。

❹ 每条腿练习5~10次即可，能够促进腿部血液循环，消除肿胀，预防静脉瘤。

通过以上动作的练习，可以帮助孕妈妈缓解因胎宝宝不断增大而导致的腰部、骨盆和腿部压力，以及可能持续出现的便秘、尿频、尿失禁等症状，坚持练习直至产前，还能有助分娩的顺利进行。但是有过流产史、前置胎盘以及宫颈松弛症的孕妈妈不宜做这些练习，可用散步、做些简单轻松的家务劳动等方式达到锻炼身体的目的。

游泳

进入孕4月，孕妈妈可以选择更多的运动方式了，游泳就是一个不错的选择，不但能够帮助孕妈妈达到有氧健身的目的，消耗掉身体中更多的热量，还能够使孕妈妈的身体得到放松，情绪得以释放，减轻诸多孕期不适感，如腰酸背痛、便秘、腹痛、静脉曲张等，并能对胎宝宝的发育起到促进作用。孕妈妈可以每周进行1~2次游泳运动，每次不超过1000米，运动强度一定要控制好，不宜过大，以运动结束后10分钟内能够恢复到锻炼前的心跳速度为宜。此外，孕妈妈还要注意游泳池及周边环境的卫生条件和温度，一定要选择定期消毒的泳池，最好是恒温的室内游泳池。有流产史和患有习惯性流产、阴道出血、心脏病、妊娠高血压综合征、腹痛等病症的孕妈妈不适合游泳，可以选择其他更为平缓的运动方式。

孕中期适合运动

孕中期，即孕4~7月。随着胎盘的形成，宫内情况相对稳定，孕妈妈已经度过了早孕流产的危险，可根据个人体质及过去的锻炼情况，适当加大运动量，进行适度的活动，如游泳、孕妈妈体操、瑜伽等。虽然此时运动量可以适量增加，但仍应切记凡是剧烈的、有危险性的运动都不适合

孕妈妈，不可进行如跑、跳、骑马、爬山、快跑、滑雪、蹦极、潜水、跳高、跳远、跳绳、滑冰、篮球、足球、羽毛球等等剧烈运动。

事实上怀孕时维持一定的运动量，对胎儿和母亲都有好处。首先，运动会使孕妈妈的血量增加，可改善其焦虑心情，使生产产程缩短，自然生产机会提高，也使胎儿窘迫概率降低，胎儿平均体重比不运动的妈妈所生的胎儿少310克左右（胎儿脂肪减少了）。

其次，运动的母亲所生的宝宝，运动神经元的发育比一般新生儿更快。总而言之，若想让生产更顺利，保持产后身材与体力，建议女性在怀孕前就开始培养运动习惯，并在怀孕过程中持之以恒，这样不只胎宝宝会变得强壮，也会让你在经历怀孕生产的煎熬后，依然是美丽动人的健康妈妈。

但有妊娠并发症的妈妈在进行运动时，会受到一些限制，像患有高血压、多胞胎怀孕、心脏疾病、前置胎盘或有早产现象的妈妈，均不适合运动。

可适当增加运动频率

孕妈妈适合做哪种运动、运动量的大小，都要根据个人的身体状况而定，不能一概而论，但开始的时候一定要慢慢来。

在此阶段可以适当增加运动频

率，是因为怀孕中期胎盘已经形成，不太容易造成流产。孕妈妈可以每天早晚散散步，既可以增加耐力，促进肠胃功能，还能刺激腹中宝宝的活动。尤其是在温和的阳光下散步还能促进胎宝宝对钙质的吸收。不过，这个时期由于体重增加，身体容易失衡，孕妈妈尽量不要再做需要登高、弯腰的家务活动，如擦高处玻璃、弯腰擦地等。

孕妈妈外出锻炼注意事项

现在孕妈妈的身心稳健，浑身的细胞都在喊叫着要出去透透气。不过在出发之前，必须通过医生确认你和胎宝宝都安全，适宜进行户外运动才行。

进行户外运动，最好选在清晨和傍晚。上午是8点到10点，下午是4点到7点。在这段时间内，植物经过了几个小时的光合作用，空气中氧气含量非常高，而且紫外线也不是很强烈，空气质量也比较高，最适合户外运动了。如果是室内运动，不要选择刚吃饱或是空腹时运动。也不要在晚上10点后运动，因为这时候你和宝宝都要睡觉了。

此外，人体产生的热量主要通过皮肤散发，胎儿产生的热量也要通过孕妈妈的皮肤散发，因此，孕妈妈的体温会比正常略高些。这种体温升高会让孕妈妈在锻炼时更容易发热、疲劳和脱水。因此我们要做好充分的锻炼前准备。如，穿浅色棉质衣服。因为浅色衣服能减少热量的吸收，棉质的衣服透气性强，易散热，也比较吸汗，可以让皮肤自由地呼吸。衣服应该宽松或者有弹性，可以让肢体自由地舒展。

挑选合脚的鞋子。这点也非常重要，而且至少要准备两双，每天轮换着穿。休息的那双鞋子每天最好在阳光下晒晒，在风里透透气，这样就可以防止脚气病的产生。因为真菌容易在温暖和潮湿的环境里生长繁殖，而孕妈妈的脚又特别容易出汗。

准备充足的水。锻炼过程中适当地出汗没有问题，但如果汗水把整件背心都打湿了，那就要休息一下。运动前10～15分钟，要适当喝水，控制在450～600毫升。

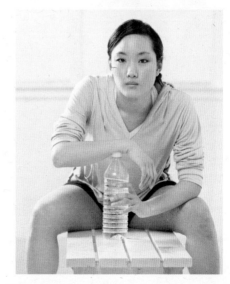

孕妈妈进行完户外活动，要补充足够的水分。

孕期 5 月

孕 5 月，辛苦的孕程已经过去一半了，这个阶段孕妈妈应该注意什么？都在这个小节中！

孕期 5 月注意事项

这个时期，孕妈妈的肚子越来越大，身体变化也越来越明显，接近典型孕妈妈的体型，身心也都处于稳定期。旅游、探亲等计划孕妈妈都可以开始进行，但仍要注意体形变化给生活带来的不利，做好孕期的记录工作，详细记录孕期的变化情况等孕期保健工作。

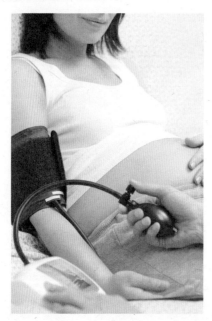

孕妈妈妊娠 5 月后要随时注意血压的监测。

这个月胎宝宝飞快地成长，宝宝 17 周的时候你可以借助听诊器听到胎宝宝强有力的心跳，通过听胎心音来确定胎宝宝的健康状况，如发现任何异常，请立即到医院寻求医生的帮助。

建议每周称一次体重，一般来说，整个孕期体重增加 12.5 ~ 18.0千克是正常的，否则可能会造成分娩困难，引起妊娠期糖尿病。睡觉最好左侧卧，也可以两腿间夹个枕头，尽量别睡软床；你可能开始觉得皮肤发痒，这是正常现象。要常洗澡，勤换内衣，保证睡眠充足，都可以减轻瘙痒感。20 周以后可能会出现妊娠高血压症状，要随时监测血压。

准爸爸注意要点

5 个月的胎儿的感觉器官发育迅速，从这个月开始有了味觉、听觉和视觉，所以这个月开始可以全方位地对胎宝宝进行胎教。准爸爸此月应该做到：

（1）准爸爸注意事项一

胎宝宝能够听见外界的声音了，孕妈妈和准爸爸是不是十分兴奋，急于每时每刻都守在胎宝宝旁边跟他说话呢？其实大可不必，太多的声音会打扰到胎宝宝的成长和休息。

因此准爸爸的声音只要适时地出现就可以了，和妻子一起进行胎教，每天跟胎宝宝睡前问候，和胎宝宝说几句话，"抚摸"宝宝，给宝宝听胎教音乐。

准爸爸可以问问宝宝，你今天愉快吗，现在困了没，是不是在打小哈欠呢，乖乖睡觉吧，明天爸爸再给你讲故事。养成每天和胎宝宝之间的睡前互动习惯，能够更早地建立起最初的亲子感情，还能成为准爸爸胎教的一部分呢。

（2）准爸爸注意事项二

协助妻子做好孕期的自我监护：量体重、数胎动。

（3）准爸爸注意事项三

保持居家环境的安静，让妻子远离强烈的噪声，以免造成宝宝的不安。

（4）准爸爸注意事项四

如果妻子身体情况允许，准爸爸可以安排一次短期的旅行，减缓妻子的忧虑和不适。

（5）准爸爸注意事项五

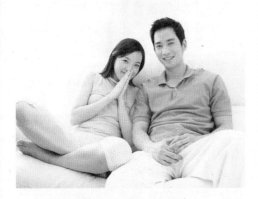

准爸爸应经常陪伴在孕妈妈身边，使她有充足的安心感。

在孕期，孕妈妈需要准爸爸的

贴身相伴和呵护，在这段时间，准爸爸最好能征得上司的同意，将出差的任务交给他人，避免离开孕妈妈的身边，尤其是在比较容易出现意外状况的孕晚期。有准爸爸的陪伴，孕妈妈才能感到更加放心和踏实，保持舒畅的心情，对胎宝宝的发育极为有利。

（6）准爸爸注意事项六

准爸爸帮助孕妈妈按摩，一定要在医生的指导下进行，要按摩什么穴位、使用什么样的按摩手法、按摩时间需要多久等，都是有讲究的。准爸爸不要不管不顾地随便进行按摩，以免触到了一些会给孕妈妈带来不适或发生危险的穴位。准爸爸在日常生活中也可以多从专业的孕妇按摩书籍中学习并积累按摩知识，以便能够"手到病除"。

（7）准爸爸注意事项七

孕妈妈除通过产前检查测量宫底高度外，也可以请准爸爸在家进行测量，做好家庭监护工作。孕妈妈保持空腹状态，排尿后仰卧在床上，准爸爸先找到耻骨，再寻找子宫底的位置，测量出耻骨联合处到子宫底的长度，即为宫高。宫高只是一个具有一定参考价值的数值，如果在1～2周内变化不大，或者没有变化，并不一定说明胎宝宝发育迟缓，而且由于准爸爸的测量经验不足，很可能造成测量偏差，因此还是要以产检结论为准。

准爸爸化身孕妈妈专属营养师

孕中期是胎儿的快速发展期，对营养的需求也更多。不过，平时只要饮食荤素搭配合理，营养一般不会有什么问题。但是如果担心发胖或胎儿过大而限制饮食，则有可能造成营养不足，严重的甚至患贫血或影响胎儿的生长发育。

（1）全面补钙

胎宝宝即将迎来高速成长期，因此孕妈妈要提早开始补钙的工作。如果孕妈妈缺钙，易导致骨质软化、腿抽筋、牙齿松动、四肢无力、关节疼痛、风湿痛、头晕、骨盆疼痛、盆骨畸形、妊娠高血压综合征等不适病症，还会使胎宝宝的智力、神经系统、骨骼等处发育不全，造成天生的缺陷。

在孕中期，孕妈妈每天需要摄取1000毫克左右的钙质，可以主要从牛奶或酸奶中摄取，也可多吃富含钙的食物。但是要注意，不要空腹饮用牛奶或酸奶，以免造成胃部不适。如果钙特别缺乏，可以遵照医嘱服用适量的钙片，但切不可过量补充，否则容易造成分娩时难产。此外，在补钙的过程中也要注意影响钙吸收的一些因素。如补钙同时要注重补磷，能够促进钙的吸收；补钙和补铁要分开，否则会相互影响吸收率，最好间隔1小时以上；多晒太阳，得到足够的维生素D，促进钙吸收；不将富含钙的食物与富含草酸的食物一同食用，如菠菜、茭白、竹笋、葱等，这些食物容易造成钙的流失。

（2）补充卵磷脂

卵磷脂的营养价值和蛋白质、维生素齐名，它是脑神经细胞间信息传递介质的重要来源，能够促进胎宝宝大脑细胞和神经系统的健康发育，扩充脑容量，是胎宝宝成长中必需的健脑营养素。孕妈妈每天需要补充500毫克左右的卵磷脂，可以通过食用黄豆、蛋黄、核桃、芋头、蘑菇、山药、木耳、谷物类食物、芝麻、葵花子、动物肝脏和骨髓等食物摄取。

（3）补充维生素E

维生素E具有超强的抗氧化、防衰老的功能，对于孕妈妈来说，它还具有特殊的预防流产和早产的功能，还能够防止胎宝宝的身体和大脑发育不足，预防新生儿贫血。因此孕妈妈每天要保证摄入14毫克左右的维生素E，但也要注意不要过度补充，否则会使孕妈妈出现头晕、呕吐、腹泻等中毒症状。孕妈妈可以通过食用植物油脂、黄花菜、莴笋、圆白菜、土豆、红薯、山药、榛子、核桃、花生、芝麻、瘦肉、奶类、蛋类、豆类、谷物类等食物进行补充。

（4）孕妈妈贫血要多吃富铁食物

孕妈妈因妊娠期母体内血容量的增加和胎儿的发育需要，整个孕期需要1000毫克铁（比非妊娠女性增加15%～20%）。如果不注意补铁，通常从孕中期开始（20～24周左右），出现缺铁性贫血症状的孕妈妈就开始多起来。

在我国，有近三分之一的孕妈妈会出现缺铁性贫血，严重的可引起流产、早产、低出生体重儿等情况。缺铁性贫血为妊娠常见并发症。在怀孕5～6个月时，由于母体一系列的生理变化及胎宝宝、胎盘、脐带的生长发育，孕妈妈对铁的需要量大大增加，甚至达到孕前的 2 倍。

另外，饮食中未注意提供充足的富铁食物，孕妈妈就容易发生贫血。因此，孕期要注意多吃富含铁的食物，如瘦肉、动物血（鸭血、猪血）、禽类、蛋类等。与此同时多吃水果和蔬菜，其中所含的维生素 C，能够促进铁在肠道的吸收。

（5）多吃黄豆好处多

细心的孕妈妈可能发现了，凡是讲到孕期饮食的时候，黄豆的出现频率是最高的。黄豆不仅是富含植物性蛋白质最丰富的食物之一，还富含对孕妈妈同样重要的钙、铁、锌、碘、镁、硒等矿物质，以及 B 族维生素和维生素 E 等营养物质，可谓集多种营养素于一身，且均含量丰富。而且黄豆中富含高质量的不饱和脂肪酸，易被人体吸收。因此，对孕妈妈来说，黄豆是最不可多得的营养补充品之一，功能强大，而且价格低廉，孕妈妈可以适当多吃一些黄豆。

（6）吃鱼头多有好处

鱼肉中含有丰富优质的蛋白质，还含有两种不饱和脂肪酸，即二十二碳六烯酸（DHA）和二十碳五烯酸（EPA）。这两种不饱和脂肪酸对大脑的发育非常有好处，它们在鱼油中含量要高于鱼肉，而鱼油又相对集中在鱼头内。所以，孕妈妈适量吃鱼头有益于胎宝宝大脑发育。

（7）营养制剂无法取代天然食材

蔬菜、水果、肉类、鱼类、蛋类、谷物类、菌菇类等新鲜、天然的食材，是孕妈妈摄取营养物质的主要来源，它们是不能被营养制剂所取代的。因为人工合成的营养元素远远不能取代天然的营养物质，二者的活性和利用率有很大区别，孕妈妈若光靠某种、某几种甚至全部的营养制剂进行机械地补充，很容易降低吸收率，影响营养结构的全面性，反而更易造成营养不良。比如，蔬菜和水果，除富含维生素外，还含有类黄酮、叶酸、矿物质、纤维素等多种营养物质，可以同时补充多种营养，而维生素制剂品种单一，不能保证营养的全面。当然，在孕妈妈食用天然食材补充营养的同时，若发现自身缺乏个别种类的营养素，可以通过营养制剂进行查漏补缺式的补充。但是营养制剂是决不能取代天然食材而被用来食用的。

（8）如何判断孕妈妈营养是否过剩？

怀孕期间，为了母亲和胎儿的身体健康，良好的营养是必不可少的。但凡事物极必反，孕期摄入太多的营养不但对母子健康不利，甚至有害。

孕妈妈过多摄入主食，使热量超标，会导致母亲过胖、胎儿过大。母亲过胖可能引起孕期血糖过高、妊高征（即妊娠高血压综合征）；胎儿过大可导致难产。而胎儿体重越重，难产发生率越高。如新生儿体重大于 3500 克，难产率可达 53%；新生儿体重超过 4000 克，难产率高达 68%。而且，由于营养过剩，体重超过 4500 克的巨大胎儿也时有出现。这些肥胖婴儿出世时，由于身体脂肪细胞大量增殖，往往导致将来后代发生肥胖、糖尿病、高血压等代谢性疾病。

判断孕妈妈是否营养过剩最简便、最常用的指标就是体重。怀孕期间每月称体重至少1次。孕前体重正常的孕妈妈，妊娠后的前3个月内体重可增加1.1～1.5千克；3个月后，每周增加0.35～0.4千克，至足月妊娠时，体重比孕前增加10～18千克。如体重增加过快、肥胖过度，应及时调整饮食结构，去医院咨询。

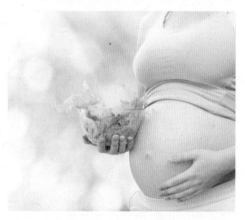

孕妈妈要谨慎制订营养计划，以免摄取过多热量造成身体的负担。

（9）这样吃避免胃胀气

在孕期，孕妈妈为了补充足够的营养，以应对胎宝宝生长发育的需要而大量进食，很容易造成消化不良，出现胃胀气、胃痛等不适症状。孕妈妈要想缓解胃胀气，就要遵循以下的饮食方式：

❶ 细嚼慢咽

孕妈妈吃东西时不要狼吞虎咽，要增加对每一口食物的咀嚼次数，通过反复地、缓慢地咀嚼，能够刺激更多消化液的分泌，帮助消化，还能促进孕妈妈对营养物质的吸收，而狼吞虎咽不仅无法促进吸收，还会加重孕妈妈的消化负担。

❷ 多吃富含纤维素的食物

孕妈妈多吃水果、绿叶蔬菜等富含纤维素的食物，能够促进胃肠蠕动，帮助排气。

❸ 少吃易产气的食物

土豆、苏打水、碳酸饮料、油炸食品、糯米以及黄豆、红豆、绿豆、黑豆、蚕豆等豆类食物，都属于产气食物，孕妈妈一次不要吃太多，否则很容易导致和加重胃胀气。

❹ 少食多餐

不要一次进食太多的食物，否则会加重肠胃负担，使胃胀气更严重。孕妈妈只要吃进了一定量的食物，即使没有产生饱腹感，也要停下来，不要恋战，过2～3小时再吃较为合适。

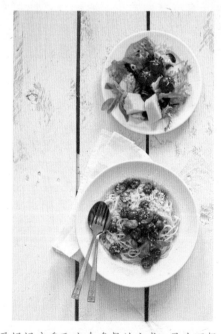

孕妈妈应采取少食多餐的方式，最为理想。

（10）"重口味"的孕妈妈要忌口

孕妈妈的水肿情况越来越严重，这是大部分孕妈妈都会出现的症状。因此孕妈妈每日的饮食要尽量清淡，多喝粥，多吃青菜，尤其是平日口味重的孕妈妈，一定要注意忌口，以免加重水肿，甚至引发妊娠高血压综合征。孕妈妈平日要控制盐分的摄入量，以不超过 6 克为宜，如果已经患有严重水肿、高血压等病症，则要摄入得更低，以每日不超过 2 克为宜。因此孕妈妈不要吃含盐量高的食物，也不要吃难以消化的食物和冷冻食物，否则都会加重症状。对于出现水肿的孕妈妈，无论平日自己口味的咸淡程度如何，只要吃得更加清淡和易消化，就能有助缓解水肿症状。

（11）甜食少吃为妙

一向嗜吃甜食的孕妈妈注意了，在孕期一定要少吃含糖量过高的食物，以免患上高危的妊娠糖尿病。糖果、蛋糕、甜点，以及糖类含量高的食物，都属于高糖食品，孕妈妈一定要严格控制每日的摄入量。此外，孕妈妈不能根据食物标签上的"无糖"标志，就断定该种食物不含糖，可以放心食用。所谓的"无糖"食品，只是表示其中没有添加精制糖，如蔗糖、葡萄糖、麦芽糖、果糖等，但是却含有木糖醇、山梨醇、麦芽糖醇、甘露醇等糖类元素作为替代。因此对于含糖量高的食物，以及带有"无糖"标志的食物，孕妈妈还是少碰为妙，但这并不表示孕妈妈一点儿糖都不能吃，孕妈妈可以适当吃一些主食，或含糖量较低的水果等食物。

（12）孕妈妈不要进食两个人的饭

因为孕妈妈每天需要满足自身和胎宝宝的双重营养需求，所以，一些人就片面地理解为孕妈妈是"一人吃两人的饭"，更有一些孕妈妈以"填鸭式"进食，其实这是不正确的。

有些孕妈妈认为蛋白质的摄取十分重要，于是在均衡膳食的基础上盲目补充蛋白质粉。结果，过多的蛋白质摄入后容易转换成脂肪，从而造成孕妈妈肥胖，而且蛋白质的过度分解和排出也加重了肾脏负担。

有些孕妈妈在怀孕期间猛吃水果，以为可以补充各种维生素，还能让孩子皮肤变白，实际上这会使孕妈妈过胖，而且影响其他食物的吸收，造成营养不良。

孕妈妈应在充足营养但不过剩的前提下保持膳食的平衡。而且孕妈妈的膳食要多样化，尽可能食用天然食品，少食高盐、高糖及刺激性食物。另外，孕妈妈适当多吃点富含维生素尤其是叶酸的新鲜果蔬，不仅是自身和胎儿营养所需，而且可以预防新生儿神经管畸形。

在合理膳食的基础上，孕妈妈要适当参加运动，也可以做一些强度不大的家务活，以促进体内新陈代谢，消耗多余的脂肪，维持营养平衡，这样才有益于孕妈妈和胎儿的健康。

（13）不可贪吃鸡蛋

鸡蛋的营养价值很高，含有丰富的蛋白质、脂肪、维生素以及钙、磷、铁等营养物质，是十分适合孕妈妈食用的食物。但是孕妈妈不能因此而大量吃鸡蛋，一天最多不可超过2个。因为吃得过多，很容易危害孕妈妈的健康。

第一，鸡蛋尤其是蛋黄中含有大量的胆固醇，吃太多鸡蛋会使孕妈妈胆固醇过高，引发动脉粥样硬化和心脑血管疾病，从而威胁到胎宝宝的健康。

第二，鸡蛋吃得太多，会造成大量的脂肪和热量堆积，从而使孕妈妈体重超标。

第三，容易加重肾脏的负担，引发肾脏疾病。

第四，容易造成营养失衡，鸡蛋中几乎不含维生素C和糖类，若用鸡蛋代替其他食物大量食用，必然会造成孕妈妈营养失衡，某几种营养过剩，而某几种营养却缺失，影响对胎宝宝的营养供应。

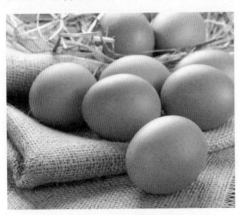

孕妈妈不可贪嘴，食用鸡蛋过量。

（14）孕妈妈不宜吃田鸡

吃田鸡不仅是不利于生态平衡的行为，还会对孕妈妈健康造成危害。有人剖检267只虎斑蛙，发现在160只蛙的肌肉中就有383条裂头绦虫的蚴虫。

这些蚴虫进入人体后容易寄生在软组织内脏中，它们具有极强的活动能力，善于钻孔，破坏性极大。裂头绦虫的蚴虫进入人体组织后，能引起局部组织发炎、溶解、坏死，形成脓肿和肉芽肿等。如寄生于要害部位便会导致失明、瘫痪、抽搐、癫痫发作等并发症，严重时还可引起死亡。孕妈妈被感染蚴虫，还能穿过胎盘侵害胎儿，造成胎儿畸形。

此外，农田长期施用各种农药，随着耐药性的提高，不少昆虫未被杀灭，田鸡捕食了这些昆虫后，体内积聚有大量残留的农药。据有关部门检验发现，田鸡肉内含有机农药的残留量是猪肉的31倍。所以孕妈妈大量吃田鸡肉，危害较大。

（15）孕妈妈及产妇不宜多吃月饼

中秋时，人们都习惯吃月饼庆祝节日。但专家提醒，孕妈妈及产妇不适宜多吃月饼。这是因为从中医营养学角度来说，月饼多为"重油重糖"之品，制作程序多有煎炸烘烤，容易产生"热气"，或者引起胃肠积滞。而妊娠期孕妈妈如果大量食用辛温燥火的食物，很容易伤阴耗液和影响胎儿。因此，孕妈妈吃油润甘香的月饼并非多多益善。

此外，不同体质的孕妇在食用月饼时有不同的禁忌。虚寒盛的孕妈妈，忌生冷、寒凉馅料制作的月饼。阴虚、热盛的孕妈妈，忌辛燥动火馅料制作的月饼。孕期水肿很严重的孕妈妈，忌咸馅的月饼。患有糖尿病的孕妈妈，忌糖馅的月饼。患有热证、疮疡、风疹、癣疥等的孕妈妈，忌食辛辣香燥馅料制作的月饼。

专家同时提醒，孕妈妈在食用"热气"月饼时，配着吃些柚子、桃子、柿子和梨等清淡水果同食，可减少月饼对身体造成的不良影响。

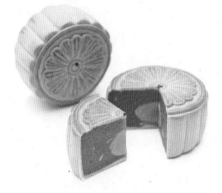

月饼添加过多人工添加物，孕妈妈不可以多吃。

（16）孕妈妈不宜贪吃冷饮

有的妇女怀孕后由于内热喜欢进食冷饮，这对身体健康不利。孕妈妈在怀孕期胃肠对冷热的刺激极其敏感。多吃冷饮能使胃肠血管突然收缩，胃液分泌减少，消化功能下降，从而引起食欲不振、消化不良、腹泻，甚至引起胃部痉挛，出现剧烈腹痛的现象。

孕妈妈的鼻、咽、气管等呼吸道黏膜通常充血并有水肿，倘若贪食大量冷饮，充血的血管突然收缩，血流减少，可以导致局部抵抗力下降，令潜伏在咽喉、气管、鼻腔、口腔里的细菌与病毒乘虚而入，引起嗓子痛哑、咳嗽、头痛等，严重时还能引起上呼吸道感染或者导致扁桃体炎等。

贪食冷饮除引起孕妈妈发生以上

病症外，胎儿也会受到一定影响，因为有人发现，腹中胎儿对冷的刺激也很敏感。当孕妈妈喝冷水或者吃冷饮时，胎儿会在子宫内躁动不安，胎动会变得频繁。因此，孕妈妈吃冷饮一定要有节制，切不可因贪吃冷食，而影响健康和引起胎儿的不安。

孕妈妈也不可以吃太多的冰冷的食物。因为凉食进入体内会使血管收缩，减少胎盘给孩子的血液供应，对孩子的发育有影响。

（17）孕期不宜进食罐头食品

常见许多孕妈妈抱着水果罐头吃，尤其是逢水果淡季，有些孕妈妈就以水果罐头代替水果而大量食用。殊不知，这样对自己和宝宝都是有害的。因为，为了延长水果的保存期，罐头中都加入了防腐剂，有的还添加了人工合成色素、香精、甜味剂等，这些物质对孕妈妈和胎宝宝的危害是很大的。所以孕妈妈应避免食用罐头食品。不光是水果罐头，各类肉、鱼罐头也不可以吃。尤其是金枪鱼罐头汞含量极高，如果孕妈妈食用，不单会影响胎宝宝智力发育，还可能产下畸胎。

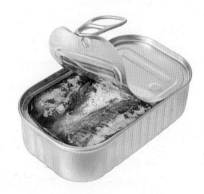

孕妈妈要食用新鲜食物，避免罐头食品。

（18）孕妈妈不能盲目节食

通常情况下，女性怀孕后都需要增加饮食，以供给母子营养所需。但也有少数孕妈妈怕身体肥胖会影响自己的体形美或宝宝出生后较难减肥，就采取节食的方法，尽量减少进食，这种做法是非常错误的。

女性怀孕以后，为了胎儿生长和产后哺乳的需要，在孕期要比孕前增加 10 ~ 18 千克，这些增重是必要的，否则宝宝不能正常生长发育。如果孕妈妈盲目节食，就会使宝宝先天营养不良，俗话说"先天不足，后天难养"。孕期常节食的孕妈妈的宝宝即便出生，也会身体虚弱甚至发生多种疾病。

另外，孕妈妈盲目节食还会影响宝宝的大脑发育。宝宝脑细胞发育最关键的一段时期是在孕期的最后 3 个月至出生后 6 个月，在这段时期如果孕妈妈节食，胎儿的脑细胞发育不完善，就极易使宝宝智力发展受限。

盲目节食造成的营养不良，对孕妈妈本身危害也很严重，会发生难产、贫血、软骨症等疾患，甚至给后半生带来痛苦和麻烦。

所以，孕妈妈不能盲目节食，只有在达到满足孕妈妈本身和宝宝营养所需的情况下，才能适当控制饮食，以防身体过胖和宝宝过大，出现难产现象。

（19）孕妈妈进食猪腰须知

人们习惯称动物的肾脏为"腰花"，例如猪的肾脏被称为"猪腰花"。中医理论有"以脏养脏"之说，即常吃动物的什么脏器就可以滋补人的同种脏器。这一说法已经被现代医学证实。例如：猪心富含蛋白质、钙、磷、铁及多种维生素。吃猪心可以加强人体心肌的营养，增加心肌的收缩力。妊娠期间肾血流量由孕前的 800 克 / 分增至 1200 克 / 分，导致肾脏负担增加，因此，孕妈妈应该适当吃些猪腰花以滋补肾脏。

但是，在清洗猪的肾脏时，你可以看到白色纤维膜内有一个浅褐色腺体，那就是肾上腺。它富含皮质激素和髓质激素。如果孕妈妈误食了肾上腺，其中的皮质激素可使孕妈妈体内血钠增高，使排水减少而诱发妊娠水肿。而髓质激素可促进糖原分解，使心跳加快，诱发妊娠高血压或高血糖等疾患。同时可以出现恶心、呕吐、手足麻木、肌肉无力等中毒症状。因此，吃猪腰花时，一定要将肾上腺割除干净。

（20）不宜过量吃的几种水果

❶ 柿子

柿子性寒，孕妈妈不宜过量食用，尤其是在空腹的情况下，否则会使孕妈妈感到腹部疼痛，甚至出现恶心、呕吐、便秘等症状，还很容易在胃中形成结石，对孕妈妈来说十分危险。

❷ 苹果

孕妈妈适量吃苹果有助于生津健胃、降低血压、润肺化痰、促进消化，但是如果大量食用，则会损害孕妈妈的肾脏，造成较为严重的肾脏负担；还会因苹果中含有的具较强腐蚀性的发酵糖类，容易使孕妈妈出现龋齿，危害口腔健康。

❸ 葡萄

葡萄本身具有补血、消除疲劳、补脑养神、抗氧化等作用，但若孕妈妈大量食用，易产生内热，导致腹泻等症状；而且葡萄的含糖量很高，易使血糖升高，甚至导致妊娠糖尿病。

❹ 梨

孕妈妈适当吃梨能够生津止渴、降火润燥、清热润肺、祛痰止咳、保护心血管，但食梨过多会伤脾胃，助阴湿，使孕妈妈胃肠功能失调，引起腹泻等疾病的发生。

❺ 香蕉

香蕉性寒，所含钠盐及糖分均很高，若孕妈妈过多食用，易导致妊娠高血压、妊娠糖尿病的发生，危及胎宝宝的安全和健康。

（21）孕妈妈食用人参时需谨慎

中医认为，怀孕后母体阴血下聚以养胎儿，机体正气相对不足；同时由于阴血下聚，阳气相对偏盛，孕妈妈又处于阳气有余而阴血不足的状态，所以中医有"胎前多热"的说法。

人参是一味大家都熟悉的中药，有大补元气、补脾益肺、生津安神的作用，能增强机体的免疫功能。但由于它的药性偏温，有热证、实证者忌用。而且也正是因为人参偏温，所以若孕妈妈久服或用量过大，会造成气盛阴耗、阴虚火旺，扰动胎儿，导致出血，严重时会危及胎儿的生命。对孕妈妈本身来说，虽然人参毒性很

小，但用量过大也会造成神经系统、心血管系统、消化系统的损害；长期服用还可出现失眠、抑郁、心悸、血压升高等副作用。因此，孕妈妈进补人参要适量，不要看到是补药就以为它对人体有百利而无一害，也不可长期服用。

在选用人参时，可视孕妈妈的体质而定。一般来讲，孕妈妈有气短、易感冒、怕冷等体质偏阳虚的症状可选用红参；一般情况下可选用生晒参或西洋参。而人参的服用方法也很多，泡水、煎服、炖药膳等均可。

总之，孕妈妈服用人参应该在医生的指导下进行，在服用人参的过程中如果出现失眠、胸闷、憋气、腹胀、玫瑰疹、皮肤瘙痒和鼻出血等症状时，应立即停服，以免引起更严重的后果。

（22）孕妈妈需谨慎服用泻药

孕中期，腹部膨胀迅速，便秘也不断地困扰着孕妈妈。为了解决便秘带来的不适，很多孕妈妈就自己乱服泻药，结果便秘的问题虽解决了，但身体却受到了损伤。

专家告诫，一般情况下，孕妈妈应尽量避免服用泻药。但若多日不排便或排便困难的情况下，可根据医嘱选择适宜的泻药酌量服用。常见的泻药一般有三种，一种是刺激类泻药，它对孕妈妈的肠壁会产生强烈的刺激，稍微过量就会引起腹痛，甚至盆腔出血，孕妈妈应严禁服用该类泻药。另外一种是膨胀性泻药，它含有大量纤维，能吸收水分，软化粪便，轻度刺激肠蠕动，缩短排便时间，孕

妈妈严重便秘的情况下医生会酌情让你服用。还有一种是液体石蜡等润滑性泻药，这类泻药刺激性相对较小，孕妈妈可选择性服用。值得注意的是妊娠末期，不论便秘有多严重，孕妈妈都应绝对禁用泻药。

孕期检查与疾病预防

孕5月，胎儿生长发育迅速，快速增大的子宫可能会对孕妈妈的健康产生一定影响。孕妈妈要定时做好常规检查，并注意疾病的预防。

进行第二次产检

孕妈妈从怀孕开始，直到生产为止，会经历各种大大小小的检查项目。孕妈妈只有按时做产检，日后才能将胎儿顺利地产出。不可因人为疏忽或刻意不来，而影响自身及胎儿的安危。

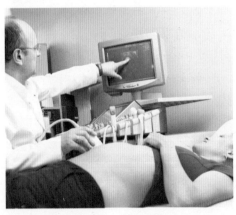
孕妈妈需定时做产检，才能降低妊娠风险。

孕5月，孕妈妈要进行第二次产检了。这时的复诊，是为了了解前次产前检查后有何不适，以便及早发现高危妊娠，即在妊娠期有某种并发症或致病因素可能危害母婴健康或导致难产。

这次产检的主要项目有：

（1）测量宫高、腹围

孕妈妈做产前检查时每次都要测量宫高及腹围。

（2）尿常规检查

提示有无妊娠高血压等疾病的出现。

（3）浮肿检查

怀孕达到20～24周的孕妈妈如果出现下肢浮肿，指压时有明显凹陷，休息后浮肿不消退时，建议赶紧测量血压，以防妊娠高血压综合征。

（4）唐氏筛查

能够检测出胎儿是否有出生缺陷，比如：唐氏综合征、神经管缺陷或其他染色体异常等。方法简单，损伤小。

（5）听胎心音

听到胎心音即可表明腹中的胎儿为活胎，医生听到胎心的跳动后才会开出一系列化验单。

羊水诊断，检测异常胎儿

羊水诊断主要是检测遗传病症，如果你有遗传病或染色体异常等家族病史，或超声波扫描等检测发现异常，年龄超过35岁，医生通常会建议你进行羊水诊断。有些孕妈妈虽然没有以上提到的情况，为了消除顾虑，也会要求进行羊水诊断。

检查时，医生会抽取少量的羊水（大约20克），通过检测羊水中胎儿的细胞，主要是胎儿的皮肤细胞、肾细胞和气管细胞，来筛查胎儿的各种异常。一般而言，羊水诊断最好能在怀孕16~20周的时候进行（特殊情况除外），因为这时胎儿的细胞已经开始在羊水中流动，可以检查出染色体在数量和形状方面所有的异常。

羊水诊断过程总体来说是安全的，但也有风险，可能会增加母体损伤、损伤胎儿、胎盘及脐带、羊水渗漏、流产或早产、宫内感染的危险性。因此，羊水诊断仅限于染色体或基因疾病高危孕妈妈。对于其他孕妈妈，超声波和血清筛查试验已经可以给出极好的指标了。

产前筛查，筛检三种先天缺陷

产前筛查是预防大多数先天缺陷儿出生的一种手段。目前世界上许多国家和地区已大规模地开展了先天愚型和开放性神经管缺陷的筛查工作。我们大多选择发病率比较高的三种先天缺陷进行筛查：先天愚型、18三体和开放性神经管缺陷。

主要是通过化验孕妈妈血液中的某些特异性指标，从外表正常的孕妈妈中查找出怀有先天缺陷的高危个体。妊娠14~20周的孕妈妈本着知情自愿的原则，抽取静脉血2毫克，筛查胎儿有无21三体（先天愚型）、18三体和开放性神经管缺陷的患病风险。

筛查并不是确诊，只是一种风险预测。筛查结果有高风险和低风险两种。鉴于当今医学技术水平的限制，由于孕妈妈间存在着个体差异或有些已知和无法预知的原因，该项检查仍有一定的局限性。在低风险人群中有可能遗漏个别患儿，但发生的概率极低。而高风险人群也不一定都怀的是患儿，需要做进一步的产前诊断排查。如进行B超检查或羊水细胞染色体核型分析确诊。

可能会有孕妈妈说，我们家庭中从来没有人患过这类病，我在怀孕中也很正常，是否需要参加产前筛查？这里要告诉大家的是，有些先天性缺陷如神经管畸形、先天愚型，虽属遗传性疾病，但受环境因素影响较大，它的发生有一定的随机性，所以仅根据家族史、妊娠史难以排除发生的可能性，因此，所有有条件的孕妈妈都应参加产前筛查。

在接到产前筛查报告单后，应该立即与相关医生联系，以明确筛查结果，排除异常情况。

如何测量宫高和腹围？

自孕中期开始，孕妈妈需定期进行产前检查，测量子宫高度和腹围大小是每次检查时医生必须要做的项目。所谓宫高是指孕妈妈耻骨联合上缘中点距离子宫底部最高点的长度，腹围是指孕妈妈经肚脐绕腹部一周的长度。前者反应的是子宫的纵径长度，后者反应的是子宫的横径和前后径的大小。因此，宫高和腹围可以间接地反应孕妈妈子宫的大小。医生可以根据孕妈妈的宫高和腹围判断孕周，了解胎宝宝的生长发育情况，估计胎宝宝的体重等。通过每次检查宫高和腹围，可以及时发现胎宝宝发育迟缓、巨大儿或者羊水过多等异常情况，并采取措施予以纠正。

测量宫高的方法：孕妈妈先排尿，平卧于床上，用软尺测量耻骨联合上缘中点至宫底的距离。一般从怀孕 20 周开始，每 4 周测量一次；怀孕 28 ~ 35 周每 2 周测量一次；怀孕 36 周后每周测量一次。并将每次的测量结果记录下来或者绘制在妊娠图上，以观察胎宝宝的发育状况。若发现宫高在两周内没有发生变化，就要做进一步检查。

测腹围的方法：孕妈妈先排尿，然后平卧于床上，用软尺经肚脐绕腹部一周，这个长度就是腹围。测量腹围时测量工具不要勒得过紧，而且每次测量的松紧要尽量一致，以确保数据的准确。腹围的测量与宫高是同步的，测量结果也应记录下来或绘制在妊娠图上进行比对。若有增长过慢或过快的情况，应做进一步检查。

孕中期见红后怎么办?

见红，是指阴道出现少量血性分泌物，类似于月经初期或末期的出血量，出血的颜色可能呈粉色、红色或褐色。孕中期见红是指孕妈妈经常会有少量的阴道出血和腹部下坠感，但因为此症状常发生在怀孕中期，且你并不会感到强烈的子宫收缩，所以疼痛感也不明显。孕中期阴道发生出血情况的原因有: 前置（或低置）胎盘、胎盘早剥、先兆流产、宫颈炎症出血及凝血异常等。

阴道出血量视流产类型而异，多数孕妈妈伴有下腹阵发性坠痛；随着病情的发展，阴道出血可逐渐增多，同时会出现腹痛次数增加，程度加重，腹部感到寒冷，有时感觉不到胎动等症状。

出现见红情况时，你应该及时到医院进行检查，不可随便买保胎药，因为一些保胎药容易引起流产。此外，在生活上也要进行调整，忌过度的性生活，忌过食巧克力、辣椒、桂圆等热性、刺激性食物或火锅。

积极预防孕期阴道炎

孕期由于激素水平的变化，阴道的酸碱度也有相应的变化，所以这期间容易患阴道疾病，即为孕期阴道炎。孕期阴道炎给孕妈妈带来了很多烦恼。常见的孕期阴道炎有以下几种:

（1）霉菌性阴道炎

女性怀孕后性激素水平增高，加上阴道充血、分泌旺盛、外阴湿润等，创造了一个非常有利于霉菌生长的环境。若孕期出现不适，白带呈豆渣状、凝乳状，像过期的"坏牛奶"一样，就可能是得了霉菌性阴道炎，但由于该症不仅有念珠菌在作怪，支原体、衣原体等也爱混在其中，所以要做个白带常规检查，医生会对症治疗。

（2）滴虫性阴道炎

由于孕期阴道酸碱度改变而使该症发作，是孕期常见的阴道炎，其主要症状是稀薄的泡沫状白带增多及外阴瘙痒。滴虫性阴道炎常会并发滴虫性尿道炎、膀胱炎、肾盂肾炎等其他炎症，从而对孕产妇造成不利影响。

（3）细菌性阴道炎

该病实际上是寄生在阴道内的正常菌群平衡失调引起的阴道感染性疾病。国内有数据显示，孕妈妈中患病率为12.5%，在妊娠期细菌性阴道炎常可引起不良围产期结果，如绒毛膜羊膜炎、羊水感染、胎膜早破、早产及剖宫产后或阴道产后子宫内膜感染等。

因此，为预防孕期阴道炎，孕妈妈应该积极做好预防措施，最好在孕前全面检查身体，以免孕后发现以上疾病再治疗用药受到限制。孕期也应保持良好的生活习惯：穿棉质内裤，并且勤换，清洗外阴的毛巾和盆要单独分开。洗后的内裤要放在太阳下暴晒，不要晾置于卫生间内。穿着衣物须透气，不要连续穿着连裤袜或紧身牛仔裤。

大便后擦拭的方向应由前至后，避免将肛门处的念珠菌带至阴道。不要用消毒剂或各种清洁剂频繁冲洗外阴和阴道。清洗阴部最好用清水，而不是各式各样的洗液。尽量保持心情开朗，因为心理原因也会降低身体免疫力，使病菌乘虚而入。此外，还要按时做好孕期检查，患上孕期阴道炎要积极配合医生治疗。

乳头内陷怎么办？

怀孕后，孕妈妈正常的乳头为圆柱状，凸起在乳房表面，如果乳头内陷，有可能会造成产后哺乳困难。乳头内陷的一般原因是皮肤及皮下组织下陷，乳头平滑肌发育不良，乳腺管短缩，部分组织纤维化挛缩。其中乳腺管短缩和组织纤维化挛缩是引起重度乳头内陷的主要原因。临床观察乳头内陷多半是原发性乳头畸形。怀孕期间的你，需要特别留意上述症状，以便及时诊治。

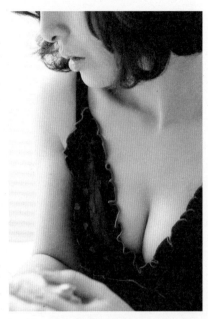

孕妈妈从孕中期就要进行乳头的护理，才不会导致哺乳困难。

另外，大多数乳头内陷的孕妈妈都可以从怀孕5～6个月开始，通过按摩等方法来纠正乳头内陷的情况。具体的操作方法是，把两个大拇指放在靠近凹陷乳头的上下或左右，适度用力，逐渐从乳晕的位置向外推，牵拉韧带，增加韧带的弹性。每日清晨或入睡前做4～5次，待乳头稍稍突起后，用拇指、食指和中指轻轻捏住乳头根部，向外牵拉。需要注意的是，在纠正乳头时，应先将双手洗净，指甲修剪整齐，不要留长指甲，以免划伤肌肤。

如果孕妈妈乳头凹陷，孕期不注意纠正，直到产后再纠正，就为时已晚，将导致哺乳困难，影响母乳喂养，所以，孕妈妈应从孕中期就要开始做乳头护理。这样才能在宝贝出生后顺利进行母乳喂养。

什么是胎动？

胎动，指胎儿在子宫腔里活动时冲击到子宫壁的动作，如胎宝宝伸手、踢腿等。怀孕满 4 个月后，即从第 5 个月开始母体可明显感到胎儿的活动。胎动次数的多少、快慢、强弱等情况反映出胎儿在宫内的安危。胎动正常，表示子宫胎盘功能良好，输送给胎儿的氧气充足，胎儿在子宫内生长发育健康，很愉快地活动着。胎动异常，则表明胎宝宝有危险，应及时就医求诊。

如果你是第一次怀孕，你可能会在 18～20 周时，第一次感觉到胎动。刚开始的胎动若有若无，像是蝴蝶在扇动翅膀似的。慢慢地，你就会感觉到宝宝的胎动变得越来越有劲，也越来越有规律了。随着宝宝的发育，你会感觉到宝宝胎动时的拳打脚踢，胎动的幅度也会变得越来越有力。

胎动的次数并非恒定不变，妊娠 28～38 周是胎动活跃的时期，以后稍减弱，直至分娩。妊娠月份，每日时辰，羊水多少，孕妈妈的运动、姿势、情绪以及强声、强光和触摸腹部等，都可引起胎动的变化。

怎样辨别异常胎动？

异常胎动主要是某些病理因素和功能障碍所引起的，如脐带绕颈较紧，胎盘功能障碍，或孕妈妈不正常用药及外界的不良刺激等，导致胎儿在子宫内缺氧。当胎儿的生命受到威胁时，胎儿便出现异常的胎动。异常胎动不仅表现在次数上，而且还体现在性质上，如强烈的、持续不停的推扭样的胎动或踢动，就是胎宝宝宫内窘迫的象征；胎动微弱，如 12 个小时胎动次数少于 20 次，或每小时的胎动少于 3 次，表明胎宝宝有生命危险。了解正常和异常胎动的区别，就可以及早发现异常胎动，及早告之医生并采取措施。

那么，怎样辨别异常胎动呢？首先，孕妈妈要学会自我测量胎动。在每天的早上、中午、晚上各测 1 小时，将 3 次测得胎动的总数乘以 4，作为 12 小时的胎儿运动记录。正常情况下，胎儿 1 小时胎动不少于 3 至 5 次，12 小时的胎动次数为 30 至 40 次。

如果在一段时间内胎动超过正常次数，胎动频繁，或无间歇地躁动，也是宫内缺氧的表现。若 1 小时胎动次数少于 3 次，或 12 小时的胎动次数少于 10 次，或 1 天内胎动少于 4 次，或与前一天相比减少一半以上，都属于异常胎动情况，孕妈妈就应赶快到医院求诊。尤其是胎动次数明显减少直至停止，是胎儿在宫内重度窒息的信号，应立即就诊，切不可延误，以免造成胎儿宫内窒息等后患。

手脚麻木、浮肿怎么办？

孕中期随着胎儿体积增大，孕妈妈腹部膨隆，子宫增大压迫下腔静脉，使静脉回流不畅，导致孕妈妈出现手脚麻木、浮肿等不适。但是这种不适也有可能是疾病所致，如末梢神经炎、坐骨神经痛等，因此，孕妈妈出现手脚麻木、浮肿等问题时，首先应到医院检查，排除疾病因素。

如果确诊身体没有其他疾病，孕妈妈就应放下心理负担，从饮食生活等方面进行调整，改善这一不适。如，避免过度劳累，保持良好的休息和睡眠。注意饮食调节，多吃富含维生素 B_1 的全麦粉、糙米和瘦肉。伴有腿部浮肿的孕妈妈，在休息时将腿部垫高并避免长时间站立。每晚睡前用温水浸泡足部和小腿 20 ～ 30 分钟，有利于加速下肢的血液循环。

胎宝宝生长发育与孕妈妈身体变化

孕妈妈的身体变化

孕妈妈进入平稳的孕中期，胎宝宝开始快速发育。你的腹部已经显现出来了，而你的身心都进入稳定期。

（1）体重

孕妈妈最少增加了 2 千克体重，有些也许会达到 5 千克。体重的不断增加，孕妈妈的身体负担加重了，疲倦感会经常来报到，孕妈妈要多注意休息。

（2）子宫

子宫开始变得近似球形，已经达到腹腔并开始向上、向侧边推挤肠道，孕妈妈必须穿上有弹性的衣服或宽松的孕妇装才会觉得舒适。此时可测得子宫宫底高度在耻骨联合上缘的 15 ～ 18 厘米处。子宫并不总固定在同一个位置上，它是依附在子宫颈周围的，会做较小幅度地移动。胎宝宝 19 周的时候，孕妈妈的子宫底每周会升高 1 厘米。

（3）乳房

乳房比以前膨胀得更为显著，要避免刺激乳房，以免引起强烈宫缩，导致流产。有些孕妈妈还能挤出透明、黏稠，颜色像水又微白的液体。臀部也因脂肪的增多而显得浑圆，从外形上开始显现出比从前丰满的样子。

（4）尿频、尿急

这个月子宫在腹腔内慢慢增大，对膀胱的刺激症状随之减轻，所以尿频现象基本消失。

（5）妊娠反应

早孕反应自然消失，孕妈妈身体和心情舒爽多了，可以每周测量宫高和体重，做好孕期的家庭监测工作。

孕妈妈有时会感到腹部一侧有轻微的触痛，这是正常的，因为随着子宫的迅速增大，胎宝宝的不断增重，子宫两侧的韧带以及骨盆也在生长变化，以适应胎宝宝的成长。此外，孕妈妈还会出现鼻塞、鼻黏膜充血或出血等症状，这是由内分泌所导致的，孕妈妈不要自行滥用药物，这种不适会随着妊娠月份的增长而逐渐减轻。但若是严重的鼻出血，则可能是妊娠高血压综合征导致的，孕妈妈要及时到医院进行检查和治疗。

此外，水肿和静脉曲张的症状也在不断加重，孕妈妈要避免久坐或久站，多运动，不要让这些身体不适影响到自己的情绪。

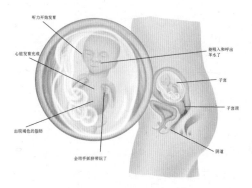

怀孕第17周，胎宝宝身长12至15厘米，重140至170克，像一只梨的大小。本周生长速度有所减慢，心脏发育基本完成，心跳每分钟约140次，听力开始发育，逐渐能够听到宫内和外界的声音；肺、循环系统、尿道完全进入正常工作状态，能够不断吸入及呼出羊水了；开始出现褐色脂肪。胎宝宝开始把玩脐带，动作幅度加大，胎动越来越强烈。

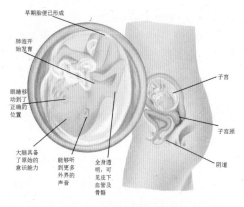

怀孕第18周，胎宝宝顶臀长13至15厘米，重160至198克。胎宝宝全身呈透明状，可以看见皮下血管甚至骨骼，骨骼软软的，质地似橡胶；一种裹在脊髓上能够保护骨骼的"髓磷脂"开始生长；眼睛已经移到正确位置；肺泡开始发育；肠道内堆积着未被消化道排泄掉的羊水，并形成早期胎便，出生后才排出体外；大脑发育趋于完善，具备原始的意识能力，但还不具备支配动作的能力；听力发育得更加完善，能够听到更多外界的声音；身体比例更加协调，胎动越发频繁起来。

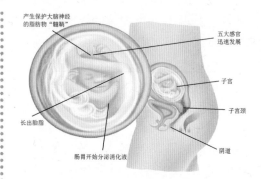

怀孕第19周，胎宝宝顶臀长14至16厘米，重200至240克。皮脂腺开始分泌皮脂，长出白色、黏稠的胎儿皮脂，简称胎脂，它是由皮脂和脱落的上皮细胞结合而成，具有防水作用，能够防止皮肤在羊水中被过度浸泡；保护大脑神经的另一种脂肪物质"髓鞘"开始产生，使神经能够更加顺畅和迅速地传递信息，保证动作的协调和灵活，此后这种物质会不断增加；胃肠开始分泌消化液，帮助吸收羊水，并将其输送到循环系统；乳头开始出现；视觉、听觉、触觉、嗅觉、味觉五大感官在大脑中迅速发展。

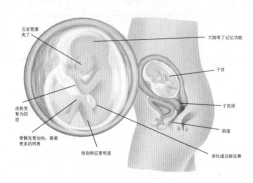

怀孕第20周，胎宝宝身长16至18厘米，重250至300克，大脑具备了记忆功能，形成记忆与思维功能的大脑神经元之间的相互连通开始增多；头发继续增长，胎脂和皮肤持续增厚，皮肤发育为4层；骨骼发育加快，四肢和脊柱已经进入骨化阶段，需要更多的钙质；消化道功能进一步完善；胎宝宝如果是女孩，她卵巢里的卵子增长至600万个，若是男孩，他的外生殖器也有了明显特征；嘴变小、两眼距离更近，五官看起来更漂亮了。

胎儿生长

胎长	18～25厘米。
胎重	160～300克。

四肢

手指、脚趾长出指甲，并呈现出隆起，胎宝宝还会用口舔尝、吸吮拇指，就像在品味手指的味道，也会把玩脐带了，喜欢用手拉或抓住脐带玩耍。

器官

此时胎儿的头已占全身长的三分之一，大脑发育趋于完善，具备了原始的意识能力，但还不具备支配动作的能力。并且具备了记忆功能，形成记忆与思维功能的大脑神经元之间的相互连通开始增多。保护大脑神经的另一种脂肪物质"髓鞘"开始产生，使神经能够更加顺畅和迅速地传递信息，保证动作的协调和灵活，此后这种物质会不断增加。心脏发育基本完成，心跳每分钟约140次；耳朵的入口张开，胎儿的听力形成，逐渐能够听到宫内和外界的声音了；牙床开始形成；头发、眉毛齐备。由于皮下脂肪开始沉积，皮肤变成半透明，但皮下血管仍清晰可见；骨骼和肌肉也越来越结实，骨骼发育加快，四肢和脊柱已经进入骨化阶段。

肾脏已经能够制造尿液；能够不断地吸入和呼出羊水了；胃肠开始分泌消化液，帮助吸收羊水，并将其输送到循环系统；肠道内堆积着未被消化道排泄掉的羊水，它形成了早期的胎便，胎便要到出生后才会排出体外。感觉器官开始按照区域迅速地发展。

胎动

孕5月是刚刚开始能够感知到胎动的时期。这个时候的胎宝宝运动量不是很大，动作也不激烈，孕妈妈通常觉得这个时候的胎动像鱼在游泳，或是在"咕噜咕噜"吐泡泡，跟胀气、肠胃蠕动或饿肚子的感觉有点像，没有经验的孕妈妈常常会分不清。此时胎动的位置比较靠近肚脐眼。此后动作幅度加大，胎动越来越强烈。

孕5月常见不适

（1）小腿抽筋

小腿抽筋是孕妈妈在孕中后期最常见的毛病，大约有30％以上的孕妈妈会发生这种情况。小腿抽筋半数以上发生在夜间，有时也发生在运动中，一般都是突然发作，属于痉挛状的剧烈疼痛，持续3～5分钟。由缺钙、电解质不平衡、血液循环差、肌肉疲乏、睡姿不正确、受寒、代谢疾病、神经系统疾病等原因导致。如前所述，孕妈妈要先分清致病原因，再进行具体的治疗和护理，在发作时也可让准爸爸按摩来进行缓解。

（2）眼角膜水肿

在孕期，孕妈妈因为黄体酮分泌量的增加以及电解质的不平衡，容易导致眼睛角膜和晶状体内水分的增加，成为轻度的角膜水肿，且随着怀孕月份的增加会有所加重。眼角膜水肿会使孕妈妈感到眼干、痛、胀，流眼泪，有异物感，甚至偶尔视物不清。这种现象在孕妈妈产后就会恢复

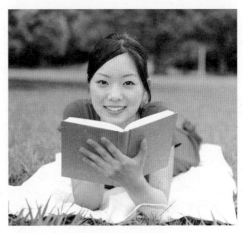

孕妈妈阅读时要有充足光线，避免用眼过度。

205

正常，因此不必过分担心。孕妈妈只要保护好眼部卫生，不过度用眼，多喝水，多吃排毒食物，就能避免其他并发症的发生。

（3）屈光不正

孕妈妈的视力在孕期可能会出现 0.25 ~ 1.25 屈亮度的改变，近视加深，或导致远视，这种情况被称为孕期屈光不正。这种现象会在分娩后的 5 ~ 6 周恢复正常，因此孕妈妈在出现此现象时不必过分担心。也不要一发生视力变化就更换眼镜，最好等到视力恢复正常后再重新检测，如果近视加深再进行更换。

（4）听力下降

孕妈妈在孕中晚期，对于低频区的听力（125 ~ 500 赫兹）会有所下降，这时孕妈妈不必慌张，这是孕期的正常现象，要放宽心，这种情况会在产后 3 ~ 6 个月恢复正常。

（5）妊娠鼻炎

在孕中期以后，随着雌激素的不断增高，孕妈妈会逐渐患上妊娠鼻炎，出现鼻痒、鼻塞、打喷嚏、流鼻涕等症状，有 20% 左右的孕妈妈会发生此种情况。这种情况也在分娩后就会自行消除，目前尚无有效的预防和治疗措施。出现妊娠鼻炎后，孕妈妈切不可自行随意用药，应到医院通过药物治疗进行缓解。

（6）骨盆疼痛

孕妈妈出现骨盆疼痛，通常是由韧带松弛和牵拉所引起的。遇到这种情况，孕妈妈最好能立即躺下休息一会儿，进行适当按摩，洗个热水澡，或进行一些轻柔的骨盆运动，都能够有所缓解。

（7）水肿

妊娠期的水肿是十分普遍的现象，大部分孕妈妈都会出现，主要出现于下肢远端，手压水肿部位会出现局部凹陷。这是由于孕期内分泌的改变，致使体内组织中水分及盐类潴留，以及子宫增大导致血液回流受阻，使下肢静脉压升高所致。轻度的水肿一般在出现 6 小时内就会通过休息和护理得到缓解或消失。若并未消退，并且继续发展，使大腿以上也出现水肿，如手部水肿，就要引起孕妈妈的高度关注了，很有可能伴随或导致诸如心脏病、高血压、肾病、肝病、营养不良，这些病症极易对孕妈妈和胎宝宝造成严重影响，须立刻就医。对于轻度水肿，孕妈妈可以遵照文中介绍的食疗和生活护理方式进行调理。

（8）乳头出水

在进入孕 5 月后，有的孕妈妈会出现乳头出水的现象，这是最初的乳汁分泌，量很少，有的黏稠，有的清淡如水，通过触碰和挤压乳头，就会分泌出来，这是非常正常的妊娠现象。孕妈妈平时要避免用手挤压乳房和乳头，尤其是在性生活中要避免对乳房和乳头的刺激，并及时更换胸罩，注重乳房清洁，以免造成乳腺炎等乳房疾病。

环境与孕期护理

这个月，孕妈妈的腹部隆起得更

加明显，进一步增加了孕妈妈行动的困难，所以出行时要特别小心。

（1）孕中期坐行注意事项

五六个月后胎宝宝的体重增加会给孕妈妈的脊椎带来很大压力，并引起孕妈妈背部疼痛。而不当的坐姿会给脊椎造成更大的重负感，因此孕妈妈的坐姿也要多多注意。

孕妈妈正确的坐姿是将后背紧靠在椅背上，必要时还可以在靠近肾脏的部位放一个小枕头。如果孕妈妈长期坐着办公，有必要时常起来走动一下，最好是至少每隔一小时让自己放松一下，这样有助于血液循环并可以预防痔疮的发生。

行走时孕妈妈也要多多注意。虽然慢走对孕妈妈很有益，它可以增强腿部肌肉的紧张度，预防静脉曲张，并增强腹肌，但一旦感觉疲劳，就要立即停下坐着歇息 5 ～ 10 分钟。如果没有条件在公园里散步，也可以选择交通不太拥挤的街道，但要避免吸入过多有污染的汽车尾气。散步前要选择舒适的鞋，以低跟、掌面宽松为好。

（2）职场孕妈妈要注意的事

❶ 开窗通风。

由于办公室内的空气不流通，空气质量不好，容易让孕妈妈感到憋闷，因此孕妈妈要经常站起来开窗通风换气，既活动了身体，又能呼吸到新鲜空气。如果孕妈妈在没有窗户的办公室办公，则要经常去室外或户外走动一下，以免因吸入污浊的空气导致身体不适。

❷ 不要憋尿。

尿频是孕期最普遍的不适之一，孕妈妈如果总想上厕所，不要憋着，也不要因为怕影响工作就不去，否则会对身体产生诸多不利影响。

❸ 调整好工作情绪。

孕妈妈如果在工作中钻牛角尖，或经常处在愤怒、焦虑中，或长时间沉溺于工作而疏于与胎宝宝交流和互动，都会使胎宝宝受到影响，使他出生后带有偏执气质，或是容易产生孤独感，严重者还会导致胎宝宝先天发育不足。

❹ 注重工作形象。

孕妈妈不能因为自己处在孕期，伴随有诸多身体不适，就忽略自己干净整洁的职业形象，懒得打扮，甚至很邋遢地就去上班了。这样不仅不能使自己有一个良好的工作状态和情绪，还容易招致上司的不满，甚至会使自己的职业发展受到影响。

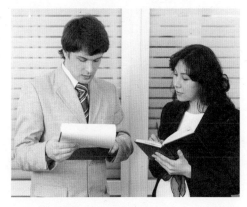

职场孕妈妈应维持良好形象，不仅提升心情，也增加工作的顺利。

（3）情绪和胎动的关系

在正常情况下，胎宝宝的胎动

207

过多并不是坏事，还预示着孩子在出生后能够更快地掌握坐、爬、抓、握等能力。但是，如果是由于孕妈妈情绪紧张、不安、愤怒、消极、抑郁等因素而造成的胎动过多，则会对胎宝宝造成很大影响，使胎宝宝的体能消耗过多，长此以往，很容易造成身体发育不足，出生时体重较轻，并容易产生消化系统等方面的功能紊乱。因此孕妈妈一定要调整好自己的情绪，千万不要忽视自己的情绪问题，以免追悔莫及。

（4）准爸爸可以开始听胎心音了

从孕5月开始，准爸爸可以每天通过听诊器或胎心仪测听胎心音了。首先，孕妈妈要将尿液排空，仰卧躺在床上，准爸爸将听诊器或胎心仪的听筒放在孕妈妈肚脐与耻骨之间，就能听到类似钟表所发出的"滴答"声，那就是胎心音了。如果没能在本孕月听到胎心音，准爸爸和孕妈妈也不要着急，过两周再试试。准爸爸听到的心跳应在每分钟120～160次之间，若超出这个范围，或是跳动不规则，则说明胎宝宝情况异常，应马上就医进行诊断，很有可能出现了宫内缺氧等问题。到了24周以后，测听胎心音的位置就会变得不固定起来，需要准爸爸四处寻找。如果胎宝宝头朝上，就要在孕妈妈腹部中间的两侧寻找，如果头朝下，则可在下腹部的两侧找到。

（5）区别胎心音与其他的宫内声音

有的准爸爸以为只要能听到声音，那就是胎心音了，但是又奇怪为什么自己听到的不是"滴答，滴答"的声音。其实，在子宫内还存在着多种声音，这些声音在音色上和胎心音有着明显的区别。如果准爸爸听到的是呼呼的风声一样的声音，有可能是脐带杂音或子宫血管杂音，如果是类似敲鼓一样的"咯咯"或"咚咚"声，则是孕妈妈腹部主动脉的声音，这些都是有规律的近似孕妈妈脉搏或胎心音跳动速率的声音；还有一种属于杂音的声音，时有时无，出现时也没有规律，而且部位多变，这应该是胎宝宝的胎动声音，是他用肢体撞击子宫壁时所发出的。

因此准爸爸要注意将胎心音与宫内其他声音区分开，不要在听到其他声音时以为自己听到了胎心音，而事实上是胎宝宝的成长出现了严重问题，导致外界听不到他的胎心音，就此延误了对胎宝宝的及时救治。尤其是在孕20周过后，如果还没有听到"滴答，滴答"的胎心音，孕妈妈就应及时到医院检查。

（6）孕妈妈可以出游了

进入怀孕中期后，孕妈妈才能随家人出远门旅游，这样比较不会有流产或早产的危险。不过，旅行前孕妈妈最好先咨询产科医师，确定可以出行后还应做好各项准备工作，以免在旅途中发生意外状况。首先，要制订合理的旅游计划。孕妈妈身体不宜过度疲劳，所以，行程紧凑的旅行团不适合孕妈妈参加，定点旅行、半自助式的旅行方式则比较适合。此外，在出发前必须查明旅游地的天气、交通、医疗与社会安全等状况，若没有把握，还是不去为宜。

其次，途中要有人全程陪同。孕妈妈不宜独自出游，与一群陌生人出游也不恰当。最好是丈夫、家人或姐妹等关心、爱护你的人在身边陪伴，不但会使旅程较为愉悦，而且当你觉得累或不舒服的时候，也可以有人照顾你，或视情况改变行程，这样才能有个安全快乐的旅行。

再次，运动量不要太大，运动方式不要太刺激。运动量太大可能导致流产、早产或破水。太刺激或危险性大的活动（例如：过山车、海盗船、自由落体和高空弹跳等）也不可参与。游泳是不被禁止的，而潜水不超过 18 米深度也是允许的，因为潜水超过 18 米深度，胎儿会有"减压病"，十分危险。冲浪、滑水应能免则免。

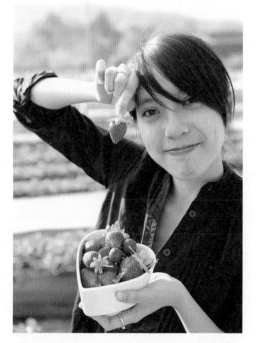

孕妈妈可以与家人安排一趟近郊的农场小旅行。

此外，要携带必备药品。每个旅行者都要准备些药品在身边，尤其是孕妈妈。除了遵守以上的规则外，孕妈妈还要考虑药物在怀孕期间的安全性，出发前可将携带的药物逐一咨询产检医师。另外，准备一些对怀孕安全的抗腹泻药、抗疟疾药及综合维生素药剂，也是非常必要的。

（7）孕妈妈外出购物要小心

在较为安全的孕中期，孕妈妈可以适当地出行，比如去超市或大型购物中心购物。同时还能通过步行锻炼身体，增加活动量。但是，孕妈妈的出门购物要掌握好以下几条原则：

❶ 不要在恶劣的天气条件下出行。

遇到大风、下雨、下雪、大雾等天气时，孕妈妈一定不要出门，以免不慎摔跤，或发生交通意外。

❷ 错开出行高峰。

孕妈妈不要在周末下午及晚上、平时的上下班时间出门购物，避开拥挤的交通和人群，别让自己吸入太多污浊的空气，也不要和人群频繁接触，以免遭到碰撞或感染疾病。此外，孕妈妈最好不要单独出行，应有家人或朋友的陪伴，可以帮忙拎东西，减轻孕妈妈的负担，还能避免孕妈妈发生意外。

❸ 孕妈妈的购物时间不宜过长。

每次在超市或商场的停留时间不要超过 3 小时，最好直奔主题，时间到了就要离开，避免停留时间过长造成缺氧、感染病菌，或过于劳累。

❹ 注意规避商店的装修污染。

有些大型购物中心刚刚开业，或者商场内的某家专卖店重新装修，改头换面，都会使装修产生的有毒有害物质长久地停留在商场内，挥之不去。孕妈妈遇到这样的商店，要及时避开，以免吸入有毒有害物质伤害到胎宝宝。

❺ 孕妈妈回家后要进行全方位地卫生护理。

孕妈妈在回家后，要立即洗手，更换衣服，睡前要洗澡，彻底清洁身体和头发，避免将致病菌带入家中。

（8）不得不自驾出行时怎么办？

在某些特殊情况下，孕妈妈需要自己驾车出行。这时孕妈妈难免感到孤单、慌张和惶恐，此时孕妈妈要相信自己，提高安全驾驶意识，遵循谨慎的驾车方式，就能保证自身的安全。

❶ 孕妈妈开车时要尽量放慢车速，避免急刹车对身体造成的冲击，进而引起破水，还能避免车辆之间的碰撞、剐蹭事故的发生。

❷ 孕妈妈不要长时间开车，最多不超过1小时，避免长时间保持同一个姿势，造成身体的过度疲劳，使胎宝宝受到影响。

❸ 一定要系上安全带，以策安全。系安全带的松紧要适中，避免压迫肚子，但也不宜过松，否则起不到保护孕妈妈的作用。

❹ 要保持端正的驾驶姿势，不要单手握方向盘，座椅间距不要太大，也不能过小，否则都容易发生危险。也

可以在腰部放一个靠垫，起到支撑的作用，缓解坐姿产生的不适。

❺ 控制好情绪，尽量不要让自己长时间处在紧张和焦虑中，否则会影响胎宝宝的生长发育。

如果车程过长，道路过于颠簸，或者孕妈妈对路线、路况不熟悉，抑或是驾驶技术不熟练、不过关，孕妈妈都不要自行开车，一定要请人代驾，或者乘坐出租车或公交车出行。

（9）孕妈妈旅行要考虑周全

在孕中期，孕妈妈可以进行少量的远途旅行。但是在出行前，孕妈妈要对下列情况考虑周全，做好行前准备，以保护自身和胎宝宝的安全。

❶ 先产检再走。

在出行前1至2天，孕妈妈应先到医院进行一次全面的产前检查，如一切正常，在医生的允许下方能出行。医生会根据整个出行计划，要求孕妈妈携带一些药品和防护用品，以及列出一些注意事项，孕妈妈一定要严格遵照行事。

❷ 提前准备好孕期情况说明材料。

孕妈妈要带上母婴健康手册及病例的复印件，记下产前检查的医院名称和医生的联络方式，以便在外地就医时使用。

❸ 了解旅行目的地情况。

孕妈妈的旅行目的地一定要具有现代医疗条件，如大中型医院等，不能到医疗水平落后的地方去，旅行目的地也不能是传染病流行区，以策安全。

❹ 带足日用品和衣物。

孕妈妈在孕期需要勤换洗衣服，还要保证绝对的卫生条件，因此要准备足够的换洗衣服、纸巾、毛巾、牙刷、牙膏、餐具、护肤品、衣架等用品，以及医生要求必须携带的药品。

❺ 安排好行程。

无论孕妈妈是外出旅游、探亲还是出差办事，都要将自己的行程安排好，不要过于紧凑，要有足够的休息时间，避免让自己过于劳累。如果是旅游，最好选择自由行的方式，旅行团行程都较为紧凑，不适合孕妈妈。

❻ 选择合适的交通方式。

孕妈妈如果长途旅行，交通工具最好选择飞机，避免长时间的颠簸造成危险。此外，无论孕妈妈选择何种交通方式，最好都能时常站起来走动一下，避免长时间保持同一种姿势造成不适。

❼ 注意饮食安全。

孕妈妈出门在外，很容易因为食用了不洁的食物，而导致肠炎、腹泻、发热甚至是痢疾的发生，这样会严重危害到胎宝宝的健康，因此孕妈妈一定要严格注意饮食卫生。此外，在外出期间，孕妈妈的营养无法保证，可以遵照医嘱携带一些营养补充制剂进行补充。

❽ 注意出行安全。

在孕中期，孕妈妈虽然还没到大腹便便的地步，但是也不像孕前那般灵巧轻便了，因此出行一定要小心，尤其是走到较为拥挤、狭窄、颠簸、

路障多的地方，要当心摔跤，或发生碰撞和挤压。在机场、火车站等地进行安检时，孕妈妈要远离带有 X 射线的行李检查设备，放行李和取行李要交给准爸爸或其他家人负责，也最好避免安检门和手持金属探测器的检查，孕妈妈可以向安检人员说明情况，要求进行贴身检查。此外，孕妈妈还要掌握一定的应急措施，发生意外或出现意外征兆时，要立即就医，以免耽误治疗。

（10）孕妈妈可以坐飞机吗？

根据航空公司的乘机规定，以下孕妈妈也是可以乘坐飞机的。怀孕不足 8 个月的孕妈妈，除医生诊断不适应者外，均可以与一般旅客一样乘机。怀孕超过 8 个月但不足 9 个月的孕妈妈乘机，应办理乘机医疗许可。该乘机医疗许可应在乘机前 7 天内签发有效。另外因为高空有电离辐射，有气压的改变，这些可能会导致早产的发生。所以下面几类孕妈妈航空公司一般不予承运。具体包括：怀孕 35 周及以上者、预产日期在 4 周以内者、预产期临近但无法确定准确日期者、已知为多胎分娩或预计有分娩并发症者。

（11）脸上为什么总有红血丝？

孕妈妈脸上出现红血丝，是由于怀孕期间血管敏感，遇热或遇冷扩张、收缩加剧，毛细血管遭到破坏所造成的。对于这种现象，孕妈妈要用平和的心态对待，不要刻意用有毒有害的化妆品进行遮盖。在日常生活中，孕妈妈可以使用更加柔和的护肤品，如孕期敏感肌肤专用的护肤品

等；洗脸时的水温应避免过冷或过热，以35℃为宜；在昼夜温差、室内外温差较大的季节，要注意在出门和进屋时及时增减衣物，避免皮肤受到骤冷和骤热的交替刺激，这些方法都能够有效改善面部红血丝现象。

（12）孕期如何挑选护肤品？

专家提出，孕妈妈要想实现胎儿的健康，并让自己拥有完美肌肤并非不可兼得。因为孕期的皮肤问题会有很多，况且孕妈妈的年龄一般都在30岁左右，皮肤的质量已开始走"下坡路"，如果此时不能好好护理，皮肤很可能借机下滑。鉴于孕期的特殊性，孕妈妈在选择护肤产品时一定要慎重，孕期选择的护肤品一定不要含有激素类的和对胎儿有害的化学成分。所以最好选择性质温和的纯植物的产品。中医上又讲凉性植物不适合孕妈妈，所以在选择时也要注意。另外，含有维生素E的护肤品对孕妈妈比较好。

另外，怀孕期间肌肤黑色素本来就比较活跃，孕妈妈的肌肤又对光特别敏感，因此防晒就成为孕期护肤的一项必修课，所以即使在秋冬季节也要涂抹无刺激性的防晒霜，出门最好有遮阳伞。选择防晒产品时应选择纯物理防晒产品，比如含有二氧化钛或氧化锌成分的防晒产品。这类产品通常不会造成皮肤过敏，安全性高，效果也好。

（13）孕期如何养护头发？

怀孕期间，由于母体的营养要大量供给胎宝宝，所以有可能导致头发营养不良，发丝柔软失去弹性，因此

孕妈妈要不断补充维生素和各种矿物质，来合理养护头发。此外，还要注重头发的清洁工作，不要过于频繁用力地梳头。

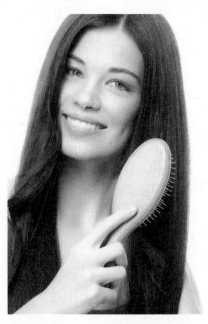

孕妈妈要特别注意发丝的保养。

孕期日常护发请注意以下几点：

❶ 夏季出门戴帽子。

头皮和皮肤一样，长时间经受户外阳光的照射，会因为紫外线而变得干燥。头发防晒最简单的方式就是戴帽子，尤其在夏天要格外注意防晒，其他季节如果阳光照射强烈也应该戴好帽子再出门。

❷ 多吃海藻类食物。

富含维生素的海藻类食品对头发很有好处，平时可以多吃些裙带菜、海带等。另外还要注意营养均衡。

❸ 减少精神压力。

精神压力过高对孕妈妈和胎宝宝

212

都不利，并且压力也会导致头皮血液循环不畅，更容易导致脱发等问题，因此孕妈妈要选择适合自己的减压方式，保持良好的孕期情绪。可以尝试听听音乐、做些运动或者写孕期日记等方式。

❹ 护发按摩很重要。

洗发时做一些头部的按摩是很重要的，它将给予头发舒缓的呵护。在使用洗发水前，把头发弄湿后做做头部皮肤舒缓按摩操，只是简单的轻柔按压即可。

◆双手指腹，从眉心中线开始轻轻地往两侧按压，一直到达太阳穴为止。重复 10 次。

◆双手盖住两耳，手指放在脑后，左右两手的手指要尽量靠拢，接着用四指轻轻弹打后脑勺，心里默数 49 下。

◆手指插入头发，用力将手掌紧闭握拳，轻拉头发。持续动作至整个头皮都拉撑过为止。

◆十指微屈做徒手梳头的动作，双手由前额发际将头发梳往脑后，这个动作至少做 20 次。

头发是孕期营养的一个直接体现，如果孕妈妈出现头发枯黄、大量脱发、干裂分叉等现象，说明孕期营养摄入有问题，此时应该立刻就医咨询。

（14）孕妈妈暂时告别吹风机

很多孕妈妈都有在洗头后用吹风机吹头发的习惯，每次去做头发，发型师也一定会要求孕妈妈每天吹头发，这样才能保证漂亮发型最大限度地得以呈现。但是，吹风机对孕妈妈是有害的，在孕期最好不要使用它。长时间使用吹风功能能够使孕妈妈感到头痛、头晕和精神不振，长期使用吹风机，还有可能导致胎宝宝畸形。因此在孕期，孕妈妈要暂时收起吹风机，即使没有时髦的发型，孕妈妈在准爸爸心中也是最美丽的。

（15）孕中期乳房的变化及护理

进入孕中期，孕妈妈的乳房会持续增大，不适感消失。孕期乳头护理对产后泌乳、哺乳有重要作用。第一次怀孕的孕妈妈，乳头会比较娇嫩、敏感，在哺乳的时候往往经受不住婴儿的反复吮吸，会感到疼痛或者奇痒无比。为了预防这种情况的发生，可以从怀孕 5 ~ 6 个月开始，就做一些预防的工作。

首先，可以每天用肥皂水和软毛巾轻轻揉搓乳头 1 ~ 2 分钟，然后用清水洗净，注意要将乳头上积聚的积垢和痂皮分别擦洗干净。

然后，用植物油或矿物油涂敷乳头，使积垢和痂皮变软，再用温水和软毛巾轻轻擦洗进行清除，并在乳头上涂防裂油，这样可以增强皮肤的弹性和接受刺激的能力。

此外，经常进行乳头按摩使乳头能够适应外部的刺激，可以使乳头皮肤变得坚韧，预防因哺乳而造成的乳头龟裂等疾病。乳头按摩操的具体操作方法是，先用食指和中指，稍微用力按压乳头的根部，移动手指，转圈按压乳头。再用食指和中指，移动手指，像搓绳一样向左右方向均匀按摩乳头。最后向乳头内侧按压，同时揉搓按摩，不要只按摩乳头，而是向乳房内侧按摩。

（16）做好孕妈妈的脚部护理

孕中期，胎儿的迅速生长使得孕妈妈的负担也越来越重，双脚更不堪重负，肿胀、干燥甚至疼痛现象时有发生。因此，孕期做好脚部护理工作，既能让孕妈妈保持玉足美丽，还能为孕妈妈舒缓不适，给她一个舒适的孕期旅程。

首先，选一双宽松、舒适的鞋，前后留有 1 厘米余地。鞋底防滑，鞋后跟以 2 厘米为好。孕妈妈的脚容易浮肿，最好选择柔软的天然材质的软皮或布鞋，可有效减少脚的疲劳。合成革或不透气的劣质旅游鞋，沉重且不透气，会使浮肿加重。

其次，每天做好脚部的清洁工作，一方面能及时洗去皮表污垢、角化脱落物及微生物，让血管膨胀，促进血液循环，另一方面可以弥补皮肤散失的水分。洗脚水的水温控制在 40℃以下为宜。

再次，进行适度的脚部按摩。按摩的力度要适中，不应太大，否则会擦伤皮肤。可进行干刷按摩，以画圈方式从上往下按摩。脚部按摩具有加速血液循环，加强皮肤营养，促进皮下脂肪均匀分布等作用，准爸爸可多为孕妈妈提供这项服务。

此外，睡前可为双脚涂抹保湿类型的足底护理霜，并加以按摩促进吸收，以增强脚部肌肤的水分和弹性，预防龟裂。

（17）孕妈妈如何预防中暑？

孕妈妈由于体质特殊，代谢旺盛，比正常人更怕热，如果不注意，中暑的概率更大。那么应该如何预防中暑呢？

❶ 衣着宽松。

孕妈妈穿的衣服要宽大、松软，尽量穿透气、散热的棉质衣服，不要穿紧身衣裤。

❷ 睡眠充足。

中暑的发生与睡眠有一定关系，孕妈妈要保证充分的休息和睡眠时间，以增强身体抵抗力，中午最好休息 1 个小时左右。

❸ 饮食合理。

在合理调配饮食，保证身体需要的营养的同时，夏季孕妈妈应少吃油腻食物，多吃新鲜蔬菜、豆制品等。可以经常食用绿豆粥、西瓜等解暑食物，避免发生中暑。还要多喝水，如凉开水或淡盐水，可起到预防中暑的作用，也可饮水果汁、酸牛奶、茶水等，但要注意不要贪食冷饮。

❹ 保持通风。

由于种种限制，孕妈妈在家休养的时间相对较多，因此一定要注意通风。感觉热时可以吹空调或电扇，但不宜长时间使用空调，空调温度也别调得太低，一般设置为 27℃为佳。室内外温差不要太大，以免从空调房外出时一时不适应外面的高温而中暑、感冒。也不要对着电风扇和空调吹，容易引起感冒。

❺ 适当运动。

怀孕期间，孕妈妈坚持进行适当的运动是十分必要的，对胎儿的生长发育和顺产都有很好的作用。整个孕期孕妈妈都可在上午或者傍晚不太热的时候外出散步，在怀孕的中期还可适当游泳。

（18）每天都睡个午觉

进入孕中期，越来越重的"腹"担以及各种不适，容易造成孕妈妈睡眠质量下降，甚至是失眠。即使是睡眠正常的孕妈妈，也应保证每日中午半小时至1小时的睡眠时间。这样能够补充更多的精力和能量，给胎宝宝创造更有利的生长环境。无论孕妈妈处在哪个季节，都要保证睡个舒舒服服的午觉，平时感到困乏了，即便不到午睡时间，也可以稍微眯一会儿，适时解除疲劳。

（19）每天都要晒太阳

❶ 不要隔着玻璃晒太阳。

太阳光线中的紫外线无法穿透室内的玻璃，孕妈妈若隔着玻璃晒太阳，只能起到暖身的作用，皮肤吸收不到紫外线，无法转化维生素D，即使晒再多的太阳也起不到补钙的作用。因此，孕妈妈一定要到户外晒太阳。

❷ 晒太阳的时长要适中。

孕妈妈应保证夏季不少于半小时，冬季不少于1小时的晒太阳时间，才能促进身体对钙的吸收利用。但是晒太阳的时间也不宜过长，否则也会影响胎宝宝的正常发育。

❸ 晒太阳的最佳时刻。

在冬季，孕妈妈可以利用午休时间，进行1～2小时的"日光浴"，外出晒太阳要注意防寒保暖；在夏季，则需要避开日照最强烈的午间时刻，改在上午9～10点以及下午4～5点晒太阳，这时的紫外线不会过于强烈，能够避免孕妈妈的皮肤被晒伤，造成或加重色素沉着，如雀斑、色素痣等，还能避免发生中暑。孕妈妈在夏季可以尽量在树阴下享受散射光的照射，也可以适当使用一些孕妇专用的防晒品保护肌肤。

胎教

这个月胎宝宝已具备听、嗅的能力，感知能力也在加强，可以学习更多的东西了。因此，各种胎教内容也应相对均衡。

与胎宝宝进行踢肚游戏

在孕5月，大部分胎儿开始出现胎动。当出现胎动时用手轻轻抚摸腹部，胎儿一般会有收缩的反应，常做触觉胎教，能丰富胎儿的感性认识。

当胎宝宝开始踢孕妈妈肚子时，孕妈妈可以轻轻拍打被踢的部位，然后等待胎儿第二次踢肚。通常1～2分钟后胎宝宝会再踢，这时再轻拍几下然后停下来。待宝宝再次踢肚的时候，孕妈妈可改换拍的部位，胎宝宝会向你改变的地方去踢，但应注意改变的位置不要离胎宝宝一开始踢的地方太远。这种游戏每天进行2次，每次可玩几分钟。

据专家测定，经过这种胎教的胎宝宝出生后，学习站立和走路都会快些，动作也较灵敏，而且不爱啼哭。但需注意的是，有习惯性流产、早产史及早期宫缩的孕妈妈不宜进行这个练习。

准爸妈与胎宝宝对话胎教

这一时期胎儿的听觉更加发达，如听到令人讨厌的声音，胎儿也会皱眉头。胎儿平均 5 个月大后能够本能地区分出爸爸和妈妈的声音，还能听到孕妈妈的心跳声，此时孕妈妈可以对腹中的胎儿说话，同时夫妻亲密地交流可以让胎儿有一种幸福感。

对话的内容则不限。可以问候对方，可以聊天，可以讲故事，以简单、轻松、明快为原则。例如早晨起床前轻抚腹部，说声："宝宝，早上好。"最好每次都以相同的词句开头和结尾，这样循环往复，不断强化，胎教效果比较好。

随着妊娠的进展，每天还可适当增加对话次数。可以围绕父母亲的生活内容，依次教给胎儿周围的每一种新鲜事物，把所看到、所感觉到的东西对胎儿仔细说明，把美好的感觉传授给胎儿。

还需要提醒大家，由于胎儿还不具备对这世界的认识，不知道谈话的内容，只知道声音的波长频率，而且，他并不是完全用耳朵听，而是用他的大脑来感觉，接受着母体的感情，所以在与胎儿对话时，孕妈妈要使自己的精神和全身的肌肉放松，精力集中，呼吸顺畅，排除杂念，心中只想着腹中的宝宝，把胎儿当成一个

站在你面前的活生生的孩子，这样才能收到预期的效果。

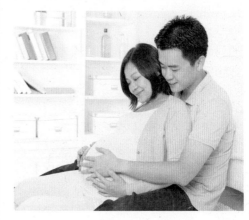

准爸妈可以试着跟胎宝宝对话，告诉他世界的美好。

孕妈妈如何做好想象胎教？

作为人类，我们心中美好的愿望，能在我们的言行、举止和生命中表现出来。孕妈妈正因为先有了怀孕的愿望，然后才有了生命生长的可能。从胎教的角度来看，孕妈妈的想象力也是非同小可的，它能通过意念构成胎教的重要因素，转化渗透在胎儿的身心感受之中，影响着胎儿成长的过程。

想象胎教要求，从受孕开始，孕妈妈就应该设计孩子的形象，把美好的愿望具体化、形象化，想象着孩子应具有什么样的面貌、什么样的性格、什么样的气质等。你可以常常看一些你所喜欢的儿童画和照片。仔细观察你们夫妻双方，以及双方父母的相貌特点，取其长处进行综合，在头脑中形成一个清晰的印象，并反复进行描绘。对于全面综合起来的具体形象，以"就是这样一个孩子"的坚定信念在心底默默地呼唤，使之与腹内

的胎儿同化。久而久之，你所希望的东西潜移默化地变成了胎教，就会为胎儿所接受。

味觉胎教

经法国国家科学研究中心的专家研究发现，婴儿的味觉是在其母亲怀孕期间养成的，孕妈妈妊娠期间所吃食物的味道对胎儿味觉的形成和喜好有很大影响。在实验中，一组孕妈妈在妊娠期间常吃带茴香味道的食物，她们所生婴儿一出生就被茴香的味道所吸引，4 天后更有喜好茴香味道的表现。另一组孕妈妈在妊娠期间不吃带茴香味道的食物，她们的婴儿一出生就对茴香气味表现出反感或无反应，表现反感的婴儿在 4 天后反应更加强烈。

研究专家认为，这一研究成果将对胎儿在母亲腹中养成对某些健康食品的喜好，对其未来发育成长有积极意义。可见，在胎儿味觉快速发展的孕中期，进行味觉胎教是非常有必要且有益处的。

这也就要求孕妈妈在孕期过程中，应养成良好的饮食习惯，不偏食，不暴饮暴食，多品尝品种繁多、营养丰富的食物，以促进胎宝宝味觉的发育。

嗅觉胎教

胎宝宝的鼻子早在妊娠第 2 个月就开始发育了，到了第 5 个月，胎宝宝的嗅觉功能得到进一步发展。在孕中期进行嗅觉胎教，可以刺激胎儿的嗅觉发育，并进一步促进大脑的发育。不过由于胎宝宝被羊水所包围，所以他虽然已经具备了嗅觉，却无法一展身手，其嗅觉功能发展还是依赖于母体给他的刺激。

进行嗅觉胎教是指通过孕妈妈闻到好闻的味道，将这种感受传给胎儿，从而促进胎儿嗅觉发育的方法。嗅觉胎教的方法有很多，欣赏大自然美景、芳香疗法、沐浴和饮花草茶等方法都可以算作嗅觉胎教。比如，大自然中新鲜的空气中负离子丰富，通过嗅觉传递给胎儿，就能促进多种神经传达物质的合成，有益于大脑的发育。此外，新鲜的氧气还有助于母体的血液循环。需要注意的是，孕妈妈在采用芳香疗法、沐浴和饮花草茶等方法进行嗅觉胎教时，应当选择使用安全的香精油和花草种类，并要熟知其安全用量，而后再进行尝试。

胎教方案

（1）语言胎教：对话小小"窃听者"

胎宝宝如今变成了妈妈肚子里的小"窃听者"，宝宝总是不无好奇地四处倾听着外界的声音。这时激动的孕妈妈和准爸爸肯定有很多话想说，还会把前 4 个月跟宝宝所说过的重要的内容再重复一遍。此时爸妈想说什么就说什么吧，只要是快乐的、乐观的、积极向上的，都可以说给宝宝听。只是语言胎教持续的时间要控制好，不要过于频繁，以免打扰胎宝宝休息，每天的语言胎教不要超过 5 次，每次不要超过 20 分钟。

（2）语言胎教：爸爸每天的见闻汇报

准爸爸是不是有时会觉得自己的

胎教参与比较少呢？或者很羡慕孕妈妈每天可以随时随地跟胎宝宝对话，把自己的音频信息传达给胎宝宝，植入他的记忆中，这是件多么有荣耀感的事情。准爸爸不妨养成每天跟胎宝宝说说话的习惯。那么说些什么呢，如果准爸爸每天的工作生活千篇一律，没有丰富的与胎宝宝有关的见闻和趣事的话，也可以说一说社会上的新闻和大事小情，今天又有什么有意思的消息了，科学家们又发明什么先进的器具了，又发生什么爱心救助的善行了，国家大事又有什么值得关注的了，爸爸今天又买了什么有意思的东西了，等等，只要准爸爸觉得有趣、值得诉说，是积极向上并让人感到愉悦的事情，就都可以说给宝宝听。

如果准爸爸能将这种爱好延续到宝宝出生，甚至贯穿宝宝成长的始终，就会对宝宝产生极大的积极影响，让他更聪明、更博学。

（3）运动胎教：全家一起做胎宝宝体操

在孕中期，孕妈妈和准爸爸可以一起多做专门针对胎宝宝大脑刺激和神经反应能力训练的体操，此举可使胎宝宝在出生后具有更强的肌肉反应能力，更早地掌握爬、站、走等动作，肢体更加灵活轻便。这种体操可以每日进行，以每次不超过 10 分钟，每日不超过 2 次为宜。

首先，孕妈妈要仰卧在床上，全身放松，孕妈妈自己或由准爸爸用手抚摸孕妈妈的腹部，不要画圈，而是要从上到下、从左到右地反复轻抚，然后再用一根手指反复轻压胎宝宝。

做完这个动作之后，再用手轻轻推动胎宝宝，胎宝宝会做出反应，踢打孕妈妈的肚子，这时用手轻拍宝宝踢过的地方，待胎宝宝再次踢打妈妈的肚子，就再用手轻拍他踢过的地方。每天这样反复练习，就会帮助胎宝宝形成条件反射，以后妈妈再主动用手推动胎宝宝，他就会直接踢打妈妈拍过的地方。每次拍打的地方不要相隔太远，以免无法使胎宝宝形成较好的条件反射。

当胎宝宝形成了良好的条件反射之后，准爸爸就可以上场了，开始前要先跟宝宝打声招呼："宝宝，我是爸爸呀，咱们来做体操啦。"此时，孕妈妈和准爸爸可以轮番上场，每一次换人都要跟胎宝宝先打声招呼，孕妈妈和准爸爸会惊喜地发现，对于不同的对象，胎宝宝的反应是不一样的。

（4）音乐胎教：听听莫扎特

在进行音乐胎教时，不妨给胎宝宝放一放莫扎特的音乐。莫扎特是古典主义时期的代表音乐人物，他的音乐极其纯净，有的活泼清新，有的悠扬动人，其音乐被誉为"美好"的代名词。相信胎宝宝也一定会喜欢上他的音乐，可多听《G 大调弦乐小夜曲》《第四十一交响曲》《第 20 钢琴协奏曲》《A 大调单簧管协奏曲》等曲目，让胎宝宝在悠扬、流畅、跳跃又不失恬静的曲调中，时而好奇倾听，时而随声舞动，时而顽皮地做着鬼脸，这对胎宝宝听觉的训练以及乐感的熏陶，都有极好的效果。

（5）影音胎教：最温馨的胎教电影

闲来无事，孕妈妈和准爸爸可以在家播放几部电影，最好不要去电影院观影，以免使孕妈妈遭受环境污染。可以选择那些最为经典温馨的、表现美好感情的、充满柔情和浪漫的电影或动画片，比如《罗马假日》《美女与野兽》《狮子王》《爱丽丝梦游仙境》《小美人鱼》《睡美人》等，让孕妈妈沉浸在电影所营造的温暖动人的氛围中，使胎宝宝也被妈妈身体里流淌的无限柔情所感染，从而更加充满活力，促进宝宝身体内各种功能的生长。

（6）情绪胎教：给胎宝宝照个相

孕妈妈在孕期除了可以去影楼拍照留念，也可以让准爸爸在家中或山清水秀的户外给自己和胎宝宝拍照。

当然，拍照过程中要安全第一，拍照时间不宜过长，镜头不宜离孕妈妈过近，动作设计不要过于复杂，拍摄环境要没有障碍物，空气条件要好，人群不能太密集等。此外，准爸爸也要入镜，留下更多一家三口的美好回忆。通过这样简单随意的胎教方式，一定能够让孕妈妈感到愉悦和甜蜜，因为这么早就能和自己生命中最重要的两个人合影留念了。

（7）美术胎教：带宝宝欣赏梵高名画

梵高是十九世纪最伟大的画家之一，他有著名的《向日葵》《星夜》《有乌鸦的麦田》等多部名画存世。他的大部分画作都色彩明亮、强烈，有着简洁的线条，色调温暖感人，感情色彩浓烈。对梵高来说，一切事物都具有表情、迫切性和吸引力，一切形式、一切面容都具有一种惊人的诗

意。他善于捕捉，热情洋溢，总是能通过画作表达他的奔放与活力，但是却又不失亲切感。他的画作并非要表达真实的视觉形象，而是着意于情感的表达。孕妈妈通过欣赏这一幅幅真挚、生动、热情的画作，是不是也感受到了一种动静皆宜的美呢？

（8）知识胎教：给宝宝讲百科

胎宝宝的大脑逐渐具备了记忆功能，孕妈妈和准爸爸可以开展知识胎教的工作了。知识胎教以对图形、数字、文字、颜色、拼音、字母、物体和百科知识的认知为主。从现在起，孕妈妈可以每天给胎宝宝讲一个百科知识，如人从哪里来、地球是什么样子、时间是什么、我国的五十六个民族都有哪些等，从最基础、最根本的知识点开始讲起，孕妈妈或准爸爸在讲解时要保持轻松愉快的情绪和抑扬顿挫的语调，让胎宝宝听着开心，爸妈也讲得尽兴。

全面开始语言胎教

胎宝宝开始已经具备了接近成熟的听力系统，因此孕妈妈和准爸爸可以全面展开每天的语言胎教了。语言胎教是促进宝宝后天语言能力和智力发展的重要一环。所谓语言胎教，就是给胎宝宝的大脑皮质层输入最初的语言印记，激发胎宝宝大脑的听觉神经的发育，为宝宝出生后的语言学习打下基础。需要注意的是，语言胎教要在出生后继续进行持续的巩固，一直到宝宝的婴幼儿期结束，才能实现对宝宝语言能力、智力和潜能的开发。如果在出生后就停止了语言胎教，使胎教的效果无法得到延续，也就前功尽弃了。

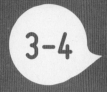

孕妈妈的阳光"孕"动

3-4

孕妈妈在孕期 5 月可以做哪些运动呢？让我们一起来看看！

加强腹背肌运动

　　孕 5 月胎儿重量增加，直接会加强腹背肌的承重，使得孕妈妈出现腰背痛等不适。孕妈妈经常适量地做做腹背肌运动不仅能缓解腰背酸痛，还能增强腹背肌力，帮助生产过程顺利进行。

腹背肌运动

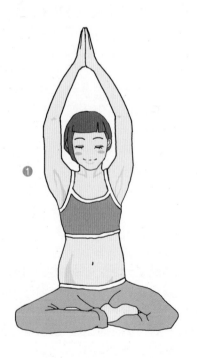
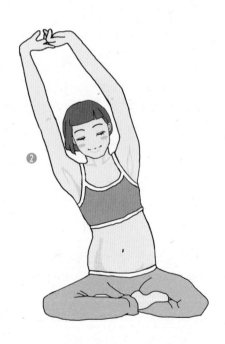

❶ 挺直背部，盘腿而坐，两臂上举，掌心相对，深呼吸，手臂向上伸展。

❷ 十指交叉，手臂向外翻转，掌心朝外，身体向右侧弯曲伸展。

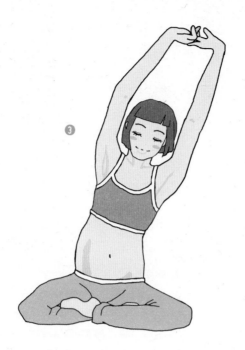

❸ 身体再向左侧弯曲伸展。每天早晚各做 3 分钟。

功效

加强腹背肌运动，可松弛腰关节，增强背部力量，伸展盆骨肌肉，帮助两腿在分娩时能很好地分开，顺利娩出胎儿。

瑜伽

孕前热爱练习瑜伽的孕妈妈，可以在孕中期多做一些为孕妇专门设计的瑜伽动作，通过几个简单轻松的动作，就能起到控制体重、放松身体、强健体魄的作用，何乐而不为呢？孕妈妈可以从自己的身体状况入手，如患有超重、水肿、腰酸背痛、便秘、妊娠高血压综合征、妊娠糖尿病等疾病，就要选择适合自己的动作，练习一段时间之后，可以更换新的动作，使全身都得到适当的锻炼。在练习过程中，如果孕妈妈出现了不适感，就要立即调整姿势，保持能让自己一边放松一边伸展的动作，避免做高难度的动作，避免产生窘迫感。孕妈妈可以购买书籍或光盘自行选择动作进行练习，也可以报名参加专门的孕妇瑜伽训练班，在专业教练的指导下进行。一旦选择了孕妇瑜伽练习，孕妈妈就要持之以恒，以每日 30 至 60 分钟为宜。

孕5月，受不断增大的肚子影响，很多孕妈妈出现髋部、腰腿酸痛的情况，坚持练习瑜伽，不仅能有效缓解身体的各种酸痛，还能增加肌肉力量，为顺产做好准备。

开胯式

❶ 跪在垫子上，双手向前伸开放在垫子上，双腿膝盖分开，双脚脚尖靠拢。臀部放在脚跟上。

❷ 将双手手肘放在垫子上，托住下巴。每次呼气时，胯部轻轻向下按压，保持6～8个呼吸；再呼气时，恢复到起始姿势，稍作休息。

功效

此练习可按摩胯部，帮助顺产，还可以帮助预防髋部、膝盖和脚踝僵硬；按摩臀部，分解脂肪组织，改善下肢血液循环；按摩腹部，缓解便秘症状。

波浪式

❶ 双腿膝盖弯曲，双脚脚掌相抵坐于垫子上，双手放在膝盖上。吸气，挺胸抬头，眼睛看向斜上方。

❷ 呼气，身体向前移动。

❸ 继续呼气，身体再向前移动，双手抓住脚尖。

❹ 继续呼气，身体向后移动。重复此式3～5次后，稍作休息。

功效

此练习可按摩盆腔，促进盆腔血液循环，营养下腹部器官，对胎儿的发育和母亲的身体保养都很有帮助。

慢跑

运动可以保持体能、稳定情绪，更重要的是通过运动，可以增强与分娩相关肌肉与关节的力量，为孕妈妈在自然分娩时提供更大的助力，使宝宝出生更顺利。

进入怀孕中期，孕妈妈根据自己的体质、平时锻炼习惯和孕期具体情况，选择合适的运动方式，并适度加大运动量。

慢跑就是一项非常适合孕中期孕妈妈进行的运动方式。这是因为慢跑属于有氧运动，它有一定强度、需要持续一定时间，而不会过度消耗摄入氧气，能起到加强孕妈妈心肺功能的作用，还能促进身体对氧气的吸收，对孕妈妈及胎儿都有直接的益处。另外它还能加强血液循环，增加肌肉力量，消除背痛、腰痛、增加身体耐力而为分娩作准备；还可起到调节血压、血糖、控制体重过度增加等作用。

孕中期慢跑还可以抑制脂肪的产生，在传统的"养胎"宝典里面，很多都提倡孕妈妈多休息，由此造成孕妈妈超重。而慢跑就可以适当地减少这样的现象，让胎宝宝不会因为母亲体内能量多而过分吸收导致胖宝宝的出生。

需要注意的是，孕妈妈运动时，应控制运动量的大小，以稍感劳累为限。如果怀孕前没有运动习惯的孕妈妈不要勉强自己去运动。同时应避免挤压和剧烈震动腹部，如急跑、跳跃、举重等剧烈运动要绝对禁止，以免引起早产或流产。

加强肩颈和踝关节运动

孕中期孕妈妈负担开始加重，需进行一些增强关节力量和灵活性的练习，减轻孕妈妈的负担，提升孕妈妈的承受力。

训练肩颈的方法

❶ 盘腿，两手放在膝盖上，伸直腰板，脸朝前方。然后脖子向左、向右歪至45度，使其颈部和腰部有紧绷感。

❷ 以❶为基本姿势，背部和头部向前倾，直至接触地板。

❸ 结束前面两个动作后，伸直腰板，双手不离膝盖。及时调整呼吸，反复地吸气、呼气。

训练踝关节的方法

❶ 双手向后撑地，重心移至双手，两腿并拢伸直。这时伸直背部和颈部，脸朝前方，脚趾使劲地往下压。

❷ 保持❶的基本姿势，脚趾朝腿方向伸直。反复做❶的动作。

功效

加强关节的灵活性，以及关节韧带的弹性和力量，减轻肩颈劳累，避免足、脚踝扭伤。

按摩穴位缓解眼睛疲劳

怀孕期间，孕妈妈的泪液分泌会减少，同时泪液中的黏液成分增多，这些变化会让孕妈妈经常性地感到眼睛干涩、疲劳、不舒服，孕妈妈可以通过穴位按摩来缓解症状。按摩正确的穴位可以刺激容易老化的眼睛肌肉，有助于孕妈妈消除眼部疲劳。

按压眉间法

将拇指指腹贴在眉毛根部下方凹处，轻轻按压或转动，重复做3次。然后使眼睛看向远处，眼球依照右—上—左—下的顺序转动，不要晃动头部。

按压眼球法

闭上眼睛，用食指、中指、无名指的指端轻轻地按压眼球，也可以旋转轻揉。不可持续太久或用力揉压，20秒钟左右即可。

按压额头法

用双手的中间三个手指从额头中央，向左右太阳穴的方向转动搓揉，再用力按压太阳穴，可用指尖施力。这样会使眼底部有舒服的感觉。重复做3～5次。

除上述方法外，用力眨眼、闭眼休息片刻等方法也有助于消除眼睛疲劳。

孕妈妈可以通过按摩穴位及搭配充足的休息来调整眼部状态，在妊娠过程中眼睛才不会过于不适。

3-5 孕期 6 月

本章节搜罗了许多孕期 6 月应该铭记的妊娠知识，快来看看有哪些吧！

孕期 6 月注意事项

孕 6 月，孕妈妈的子宫变得更大，进入了安全的孕中期。此时，孕妈妈要好好利用这段时间，加强营养，增强体质，为将来分娩和产后哺乳做准备。另外，不管现在孕妈妈感觉有多好，都不可对自己和胎宝宝的健康掉以轻心，以免因小失大。

准爸爸注意要点

怀孕 6 个月的孕妈妈会发现从这个月开始自己的体重飞速增长，身体也跟着变化，腹部膨大，行动开始不方便了。有的孕妈妈情绪经常不稳定，因此要求准爸爸在这个月要做到以下几项。

（1）准爸爸注意事项一

学会倾听和赞美。多听妻子倾诉，经常赞美她，告诉她你喜欢她怀孕的样子，怀孕的女人是最漂亮的。

（2）准爸爸注意事项二

对妻子保持良好的情绪，不要惹妻子生气。

（3）准爸爸注意事项三

可以着手陪妻子一起计划婴儿房的布置，一起挑选婴儿用品，让妻子感受到丈夫共同参与的欣慰。

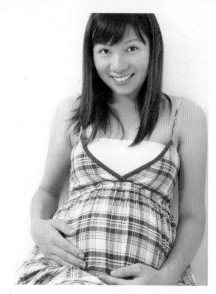

准爸爸多倾听及赞美孕妈妈，可以使她的心情保持愉悦。

（4）准爸爸注意事项四

孕妈妈在孕期将更多的精力放在如何保护好胎宝宝上，加上孕期容易疲劳，记忆力减退，很容易忘记很多事情。此时准爸爸要将自己变成孕妈妈的"定时提醒器"，哪天该去医院进行产前检查了，几点该吃营养补充剂了，什么时候该进行家庭胎心音、胎动、宫高监测工作了，等等，准爸爸要把孕妈妈的这些日常安排牢记于心，及时提醒孕妈妈何时该做什么了，减轻孕妈妈的负担。

（5）准爸爸注意事项五

孕妈妈的肚子越来越大，由于重心不稳，出行要更加注意安全。此时

224

准爸爸要尽量陪伴孕妈妈出行，做一个称职的"保镖"，时刻维护孕妈妈的安全，替孕妈妈遮挡各种突如其来的碰撞或威胁，在上下车、上下台阶和楼梯时尽量搀扶孕妈妈，消除孕妈妈的恐慌情绪，这样既能使孕妈妈多到户外走动，锻炼身体，又能保证孕妈妈的安全。

（6）准爸爸注意事项六

即将进入孕 7 月，孕妈妈面临着早产的问题，还会对分娩时的痛苦产生恐惧。准爸爸要及时劝慰和安抚孕妈妈的情绪，对于孕妈妈的各种要求，准爸爸要尽量满足，做一个"神通广大、无所不能"的准爸爸，给孕妈妈更多的安全感和满足感，让她卸下心理包袱。同时告诉孕妈妈，只要坚持谨慎小心的护理原则，就不会出现早产的情况，分娩之痛也能有所减轻。

准爸爸化身孕妈妈专属营养师

在孕中期，随着胎儿的增大，孕妈妈所需的营养也需要增加。孕妈妈一方面要补充大量营养，一方面又要兼顾营养结构的全面合理，同时还要提防热量的过多摄入，避免导致肥胖。面对数量庞大的食物群，有很多是既不能不吃，又不能多吃的，孕妈妈很容易遗忘或混淆。此时，准爸爸就要贴心地为孕妈妈准备一份每天的健康营养餐谱，将每天必须吃的食物以及每周要吃 1 ~ 3 次的食物巧妙搭配，如牛奶、鸡蛋、黄豆、绿叶蔬菜、肉类、低糖水果等最好每天适量吃，鱼类、动物肝脏等最好每周吃 1 ~ 2 次，干果最好隔一天吃一次等，准

爸爸要运筹帷幄，统筹兼顾，制订出一份食物种类全面丰富，营养均衡合理，又不会使体重增长过快的最健康的餐谱。

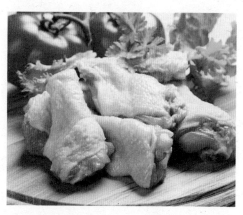

准爸爸应该为孕妈妈准备适合的食材，来补充孕期所需。

（1）孕 6 月需重点补充的营养素

孕 6 月，由于胎儿的快速发育使孕妈妈的消耗增加，孕妈妈应该注意增加适当的营养，以保证身体的需要。孕妈妈体内能量及蛋白质代谢加快，对 B 族维生素的需要量增加。由于此类维生素无法在体内存储，必须有充足的供给才能满足机体的需要，因此，孕妈妈在孕中期应该多多食用富含 B 族维生素的瘦肉、肝脏、鱼、奶、蛋及绿叶蔬菜、新鲜水果等食物。

其次，此时胎儿机体和大脑发育速度加快，对脂质及必需脂肪酸的需要增加，所以孕妈妈还可吃些花生仁、核桃仁、葵花子仁、芝麻等油脂含量较高的食物。

此外，部分孕妈妈会出现贫血的症状，孕妈妈还要注意铁元素的摄入，随着胎宝宝不断发育，以及孕妈

妈身体血容量的增加，孕妈妈对铁元素的需求量也在日益增多。除了应多吃富含铁元素的菜、蛋和动物肝脏等食物外，还要注意食物的搭配，多吃富含维生素C的食物，如蔬果等，能够提高身体对铁元素的吸收率，以防止发生缺铁性贫血。

（2）改善宝宝将来偏黑肤色的饮食

有的父母肤色偏黑，生出来的宝宝通常也会偏黑。如果孕期孕妈妈多吃一些富含维生素C的食物，将会对宝宝的肤色有一定的改善作用。因为维生素C对皮肤黑色素的生成有干扰作用，从而可以减少黑色素的沉淀，日后生下的婴儿皮肤会白嫩细腻。

这类含维生素C丰富的食物有西红柿、葡萄、柑橘、花菜、冬瓜、洋葱、大蒜、苹果、刺梨、鲜枣等蔬菜和水果，其中尤以苹果为最佳。

（3）改善宝宝粗糙肤质的饮食

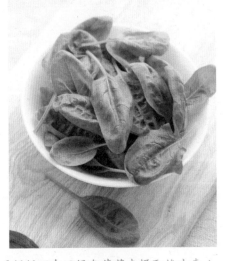

孕妈妈可食用绿色蔬菜来摄取维生素A。

如果父母皮肤粗糙，为了改善肚子里胎宝宝的肤质，孕妈妈可以尝试多食用一些富含维生素A的食物。因为维生素A能保护皮肤上皮细胞，使日后孩子的皮肤细腻有光泽。富含维生素A的食物有动物的肝脏、蛋黄、牛奶、胡萝卜、西红柿以及绿色蔬菜、水果、干果和植物油等。

（4）改善宝宝发质的饮食

如果父母头发早白或者略见枯黄、脱落，孕妈妈可适量多吃些含有B族维生素的食物，以改善胎宝宝的头发状况。富含B族维生素的食物有瘦肉、鱼、动物肝脏、牛奶、面包、豆类、鸡蛋、紫菜、核桃、芝麻、玉米以及绿色蔬菜，这些食物可以使孩子发质得到改善，不仅浓密、乌黑而且光泽油亮。

（5）如何判断和预防营养过剩？

判断营养过剩的方式很简单，就是每周称一次体重，如果每周增重超过0.5千克，就很有可能出现了营养过剩。此时孕妈妈在自行调整饮食策略的同时，还要咨询医生，在医生的指导下合理减重。

在预防营养过剩方面，孕妈妈可以遵循以下原则：

❶ 将每日必需营养素物化。

比如蛋白质是孕妈妈每天必须大量补充的营养物质，可以通过每日固定吃2个鸡蛋，喝2杯牛奶来补充，不必再额外补充，以免造成营养过剩。

❷ 饮食结构要合理。

孕妈妈所吃的主食类、肉蛋类、蔬菜类、水果类、豆类等食物的配比要均衡，不能有所偏颇。大量吃蔬菜而不吃肉，或不吃主食，或吃肉不吃菜，或将水果代替蔬菜等做法都应杜绝。

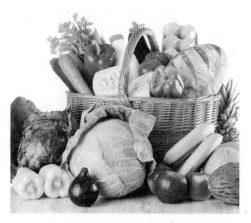

孕妈妈要养成均衡的饮食习惯。

❸ 总量要控制。

孕妈妈每日不能随心所欲地吃，一定要控制好摄入食物的总量，不能因为偏爱某种食物就增加该种食物的摄入量，导致食物总量超标。

❹ 水果不是越多越好。

水果中的含糖量普遍很高，孕妈妈吃水果过多，容易造成自身体重超标，长期大量吃水果，还容易使胎宝宝长得过大，影响生产。因此每日的水果摄入量以不超过 300 克为宜。

❺ 适当减少糖类的摄入量。

但这并不意味着孕妈妈不能吃含糖类的食物，否则易导致孕妈妈缺乏 B 族维生素和矿物质。孕妈妈在进餐时，可以先吃蔬菜和水果，再吃糖类含量丰富的谷物类食物，这样可以避免糖类的过度摄入。

❻ 不要盲目节食。

节食减肥和控制体重的办法绝不适合孕妈妈，极易造成营养不良，影响胎宝宝的正常发育。

（6）营养不良的孕妈妈怎么吃？

孕妈妈若在孕期出现营养不良的情况，会导致胎儿宫内发育迟缓，从而易生出低体重儿，即出生时体重不足 2.5 千克的新生儿。这样的孩子皮下脂肪偏少，自我保温能力差，呼吸和代谢功能较弱，更容易感染疾病，其死亡率比正常体重的新生儿要高很多，且日后的智力也可能偏低。

因此，营养不良的孕妈妈不要再保持孕前节食的习惯，不要再为了保持身材和体型，而不顾胎宝宝的生长发育所需，从而影响宝宝一生的健康。孕妈妈要在孕中期时及时补充所需的营养，避免使胎宝宝出生后体重过轻。

❶ 重点补充维生素、蛋白质和钙。

❷ 纠正挑食、偏食的毛病，合理膳食，保证每日摄入足量的各类营养物质。

❸ 适量补充叶酸，能够促进胎宝宝的生长发育。

❹ 将坚果作为零食并适当多吃一些。

❺ 不能盲目吃甜食，否则易导致妊娠糖尿病。

❻ 维持良好的生活作息习惯，保持良好的心态。

❼ 坚持定期进行产前检查，掌握胎宝宝的生长发育情况，一旦发现异常，就要遵照医嘱及时进行护理和治疗。

（7）患有妊娠糖尿病该怎么吃？

孕妈妈一旦患上了妊娠糖尿病，在饮食上就要比正常的孕妈妈更加注意和小心，要严格遵照特殊的饮食原则，既能提供足够的营养物质给胎宝宝，保证他的正常生长发育，又能将自己的血糖控制在合理范围内，预防子痫前症，并减少流产、早产和难产的发生率。因此，患有妊娠糖尿病的孕妈妈应严格遵循以下的饮食原则：

❶ 比一般的孕妈妈要更加严格控制热量的摄入，避免肥胖，否则会加重病情。

❷ 增加膳食纤维的摄入，避免吃含糖量过高或过油的食物。

❸ 增加少食多餐的次数，以每天5～6餐为宜，每次不能进食过多的食物。

❹ 不能不吃淀粉类食物，但是要控制摄入量。

❺ 由于早晨的血糖值较高，因此早餐要少吃淀粉类食物。

❻ 保证每天喝2杯牛奶，但不宜过量。

❼ 烹调用油只选择植物油，最好是橄榄油。

❽ 避免食用已经放置过一段时间的食物。

❾ 在食用安全的前提下，食物尽量带皮吃。

❿ 用粗粮代替精制主食。

⓫ 少吃精加工食品。

⓬ 少吃含水量少的食物。

（8）减少妊娠纹的吃法

❶ 适当多吃一些富含维生素C的食物，如橘子、橙子、草莓、小白菜等。

❷ 适当多吃富含维生素B_6的牛奶及其制品。

❸ 适当多吃富含维生素E的食物，如干果类、豆类食物等。

❹ 多吃新鲜蔬果和鲜榨蔬果汁，不吃隔顿、隔夜的饭菜，也不要喝瓶装蔬果汁。

❺ 适当吃一些海产品和菌菇类食物，促进肌肤新陈代谢。

❻ 不喝全脂奶，喝脱脂奶。

❼ 喝清汤，不喝浓汤。

❽ 少吃饼干和色拉。

（9）巧吃西红柿，养颜祛斑

部分孕妈妈的身上和脸上不断生出妊娠斑，真是一件令人烦恼的事情。但是孕妈妈也不必发愁，心情越糟，斑就会越严重，当然也不能乱吃各种药物。其实，孕妈妈只要多吃一些西红柿，并且吃法得当，就能够让妊娠斑逐渐淡化甚至消失。这是因为西红柿富含茄红素和维生素C，它们都属于天然的抗氧化物质，对细胞生长代谢起调控作用，孕妈妈常吃有助于养颜祛斑。最佳吃西红柿方法除了直接生吃以外，还可以做成西红柿蒸蛋或西红柿生菜色拉，能够使西红柿最大限度地发挥作用。

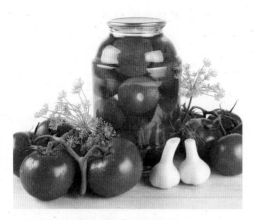

西红柿可以帮助孕妈妈养颜祛斑。

（10）适量食用海带

海带对孕妈妈和胎宝宝来说是非常理想的健康食品。海带含有大量的多种矿物质，如碘、钙、磷、硒等，以及丰富的维生素 B_1 和胡萝卜素，能够满足胎宝宝的骨骼和大脑发育的需要，避免出现智力低下、骨骼发育不全、畸形等问题。海带还具有美发、降低血压、消除水肿、防治动脉硬化、止咳平喘、抗癌等诸多功效。建议孕妈妈每周吃 1 ~ 2 次海带。海带最宜与肉类、骨头、贝类等一同炖汤食用，也可清炒、凉拌和熬粥。在食用海带前，最好先将其用沸水焯烫一下，以使其味道更加鲜美。在烹调过程中，最好搭配姜汁、蒜蓉、葱段等配料一同烹制，可以祛除海带的寒性。

（11）孕妈妈适量进食巧克力可以降低先兆子痫的发生

先兆子痫是一种严重的孕期并发症，通常在怀孕 20 周后发作。发病时，孕妈妈会血压突然升高，水肿加剧，出现头胀痛、眩晕、恶心、呕吐等症状。一项研究显示，每天食用一定量的优质黑巧克力可降低孕妈妈患先兆子痫的风险，并可预防妊娠高血压症。这是因为通过比较脐带血中可可碱的浓度发现，孕妈妈食用巧克力的比例和先兆子痫发生率有关。

可可碱是巧克力中一种重要的化学物质，能够起到利尿、促进心肌功能和舒张血管的作用。纯度越高的巧克力，也就是巧克力越黑，有益成分也越多。另外，巧克力中一些其他成分也对人体有益，比如镁，可以起到降低血压的作用。因此孕妈妈可以适量进食一些优质巧克力以降低先兆子痫发生的风险。

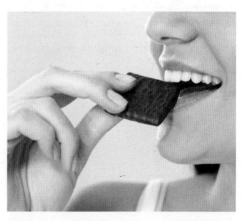

孕妈妈可适量进食巧克力，降低先兆子痫发生的风险。

（12）孕妈妈可以吃点儿野菜

野菜对孕妈妈来说不失为一种营养佳品，它不仅污染少于田园蔬菜，还具有补充营养和食疗的双重价值。野菜中富含植物蛋白、维生素、纤维素及多种矿物质，营养价值颇高。例如，蕨菜中铁、胡萝卜素、维生素 C 的含量分别是白菜的 13 倍、1.6 倍和 8 倍；每 100 克红苋菜菜叶的叶酸含量高达 420 微克，超过任何栽培蔬菜。此外，野菜还有防病保健的作用，味道别具一格，能促进食欲。孕妈妈适当吃些野菜可以中和体内的酸性，以维持身体弱碱性的内环境，这对于优境养胎十分重要。

需要注意的是，并非任何野菜都能吃，叫不出名的不要吃，久放的也不要吃，最好是到大型超市购买新鲜的品种。为了安全起见，在每次煮食前要把野菜放在清水中浸泡 2 小时以上，进行解毒和清洗，然后再食用。

（13）罐头食品要少吃

鱼罐头、午餐肉、水果罐头等罐头食品，对孕妈妈来说虽然味美又方便，开罐即食，但是却不适合孕妈妈食用，否则会对母婴健康产生诸多不利影响。

第一，罐头食品中普遍添加了许多人工合成的化学添加剂，如防腐剂、色素、香精等，这些物质会对胎儿的发育造成影响，导致胎儿畸形，或是发育不良。

第二，罐头食品在制作、运输和存放的过程中，由于消毒不彻底、密封不严等原因，极易使罐内食品被细菌污染，易产生有毒物质，孕妈妈食用后很可能会造成食物中毒，严重危害母婴健康。

第三，罐头食品的保质期一般为半年至一年，但是它们往往在被存放较长时间之后才得以售卖，在孕妈妈食用时，很有可能已经接近或超过保质期，这样的食品十分不安全，孕妈妈切不可食用。

（14）少吃刺激性食物

进入孕中期以后，孕妈妈的饮食中要少放辣椒、葱、姜、蒜、芥末、咖喱、胡椒等具有辛辣刺激味道的调味品。一旦大量食用，这些物质进入孕妈妈体内后，会随着血液循环进入胎宝宝体内，容易给胎宝宝带来不良的刺激，影响正常的生长发育。此外，在孕期，孕妈妈的身体大多呈现血热阳盛的状态，这些辛辣刺激性的食物会加重孕妈妈体内的燥热，出现口干舌燥、口舌生疮、情绪躁动不安等症状，影响了孕妈妈的健康。

（15）孕妈妈要少喝绿豆汤

绿豆汤对一般人群来说，是消暑解渴、清热解毒、润肺止渴的佳品，且营养价值丰富。但是对于孕妈妈来说，则不宜多喝。因为绿豆性凉，会使身体变得虚弱、畏寒，影响脾脏功能，尤其对寒性体质的孕妈妈影响最大，容易导致腹泻等症状。因此孕妈妈在夏季要少喝绿豆汤，尤其不能喝冰镇绿豆汤，可代之以白开水或红豆汤，不但能够促进健康、补充营养，还能消除水肿。

（16）晚餐三不宜

❶ 不宜吃得太晚。

如果孕妈妈晚餐吃得太晚，过不久又上床睡觉，则会加重胃肠的负担，导致胃部胀满不适，不仅影响睡眠质量，还会加重妊娠水肿的症状，并且会使体重升高得更快。

❷ 不宜吃得过多。

如果孕妈妈在晚餐中大量进食，

很容易导致消化不良和胃痛，出现或加重胃灼热的症状，长期如此，还会导致孕妈妈患上严重的胃病，从而威胁胎宝宝的健康。

❸ 不宜吃得太荤。

如果孕妈妈在晚餐中大量进食禽畜肉类、蛋类、鱼类等荤菜，那么就会在饭后活动量减少以及血液循环放慢的情况下，致使胰岛素将身体内的血脂转化为脂肪，积存在皮下或血管壁上，从而导致孕期过度肥胖，以及心血管系统的疾病。

（17）孕妈妈吃葡萄不宜过量

葡萄富含营养，被誉为"水果皇后"，富含多种对人体有益和必需的维生素和微量元素。此外，葡萄所含热量远比苹果、梨等水果高，非常适合孕中期对热量需求较高的孕妈妈食用。更可贵的是葡萄中大部分有益物质可以被人体直接吸收，对人体新陈代谢等一系列活动可起到良好作用。

不过，由于葡萄含糖很高，所以糖尿病人应特别注意忌食葡萄。而孕妈妈在孕期要提防糖尿病，因此孕妈妈食用葡萄应适量。在食用葡萄后应间隔 4 小时再吃水产品为宜，以免葡萄中的鞣酸与水产品中的钙形成难以吸收的物质，影响健康。

此外，吃葡萄后不能立刻喝水，否则，不到一刻钟就会腹泻。原来，葡萄本身有通便润肠的功效，吃完葡萄立即喝水，胃还来不及消化吸收，水就将胃酸冲淡了，而葡萄与水、胃酸急剧氧化、发酵，会加速肠道的蠕动，就易产生腹泻。不过，

这种腹泻不是细菌引起的，泻完后会不治而愈。

（18）孕妈妈吃冰激凌要谨慎

炎热的夏天来了，怀孕后，孕妈妈体温比常人要更高一些，更要经受酷暑的折磨。吃根冰激凌是许多人抗暑降温的好办法，可是怀着小宝宝，还能像以前那样随意吃冰激凌吗？

专家提醒孕妈妈，只要注意吃冰激凌的方法，对胎宝宝就不会有太大的影响。首先，要注意吃的冷饮是不是正规厂家生产的，有没有过保质期，一不小心吃坏了肚子造成腹泻就不好办了。其次，要控制进食量。不要一次吃得太多，以免引起胃肠不适。此外，不要选择含糖分较高的冰激凌，无节制地过量食用含糖量高的食品，导致妊娠期糖尿病。

总的来说，只要把握好吃冰激凌的度，冰激凌对孕妈妈还是有益无害的。因为冰激凌中的奶含有蛋白质，孕妈妈适度食用，可使皮肤白滑。

（19）孕妈妈不宜长期食用高脂肪的食物

孕中期孕妈妈对营养的需求加强，需适量补充一些营养丰富的食物，以保证自身健康及优生的需要。但是在挑选食物时，应减少高脂肪食物的摄取，以免对身体健康造成危害。

这是因为孕妈妈长期摄入高脂肪膳食，不仅会堵塞动脉血管，还会损害大脑的功能，易造成听觉损害而导致听力减退。

孕妈妈在妊娠期由于能量消耗

较多，而糖的贮备减少，这对分解脂肪不利，因而常因氧化不足而产生酮体，容易引发酮血症，导致孕妈妈出现尿中酮体、严重脱水、唇红、头昏、恶心、呕吐等症状。医学家指出，脂肪本身虽不会致癌，但长期多吃高脂肪食物，会使大肠内的胆酸和中性胆固醇浓度增加，诱发结肠癌。同时，高脂肪食物能增加催乳激素的合成，易诱发乳腺癌，不利于母婴健康。

如果想控制体内的脂肪，使其不致过量，可以利用一些具有降脂作用的食物，"吃"掉体内脂肪。如葡萄、苹果、大蒜、韭菜、洋葱、冬瓜、玉米、燕麦、牡蛎、牛奶、香菇及富含纤维素、果胶及维生素C的新鲜绿色蔬菜、水果和海藻，诸如芹菜、青椒、山楂、鲜枣、柑橘以及紫菜、螺旋藻等，这些食物均具有良好的降脂作用。

（20）多喝果蔬汁

孕妈妈可以通过喝果蔬汁的方式，一次性补充更多的营养，如维生素、纤维素、钙、磷、钾、镁等，避免营养不良；而且果蔬汁不仅味道佳，还不会让孕妈妈发胖。孕妈妈可以选择胡萝卜、苹果、牛奶的组合，也可以选择芹菜、蜂蜜、橄榄油、苹果的组合，或者山药、椰汁、木瓜，或者黄瓜、樱桃、橙子，等等。

一般适合制作果蔬汁的蔬菜有山药、胡萝卜、西红柿、生菜、黄瓜、萝卜、芹菜、香菜等，水果则除桂圆、山楂、荔枝、猕猴桃、杏、芦荟之外，绝大部分都可以用来制作果蔬汁。此外，孕妈妈还可以搭配燕麦、牛奶、

椰汁、酸奶、蜂蜜等一起榨汁，可使味道更佳。但是也要注意，为了避免肥胖，孕妈妈在果蔬汁中不要再加入冰糖、白糖等调味品。

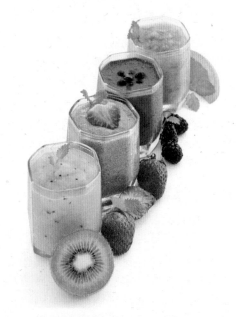

孕妈妈可以饮用果蔬汁来补充营养。

（21）富含维生素C的水果不宜与牛奶食用

维生素C又称抗坏血酸，可促进胎儿的生长。怀孕期间，胎儿从母体获取大量的维生素C来维持骨骼、牙齿的正常发育及造血系统的功能，以致母体血浆中维生素C含量逐渐下降。维生素C通过胎盘是一个主动转运过程，因此胎儿血中维生素C的水平平均比母体高2~4倍。而母体维生素C的水平却比非孕妈妈低50%。因为胎儿对维生素C的分解率较高，故孕妈妈应适当增加维生素C的补给量。孕妈妈如果缺乏维生素C易贫血、出血，也可导致早产、流产。建议孕妈妈孕早期每天摄入100

毫克，孕中期、孕晚期每天摄入 130 毫克维生素 C。

此外，由于葡萄里含有维生素 C，而牛奶里的元素会和葡萄里含有的维生素 C 发生反应，对胃会造成伤害，两样同时服用会拉肚子，重者会呕吐，所以刚吃完葡萄不可以喝牛奶。建议：最好吃完葡萄过 30 分钟再喝牛奶。

富含维生素 C 的水果还有鲜枣、猕猴桃、山楂、柚子、草莓、柑橘等。

（22）孕妈妈不宜多喝蜂王浆

进入稳定的孕中期后，孕妈妈可以适量吃蜂王浆，但不宜多吃。这是因为蜂王浆中含有一种特殊的蛋白质及多种氨基酸，这些营养素是胎儿大脑组织中合成神经胶质细胞的重要原料，同时，还能给神经胶质细胞提供营养，增加神经胶质细胞的数量。孕 6 月是胎宝宝脑神经细胞的激增期，孕妈妈此时若能摄取适量蜂王浆，可使该营养素通过胎盘进入胎儿体内，促进胎儿脑组织的生长发育。

但是，由于蜂王浆中的某些成分可能会引起子宫收缩，对孕妈妈和胎儿不利，因此，孕妈妈在食用蜂王浆时一定要注意量的控制，最好能先询问医生的意见，以免对胎宝宝造成不良影响。

（23）不要用沸水冲泡营养品

在孕期，孕妈妈有时可能会想喝一些诸如麦乳精、蜂蜜、多种维生素、藕粉、葡萄糖等滋补营养品，在冲泡这些营养品时，切忌使用开水，否则会使其中的炼乳、蜜糖、蔗糖、奶粉等所含的各种营养素在高温下分解变质，极大地降低了营养价值。

经有关部门试验证明，这类滋补营养品当加温至 60 ~ 80℃时，其中大部分营养成分均分解变化。如果是用烧开的水冲饮这类滋补佳品，会大大降低其营养价值。因此孕妈妈在冲泡这些营养品时，最好将热水放至温热后，再用其冲调营养品。水温约是 60℃。

孕期检查与疾病预防

孕 6 月了，孕妈妈多数时候会感觉很正常，但有时也会出现一些异常感觉。这期间常见的异样感觉有的是正常的，有些则是疾病来临的信号，孕妈妈要多多注意，预防疾病的产生。

进行第三次产检

这个月的检查项目跟上个月差不多，检查的目的主要是确保宝宝的生长发育情况正常。此外，还要进行 B 超检查，准爸妈可以通过 B 超看见成型的宝宝了。其产检项目主要有：

（1）测体重

这是每次孕期检查的必测项目，可以间接检测胎儿的成长情况。如果孕妈妈的体重增加过少，胎儿可能发育迟缓；如果孕妈妈的体重增加过多，则容易产生巨大儿。如前所述，整个孕期孕妈妈体重增加约为 12.5 千克，在孕晚期平均每周则增加 0.5

千克，当然，这只是个参考值，每个人会有不同的差异。

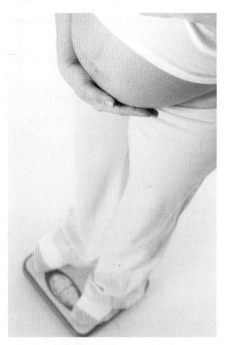

孕妈妈平日在家也可自行作体重的监测。

（2）量血压

每次孕期检查必测项目。血压高是先兆子痫的症状之一，影响胎儿的发育成长。孕妈妈的血压不应超过 17.33/25.33 千帕（130/190 毫米汞柱），或与基础血压（怀孕前的血压）相比增加不超过 3.99/1.99 千帕（30/15 毫米汞柱）。

（3）测量宫高、腹围

孕妈妈做产前检查时每次都要测量宫高及腹围。通过测量宫高及腹围，估计胎儿宫内发育情况，同时根据宫高画出妊娠图曲线以了解胎儿宫内发育情况，是否诱发迟缓或巨大儿。

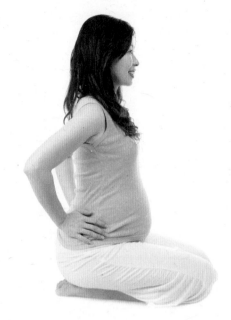

孕妈妈每次做产前检查，都要测量宫高及腹围。

（4）尿常规检查

检查尿液中是否有蛋白，糖及酮体，镜检红细胞和白细胞，尤其是蛋白的检测，可提示有无妊娠高血压等疾病的出现。

（5）浮肿检查

怀孕达到 20 ~ 24 周的孕妈妈如果出现下肢浮肿，指压时有明显凹陷，休息后浮肿不消退时，建议赶紧测量血压，因为在妊娠中后期不少孕妈妈会患妊娠高血压综合征（简称妊高征），其诊断标准是妊娠 20 周后血压超过 17.33/25.33 千帕（130/190 毫米汞柱），或血压较以前升高超过 3.99/1.99 千帕（30/15 毫米汞柱）。

（6）B 超检查

正常值：孕 21 周：双顶径的平均值为 5.22±0.42，腹围的平均值为 15.62 ± 1.84，股骨长为 3.64 ± 0.40。孕 22 周：双顶径的平均值为 5.45 ± 0.57，腹围的平均值为 16.70 ± 2.23，股骨长为 3.82 ± 0.47。孕 23 周：双顶径的平均值为 5.80 ± 0.44，腹围的平均值为 17.90 ± 1.85，股骨长为 4.21 ± 0.41。孕 24 周：双顶径的平均值为 6.05 ± 0.50，腹围的平均值为 18.74 ± 2.23，股骨长为 4.36 ± 0.51。

（7）听胎心音

怀孕第 12、13 周时，已经能听到胎心音。胎心音的正常范围为：每分钟 120 ~ 160 次。听到胎心音即表明腹中的胎儿为活胎，医生听到胎心的跳动后才会开出一系列化验单。

认识和了解羊水

羊水是怀孕时子宫羊膜腔内的液体，它是整个怀孕过程中维持胎儿生命所不可缺少的重要成分。羊水中 98% ~ 99% 是水，1% ~ 2% 是溶质，也含有葡萄糖、脂肪和有机物等。羊水的数量一般来说会随着怀孕周数的增加而增多，在孕 32 ~ 36 周时最多，之后又逐渐减少，临床上以 300 ~ 2000 毫升为正常范围，超过了这个标准称为"羊水过多症"，达不到这个标准则称为"羊水过少症"，这两种状况都是需要特别注意的。

在正常情况下，羊水更新较快，一般每 3 小时就会更新一次，羊水在胎儿的生理代谢方面起着非常重要的作用。医生常常依据羊水的性状，间接了解胎儿在宫内的生长情况是否正常，反之也可以通过胎儿的健康状况来了解羊水的情况。

在孕中期还会发生流产吗？

会的。孕早期发生的流产叫作早期流产，孕中期发生的流产叫作晚期流产。一般的晚期流产主要是由孕妈妈自身的疾病或者过度疲劳等因素造成的。对于孕期疾病，孕妈妈一般可以通过产前检查及时发现，及时进行有效治疗，通常能够避免出现晚期流产。但是如果孕妈妈在孕中期让自己过度疲劳，或长期处在疲劳中；经常抓举、拎提重物；或是让自己长期处在高热环境中，比如经常中暑等，都有可能导致晚期流产，因此孕妈妈在这些方面一定要格外注意。

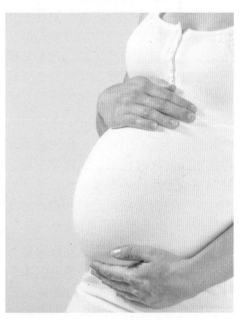

到了孕 6 月，还是有可能因为过于疲累导致流产的，孕妈妈要小心呵护自己的健康。

如何预防妊娠高血压综合征？

妊娠高血压综合征，简称妊高征，是产科常见的问题之一，多数发生在妊娠 5 月后与产后 2 周，约占所有孕妈妈的 5%，表现为孕期血压突然升高。大部分妊娠高血压只需观察，不会有太大的后遗症。但严重的常伴有蛋白尿或水肿出现，病情严重者会产生头痛、视力模糊、上腹痛等症状，若没有加以适当治疗，可能会引起全身性痉挛、昏迷甚至死亡，医学上称为"孕期先兆子痫"，也叫孕期血毒症。

妊娠高血压综合征的发病原因一般认为与遗传有关，当然也有其他原因，如营养不良、维生素C缺乏等。定期进行产前检查，可使妊娠高血压在早期就被检查出来，及早治疗，病情多半可以得到控制并好转。但如果没有对其进行治疗，它就会发展成先兆子痫，甚至更为严重的产前惊厥。偶尔直到分娩或者产后期，产前惊厥不会发生。有些时候，突然的血压升高也许不仅仅是对压力大的反映，而是真的产前惊厥发生了。

因此，孕妈妈对在任何时期表现出的血压升高症状都应该高度重视。经常性检查不仅要检查血压，还要检查孕妈妈的尿蛋白、反射和血液的化学成分。

当患有轻微的妊娠高血压症时，治疗的重点是降低血压。有效的方法有充分休息、改善饮食、坚持运动等，如果有需要，还可以采取药物治疗。值得一提的是，充足地卧床休息可以预防疾病恶化，这是患有妊娠高血压症的孕妈妈必须谨记的。此外还要求孕妈妈对出现的危险征兆保持警惕，如突然出现严重的头疼、视力障碍、快速的心跳，或者右上部或中部腹部疼痛等，这些症状可能警告你病情正在加重，你应该立即寻找紧急的医疗护理。

积极预防胎盘早剥

正常位置的胎盘在胎儿娩出前，部分或全部从子宫壁剥离，称为胎盘早剥，常发于妊娠5个月后或分娩期。孕妈妈患有胎盘早剥时，常会出现由间断性变为持续性的腹痛，外加腰酸背痛或恶心、呕吐、出汗、面色苍白、脉搏细弱、子宫硬、有压痛等种种不适，还伴有阴道流血。

胎盘早剥是一种妊娠期各种疾病的严重并发症，具有起病急、进展快的特点，若处理不及时，可危及母儿生命。国内报道的发生率为 4.6‰ ~ 21‰，国外的发生率为 5.1‰ ~ 23.3‰。妊娠中期容易发生胎盘早剥的病因尚不清楚，可能是由妊娠血管病变引起，也可能由外伤导致，特别是在孕妈妈腹部直接受撞击或摔倒时腹部直接触地的情况下更宜发生。

由于胎盘早剥会危及母儿的安全，一经确诊，通常情况下医生会要求终止妊娠以防病情的恶化。因此，为了保住胎儿，对于胎盘早剥，孕妈妈必须引起注意，做好疾病的预防工作。首先要加强产前检查，积极预防与治疗妊娠期疾病，如妊高征。其次，要避免处于仰卧位及腹部外伤。再次，在胎位异常行外倒转术纠正胎位时，操作必须轻柔。

如何预防晚期先兆流产？

绝大部分的流产是在怀孕前13周内发生的，但有些孕妈妈也会在孕期较晚的阶段发生流产。在中国，医生把在怀孕 13 ~ 27 周 +6 天之间发生的流产称为"晚期先兆流产"。

晚期先兆流产最初表现为孕妈妈阴道有少量出血，有时伴有轻微下腹痛，下腹部规则性宫缩痛。严重时孕妈妈会出现像分娩时一样的疼痛、出血，而且出血量可能会很多，还含有血块、羊水等，最终导致胎体、胎盘、胎膜等排出体外。但是，有时候孕妈妈的身体可能没有任何预兆，只是在例行的产前检查中，医生或助产士没有发现宝宝的胎心时，才会知道发生胎死宫内了。

导致孕妈妈晚期流产的原因有很多，如胎盘功能不佳、宫颈功能不全、子宫肌瘤、子宫畸形、病毒感染、糖尿病等等。因此，孕期出现疾病困扰时，孕妈妈一定不要讳疾忌医，要及早治疗。如果孕妈妈发现自己有先兆流产的迹象时应尽快到医院检查，以明确病因和胎儿的状况，但要尽量减少不必要的阴道检查，以减少对子宫的刺激。

此外，孕妈妈还要定期做产前检查，养成规律的生活和定时排便的习惯，注意个人卫生，保持心情舒畅，积极预防晚期先兆流产的发生。

如何预防胎膜早破？

胎膜早破俗称"破水"，指在未有生产阵痛之前，胎膜在胎儿未足月时已自然破裂而导致羊水流出，是妊娠期常见的并发症。怀孕期间任何孕周均可发生胎膜早破，但更多见于妊娠中晚期。怀孕 37 周前胎膜早破的发生率为 2.0% ~ 3.5%，妊娠满 37 周后胎膜早破率为 10%。

一般来说，胎膜早破表现为不伴疼痛的阴道流水，常发生在腹压增加，如咳嗽、大小便之后。胎膜早破发生时，阴道内会突然有大量水流出，可湿透内裤，时断时续。胎膜早破时流出的羊水无色、无黏性，与有黏性的白带不同。这种阴道流水通常在起立时增多，平卧时减少甚至停止。此外，羊水会微混浊，有时可见混杂其中的胎脂，与排尿不同。

胎膜早破的发生与多种因素有关，常见的原因有羊膜炎症、羊膜腔压力升高、胎膜受压不均、胎膜发育不良。胎膜早破可导致宫内感染及羊水减少，因此而发生宫缩乏力、胎儿宫内窘迫，致使早产、围产儿死亡、宫内及产后感染率增加，危害母儿安全。因此，预防胎膜早破的发生至关重要。

要做好胎膜早破的预防工作，主要需要做到：积极预防和治疗下生殖道感染，重视孕期卫生指导；妊娠后期禁止性交；避免负重及腹部受撞击；宫颈内口松弛者，应卧床休息，并于妊娠 14 周左右施行宫颈环扎术，环扎部位应尽量靠近宫颈内口水平。

如果已经确诊为胎膜早破症，在不同的孕周发生胎膜早破，处理原则是不同的。往往在怀孕 6 个月之前，若不幸破水，胎儿存活率不高且早产并发症很多，一般建议终止妊娠。妊娠 6 ~ 8 个月期间破水，则考虑保守期待疗法，依状况给予抗生素、安胎药或甾族化合物来提高胎儿存活率。妊娠 34 周以后破水，则先评估胎儿肺部成熟度，若未成熟则先安胎及卧床休息，待宝宝成熟再引产。

后背发麻时怎么办？

到了孕六七个月时，很多孕妈妈会出现后背一阵阵发麻，有时半天无法缓解的困扰。这是因为当孕妈妈妊娠到第6个月，胎儿开始不断出现反射动作，如吸收和吞咽，躯干的成长速度胜过头部，此时的母体可能会出现疲倦、便秘、胃灼热和消化不良，甚至还有浮肿、牙龈出血、后背发麻等问题，都属于孕期正常的生理反应。此外，孕妈妈的体型变化，如体重增加、下腹外挺、肌肉关节松弛等也可使脊柱神经根受压，引起"后背发麻"的症状。

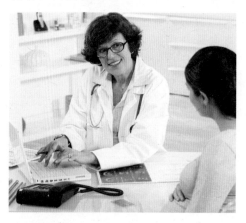

孕妈妈如果持续出现后背发麻的症状应尽速就医。

对于后背发麻的症状，只要孕妈妈在平时多注意一下身体的行动，如不要长时间保持一个姿势，坚持适量的活动，避免用电脑时间过长等，在经过休息、运动等方法调适的情况下，都可不同程度地缓解、避免生理性后背发麻。而且这种生理性后背发麻的症状多数在产后都可得到完全的改善，故孕妈妈对此不用过于担忧。

但如果经过调整后，"后背发麻"的症状仍持续存在，孕妈妈就应该尽快到医院产检，排除是否受先兆流产、糖尿病、脑部疾病、颈椎病等其他疾病的影响。所有孕妈妈需切记：怀孕不能大意，坚持正规的产前检查，才能确保母子平安。

出现腹部干痒怎么办？

随着胎儿的成长、羊水的增加，孕妈妈的子宫会逐渐地膨大。在腹部快速膨胀的情形下，超过肚皮肌肤的伸张度，肌肤就会出现干痒症状，进而产生橘皮组织。如果肚皮肌肤皮下组织所富含的纤维组织及胶原蛋白纤维因经不起扩张而断裂，就会产生妊娠纹。

当肌肤出现干痒的症状时，就说明肌肤已经有些难以承受了，而滋润是最好的抚慰方式。

涂抹一些保湿乳液并加以按摩，这样在给肌肤补水的同时，又可增加肌肤的弹性，使皮肤的延展性变大，就能有效预防腹部干痒这一问题了。

按摩同时也是预防橘皮肌肤和妊娠纹的好方法，它是一种被动的肌肤运动方式，可以加快肌肤的代谢，让肌肤保有活力，促进毒素的排泄。此外，孕妈妈还需要保持运动的好习惯，因为运动能让机体代谢加快，促进毒素的排除，还能增加肌肤的弹性和张力，有效预防腹部干痒、妊娠纹等多种肌肤问题。

患上痔疮怎么办？

痔疮是指直肠、肛门末端周围的静脉发生曲张而形成的一个或多个柔软的静脉团，通常因用力解便所致。进入孕中期，迅速增大的子宫压迫到静脉，阻碍静脉的血液循环，引起瘀血，就极易形成痔疮。痔疮的症状包括瘙痒、肿胀、疼痛及出血，并有内痔与外痔之分。内痔位于肛门括约肌的上面，排便时通常会出血，较不会有疼痛的现象，除非内痔突出于肛门外面；外痔位于肛门括约肌之外，通常不会出血或疼痛，但易并发血栓，严重时则会疼痛。

虽然在怀孕过程中，很可能大部分孕妈妈都会长痔疮，但是只要生活中多多注意，也是完全可以预防的。如，养成按时排便的习惯，避免使用泻剂及灌肠。饮食均衡，避免刺激性食物如烟、酒、咖啡、辣椒等。多吃含高纤维的食物，避免易产气之食物，如豆类、油炸食物。但如有内痔出血发炎时，应采用低纤维食物，以减少对病灶的刺激。养成规律的生活，避免太劳累及精神紧张。怀孕初期若有便秘现象，即应尽快治疗。否则怀孕中后期随着子宫变大，将发展成痔疮，则真是难言之痛。此外，采取舒适坐姿，勿超过2小时，以免肛门周围血流发生阻滞。保持心情轻松愉快，多喝水。

确诊患上痔疮后，为缓解痔疮的不适，要避免排便时用力过度以免加重痔疮的病情；应注意局部的清洁卫生，每天进行温水坐浴10~15分钟。采取左侧卧位或膝胸卧位安静卧床休息，使血液不在下半身滞留。孕妈妈还可以在臀部上垫一个枕头，减轻痔疮带来的压迫，或用冰袋冰敷患部，皆可舒缓痔疮带来的不适。若发生疼痛时，则需请医师帮忙协助解除痛苦。

腿部抽筋时怎么办？

进入孕中期，孕妈妈有时会有小腿肌肉酸痛的感觉，夜间容易发生抽筋。引起小腿抽筋的主要原因是缺钙。孕妈妈久坐或由于受冷、受寒、疲劳过度也是发生下肢痉挛的一个原因。另外，妊娠中后期随着子宫增大，使下肢的血液循环运行不畅，也是导致"小腿抽筋"的原因之一。

当小腿抽筋时，可先轻轻地由下向上地按摩小腿的后方（腿肚子），再按摩拇趾和整个脚，若还不缓解，则把脚放在温水盆内，同时热敷小腿，并扳动足部，一般都能使抽筋缓解。为了避免这种情况的发生，孕妈妈应增加钙和维生素 B_1 的摄入。钙的摄入量每天不少于500毫克。牛奶、大豆制品、坚果类、芝麻、虾皮、蟹、蛋类、海产品等含钙丰富，应该多吃些。另外，孕妈妈还要多晒太阳。而严重缺钙的孕妈妈，需请医生诊治。另外，通过一些生活习惯上的调整，也可以有效改善腿部抽筋的困扰。

孕妈妈平时不要长时间站立或坐着，应每隔1小时就活动一会儿，每天到户外散步半小时左右。同时要防止过度疲劳。每晚临睡前用温水洗脚，在洗脚时对小腿后方进行3~5分钟的按摩。平时注意养成正确的走路习惯，让脚后跟先着地；伸直小腿时，脚趾弯曲不朝前伸。

胎宝宝生长发育
与孕妈妈身体变化

孕妈妈的身体变化

孕6月，身体变化更加明显，表现出孕妈妈特有的状态。

孕6月以后，睡眠对于孕妈妈来说是很重要的，因为你的睡眠可以促进胎儿的生长。每天睡眠要不少于8小时，中午休息1~2小时。

而由于钙被宝宝大量摄取，有时你会感到牙疼，所以要注意口腔卫生；有的孕妈妈会出现脚面或小腿浮肿的现象，因此要避免站立或蹲坐太久，腰带要宽松一些，鞋要舒适，晚上少喝水。

其次，由体内激素变化引起的皮肤瘙痒逐渐出现，对此孕妈妈不要用力抓挠，以免抓破造成感染，可以反复轻搓皮肤进行缓解，或者洗个热水澡。孕妈妈的鼻黏膜也容易出现干燥，导致流鼻血，这是很正常的现象，孕妈妈不必恐慌。

（1）体重

这时的孕妈妈身体越来越重，汗液和油脂的分泌更加旺盛，大约以每周增加250克的速度在迅速增长。妊娠斑可能更加明显并扩大面积，妊娠纹也在加重。孕妈妈要将均衡饮食与控制热量的问题兼顾好，避免患上妊娠糖尿病。

（2）子宫

子宫进一步增大，逐渐向上扩大，子宫底已高达腹部，压迫到了肺部，孕妈妈自己已能准确地判断出增大的子宫，在爬楼梯时容易出现呼吸急促和气喘。此外，不断增大的子宫致使胃肠蠕动速度变慢，容易导致孕妈妈出现胃灼热和饱腹感，还会导致心率加快，有时会有气喘和心慌气短的现象出现。

（3）乳房

乳房越发变大，乳腺功能发达，挤压乳房时会流出一些黏性很强的黄色稀薄乳汁，内衣因此容易被污染。

（4）体型变化

腰部开始明显增粗，由于子宫增大和加重而使脊椎骨向后仰，身体重心向前移，为了保持平衡，孕妈妈不得不挺起肚子走路，由此出现孕妈妈特有的状态。由于身体对这种变化还不习惯，孕妈妈的手脚不再那么轻便，行动能力降低，动作越发地迟缓了，所以很容易倾倒，腰部和背部也由于对身体的这种变化不习惯而特别容易疲劳，孕妈妈在坐下或站起时常感到有些吃力，这都是很正常的现象，孕妈妈不必担心。此外，孕妈妈的手指、脚趾和全身关节韧带变得松弛起来，要注意出行安全。

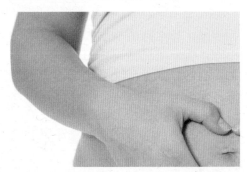

孕妈妈在妊娠6月，体型变化更明显了。

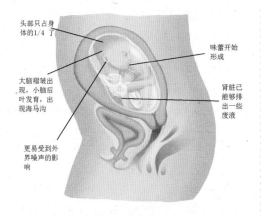

怀孕第21周，胎宝宝身长18至20厘米，重300至350克，头部只占到身体的四分之一了；身体基本构造进入最后的完成阶段，五官已经各归各位；肾脏已经能够排出一些体内废液，但是大多数废液仍旧从胎盘输送到母体血液中，由母体肾脏帮助过滤；味蕾开始在舌面上形成；大脑褶皱出现，小脑后叶发育，出现海马沟；更易受到外界噪声的影响。

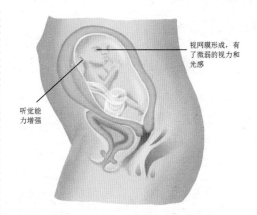

怀孕第23周，胎宝宝身长19至22厘米，重约400克；皮下脂肪还未长出，外观上看仍旧较为瘦弱，皮肤呈半透明状，通体很红；视网膜形成，有微弱视觉，对光线也有感应，能隐约感觉到孕妈妈腹壁外的亮光；听觉能力逐渐增强，适应了孕妈妈体内的各种声音。

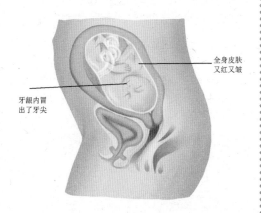

怀孕第22周，胎宝宝身长19至22厘米，重350至400克，全身皮肤红而皱，外观上像一个小老头，皮肤的褶皱是为给皮下脂肪留出生长空间；牙龈内冒出牙尖；眉毛和眼睑清晰可辨；长出汗腺；若是女孩，阴道已经开始呈现中空的形状，若是男孩，睾丸将从骨盆降到阴囊里，原始精子已经形成；睡眠更轻，清醒时间越来越长。

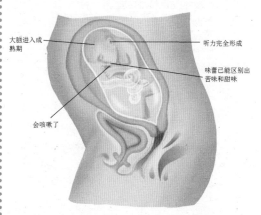

怀孕第24周，胎宝宝身长25至30厘米，重500至550克；听力已完全形成，能够分辨出更多、更复杂的声音，因此也更容易受到外界噪声的干扰；呼吸系统正在发育；味蕾迅速发育，能够区别苦味和甜味；会咳嗽了，发出的声音就像在敲鼓一样；大脑发育进入成熟期，能够对视觉和听觉系统接收到的信号产生感受。

胎儿生长

胎长 25～28厘米。

胎重 300～800克。

四肢

胎宝宝在子宫羊水中游泳并会用脚踢子宫，羊水因此而发生震荡。手指和脚趾也开始长出指（趾）甲。

器官

21周时，小宝宝的眉毛和眼睑清晰可见，也已经能够听到声音了，身体的基本构造进入最后的完成阶段。大脑褶皱出现，小脑后叶发育，出现海马沟；味蕾开始在舌面上形成，五官已经各归各位。肺中的血管形成，呼吸系统正在快速地建立。宝宝在这时候还会不断地吞咽，肾脏已经能够排出一些体内废液，但是大多数废液仍旧从胎盘输送到母体血液中，由母体肾脏帮助过滤，还不能排便。22周时，皮肤依然是皱皱的，红红的，样子像个小老头。长出汗腺了，牙齿这时也开始发育了，主要是恒牙的牙胚在发育。若是女孩，阴道已经开始呈现中空的形状，若是男孩，睾丸将从骨盆降到阴囊里，原始精子已经形成。23周时视网膜形成了，有了微弱的视觉，对光线也有了感应，能隐约感觉到孕妈妈腹壁外的亮光，听觉能力逐渐增强，适应了孕妈妈体内的各种声音。24周大脑发育进入了成熟期，能够对视觉和听觉系统接收到的信号产生感受。听力已经完全形成，能够分辨出更多、更复杂的声音了，因此也更容易受到外界噪声的干扰。味蕾迅速发育，能够区别苦味和甜味了。也会咳嗽了，发出的声音就像在敲鼓一样。

胎动

胎动的次数会不断增加。并且如果子宫收缩或受到外力压迫，胎宝宝会猛踢子宫壁，把这种信息传递给妈妈。

孕6月常见不适

（1）气喘

从本月开始，孕妈妈会逐渐出现气喘的现象，一直到分娩前。之所以会出现气喘，是由于生长中的胎儿压迫了孕妈妈的横膈膜，妨碍了孕妈妈的自由呼吸。此外，贫血也容易引发气喘。除了行走和运动时易发生气喘，孕妈妈在用力或者讲话时偶尔也会感到喘不过气。对此，孕妈妈只能尽量多休息，在发生气喘时尽量坐下或蹲下，能够使气喘有所缓解；也可在晚上睡觉时多加一个枕头。如果情况较为严重，孕妈妈应尽快就医。

（2）贫血

在孕6月，孕妈妈依旧可能出现贫血的症状。孕妈妈要按照文中提及的要求和方法，尽量多补充铁元素，加强休息，尽快摆脱贫血状况。

（3）小腿抽筋

在本月，小腿抽筋的现象依然存在，孕妈妈可能已经逐渐适应了小腿时不时突发抽筋的这种毛病，不适感不再像以前那么强烈了，很可能已经有了有效的应对办法，坚持下去，同时加强护理工作。

（4）流鼻血

孕期流鼻血的现象是在激素的作用下，由于鼻腔内的毛细血管破裂而引起出血的一种常见孕期症状。轻者涕中带血，重者甚至会出现休克，如果反复出血还会导致贫血。如果出现了后两种情况，孕妈妈要立刻就医。尤其在气候干燥或鼻腔局部受损时，更易发生鼻出血。在日常生活中，孕妈妈要避免待在空气较为干燥的房间或地区，尽量增加室内空气湿度，少吃易上火的热性食物，如巧克力、羊肉、辣椒等，如果反复流鼻血，则要多补充铁元素。

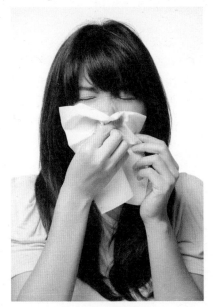

孕妈妈擤鼻涕太过用力，也可能导致流鼻血。

（5）皮肤干燥瘙痒

皮肤干燥、瘙痒是由体内激素变化而引起的，孕妈妈要避免反复抓挠，忍一忍，分散一下注意力就会好一些。如果实在瘙痒难耐，孕妈妈可寻求医生的帮助。

（6）水肿

水肿现象在本月会继续出现，只要是正常的水肿现象，孕妈妈就不必担心，做好文中介绍过的生活护理工作即可。

（7）后背发麻

在本月，部分孕妈妈会出现后背发麻、发紧的感觉，这是因为孕妈妈的体型变化过快，脊柱神经受到压迫所导致的。对此，孕妈妈不必过于担心，经过休息后就会有所缓解。在日常生活中，孕妈妈要避免长久地保持同一个姿势不变，要经常走动和休息，避免长时间使用电脑。如果经过休息和锻炼，孕妈妈的症状没有缓解或消失，反而持续存在，应及时就医，有可能是孕妈妈患有先兆性流产等疾病。

（8）妊娠糖尿病

孕前未患糖尿病的孕妈妈，在怀孕期间发生葡萄糖耐受性异常，就表示患上了妊娠糖尿病。这种病症并不会使孕妈妈感到太多的不适，但却会对母婴产生巨大的危害。

导致孕妈妈：头痛、泌尿系统感染、羊水过多、产程延长、产后出血等。导致胎宝宝：先天性畸形、胎儿过大、新生儿低血糖、新生儿呼吸窘迫综合征、死胎、早产、死产等。

因此孕妈妈一旦被查出患上了妊娠糖尿病，就一定要严格控制饮食的摄入量，密切监测体重，必要时还要遵医嘱进行自我血糖、尿酮的测试。孕妈妈还要按照文中介绍的饮食等方面的操作规则进行自我日常护理。

环境与孕期护理

到了孕6月，大腹便便的你在日常生活中会有很多不方便的地方，要注意的地方也多了。以下就是一些生活中的小窍门，能让你的生活变得更安全和健康哦！

（1）冬季孕期的防护

❶ 注意保暖。

进入冬季以后，天气逐渐寒冷起来，此时孕妈妈一定要多穿衣服，注意保暖，否则寒冷刺激易引起孕妈妈脑血管收缩，导致大脑供血不足，体内分泌酚胺类物质。这种物质会直接作用于胎宝宝，使胎宝宝畸形，或者患上先天性疾病。

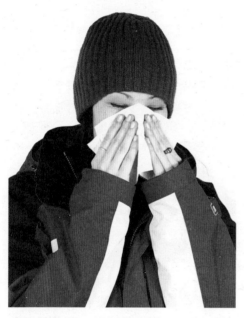

进入冬季后，孕妈妈要更加注意保暖，以免感冒。

❷ 加强营养。

在冬季，由于食物品种的缺乏，孕妈妈容易减少对绿叶蔬菜和水果的摄入，此时一定要增加营养，保证胎宝宝所需营养的足量供给。

❸ 避免感染病毒。

冬季是各种病毒感染性疾病的高发季节，总是威胁着孕妈妈的健康。而孕妈妈一旦感染上病毒感染性疾病，很有可能会发生胎儿致畸的危险。因此在冬季孕妈妈要经常开窗通风，增强身体锻炼，注意保暖，出行最好戴上口罩，提高自己的身体素质和抵抗力，增强免疫力，以应对可能的病毒侵袭。

❹ 保持心情舒畅。

孕妈妈在冬季由于天气寒冷、白昼减少等原因容易导致心情不佳，此时一定要做好自我开导和调节的工作，稳定住自己的情绪，保持良好乐观的精神状态，让胎宝宝的成长不致受到影响。

❺ 多晒太阳。

冬季由于天气寒冷的原因，孕妈妈的室外活动减少，加之紫外线强度减弱、日照时间变短，使孕妈妈晒太阳的效果减弱，容易导致缺钙。因此在冬季孕妈妈要多去户外走动，多晒晒太阳，补充钙质。

❻ 出行千万小心。

冬天天气寒冷，易使本身已经较为笨重的孕妈妈肢体更加不灵活，加之下雪造成路面湿滑，正常人都很容易摔跤，何况是大腹便便的孕妈妈。因此孕妈妈出行一定要格外当心，最好穿上带有防滑功能的鞋子，请家人或同事陪伴出行。如果天气和道路情况不理想，孕妈妈就不要出门散步了。

（2）冬天睡觉能用电热毯或者电褥子吗？

一定不要使用这些电热产品。因为在孕妈妈身体与这些产品接触时，其产生的高强度的电磁波会对孕妈妈造成严重危害，会影响孕妈妈的神经和内分泌系统，从而影响胎宝宝的健康，还会导致孕妈妈体内钙离子的流失，造成缺钙。

（3）上班族孕妈妈要注意的问题

❶ 在孕期，如果孕妈妈出现了这些情况，就要尽量减少工作量，多休息，或者尽快就医：阴道出血、胎盘前置、怀有双胞胎或多胞胎、有早产迹象、羊水过多、胎儿过小、曾有过早产经历、曾有过多次流产经历等。

❷ 定时吃三餐。孕妈妈不要因工作的关系，而导致进餐时间不固定，长此以往会形成恶性循环，对身体不利。也不要使早餐与午餐的时间挨得过近，不要让晚餐与午餐时间间隔太长，否则会对孕妈妈的消化系统以及肠胃产生不利影响。

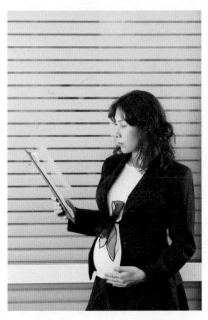

上班族孕妈妈在忙碌的同时，也要记得定时用餐。

❸ 根据工作性质安排合适的体育运动。对于需要长时间站立以及付出一定体力进行工作的孕妈妈，可以采用游泳和孕妇体操的方式缓解疲劳，而需要长时间坐着办公的孕妈妈，可以选择散步或瑜伽的方式舒缓身心。

（4）远离打印机和复印机

职场孕妈妈通常都离不开打印机和复印机。但是在孕期，孕妈妈要尽量避免靠近或使用打印机或复印机。这是因为这些机器在启动和运转时会释放出有毒气体，使孕妈妈感到头痛和眩晕，或者出现咳嗽、哮喘等症状，还会对胎宝宝产生一定影响。因此孕妈妈如果有打印或复印任务，最好交由同事代为处理。如果孕妈妈的办公桌离这些机器过近，最好申请调换工位，或者将这些机器放置在室内通风最好的地方，但要注意避免阳光直射。此外，孕妈妈如果实在避免不了每天和这些机器打交道，就要多吃富含维生素E的食物，以提高身体的防护能力。

（5）最好爬楼上，电梯下

在孕中期，孕妈妈上班和回家可以适当爬一爬楼梯，此举能够增强孕妈妈的心肺功能，还能活动骨盆，对胎宝宝的生长发育有利。但是孕妈妈只适合上楼梯，而不适合下楼梯，这是因为下楼梯会对膝关节造成不断的冲击，还增加了脊椎的负担，而且还有可能因为重心不稳摔倒，并由此引发流产等意外情况。因此孕妈妈在孕中期可以采取爬楼上、电梯下的策略，适当地锻炼身体。但是爬楼的楼层不宜过高，如果超过四层，则最好上下楼都乘电梯。

（6）大肚子妈妈洗澡要确保安全

在孕6月，孕妈妈的肚子已经变得大腹便便了，行动更加不便，尤其是在洗澡的时候，要千万小心，保护好自身安全，做好各种防护和应急措施，避免发生意外。

❶ 家中卫生间的地板上一定要全部铺上防滑垫，如果孕妈妈是站在浴缸里洗澡，那么浴缸里也要铺上防滑垫，防止孕妈妈不慎脚滑摔倒。

❷ 孕妈妈可以带一个结实的凳子或椅子进入浴室，以便能让自己坐着洗澡，尤其是在淋浴过程中感到疲劳和头晕的时候，要立即坐下，以缓解不适。

❸ 孕妈妈最好将手机一同放在浴室，放在离自己不远的防水的地方，万一发生意外，而孕妈妈又自己一人在家，可以及时拨打求救电话。

❹ 孕妈妈的淋浴空间一定要保证空气畅通，因为孕妈妈比正常人更容易发生缺氧，从而会影响到胎宝宝的健康。

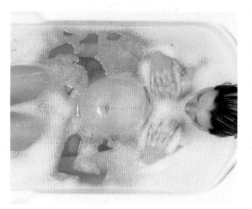

孕妈妈洗澡过程中，要保持呼吸的畅通。

因此孕妈妈在洗澡时一定要将换

气扇打开，如果淋浴间有门，最好开着门洗澡，或者将整个卫生间的门敞开一些缝隙，或者保持半开状，以保证孕妈妈呼吸畅通。此外，即便孕妈妈将卫生间的门紧闭，也不要上锁，一旦孕妈妈出现意外，也方便家人或急救人员进入浴室救助。

（7）孕妈妈洗桑拿要谨慎

进入孕中期，孕妈妈身心稳健，可以适度进行桑拿浴。虽然桑拿浴的温度较高，会使子宫的温度上升，但这种温度还不会影响到胎宝贝的正常发育。只要妊娠状况正常，洗桑拿浴是完全可以的。

不过，由于洗桑拿浴的时候人体大量排汗，体内循环的速度加快，所以使心脏负担加重，脑部容易出现供血不足，容易让孕妈妈发生昏厥现象。如果晕厥时间过长，脑部长时间供氧不足，就可能影响胎儿神经系统的生长发育。因此，孕期孕妈妈要么不洗桑拿，要么就提高警惕，在桑拿房里待两分钟就出来透透气，以免发生晕厥。

（8）坚持靓肤按摩

在孕期，爱美的孕妈妈不能用化妆品，但孕妈妈由于生理上的变化，孕中很可能出现面部皮肤粗糙、松弛，长黑斑和皱纹等现象。那么要如何使自己的肌肤看上去更加紧致、白嫩而没有瑕疵呢？

为了避免这种现象，孕妈妈可以每天坚持进行面部按摩，这样可以促进肌肤的血液流通和新陈代谢，保持年轻的肌肤状态。按摩时，先彻底清洁皮肤，再涂上孕妇专用的肌肤按摩霜，用中指和无名指从脸的中部向外打圈按摩，坚持3分钟，然后再涂抹上一层保湿霜，若感到肌肤已经较为油腻，也可不涂。然后将双手手心搓热，按压在面部肌肤上，持续按压1分钟，此举不仅能够促进肌肤血液流通，还能使护肤霜或按摩霜更好地被皮肤吸收。

（9）保养面部T形区

在怀孕期间，脸部除了容易产生妊娠斑之外，由于内分泌旺盛，还容易导致油脂阻塞毛孔，使污垢沉淀并存在毛细孔中，面部T形区更易生暗疮。T形区是指面部从双眉梢两端到下颌中间的三角区域，是面部最易出现皮脂腺油腻、发生毛孔堵塞的部位。

保养面部T形区的主要工作是保持肌肤清洁，这也是清除和预防暗疮的关键措施，市面上有专门清洁面部T形区的化妆水，能抑制局部油脂分泌。其实，只要孕妈妈平时注意面部皮肤的清洁，及时洗净大量分泌的油脂和灰尘，防止发生毛孔堵塞，一般也不会发生问题。

如果已经发生暗疮，孕妈妈千万不要用手挤压，避免留下瘢痕，应当小心、正确保养肌肤，护理好面部皮肤，使其逐渐自然痊愈。

（10）孕妈妈可用珍珠粉养颜固胎

珍珠粉一直是中药材中价钱昂贵的天然保养品之一，在古代更是女人养颜美容、治疗孕妈妈疾病的圣品，可助孕妈妈养颜固胎。而用珍珠粉治病，最早见于梁代陶弘景所著的《本草经集注》。

据现代药理研究，珍珠粉主要成分有碳酸钙、牛磺酸、人体所需的微量元素，并含有人体所需的甘氨酸、甲硫氨酸、丙氨酸、亮氨酸、谷氨酸等氨基酸。其中，牛磺酸可有效调节人体中枢神经及内分泌，助睡安眠。甘氨酸、甲硫氨酸等氨基酸有助于全面而持久地改善肤质，具有祛斑、除痘、美容、延迟衰老、改善人体内分泌、促进新陈代谢、增强体质的作用。

可见，孕妈妈使用珍珠粉好处多多。如果将珍珠粉用于口服，最好从怀孕6个月开始。标准的剂量是每次0.5克，每日一次，整个孕期吃50～100克即可。需要注意的是珍珠性寒，前置胎盘者、常有子宫收缩阵痛者不宜服用。如果是用来清洁脸部，则所有孕妈妈都可以使用。具体的操作方法是，以0.3克的珍珠粉加入少许矿泉水，均匀溶化后轻拍脸部，过20分钟再以清水洗净，有美白亮泽脸部肌肤的功效。

（11）牙齿的保护不容忽视

在整个孕期，孕妈妈都有可能被牙齿问题所困扰，如牙龈肿痛、牙龈出血、蛀牙、牙齿松动等，这是由于内分泌的变化导致牙龈血管扩张、抵抗力下降、骨质疏松所造成的。对此，孕妈妈要在饮食结构、口腔卫生等方面做好日常牙齿护理工作。

❶ 不挑食。

孕妈妈一旦挑食，就会使身体缺乏必需的营养成分，导致抵抗力下降，使口腔中的部分细菌开始大量繁殖，从而容易引起蛀牙。而且如果孕妈妈挑食，还会影响对胎宝宝的营养供给，造成胎宝宝身体发育出现问题，因此无论从哪个角度讲，孕妈妈都不能挑食。

❷ 多补充钙质。

如果孕妈妈体内的钙质充足，就能够保证牙齿的健康和坚固，不会导致牙齿松动等问题的出现，还能减少蛀牙的发生率。

❸ 注意口腔卫生。

这是老生常谈的问题了，但是孕妈妈一定不能忽视，除去早晚两次刷牙外，还要在每次吃完东西后立即漱口，保证口腔的卫生和清洁。

❹ 注重牙具和牙膏的选择。

在孕期，孕妈妈的牙齿和牙龈都变得十分敏感、脆弱，因此孕妈妈应购买刷毛较软、较细，刷头较小的牙刷，或者购买孕妇专用牙刷。孕妈妈的牙刷最好每 1 ~ 2 个月更换一次，以免牙刷上长期沾染的细菌再次威胁口腔卫生。对于牙膏，孕妈妈要尽量避免购买含氟的牙膏，因为这类牙膏到底是否会对人体健康造成危害，目前还没有定论，安全起见，孕妈妈还是不要使用。

（12）如何选购静脉曲张弹性袜？

怀孕中期是静脉曲张现象出现的高发期，这不仅会使孕妈妈有失美观，而且还会严重影响健康。医学专家认为穿静脉曲张弹性袜，可以有效预防静脉曲张的效果。所以，为了保有腿部的美丽，免除静脉曲张严重时动手术的痛苦，孕妈妈们一定要做事前的预防，在怀孕后选择适合的弹性袜穿着。

这种弹力袜通常以莱卡、锦纶等为材料。按外形可分为长筒（上端到大腿根部）、短筒（上端到膝下）和连裤袜 3 种（另外还有防手臂静脉曲张的）。购买时，主要根据以下三个步骤选择合适的静脉曲张弹性袜。

❶ 根据穿者的腿部症状选择合适的弹力袜压力：一级低压预防型（20 ~ 25 毫米汞柱）：适用于静脉曲张、血栓高发人群的保健预防。一级中压治疗型（25 ~ 30 毫米汞柱）：适用于静脉曲张初期患者。二级高压治疗型（30 ~ 40 毫米汞柱）：适用于下肢已经有明显的静脉曲张并伴有腿部不适感的患者（如下肢酸胀、乏力、肿痛、患有湿疹、抽筋发麻、色素沉着等），静脉炎、妊娠期严重静脉曲张患者，深静脉血栓形成后综合征患者。三级高压治疗型（40 ~ 50 毫米汞柱）：适用于下肢高度肿胀、有溃疡、皮肤变黑变硬、不可逆的淋巴水肿等患者。

❷ 根据病变部位选择弹力袜的长度：如果穿者只是膝盖以下的部位患有静脉曲张，穿中统弹力袜即可。如果穿者膝盖以上的部位也有症状，需要穿长筒的或者连裤型弹力袜。

❸ 确定合适的号型：用软尺量出穿者腿部的三个主要尺寸（厘米）：脚踝（脚脖子最细处）周长、小腿肚最大周长及大腿最大周长，以确定合适的号码。

（13）选择舒适的卧具

孕中期受不断增大的肚子的影响，很多孕妈妈可能会出现睡眠困扰，这时为孕妈妈创造一个良好的休息环境，选择舒适的床上用品就显得非常重要。

❶ 床垫

对孕妈妈们来说，过于柔软的床垫，比如席梦思床垫并不合适。棕床垫或硬板床上铺9厘米厚的棉垫为宜，并注意枕头松软，高低适宜。市场上有不少孕妈妈专用的卧具，可以向医生咨询应该选购哪种类型的。

❷ 床铺

孕妈妈适宜睡木板床，铺上较厚的棉絮，避免因床板过硬，缺乏对身体的缓冲力，从而转侧过频，多梦易醒。

❸ 枕头

以9厘米（平肩）高为宜。枕头过高会迫使颈部前屈而压迫颈动脉。颈动脉是大脑供血的通路，受阻时会使大脑血流量降低而引起脑缺氧。

❹ 床单、被套

理想的床单、被套都宜采用全棉布料，不宜使用化纤混纺织物作被套及床单。因为化纤布容易刺激皮肤，引起瘙痒。

❺ 蚊帐

蚊帐的作用不止于避蚊防风，还可吸附空中飘落的尘埃，以过滤空气。使用蚊帐有利于安然入眠，并使睡眠加深。

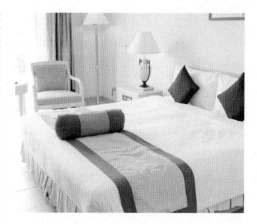

孕妈妈拥有舒适的就寝环境，才可以保持好气色。

（14）孕期宜采用左侧卧姿睡觉

由于心脏位于左侧，所以人的睡眠姿势以右侧为好，因为这样可以减少对心脏的压力。然而，对孕妈妈来说，情况正相反，应采取左卧的姿势。这样，不但有利于孕妈妈将来的分娩，而且有利于胎儿的生长发育。如果孕妈妈这时采取仰卧位睡觉，可直接影响胎儿的营养和发育；增大的子宫还可能压迫下腔静脉，这时孕妈妈会出现胸闷、头晕、恶心、呕吐、血压下降等现象，医学上称为"仰卧位低血压综合征"。

而孕妈妈如果经常向右侧卧，有时会使子宫内膜处于紧张状态，内膜中营养子宫的血管受到牵拉会影响胎儿的氧气供应，造成宫内胎儿慢性缺氧，也会影响胎儿生长发育。

所以一般来说，左侧卧是孕妈妈的最佳睡姿。因为左侧卧能增加流向胎盘的血液和营养物质，有助于你的肾脏有效地将废物和废液排出体外。而这又会减轻你的脚踝、脚和手等部位的水肿。如果你早早地就锻炼自己左侧卧睡觉，等到后来肚子大起来时，入睡就会更容易了。

（15）孕妈妈不宜进行近视眼手术

怀孕后，受激素和水分滞留的影响，会导致孕妈妈的角膜与晶状体水分增加，使孕妈妈视力下降，患近视眼的孕妈妈所戴眼镜的度数也可能加深。为了解决这一困扰，一部分孕妈妈就想通过激光治疗近视手术来改善视力。

专家劝诫孕妈妈，怀孕期间及哺乳期都不能接受激光近视手术。这是因为，一方面进行近视眼手术后用药对胎宝宝会有影响：激光近视眼手术术前、术后必须使用抗生素类和激素类药品，虽然量不大，但仍可能通过胎盘或母乳传给胎儿，抑制胎儿的正常发育。同时，处于怀孕及哺乳这两个时期的女性，其体内激素水平与平时大不相同，所以不能很好地保证术后恢复效果。其二，进行激光近视手术无形中也会影响孕妈妈的情绪，造成其精神紧张，这对胎宝宝的发育也是不利的。其三，怀孕期间，人体的免疫力会下降，抗感染能力变差，此时如做激光近视手术，则术后受感染的概率就会增大，不利于术后恢复。此外，孕期视力的下降都是暂时的，产后视力就会渐渐恢复到孕前的水平。如果孕妈妈选择在孕期进行手术，很可能造成开刀治疗度数产生误差，也因为怀孕的关系，术后复原需要更久的时间。

可见，孕妈妈是不适宜进行近视眼手术的。如果怀孕期的女性想做激光近视手术，需要待哺乳期结束，生理期来两次以上并稳定的情况下，再到医院做术前检查。而对于那些准备要宝宝的女性朋友，如果想先做手术再怀宝宝，那么术后应过半年以上，停止用药后再考虑手术。

（16）孕妈妈不宜使用脱毛膏

爱美是女性的天性，孕妈妈同样也不例外。脱毛膏是很多女性在夏天必用的，那么孕妈妈是否能用脱毛膏呢？女性怀孕期间，体内雌激素和孕激素水平要比未怀孕时多，内分泌也会有细微变化，有些人怀孕后毛发可能会比往常明显。这时，绝对不能使用脱毛剂脱毛，也不宜用电针脱毛，可以用专用的脱毛刀刮除。这是因为脱毛剂是化学制品，会影响胎儿健康，而电针脱毛效果并不理想，电流刺激还会使胎儿受到伤害。

（17）不要怠慢小伤口

孕妈妈如果不慎使自己的手部或身体其他部位出现了小伤口，一定不要怠慢，要立即消毒和包扎，以免皮肤遭到感染，最终导致细菌进入子宫内，危害胎宝宝的安全。在出现伤口时，孕妈妈要立刻用清水冲洗伤口，再用酒精消毒止血，然后贴上创可贴。酒精是孕妈妈可以安全使用的药物，不会对胎宝宝造成伤害。如果伤口较大，流血不止，孕妈妈要立即去医院处理和包扎伤口。

如果伤口处出现红肿，感到疼痛、发痒，或伴随流感样症状，或者身体出现了异常的肢体冰冷和麻木，都说明伤口已经感染，孕妈妈要即刻到医院进行治疗。

（18）外用药不能随意使用

孕妈妈在注重孕期不随意服用药物的同时，容易忽略外用药的安全性。任何外用药孕妈妈都是不能自行使用的，一定要在医生的指导下用药，而且绝大多数的外用药都会对胎宝宝的安全造成威胁，产生严重后果。这些药物会通过皮肤渗透进血液中，进而对胎宝宝产生影响，如具有祛除体癣、消除皮肤炎症、抗病毒等功效的药物，不仅会对胎宝宝造成发育不全、畸形、死亡等严重影响，还会使孕妈妈出现皮肤过敏、头晕、头痛等一系列不良反应，危害母婴健康。

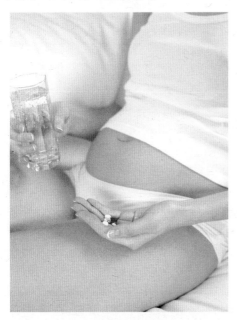

孕妈妈服用任何药物都要经过医生的同意，否则可能造成遗憾。

（19）不用搪瓷杯喝热饮

研究发现，搪瓷器皿表面的瓷是由硅酸钠与金属盐组成的，其中铅含量很多，还含有铋、镉和锑等有毒金属元素。有研究报告称，搪瓷器皿经浓度为4%的醋酸浸泡后，即可渗出一定量的铅、镉等有害元素；经过100℃温度和一定时间煮沸后，也可溶出一定量的铅和镉。

饮食中的铅可来自搪瓷器皿。咖啡属于酸性饮料，用搪瓷器皿贮存或饮用热咖啡，容易使搪瓷器皿中的铅析出。柑橘类酸性饮料与热咖啡相同，同样会增加搪瓷器皿中铅的析出。

研究已证实，铅可引起人体中枢神经系统的损害，从而导致行为改变，还能引起小细胞性贫血症。镉能抑制并破坏人体许多酶系统的活性，并有致癌危险。此外，搪瓷所含的铬、锡、铋、锑等均属有毒金属物质。

胎宝宝正处在发育阶段，孕妈妈若接触铅等有害物质，很容易造成胎宝宝畸形，甚至死亡。因此，孕妈妈不应使用搪瓷器皿喝热饮料、酸性饮料或进食其他酸性食物，以防各种有毒金属元素对自身和胎宝宝造成危害。

（20）不穿化纤材质的衣物

化纤材质的衣物，尤其是被孕妈妈贴身穿着或使用的，极易造成孕妈妈皮肤过敏，在胸部、腋窝、后背、臀部、会阴等处，容易出现小颗粒状的丘疹，周围还伴随有片状红斑，并且让孕妈妈感到瘙痒和不适。一旦出现了这样的皮肤过敏症状，治疗起来很麻烦，大部分的抗敏药物孕妈妈都使用不了，否则会对胎宝宝造成伤害；但若不及时治疗，炎症会持续扩散，使孕妈妈感到更多的不适和困扰。因此，对于孕妈妈的衣服、被褥等物，无论是否贴身穿着或使用，都应尽量选择纯棉质地的为好。

（21）孕妈妈不宜穿牛仔裤

孕6月，孕妈妈的肚子已经非常明显，并突挺出来了。这时如果孕妈妈还保持穿牛仔裤的习惯，会增加孕妈妈外阴部和腹部与裤子的摩擦。加上很多牛仔裤都是紧身的，面料也不透气，因此可能使女性内分泌物不易排出，引起外阴炎和阴道炎等妇科疾病。

另外，盛夏时，牛仔裤的金属纽扣长时间和腹部皮肤接触，容易诱发接触性皮炎。因此，孕妈妈不宜穿牛仔裤。

（22）孕妈妈不宜长时间穿着防辐射服

孕中期，孕妈妈和胎宝宝都处于稳定发育阶段，孕妈妈可以不用像孕早期那样担心过度，到哪儿都穿着防辐射服了。这是因为孕妈妈长时间穿防辐射服容易使胎儿处于封闭状态，不利于胎宝宝身体发育。另外，防辐射服会阻挡紫外线，影响孕妈妈和胎儿晒太阳的效果，容易使母子缺钙。

因此，孕妈妈穿防辐射服也应在有需要（如身边有微波环境或强大的电磁辐射）时再穿，而且还要及时脱换，在没有辐射的环境下尽量脱下防辐射服，让肚子里的宝宝"透透气"。另外，晒太阳时一定不能穿防辐射服，否则身体就起不到合成维生素 D 的效果了。

（23）身高较矮的孕妈妈要提早预防难产

进入孕6月，身高低于1.55米的孕妈妈要展开预防难产的生活护理工作了，因为这样的孕妈妈普遍骨盆较窄，发生难产的概率比一般的孕妈妈要高。因此身高较矮的孕妈妈要持之以恒地参加体育锻炼，增强身体肌肉的力量和耐受力，为分娩提早做好身体准备。还要避免营养过剩，以免胎宝宝体型过大，增加难产的风险。此外，这样的孕妈妈还要认真对待产前检查，若发现胎儿生长过快或过大，就要在医生的建议下及时进行饮食调整。

（24）快乐的自我心理调适

虽然孕中期能让孕妈妈喘一口气，带来更多的舒适感，但是时不时地坏心情还是会来敲门。在这种情况下，孕妈妈切莫任由自己继续愤怒、抑郁、焦躁下去，而是可以采取一些小手段，通过适合自己的心理调适，重拾快乐好心情。比如，孕妈妈可以买一些漂亮大方的孕妇装来打扮自己，让自己一下子就能把别的孕妈妈比下去，或者也可以穿上一些宽松舒适、具有时尚感的衣服，让孕期的自己也能紧跟时尚潮流，穿出时尚"孕"味感。孕妈妈还可以找一些有情趣的事情来做，如十字绣、织毛衣、养护花草、养鱼、手工制作、画画等，在坏心情挥之不去的时候，立刻沉浸在自己喜欢的事情中，就能将烦恼和不良情绪抛诸脑后。

（25）孕妈妈舞动起来

在整个孕中期，孕妈妈都可以将轻松的舞蹈练习作为自己的运动项目之一。任何舞蹈动作，只要不过于激烈，动作幅度不过大，孕妈妈都可以采纳。通过舞蹈练习，孕妈妈身体的柔韧性得到了锻炼，使全身都随着音乐的节拍舞动起来，使紧张的关节和肌肉得到放松，如果有条件的话，还可以请准爸爸与孕妈妈一起跳跳舒缓的双人舞蹈。通过这样的舞蹈练习，能够帮助孕妈妈的顺利分娩，还能陶冶情操，增进夫妻感情，又能顺便对胎宝宝进行音乐胎教，可谓一举多得。

胎教

进入孕 6 月，胎宝宝的各种器官发育都接近成熟，尤其是听力。所以音乐、语言胎教仍是胎教的主要方式。

开展音乐胎教

怀孕 4 个月以后胎儿就有了听力，尤其是孕 6 个月后，胎儿的听力几乎和成人接近，是开展音乐胎教的最有效的阶段。进行音乐胎教时，准爸妈不要局限在只能使用专业胎教设备的方法来实施。像孕妈妈每天哼唱几首歌、每天多次欣赏音乐、为胎宝宝播放音乐等都属于确实有效的音乐胎教法。

不过需要注意的是，开展音乐

胎教必须要根据胎宝宝的听觉器官的发育情况，进行有针对性的且有规律的练习。孕早期，宝宝的听觉器官开始发育，这时孕妈妈可以选择轻松愉快、诙谐有趣的音乐，帮助消除早孕的烦恼与不适，以获得最佳的孕期心情。孕 4 月时，胎宝宝已具备听力，进行音乐胎教时可以选择孕妈妈休息或吃饭时进行，在临睡前有胎动的情况下做更合适，每天 2 次，每次 10 ~ 15 分钟。

孕 6 月胎宝宝听觉器官已经完全发育，这时胎教音乐内容可以更丰富些，可增加一些轻松活泼、稍快节奏的乐曲，妈妈与宝宝互动，可以边做家务边听。孕晚期时，宝宝的听觉已经接近成人了，孕妈妈可能因为生产的来临而紧张焦虑，这时就应选择柔和舒缓、充满希望的乐曲，半躺在躺椅上或在床上听。

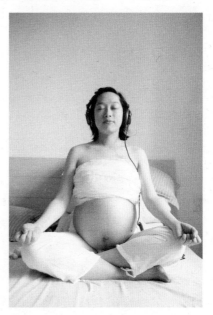

孕妈妈在进行音乐胎教时，尽量不要使用耳机。

如何选择合适的胎教音乐？

虽说音乐胎教好处多多，但如果作为音乐胎教的主要工具——音乐乐曲选得不恰当，也有可能对孕妈妈和胎宝宝产生不好的影响。在选胎教音乐乐曲时，准爸妈除了按照自己的性格特点选择外，也不能忽视以下注意事项。

首先，选择胎教音乐不能以优美作为唯一标准。作为胎教音乐，除了优美动听外，还要求其在频率、节奏、力度和频响范围等方面，应尽可能与宫内胎音合拍，这样才能起到刺激胎宝宝听力发育的作用。如果音乐的频率过高，很可能会损害胎儿内耳螺旋器基底膜，使其出生后听不到高频声音。而节奏过强、力度过大的音乐，则会导致胎宝宝听力下降。因此，选作胎教音乐的乐曲，应先经医学、声学测试，符合听觉生理学的要求。在选购"胎教"音乐乐曲时，标准不是听一听音乐是否好听，而是看它是否经过了医学、声学的测试。只有完全符合听觉生理要求的胎教音乐乐曲，才能真正起到开发智力、促进健康的作用。

其次，胎教音乐忌用高频声音。为了避免高频声音对胎儿的伤害，胎教音乐中 2000 赫兹以上的高频声音应低到听不到的程度，这样才能对胎儿比较安全。在国内市场上出售的胎教音乐乐曲，经随机抽查表明，11种胎教音乐乐曲中竟有 9 种不合格，有的音频最高达到 5000 赫兹以上，这对胎儿的健康是有害无益的，会损伤胎儿的大脑和听觉等。国内已有报道使用从市场购买的劣质胎教音乐磁带进行胎教，结果"教"出失聪宝宝的例子。这已说明不合格的胎教音乐磁带会对胎儿造成危害。故在选购胎教磁带时应慎重，最好请专业人员帮助选购。

此外，在选到合适的音乐后，还要慎重选择音乐胎教所使用的播放设备。由于胎儿耳蜗发育不完全，某些对成年人无害的声音也很可能伤害到胎宝宝幼小的耳朵。现有的研究结果认为，给胎儿听到音乐强度最好不要超过 60 分贝，频率不要超过 2000 赫兹。因此，在进行音乐胎教时，最好不要使用传声器，并尽量地降低噪声。

呼唤胎教法

进入孕 6 月，胎儿的听力已经完全发育，这时胎儿不仅具有听的能力，还具有辨别各种声音并能做出相应反应的能力。可以先给孩子取个名字，父母每当和胎儿进行语言沟通时，先呼唤他的名字。这样在准爸妈与胎宝宝的对话过程中，胎儿能够通过听觉感受到来自父母亲切的呼唤，增进彼此生理上的沟通和感情上的联系，对胎儿的身心发育是很有益的。

因此，准爸妈无论多忙多累，在孕期都应该养成与胎宝宝对话的习惯。尤其是从孕 6 月开始，准爸妈应每天与胎儿进行对话，先呼唤他的名字，然而给他阅读一段优美的故事，或唱一段儿歌，或向宝宝倾诉爱意。这样宝宝出生后再接触这种熟悉的呼唤，就会产生一种特殊的安全感。

求知胎教法

孕中期是胎宝宝大脑发育的高速时期，孕妈妈一定要以身作则，保持旺盛的求知欲，使胎宝宝不断接受刺激，促使大脑神经和细胞的发育。孕妈妈与胎宝宝中间有着神奇的信息传递，胎宝宝能随时感知母亲的思想。如果怀孕时胎宝宝感知到母亲既不思考也不学习，这对他（她）的大脑发育将极为不利。

孕妈妈一定要勤于动脑，读一本好书，看一篇好的文章，使精神上获得一次净化，还能让人心情开朗、精神振奋，同时，也能对深居腹中的胎儿起到潜移默化的渗透作用。有条件的话，孕妈妈可以看一些美术作品，去美术馆也是不错的主意。在孕妈妈理解和鉴赏的过程中，美的体验同时也传达给了腹中的宝宝。

色彩胎教

色彩对人的视觉影响最大，而且是人的第一感觉。现在人们已认识到色彩能影响人的精神和情绪。它作为一种外界的刺激，通过人的视觉带来不同的感受，使人产生某种精神作用。精神上感到愉快还是忧郁，常与色彩的视力感觉有直接的关系。可以说，使人不舒服的色彩如同噪声一样，令人烦躁不安；而协调的色彩则是一种美的享受。

一般说来，红色使人激动、兴奋，能鼓舞人们的斗志；黄色明快、灿烂，使人感到温暖；绿色清新、宁静，给人以希望；蓝色给人的印象是宁静、凉爽；白色使人感到干净、明快；粉红色和嫩绿色则象征着春天，使人充满活力。

正因为如此，人类利用不同色彩的功能服务于人的不同精神要求已经有很长的历史，如中世纪哥特式的教堂，室内丰富的色彩变化，使人感到神圣和神秘；医院病房多选用浅绿色和淡蓝色，显得很安静、淡雅，给人一种宁静柔和的感觉；现代餐厅则多选橘黄色，使人一进去就感到胃口大开。由此胎教学说也引进了色彩理论。

孕妈妈由于阴血聚以养胎，多产生阴血虚，阳气胜，往往火气大，烦躁易怒，所以要有意识地使孕妈妈接触一些偏冷的色彩，如绿色、蓝色、白色等，以调节情绪，使孕妈妈保持淡泊宁静的胎教心境，使腹内的胎儿也随之平和地健康成长。孕期不宜多接触红、黑、灰等色，以免产生烦躁、恐惧及悲伤的心理，进而影响胎儿的健康成长。因此，为了胎儿的健康，孕妈妈在孕期接触色彩时应多加注意。

知识胎教：自制彩色教学卡片

从最简单的事物开始看起，如房子、车子等。孕妈妈最好自己动手将这些事物画在纸上，然后再给它们涂上丰富的颜色，在画每一种事物的同时，孕妈妈要充分将这些物体的轮廓和外观特征深深地印在脑中；在讲解时，孕妈妈首先要充分地对这些事物进行冥想，想象一下它们都有什么用处，一般出现在哪里，以及一切和这些事物有关的事情，然后再一一讲给宝宝听。如果孕妈妈自认为绘画能力不足，也可以购买一些绘有这些事物的彩色教学卡片进行讲解。

孕妈妈的阳光"孕"动

孕妈妈在孕期 6 月可以进行哪些运动呢？让我们跟着本节内容一起动！

瑜伽

孕中期随着腹部重量的增加，孕妈妈的身体开始出现下肢浮肿、静脉曲张、腰腿酸痛等问题，坚持练习瑜伽，可有效增加身体的力量，减轻这一系列困扰。

猫式

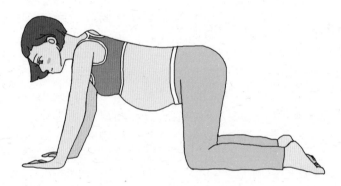

❶ 跪于垫子上，成四角板凳状。双手分开与肩同宽，双膝分开与髋同宽，重心置于双手和双腿之间。

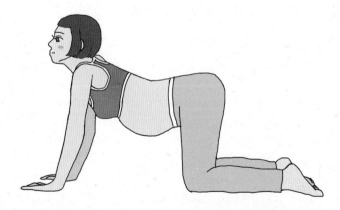

❷ 吸气，抬头挺胸，塌腰提臀，眼睛看向天花板，伸展整个背部。

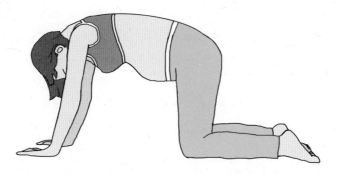

❸ 呼气，含胸低头，脊柱向上隆起，眼睛看向收紧的腹部。重复此式 3 ~ 5 次。

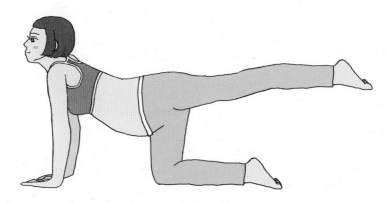

❹ 恢复到起始姿势，吸气、抬头、向后抬起左腿与地面平行，保持 2 ~ 3 个呼吸；再呼气时，恢复到起始姿势，稍作休息，做另一边。

功效

此练习可以柔韧、强壮脊柱，特别是腰椎，可有效缓解孕妈妈腰酸背痛的困扰，还能强壮神经系统，改善血液循环。

简易鸽子式

❶ 将左脚收回，脚跟靠近右大腿上方，右脚向外打开，小腿内侧放到垫子上，挺直腰背。

❷ 弯曲右腿，右脚脚跟尽量靠近臀部，用右手抓住右脚脚尖。每次呼气时将右脚尽量向臀部的方向按压，保持 3 ~ 5 个呼吸；呼气放下右腿，恢复到起始姿势，稍作休息，换另一侧做以上动作。

功效

此式可缓解腿部肌肉的紧张感，灵活膝关节，并缓解下肢的静脉曲张现象，预防很多女性怀孕期间会出现的抽筋现象。

新月式

❶ 跪于垫子上,挺直腰背,双手放在大腿上方。

❷ 弯曲右腿踩在垫子上,左腿髋部尽量靠近垫子向下压,挺直腰背,双手在胸前合十。

❸ 吸气,双手高举过头顶,保持3～5个呼吸;再呼气时,恢复到起始姿势,稍作休息,换另一侧做以上动作。

功效

此练习可舒展臀部,增加脊柱的灵活性,也可以舒展胸部,刺激肾脏和肾上腺。

安全提示

若患有高血压,双手不宜高举过头顶,可将双手合十放在胸前。

凯格尔运动

凯格尔运动,又称会阴收缩运动。它以美国洛杉矶医生阿诺德·凯格尔的名字命名,是他在20世纪40年代推广了这项训练。凯格尔运动是专门针对盆腔底部肌肉的加强运动,这些肌肉从耻骨后方向前方伸展,并包围阴道口和直肠,加强训练盆腔底部肌肉可以促进尿道和肛门括约肌的功能。这样做的结果,不但可以预防或治疗小便失禁,而且可以避免分娩时阴道组织撕裂,使分娩更轻松顺利。另外,凯格尔运动可以增加阴道肌肉的弹性与敏感度,让性生活更美满,还可防止大小便失禁。

盆底肌肉弹性是否良好,可以这样判断:小便时尿到一半的时候,试着看看能否忍住,停止排尿,如果能够很轻易、快速地做到,表示这部分的肌肉弹性很好。如果做不到,孕妈妈就可以试做几周凯格尔运动,就会看到显著成效。

凯格尔运动的自我练习要诀

凯格尔运动既是一种运动方式,也是一种物理治疗方法。自我进行凯格尔运动的练习,虽然不会产生严重的副作用,但是在学习运动前,最好还是先向医生或专业运动理疗师进行咨询,以免有不正确的适应证及其他需要先治疗的孕期疾病受到延误。

需要注意的是:患有神经性膀胱炎(上、下神经元受损而造成的尿失禁)、下尿路口阻塞、严重骨盆器官脱垂、余尿过多、失智、精神病等疾病的孕妈妈,不适合进行凯格尔运动。

第一阶段

❶ 站立,双手交叉置于肩上,脚尖呈90度,脚跟内侧与腋窝同宽,用力夹紧。保持5秒钟,然后放松。重复此动作20次以上。

❷ 简易的骨盆底肌肉运动可以随时随地进行,如在步行时、乘车时、办公时都可进行。

第二阶段

❶ 仰卧在床上,身体放松,双膝弯曲,专注于提肛收缩的动作;特别要注意的是双腿、双臀以及腹肌都不能用力。

❷ 收缩臀部的肌肉向上提肛。

❸ 紧闭尿道、阴道及肛门，感觉像
憋尿。

❹ 保持骨盆底肌肉收缩5秒钟，然
后慢慢地放松，5～10秒后，重
复收缩。每天做骨盆底肌运动1～
2回，每回10分钟。运动的过程
中，照常呼吸、保持身体其他部
分的放松。可以用手触摸腹部，
如果腹部有紧缩的现象，则运动
的肌肉有误。

改善各种疼痛的伸展运动

日常有规律的伸展运动，可以帮
助孕妈妈提高身体的灵活性，提高身
体各部分的协调能力，还能预防肌肉
和骨骼的坚硬和疼痛。

伸展小腿：改善小腿抽筋与疼痛

左腿向后跨出一大步，在自己感
觉舒适的范围内步子越大越好，左脚
跟着地。身体前倾，右膝弯曲，把双
手放在右大腿上。坚持20～30秒，
换另一侧腿重做。

伸展大腿：改善大腿酸疼

站姿，用左手抓住左脚，慢慢地
向后弯曲抬升，会感觉到大腿的前面
部分有伸拉的感觉。平衡能力不是很
好的孕妈妈，可以用右手抓住椅背或
扶墙。保持这个动作20～30秒，
然后换另一侧做，重复练习2～3次。

伸展手臂：改善手肘和手腕痛

站姿，右手弯曲，指尖向上，左
臂伸直，置于右肘内侧，伸展左臂。
坚持20～30秒，换边重做，重复
练习2～3次。

运动须知

了解目前体能状况

由于怀孕可能会耗去不少体力，
如果之前都有保持跑步的运动习惯，
孕妈妈可以考虑将慢跑的里程数缩短
一些，或是以其他的运动方式代替。

体能极限状况

孕妈妈对于运动的安全原则，
主要在于做该项运动时，是否会压迫
到腹部。若孕妈妈身体已经承受不了
运动的负荷，表示胎儿也不会觉得舒
服。一般而言，可以根据心跳速度来
决定运动是否过量：

(1) 脉搏测量

运用手腕上或下颚接近颈部位置
的脉搏，以自我检视脉搏速度是否太
快，只要轻按在脉搏上10秒，将得
到的心跳数乘于6倍，就可得到每分
钟的心跳数。建议无论从事慢跑、游
泳等运动，最好将心跳数控制在每分
钟120～140下，若心跳太快，胎
儿也会产生心跳急遽上升的现象。

(2) 说话速度

上气不接下气时，应该将目前的
运动缓和下来。

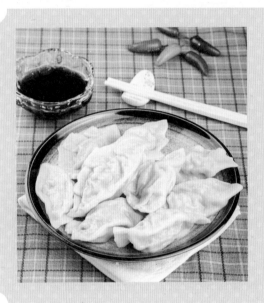

芹菜猪肉水饺

材料

饺子皮 150 克，芹菜 150 克，猪肉 100 克，姜末 30 克，食用油 10 毫升，酱油 20 毫升，芝麻油 5 毫升

做法

① 芹菜去叶后，洗净切末；猪肉洗净，剁末。
② 将猪肉末放入碗中，加入芹菜末、食用油、酱油、芝麻油、姜末，搅拌均匀成馅。
③ 将馅包入饺子皮，对折、捏紧，抓出皱褶，使饺子密合。
④ 起一锅滚水，放入饺子煮熟即可。

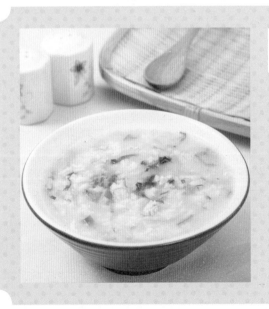

肉末菜粥

材料

白米粥 150 克，猪肉丝 30 克，小油菜 50 克，葱末 10 克，姜末 10 克，盐 5 克

做法

① 青菜洗净，切碎；猪肉丝洗净后，剁成肉末。
② 将 100 毫升开水、白米粥一起煮沸。
③ 将猪肉末、小油菜、葱末、姜末放入一起熬煮，煮熟后加盐调味，搅拌均匀即可。

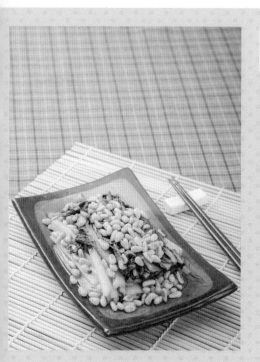

松仁拌油菜

材料

嫩油菜 120 克，松子仁 35 克，食用油 5 毫升，芝麻油 5 毫升，白糖 5 克，盐 5 克

做法

1. 油菜去根、洗净后，切成适口大小。
2. 加入食用油热锅，炒香松子仁后，捞起沥油。
3. 油菜焯烫后沥干，盛盘备用。
4. 油菜中放入白糖、盐搅拌均匀，洒上松子仁及芝麻油即可。

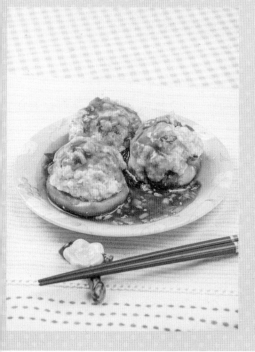

香菇豆腐塔

材料

豆腐 50 克，鲜香菇 3 朵，马蹄 20 克，猪绞肉 60 克，葱末 20 克，太白粉 50 克，酱油 20 毫升，芝麻油 5 毫升，白胡椒粉 5 克

做法

1. 香菇洗净后，去除蒂头。
2. 马蹄压碎，加入豆腐及猪绞肉，搅拌均匀。
3. 再放入一半太白粉、10 毫升酱油、白胡椒粉一起拌匀。
4. 将拌匀的食材填入香菇中，蒸熟后即可盛盘。
5. 热锅，用芝麻油爆香葱末，加入 100 毫升水与剩余的太白粉、酱油，小火拌炒至芡状。
6. 将芡汁淋上蒸熟的香菇豆腐塔上即可。

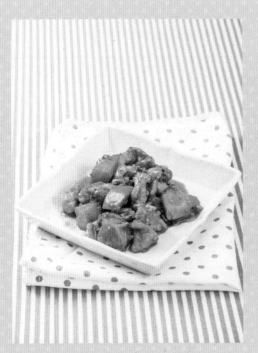

胡萝卜烧鸡

材料

鸡肉 100 克，胡萝卜 60 克，豆瓣酱 20 克，葱末 10 克，蒜末 20 克，食用油 10 毫升，酱油 20 毫升，白糖 5 克

做法

1. 胡萝卜洗净，切滚刀块；鸡肉洗净，加入少许酱油、白糖拌匀，腌 5 分钟。
2. 热油锅，将鸡肉煎至表面焦黄，放入蒜末炒香，再放入豆瓣酱、酱油、白糖拌匀，再下胡萝卜及少量水煨煮 5 分钟。
3. 起锅前，洒上葱末拌匀，即可盛盘。

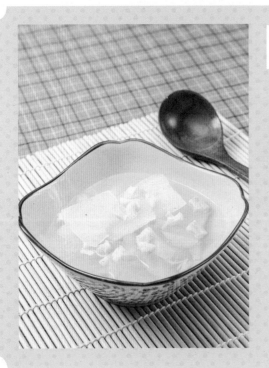

冬瓜干贝汤

材料

冬瓜 100 克，干贝 20 克，盐 5 克，米酒 10 毫升

做法

1. 冬瓜削皮、去籽，洗净后切片；干贝洗净，浸泡 30 分钟，去掉老肉。
2. 将冬瓜片、干贝放入锅内，加水焖煮 10 分钟，放入盐与米酒拌煮均匀，沸腾即可。

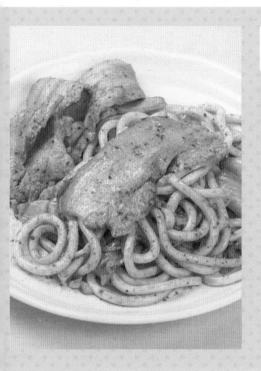

韩式肉片炒乌龙

材料

韩式泡菜 50 克，猪肉片 50 克，蒜头 20 克，乌龙面 1 份，酱油 20 毫升，韩式泡菜汁 20 毫升

做法

1. 蒜头洗净，切末备用。
2. 起油锅，爆香蒜末，再放进猪肉片煎至一面微焦。
3. 放入韩式泡菜均匀拌炒，炒至猪肉片两面皆呈现熟色。
4. 下乌龙面拌炒完全，使酱汁沾附在面条上，再下酱油、韩式泡菜汁拌炒均匀即可。

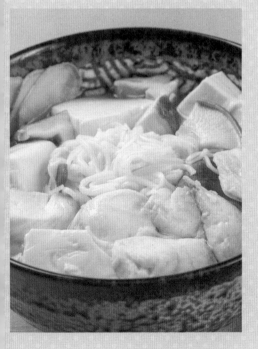

豆腐鲜鱼面线

材料

鲷鱼片 2 片，鲜嫩豆腐 50 克，香菇 3 朵，木耳 3 朵，面线 1 把，老姜 1 块，米酒 10 毫升，盐 5 克

做法

1. 香菇、鲷鱼片、豆腐切块；老姜切片；将面线汆烫，去除多余盐分及杂质备用。
2. 加入 600 毫升水与香菇熬煮成高汤，待高汤沸腾后，依序放入鲷鱼块、豆腐块、姜片、木耳与米酒和盐一起熬煮。
3. 最后放入面线熬煮 3 分钟即可。

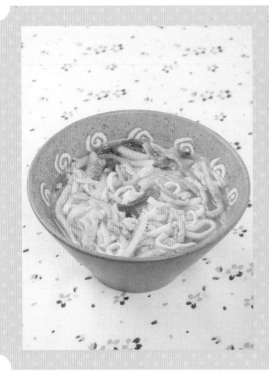

榨菜肉丝面

材料

榨菜 50 克，猪肉丝 80 克，葱 3 支，蒜末 10 克，小白菜 50 克，粗面 1 份，盐 5 克，食用油 10 毫升，芝麻油 5 毫升，白糖 5 克

做法

1. 小白菜、葱洗净，切段；面条加盐汆烫备用。
2. 起油锅，爆香葱段与蒜末，下肉丝炒香，待肉丝两面炒至熟色，加入 200 毫升水熬煮。
3. 加入盐、白糖调味，汤汁煮滚后，再放入榨菜、小白菜煮至熟色。
4. 起锅前点上芝麻油，均匀地淋在面条上即可。

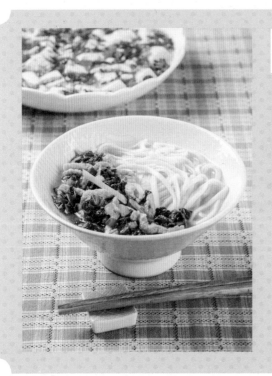

雪菜肉丝面

材料

肉丝 100 克，雪里蕻 60 克，笋子 30 克，姜末 15 克，葱花 15 克，细面 1 份，食用油 10 毫升，米酒 10 毫升，盐 10 克

做法

1. 笋子切丝；雪里蕻去除头部并切末；面条加盐汆烫后，盛盘备用。
2. 起油锅，爆香姜末与葱花，加入肉丝拌炒，炒至肉丝略有熟色便可以加入笋丝、雪里蕻拌炒。
3. 沿着锅边倒入米酒呛香后拌炒均匀，加入盐调味。
4. 在锅里倒入水一起熬煮，水位需盖过食材，沸腾后即可起锅。
5. 在汆烫好的面条上，均匀地淋上汤料即可。

什锦粄条

材料

培根 40 克, 鸡蛋 1 个, 小油菜 40 克, 胡萝卜 20 克,
葱段 10 克, 柴鱼片 5 克, 粄条 1 份, 食用油 2 毫升,
酱油 15 毫升, 芝麻油 5 毫升

做法

1. 胡萝卜、小油菜洗净, 切丝; 培根切小段; 鸡蛋
   打散备用。
2. 起油锅, 培根下锅煎至酥脆感, 沥油后捞起备用。
3. 利用培根干煎的油煎香蛋皮, 并切成蛋丝备用。
4. 爆香葱段后, 加入胡萝卜及小油菜拌炒至熟色。
5. 加入粄条及酱油、芝麻油均匀拌炒至上色, 粄条
   熟透后加入蛋丝及柴鱼片, 拌炒均匀即可。

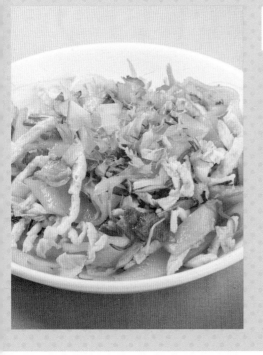

红酱海鲜意大利面

材料

西红柿 500 克, 洋葱 50 克, 蒜头 40 克, 辣椒 10 克,
罗勒 10 克, 意大利扁面 1 份, 牡蛎 50 克, 鱼丸 30
克, 蟹肉棒 30 克, 盐 5 克, 橄榄油 10 毫升, 番茄
酱 5 克

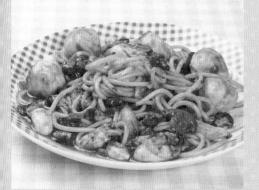

 做法

1. 洋葱、蒜头洗净, 切丁; 罗勒切碎; 西红柿、牡蛎、鱼丸及蟹肉棒洗净备用。
2. 西红柿去蒂后画十字, 待水煮开后将西红柿放入其中, 皮掀起即捞出、去皮; 西红柿分为
   四等份, 挖出籽与瓤, 只留果肉切丁; 用 5 毫升橄榄油小火爆香 30 克洋葱、蒜头和辣椒,
   洋葱丁变透明后加入西红柿丁、番茄酱拌炒, 再放入水及罗勒熬煮 15 分钟, 制成红酱。
3. 起一锅水, 加盐, 将面条汆烫备用; 起油锅, 爆香剩余洋葱, 炒至熟色为止。
4. 放入蟹肉棒、鱼丸及面条一起拌炒均匀, 再加入做好的红酱均匀拌炒, 待面条上色后放入
   牡蛎炒熟即可盛盘。

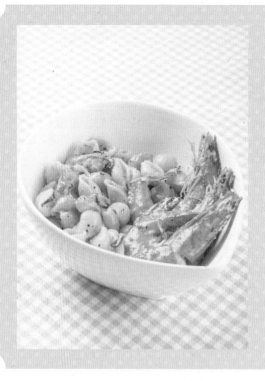

奶油海鲜意大利面

材料

无盐奶油 70 克，面粉 70 克，鲜奶 150 毫升，鲜奶油 40 克，牡蛎 10 颗，蟹肉 20 克，虾 3 只，意大利贝壳面 1 份，盐 10 克，橄榄油 5 毫升，黑胡椒 5 克

做法

① 热锅后小火熔化无盐奶油，分两次倒入面粉，期间不停拌炒勿烧焦，以小火搅拌至黏糊状，无结块时加入鲜奶及 5 克盐，冒泡后关火加入鲜奶油搅拌至溶解，制成白酱。

② 洗净牡蛎及蟹肉；虾洗净、去肠泥备用。

③ 起一锅水，加入 5 克盐，将面条汆烫备用；起油锅，将虾煎熟，表皮略显焦色，放置一旁备用。

④ 利用锅中剩余的油拌炒蟹肉，略微熟色即可加入白酱均匀搅拌，放入面条、黑胡椒拌炒均匀后，再放入牡蛎，以面条压覆焖熟即可。

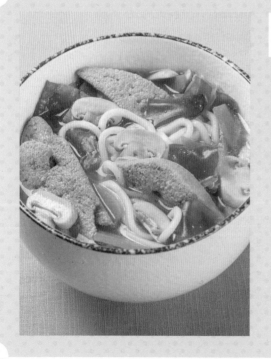

什锦猪肝面

材料

胡萝卜 40 克，木耳 40 克，洋菇 40 克，猪肝 50 克，油面 1 份，高汤 200 毫升，米酒 5 毫升，盐 5 克，芝麻油 5 毫升

做法

① 面条汆烫备用；胡萝卜、木耳、洋菇切片。

② 猪肝洗净至无血水，切成薄片，用米酒腌渍 15 分钟备用。

③ 起一锅水，沸腾后放入猪肝片，汆烫 10 秒后捞起，用冷开水洗净猪肝表面杂质后沥干备用。

④ 用高汤熬煮胡萝卜片、木耳片、洋菇片，沸腾后加入面条继续熬煮。

⑤ 最后加入猪肝及盐、芝麻油搅拌均匀，3 分钟后关火盛出即可。

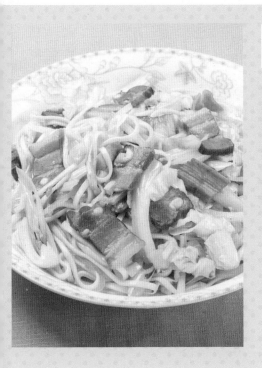

蒜苗腊肉炒面

材料

腊肉 50 克，卷心菜 50 克，洋葱 30 克，蒜苗 1 支，细面 1 份，乌醋 5 毫升，白胡椒粉 5 克，白糖 2 克，食用油适量

做法

1. 洋葱、卷心菜切丝；蒜苗斜切薄片；腊肉切薄片；面条氽烫备用。
2. 热油锅，爆香洋葱与蒜苗，放入卷心菜、腊肉拌炒均匀。
3. 待卷心菜呈现熟色后，加入白胡椒粉、白糖调味，并放入面条拌匀，起锅前加入乌醋即可。

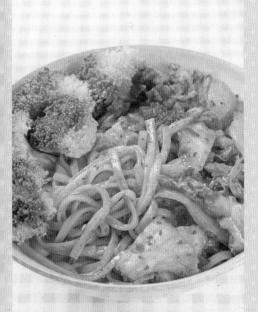

韩式冷面

材料

泡菜 30 克，西蓝花 30 克，细面 1 份，韩式辣椒酱 10 克，芝麻油 2 毫升，白醋 5 毫升，七味粉 10 克，白芝麻 20 克

做法

1. 起一锅水，氽烫面条，并选择适合的餐具盛盘，放凉备用。
2. 另起一小锅水，放入西蓝花氽烫后捞起备用。
3. 准备一个小碗，将韩式辣椒酱、芝麻油、白醋、七味粉、白芝麻搅拌均匀调制成酱料，然后淋在面条上，均匀地搅拌。
4. 最后铺上西蓝花、泡菜即可食用。

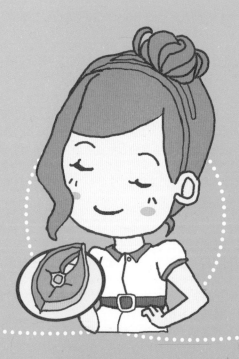

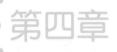
第四章

怀孕后期

终于迈入怀孕后期了，准爸妈一边期待与宝宝见面的日子，一边感到不知所措，究竟孕妈妈在这个时期应该注意什么呢？本章节收录孕期 7 月至 10 月的相关妊娠知识，跟着本书，有调理而愉快地迎接新生命！

孕期7月注意事项

迈入孕7月，马上就要进入孕晚期了，离分娩已经不是很遥远了，准爸妈应该认真地了解一下有关宝宝出生的知识。这时期由于胎盘的增大、胎儿的成长和羊水的增多，孕妈妈的体重迅速增加，可能会引起行动不便，孕妈妈要特别注意安全，预防早产。孕7月的胎儿，发育还不完善，如果此时发生早产，对胎儿身体健康会有很大影响。

准爸爸注意要点

孕7月，孕妈妈的腹部迅速增大，会感到很容易疲劳，有的孕妈妈还会出现脚肿、腿肿、静脉曲张等状况。准爸爸在以后的孕晚期3个月里应该更加体贴妻子。

(1) 准爸爸注意事项一

陪同妻子参加产前培训课程，了解有关分娩的正确知识。

(2) 准爸爸注意事项二

与妻子商量决定入住的分娩的医院。

(3) 准爸爸注意事项三

多与妻子谈心，交流彼此的感觉，帮妻子克服心理上的恐慌和无助情绪。

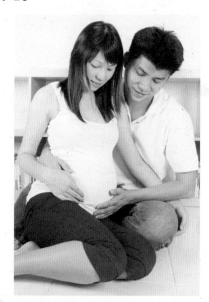

准爸爸应该多与孕妈妈谈心，疏解她内心的不安与无助。

(4) 准爸爸注意事项四

在孕期，准爸爸一定要保护好孕妈妈，严防各种意外情况的发生。比如在家中时，孕妈妈很容易因为地板上有水而摔倒，或者因为某些突出的尖锐物而碰伤身体，甚至是碰到腹部，凡此种种，都会对胎宝宝的安全造成极大的损害。

因此准爸爸平时一定要注意家中的这些细节，刚擦完地时一定不要让孕妈妈在家中行走，及时收起有可能造成孕妈妈不慎磕碰、扎伤、绊倒的对象，家庭地板要防滑，尽量使家中整洁、宽敞一些，使孕妈妈能够安全、放心地在家中自由行走，她的心情也会因此而明亮许多。

（5）准爸爸注意事项五

孕妈妈吃水果能够补充大量的维生素和纤维素，为胎宝宝提供丰富的营养。但是如果没有掌握好正确的吃水果时间，则会造成肥胖，或因不利于吸收而使水果的营养价值大打折扣。那么孕妈妈应该在每天的什么时间吃水果呢？首先，不要在晚饭后以及睡前吃水果，这样会导致大量热量的淤积，影响营养的吸收，使孕妈妈出现过度肥胖。孕妈妈最好在上午10点和下午3～4点的加餐时段吃水果，既易于消化，又能够使水果的营养价值发挥到最高水平。准爸爸要牢记孕妈妈每天的作息和用餐时间，准时提醒健忘的孕妈妈什么时间该吃水果了，有准爸爸如此甜蜜的叮咛，孕妈妈一定会乖乖遵从。

（6）准爸爸注意事项六

帮妻子按摩，揉揉后背、肩，按摩腿和脚，以减轻她的酸疼不适。

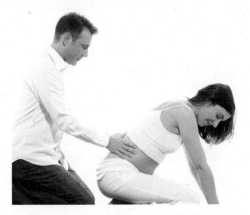

准爸爸可以帮孕妈妈做适当按摩，舒缓她的不适。

准爸爸化身孕妈妈专属营养师

孕7月，胎儿体内需要贮存的营养素增多，孕妈妈对营养的需要也达到高峰。为此，供给孕妈妈的饮食应做到多样化，以扩大营养素来源，保证营养素和热量的供给。

（1）调整孕晚期饮食结构

因为孕晚期是胎儿大脑细胞增值的高峰期，而供给充足的必需脂肪酸是满足大脑发育的必要条件。多吃海鱼则有利于孕妈妈必需脂肪酸的供给。孕妈妈还要适当摄入一些粗粮，因为粗粮中富含维生素 B_1，如果缺乏则容易引起呕吐、倦怠，并在分娩时子宫收缩乏力，导致产程延缓。

（2）孕7月孕妈妈需着重补充"脑黄金"

DHA（二十二碳六烯酸，是一种对人体非常重要的多不饱和脂肪酸）、EPA（二十碳五烯酸，是鱼油的主要成分）和脑磷脂、卵磷脂等物质合在一起，被称为"脑黄金"。

"脑黄金"对于怀孕7个月的孕妈妈来说，具有双重的重要意义。首先，"脑黄金"能预防早产，防止胎儿发育迟缓，增加婴儿出生时的体重。其次，此时的胎宝宝，神经系统逐渐完善，全身组织尤其是大脑细胞发育速度比孕早期明显加快。而足够"脑黄金"的摄入，能保证婴儿大脑和视网膜的正常发育。

为补充足量的"脑黄金"，孕妈妈可以交替地吃些富含DHA类的物质，如富含天然亚油酸、亚麻酸的核桃、松子、葵花子、杏仁、榛子、花生等坚果类食品，此外还包括海鱼、鱼油等。这些食物富含胎宝宝大脑细胞发育所需要的必需脂肪酸，有健脑益智的作用。

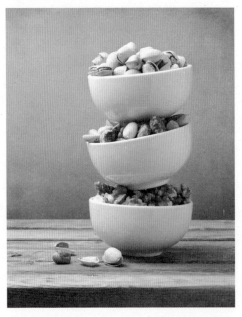

坚果含有丰富的脑黄金，孕妈妈应该适当补充。

(3) 补铜预防胎膜早破

研究显示，孕妈妈胎膜早破与血清中铜元素含量较低有关。铜元素对胶原纤维和弹性蛋白的成熟起着至关重要的作用，而这二者又维持着胎膜的弹性与可塑性。因此，孕妈妈体内一旦缺乏铜元素，就会导致胎膜变薄，脆性增加，弹性和韧性降低，从而导致胎膜早破。而胎膜早破可引发胎宝宝的诸多危险状况，如畸形、先天发育不足、早产、胎儿宫内缺氧、宫内窘迫以及新生儿感染、体重较轻、智力低下等。因此，孕妈妈从现在起就要增加每日铜元素的摄入量，多吃动物肝脏、豆类、海产类、粗粮、坚果等食物。但是，孕妈妈也不必太

过担忧，只要自己不偏食，多种营养能均衡摄入，就能大大降低胎膜早破的危险。

(4) 不宜放入冰箱保存的食物

我们已经习惯把从外面买回来的食物都塞进冰箱时，其实我们都忽略了有些食物本身的性质决定了它们是不可以放进冰箱保存的。不宜放入冰箱保存的食物主要有：

❶ 巧克力：巧克力从冰箱里拿到室温下会在表面结出一层白霜，失去细腻的口味，这是因为巧克力中特殊的脂肪晶体排列在温度剧变时被破坏了，因此将巧克力保存在低于 30℃的阴凉处即可。

❷ 绿叶菜：绿叶菜放在冰箱里不仅叶片会更快腐坏，还可能由于酶和细菌的作用，生成有毒的亚硝酸盐。

❸ 西红柿：西红柿在冰箱里容易被"冻伤"，除了表皮会出现褐色的圆斑，果肉也会呈水浸状软烂。

❹ 黄瓜：黄瓜在冰箱里容易被"冻伤"，尤其表皮部分会呈水浸状变质，失去原有的清脆口感。

❺ 面包：面包放在冰箱里更容易变硬，因为面粉中的营养成分在低温、潮湿的环境下老化得更快。

❻ 糖浆、口服液：在冰箱的低温环境中，糖浆和口服液等液体药剂的溶解度会降低，有效成分可能形成结晶析出，影响药效。因此，除非包装上特别注明，否则糖浆和口服液不适宜放到冰箱里储存，只需放在阴凉、干燥、通风的地方即可。

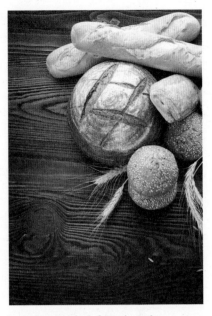

面包放在冰箱营养成分会流失。

❼ 人参、冬虫夏草、鹿茸：人参、冬虫夏草、鹿茸等贵重中药材放在冰箱里容易受潮，药性会被破坏。

❽ 香蕉：香蕉在冰箱中容易变黑腐败，如果是颜色偏青的还未完全成熟的香蕉，会腐败得更快。

❾ 鲜荔枝：如果将鲜荔枝保存在冰箱中，荔枝的表皮很容易变黑，果肉的美味也更容易流失。

❿ 草莓：草莓储存在冰箱里，不仅果肉发泡，口感大打折扣，还容易霉变。

⓫ 芒果、木瓜、火龙果：芒果、木瓜、火龙果这些热带水果不适应放置于低温环境，在冰箱里更容易变黑腐败。

(5) 警惕豆浆的"假沸"现象

豆浆味美可口，其营养价值并不比牛奶低，十分适合孕妈妈在每天早餐时饮用。如果孕妈妈是在家中自己煮豆浆，就一定要将其彻底煮熟后才能喝。煮豆浆有讲究，首先要敞开锅盖煮，当孕妈妈发现豆浆开始沸腾，出现大量白色泡沫时，就以为可以喝了，其实并非如此。

这时的沸腾被称为"假沸"现象，此时豆浆的温度不足100℃，还不能够破坏豆浆中的有毒物质抗胰蛋白酶、酚类化合物和皂素等。孕妈妈一定要在出现"假沸"现象之后再继续煮3～5分钟，直到白色泡沫全部消失后，才能饮用。如果孕妈妈饮用了未煮熟的豆浆，有可能会引起全身中毒，出现恶心、呕吐、腹泻等现象，还会影响孕妈妈对蛋白质的消化和吸收，从而会对胎宝宝的安全和健康造成威胁。孕妈妈每次饮用豆浆以250毫升为宜，自制的豆浆要在2小时内饮用完毕。

(6) 孕晚期摄入脂肪类食物须知

进入孕晚期后，孕妈妈不宜多吃动物性脂肪，还要减少盐的摄入量。即使进食肉食，也要多吃瘦肉少吃肥肉。这是因为现在的牲畜和家禽大多是用饲料等饲养而成的，而饲料中往往含有一些对孕妈妈和胎儿有害的化学物质，牲畜摄取的这些化学物质最容易集中在动物脂肪中，所以孕妈妈在食用肉类菜时，应该去掉脂肪和皮，以减少对化学物质的摄入。而且，肥肉为高能量和高脂肪的食物，摄入过多往往引起肥胖。怀孕后，孕妈妈由于活动量减少，如果一下子摄取过多的热量，很容易造成体重在短时间内突然增加太多。孕妈妈过胖还很容易引起子痫前症，因此孕妈妈应少吃高热量、低营养的肥肉，并将体重控制每周体重增加在350克左右，以不超过 500 克为宜。

　　另外，要注意增加植物油的摄入。此时，胎儿机体和大脑发育速度加快，对脂质及必需脂肪酸的需要增加，必须及时补充。因此，增加烹调所用植物油即豆油、花生油、菜油等的量，既可保证孕中期所需的脂质供给，又提供了丰富的必需脂肪酸。孕妈妈还可吃些花生仁、核桃仁、葵花子仁、芝麻等油脂含量较高的食物。

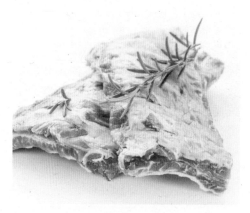

孕妈妈进入孕晚期后，食用肉类要避开肥肉，以免对身体产生负担。

(7) 孕妈妈水肿的饮食调理

　　孕妈妈由于下腔静脉受压，血液回流受阻，在妊娠后期，足踝部常常出现体位性浮肿，经过休息后会消失。如果休息后浮肿仍不消失，或浮肿较重又无其他异常时，称为妊娠水肿。

　　孕妈妈在怀孕的第 7 个月开始可能会出现水肿的现象，同时伴有不适，如心悸、气短、四肢无力、尿少等，出现这些情况就属异常。营养不良性低蛋白症、贫血和妊娠期高血压综合征是孕妈妈水肿的常见原因。因此当孕妈妈出现较严重的水肿时，要赶快去医院检查和治疗，同时要注意饮食调理。

　　具体调养方法是这样的：首先要进食足够量的蛋白质。水肿的孕妈妈，特别是由营养不良引起水肿的孕妈妈，每天一定要保证进食肉、鱼虾、蛋、奶等动物类食物和豆类食物。这类食物含有丰富的优质蛋白质。贫血的孕妈妈每周要注意进食 2～3 次动物肝脏，以补充铁的需要。

　　其次，要进食足够量的蔬菜水果。孕妈妈每天要保证进食一定量的蔬菜和水果，因为冬瓜、西瓜和芹菜等蔬菜和水果中含有人体必需的多种维生素和微量元素，多吃可以提高机体的抵抗力，加强新陈代谢，还可解毒利尿，治疗孕期水肿。

　　再次，不要吃过咸的食物。水肿时要吃清淡的食物，不要吃过咸的食物，特别不要多吃咸菜，以防止水肿加重。最后，要控制水分的摄入。对于水肿较严重的孕妈妈，应适当控制水分的摄入。

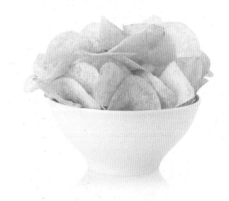

孕妈妈应少吃炸土豆片这类的小零食。

　　此外，要少吃或不吃难消化的易

胀气的食物。油炸的糯米糕、红薯、洋葱、土豆等都属于难消化和易胀气的食物，孕妈妈要少吃这些食物，以免引起腹胀，使血液回流不畅，加重水肿。

(8) 吃鳝鱼防治妊娠高血压和糖尿病

鳝鱼又名黄鳝，肉嫩味鲜，含有蛋白质、脂肪、磷、钙、铁、维生素 A、硫胺素，以及黄鳝素等多种营养成分，是一种高蛋白、低脂肪的食品，营养价值很高。

鳝鱼肉中所含的不饱和脂肪酸是抗氧化的物质，可以降低血中的胆固醇，抑制血小板凝集，从而有效地防止全身小动脉硬化及血栓的形成，正是妊娠高血压患者的理想食品。

孕妈妈常吃鳝鱼可以防治妊娠期高血压病。鳝鱼肉中所特有的黄鳝素，能降低血糖和调节血糖，对糖尿病有较好的治疗作用，加之其所含脂肪极少，是妊娠糖尿病患者的理想食品。不过，孕妈妈吃鳝鱼时要特别注意以下两点。第一，鳝鱼一旦死亡，其体内的组氨酸就会转变为有毒物质，切不可再食用。第二，黄鳝的血液有毒，误食会对人的口腔、消化道黏膜产生刺激作用，严重时会损害人的神经系统，使人四肢麻木、呼吸和循环功能衰竭而死亡。但毒素不耐热，煮熟食用后便不会发生中毒。

(9) 孕妈妈不爱吃鱼怎么办？

有的孕妈妈怕腥，不爱吃鱼，或者在孕期由于口味的改变，突然不爱吃鱼了，因此容易导致孕妈妈体内缺乏蛋白质、矿物质、维生素 A、维生素 D、脂肪等营养物质。所以，对于不爱吃鱼的孕妈妈，应该在日常饮食中适当多吃以下这些食物，以补充所缺失的营养。

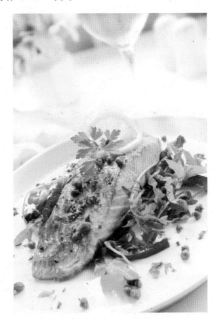

鱼肉含有丰富的营养成分。

❶ 鱼油。

鱼油是鱼体内的全部油类物质的统称，其主要成分是 DHA 和 EPA。孕妈妈在服用鱼油时，最好选择由深海鱼提炼而成的鱼油，且不能过量服用，以每周 1 ~ 2 粒为准，服用过多会出现食欲不振、恶心、血小板减少等症状。而且鱼油不宜随餐食用，最好与每餐间隔 1 小时以上服用，以促进鱼油的吸收。如果孕妈妈通过检查发现自己并不缺乏上述因不爱吃鱼而容易缺失的营养元素，就不必再服用鱼油了，否则会对身体产生不利影响。

❷ 把坚果当成零食。

花生、葵花子、南瓜子、西瓜子、核桃、杏仁、板栗、腰果、开心果、松子、榛子等坚果类食物中，含有大量的具有健脑、抗衰老作用的物质，而且含有一定量的脂肪，可以代替鱼类中部分营养素的功能。

❸ 做菜用植物油。

不爱吃鱼的孕妈妈的三餐用油最好选择豆油、菜籽油、橄榄油、玉米油等植物油进行烹制，这是因为植物油中含有大量的脂肪酸，可以满足孕妈妈的营养所需。但是孕妈妈也不能因此而大量摄入植物油，否则会使体脂肪迅速增加，导致体重超标。

(10) 不爱吃鱼的话能吃鱼肝油吗?

最好不吃。鱼肝油和鱼油是两样完全不同的营养保健食品，鱼肝油主要是从海鱼的肝脏中提炼出的一种脂肪油，其主要成分是维生素 A 和维生素 D，具有强壮骨骼的作用，常被用于儿童期的补钙之用。而鱼油则是鱼体内全部油类物质的总称，主要成分是 DHA 和 EPA。与鱼油不同，鱼肝油并不适合孕妈妈用来补充所缺失的营养，否则容易引起胎宝宝动脉硬化、智力发育受阻，也会使孕妈妈的身体出现不适。如果孕妈妈需要用鱼肝油治疗某些疾病，则应在医生的指导下适量服用。

(11) 喝点儿淡绿茶

淡绿茶中含有茶多酚、芳香油、无机盐等营养成分，能够增强孕妈妈的心肾功能，促进血液循环，预防妊娠水肿，促进胎宝宝的成长，孕妈妈在孕中晚期每天喝几口淡淡的绿茶，

是十分有益身体健康的。但是也要注意，饮茶的浓度和饮用量一定要严格控制，否则还是不喝为妙。这是因为茶叶中含有咖啡因和鞣酸，易造成母婴贫血和胎儿先天不足。如果孕妈妈爱喝茶，可以选择喝些口味特别清淡的绿茶，在午饭后 1 小时饮用。孕妈妈最好选择尺寸最小的茶杯，以控制饮用量，每天最多不可饮用超过 10 毫升。

(12) 人参怎么吃?

如果孕妈妈体质较弱，可以在孕中期及孕晚期的前四周适当服用一些人参，以增强免疫力，预防疾病侵袭，改善血液循环，防止缺氧，增强心肌收缩力，还能促进胎宝宝的发育。人参的选择以及用量应在医生的指导下进行，不可过量服用。人参的常用量为每天 3 ~ 10 克，每次蒸煮 45 分钟左右即可，少量多次地进行服用。蒸煮或服用人参时切不可与萝卜、茶水一同食用，否则会大大影响食补效果。在临近产期时，孕妈妈就不要再服用人参及其制剂了，否则易造成产后出血。如果孕妈妈在服用人参前或服用过程中，出现了头部胀痛、发热、舌苔厚腻、失眠、胸闷、腹胀、皮肤瘙痒、流鼻血等症状，则应立即停服。需要注意的是，人参属于大补元气之品，并非孕期必需品，因此一定要在医师指导下服用。

(13) 这么吃能缓解焦虑情绪

进入孕 7 月，孕妈妈发生早产的可能性开始出现。有些孕妈妈容易产生焦虑和抑郁的情绪，从而影响了自己和胎宝宝的健康。如果孕妈妈能

适当多吃一些适合的食物,就能安抚不良情绪,改善现状,使自己变得轻松起来,这也是为什么有的人在心情不好时会用食物使自己的情绪放松下来,比如那部经典的港片《瘦身男女》的情节。因此孕妈妈可以多吃一些富含 B 族维生素、维生素 C、镁、锌的食物,如五谷杂粮、柑橘、橙子、香蕉、葡萄、木瓜、香瓜、鸡蛋、牛奶、肉类、西红柿、大白菜、红豆、坚果类以及深海鱼等食物。

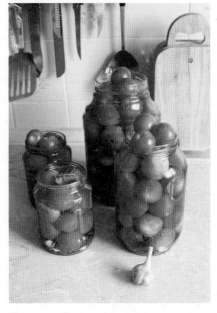

西红柿蕴含丰富的营养素,可以帮助孕妈妈缓解情绪。

(14)吃芹菜治疗失眠

有部分孕妈妈持续受到失眠的困扰,这对胎宝宝的健康会产生极大的不利影响。因为孕妈妈如果保证不了充足的睡眠,也就无法使胎宝宝得到足够的生长发育时间,易造成先天性的缺陷,后果不堪设想。因此孕妈妈要积极寻找有效的良方,改善自己的睡眠状态。比如吃一些具有镇静、助眠作用的食物进行食疗,芹菜就是其中非常理想的一种食材。芹菜可分离出一种碱性成分,起到镇静、安神、除烦解郁、助眠的作用,孕妈妈可以在晚餐时多吃些凉拌芹菜。此外,牛奶、莲子、百合、玉米、黄花菜、葵花子、茼蒿、黄瓜、扁豆、哈密瓜、红枣、芝麻等也具有一定的安神助眠功效,孕妈妈可以选择性地吃一些。但是孕妈妈切不可自行服用安眠类的药物,这些药物会对胎宝宝产生极大的不利影响。如果通过食疗的方式无法改善睡眠,孕妈妈可以在医生的指导下服用一些安神的中药,但也要注意不可连续服用超过 1 周。

(15)孕晚期要谨慎食用芦荟

芦荟是人们熟知的药食两用植物,可用于治疗孕妈妈晚期便秘困扰。现代科学研究发现,芦荟含有包括氨基酸、有机酸、维生素、酚类、苷类、糖类等在内的七十余种成分,长期食用可提高孕妈妈的免疫力,外用还可美容、治疗烫伤。

但是,是药三分毒,芦荟在体内分解后会对肠黏膜有较强的刺激作用,如果一次服用芦荟过多,就有可能引起消化道不良反应,如恶心呕吐、腹痛腹泻甚至出现便血,严重者还可能引起肾脏功能损伤。其次,芦荟还能使女性骨盆内脏器充血,促进子宫的运动,使孕妈妈出血量增多甚至导致流产。除此之外,芦荟外用时也有可能引起皮肤过敏反应,出现红肿、刺痒和疼痛等不适。

因此,怀孕后孕妈妈是不宜再食

用芦荟的。芦荟外用时，也应先在皮肤上试用，确定没有过敏现象后再大面积使用。

(16) 柑橘虽好，却不宜多吃

芦柑和橘子是孕期对母婴最有益处的食物之一，富含叶酸、维生素A、维生素C等成分，对胎宝宝的视力和大脑神经发育起着重要的作用，还能帮助孕妈妈增强食欲，缓解呕吐，消除焦虑情绪，预防感冒，淡化妊娠斑和妊娠纹，也可作为孕妈妈每日的加餐小零食食用。但是吃柑橘也要适可而止，不能多吃，否则极易使火旺的孕妈妈上火，发生口腔炎、牙周炎、咽喉炎等症状，甚至引起发热。因此孕妈妈每天食用的柑橘类食物以不超过3个为宜，总重量应控制在250克以内。

(17) 孕妈妈不宜只吃精制米、面

在妊娠过程中，孕妈妈所需糖类的主要来源就是米、面，米、面中含有人体所必需的各种微量元素，如铬、锰、锌等。但人体所需的其他微量元素，如维生素 B_1、维生素 B_6、维生素E等，在米、面精制加工过程中常常会损失掉。这些元素虽然在人体内占的比重极小，但却是人体中必不可少的，一旦供应不足便可产生一系列疾病。如果孕妈妈偏食精米、精面，孕妈妈和宝宝不仅会营养不良，还会出现贫血、代谢障碍等疾病。

因此，孕妈妈在生活中要注意不偏食，少吃精制大米和精制面等，尽可能以未经细加工过的食品，或仅部分精制的食品作为热量的主要来源。

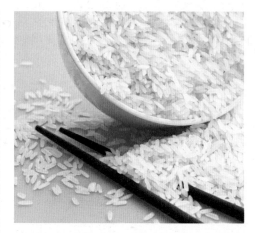

孕妈妈不要餐餐食用精制米、面，对身体不好。

(18) 孕妈妈不宜食用霉变食品

当孕妈妈食用了被霉菌毒素污染的农副产品和食品，不仅会发生急性或慢性食物中毒，甚至可殃及胎儿。因为在孕晚期，胎位的各器官功能不完善，特别是肝、肾的功能十分低弱，霉菌毒素都会对胎儿产生毒性作用，导致胎儿停止发育而发生死胎、早产。

另一方面，大量医学研究资料证实，在胎儿期霉菌毒素是一种强致癌物质，可使母胎患肝癌、胃癌等癌症。此外，若母体因食品中毒而发生昏迷、呕吐等症状，极不利胎儿的正常生长发育。

(19) 不吃反季节果蔬

孕妈妈应尽量多吃应季的新鲜水果和蔬菜，不要吃反季节生长的果蔬。这是因为反季节果蔬是在违反植物自然生长规律的条件下栽培出来的，虽然可以让孕妈妈随时都能吃到各种各样的水果，但是由于其营养成分的改变和不足，甚至产生了有害物

质，对孕妈妈的营养摄入和饮食安全都较为不利。

反季节果蔬通常都并非是在自然条件下生长的，而是在大棚中培养出的。这些果蔬受不到自然光线的照射，通风条件不好，易缺乏叶绿素、维生素C、糖分和矿物质，品质自然较低，还会使有害物质更多地堆积在果蔬中，难以散发。此外，也是最为重要的一点，反季节果蔬通常会被施加过多的农药、化肥、激素、保鲜剂等，这些对孕妈妈和胎宝宝来说都是非常危险。因此孕妈妈要尽量避免食用反季节蔬菜，想吃的时候就用口味相近的应季果蔬代替。

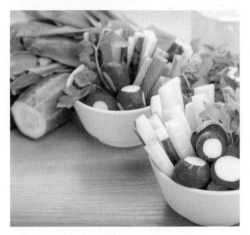

孕妈妈应挑选当季果蔬来食用。

(20) 孕妈妈忌喝糯米酒

糯米酒含有一定比例的酒精，虽然含量低于普通酒类，但是即便是微量的酒精，也会通过胎盘进入胎宝宝体内，使胎宝宝大脑细胞的分裂受到阻碍，导致胎宝宝发育不全和畸形，尤其易使胎宝宝中枢神经系统出现发育障碍，造成胎宝宝出生后智力低下。因此平素爱喝糯米酒的孕妈妈，

一定要严格忌口，待分娩后坐月子时再喝。

(21) 孕晚期孕妈妈忌喝烈性酒

据美国的统计数字，因母亲怀孕期间饮酒而造成婴儿畸形的，每年大约有5万例。医生将这种因孕妈妈饮酒给胎儿造成的严重损害，称为胎儿酒精综合征。

据调查，在美国所有的智力迟钝者当中，胎儿酒精综合征就占了20%，因而成为威胁美国儿童智力发育的第一位疾病。

胎儿酒精综合征危害非常大。因为酒精不像巴比妥类和鸦片类药物那样，只影响中枢神经的发育，它对身体任何部位的组织细胞都能造成损害，从而引起发育迟缓、颜面畸形、智能低下等严重后果。

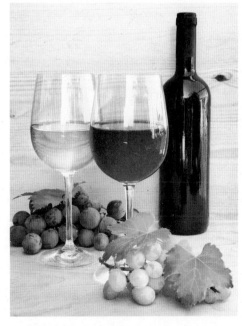

孕妈妈妊娠时期要避免饮酒，以免对自己及胎宝宝造成损害。

在孕早期的 3 个月里，是胎儿形成的重要阶段，这时饮酒容易导致胎儿畸形。而胎儿大脑的发育贯穿了整个孕期，胎儿生长的高峰是在妊娠的 6 个月以后，这时如继续饮酒，将会给胎儿发育及出生后的智力带来更严重的损害。因此，孕妈妈不要喝烈性酒，最好是其他酒也不喝。育龄妇女在孕前有饮酒习惯者，如在计划怀孕前就停止饮酒，其所生的子女可免遭酒精的危害。

孕期检查与疾病预防

妊娠 7 个月，孕妈妈的孕程进入最后阶段，为了顺利生产和避免早产，孕妈妈需做好心理、生理上的防护准备。这个月的孕检中会有一些新的项目，产检的频率也有所调整，28 周前每 4 周检查一次，28 周开始每 2 周检查一次。

进行第四次产前检查

妊娠 7 月，孕妈妈应该于此时接受第四次产前检查了。这次产前检查的主要项目有：

(1) 测体重

在每次孕期检查时，测体重是不可或缺的项目之一，不但可以确实掌握孕妈妈的身体状况，还可以间接观测胎儿的发育情形，无论孕妈妈的体重有何消长，都有其特殊意义：体重增加过少，胎儿可能发育迟缓；体重增加过多，则容易产生巨大儿。孕晚期平均每周应增加 0.5 千克。

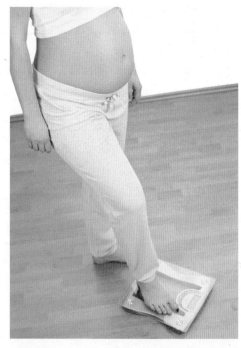

从孕妈妈的体重中，可以间接观察胎宝宝的成长情形。

(2) 量血压

量血压是每次孕期检查必测项目，血压过高，会影响母体的健康与胎儿的发育，甚至有可能是先兆子痫的症状之一。孕妈妈测量血压，与孕前血压相比较，不可超过 3.99/1.99 千帕（30/15 毫米汞柱）的增加幅度，以不超过 17.33/25.33 千帕（130/190 毫米汞柱）为最佳。

(3) 测量宫高、腹围

宫高与腹围，可以推演出胎儿宫内发育的情况，同时，还可以根据宫高画出分娩图曲线，借此了解胎儿宫内发育情况是否异常，并及早提出相应对策。

(4) 尿常规检查

尿液检查非常重要，可筛选出尿液是否有蛋白、糖及酮体，其中特别是蛋白的检验，可以检查出孕妇是否出现分娩高血压等疾病。

(5) 浮肿检查

浮肿是妊娠疾病的检视指标之一，怀孕达七个月的孕妈妈若是下肢浮肿，用手指压皮肤出现明显凹陷，过了一段时间，浮肿仍然不见消退，建议最好立刻测量血压。到了分娩中后期，部分孕妈妈容易罹患分娩高血压综合征（简称妊高征），孕妈妈在家可自行检测，若有异状，应迅速就医并立刻治疗。

(6)B 超检查

正常值：孕 25 周：双顶径的平均值为 6.39 ± 0.70，腹围的平均值为 19.64 ± 2.20，股骨长为 4.65 ± 0.42。孕 26 周：双顶径的平均值为 6.68 ± 0.61，腹围的平均值为 21.62 ± 2.30，股骨长为 4.87 ± 0.41。孕 27 周：双顶径的平均值为 6.98 ± 0.57，腹围的平均值为 21.81 ± 2.12，股骨长为 5.10 ± 0.41。孕 28 周：双顶径的平均值为 7.24 ± 0.65，腹围的平均值为 22.86 ± 2.41，股骨长为 5.35 ± 0.55。

(7) 听胎心音

从妊娠第 12、13 周起，胎心音便已经很明显了，听到胎心音代表胎宝宝的存活正常，医生听到胎宝宝的心跳声后，会开出一系列的化验单。正常的胎心音，每分钟 120 ~ 160 次。

哪些孕妈妈需要筛查妊娠期糖尿病？

妊娠期糖尿病多发生在孕妈妈妊娠的中晚期，且患者的空腹血糖多是正常的，因此应该进行葡萄糖耐量试验检查，做此项检查最理想的时间是妊娠的第 24 ~ 28 周。在此期间，患有妊娠期糖尿病的孕妈妈 75％ 以上都可被确诊。

部分得了妊娠期糖尿病的孕妈妈可能会出现典型的糖尿病症状：三多一少（多饮、多食、多尿、体重减轻）。但是也有很多没有任何症状，甚至连空腹血糖都没有异常。只有在进行糖耐量测试时，血糖浓度才会高于正常水平。所以，妊娠糖尿病主要靠检测血糖来诊断。

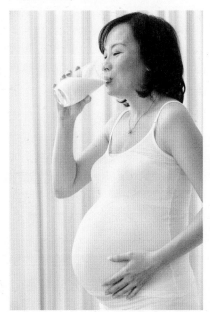

孕妈妈年过 30 才有孕，属于高危群体。

具有下列高危因素的孕妈妈，应及时进行妊娠期糖尿病的筛查：年龄在 30 岁以上、妊娠前就肥胖的孕妈妈、妊娠期体重增加过多、有糖尿病家族史、生过巨大胎儿和出现过不明原因的死胎、早产、新生儿死亡、习惯性流产、羊水过多，多产妇以及发生过反复的真菌感染等情况的孕妈妈。如果你属于具有高危因素的孕妈妈，那么在你妊娠后第一次到医院检查时就应进行筛选试验。

妊娠期糖尿病的预防和治疗

妊娠期糖尿病是临时形成的糖尿病，是由于怀孕期间体内不能产生足够水平的胰岛素或者胰岛素不能发挥作用而使血糖升高所产生的。孕妈妈的妊娠期糖尿病容易发生在孕 24 ～ 28 周，因为此时胚胎开始生长，大量激素分泌从而产生抵抗胰岛素的作用。但大多数孕妈妈在分娩后会自行消失。

妊娠期糖尿病中的遗传因素我们难以改变，但可以通过改善外部环境减少该病的发生。

注意孕期饮食结构，减少食用高糖分、高能量食物，警惕营养过剩；适当运动，控制孕期体重，避免体重增长过快 孕期保持乐观稳定的情绪，焦虑情绪会引起一些具有抵抗胰岛素作用的激素分泌，会使血糖升高。

一旦发现患病，孕妈妈应在医生的指导下控制血糖，75％～80％的患者只需要在医生指导下通过控制饮食就能将血糖维持在正常范围；对于饮食治疗不能很好控制血糖的，可遵医嘱进行胰岛素治疗。同时还应该在医生指导下积极监护孕妈妈和宝宝的安危，了解宝宝是否有畸形和宫内窘迫等。

首先要控制饮食。妊娠时母亲不仅自己需要营养，还要为胎儿的生长发育提供营养，其饮食管理的要求与其他类型糖尿病也不同，均衡饮食以保证有效控制血糖是妊娠期糖尿病患者饮食管理的关键；其次要适量运动。妊娠期糖尿病患者不应局限于室内，而应适当参加户外活动。当然，运动前必须先到医院进行全面系统的体格检查，并与医生一起制订适合自己的运动方案。最后，药物治疗也很关键，经过严格的饮食管理和运动疗法，血糖仍不能有效控制时，妊娠期糖尿病患者就应该接受胰岛素治疗。妊娠期糖尿病患者不可以使用口服降糖药，以免对胎儿造成不利影响。胰岛素是妊娠期糖尿病的主要用药。其用药原则是不宜使用长效胰岛素，以选择中、短效胰岛素在餐前使用为宜。

如何对待妊娠水肿？

妊娠水肿是孕妈妈的一种常见病症，一般多发生在怀孕 6 个月以后。如在妊娠晚期，仅见脚部浮肿，且无其他不适者，多是由于胎盘分泌多种激素所致，这是孕妈妈常见的一种病理生理现象，可不必作特殊治疗，多在产后自行消失，对胎儿的生长发育及母体的健康影响不大。但不管是任何原因引起的水肿，都应先查清楚原因，再视孕妈妈的情况安排。毕竟，确认病因是治疗疾病的最重要步骤。

如果是因激素因素引起的水肿，如黄体素、醛固酮、女性激素都会造成水肿，这类型的水肿大多属于正常性质，通常较不严重，产后会自行消失。

倘若水肿的原因是源自于疾病，治疗疾病便能医治水肿。

若有情绪性的因素的话，可做一些舒压引导及情绪治疗，倾诉、拥抱、哭泣都是可以尝试的方法。孕妈妈本身对被疼爱与被体谅、了解的需求会比较大，伴侣与家人一定要给予更大的包容和耐心。

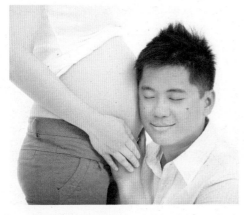

孕妈妈可能由于情绪不佳，导致压力过大，准爸爸及家人应给予疼爱与体谅。

如何改善胎位不正?

羊水中的胎儿，由于头比身体重，所以胎儿呈头下臀上的姿势。正常的胎位是胎头俯曲，枕骨在前，叫枕前位；胎儿横卧在宫腔，称横位；臀在下方，坐在宫腔里，叫臀位。横位和臀位，都叫胎位不正。即使胎头向下，但胎头由俯曲变为仰伸或枕骨在后方，也叫胎位不正。

胎位不正将给分娩带来程度不同的困难和危险。一方面，胎位不正可能会导致产程延长，而产程延长时软组织有可能因被压过久而缺血水肿，易使产道发生损伤。另一方面，胎位

不正的情况下分娩常需要手术助产，进而增加了孕妈妈出血及感染机会。更重要的是，胎位不正使产程延长及手术助产，使胎儿受损伤的概率随之增多，胎儿及新生儿死亡的概率也增加。故早期纠正不正胎位，对难产的预防有着重要的意义。妊娠28周以前，因为羊水量相对较多，胎位多不固定，大多数臀位者日后多能自动地转成头位。

如果在妊娠28～32周仍为臀位者，可以采用膝胸卧位进行纠正。膝胸卧位可以帮助胎臀退出盆腔，借胎儿重心的改变增加胎儿转为头位的机会。

做膝胸卧位之前孕妈妈应解小便并且松解裤带，每日2～3次，每次10～15分钟，1周后复查。

还有一种纠正异常胎位的简便方法是饮水疗法。孕妈妈连续3天饮加白糖的凉开水，每杯200毫升，每小时饮一次，纠正胎位异常的成功率可达70%。此法亦可治疗羊水过少。

应该注意的是，无论采用哪种方法纠正胎位异常，都必须以羊水量正常为先决条件。因此，在纠正胎位之前，可借助B超监测羊水量是否正常。

如何预防前置胎盘?

胎盘的正常附着应处在子宫体部的后壁、前壁或侧壁。妊娠28周后，如果胎盘附着于子宫下段，甚至低于胎盘下缘达到或覆盖子宫颈内口，位置低于胎儿的先露部，称为前置胎盘。前置胎盘是妊娠晚期出血的主要原因之一，发病率为1/200产次，多

发生于多次妊娠的经产妇，为妊娠期的严重并发症。

以胎盘边缘与子宫颈内口的关系，可将前置胎盘分为三种类型。一是完全性前置胎盘，即子宫颈内口全部被胎盘组织覆盖；二是部分性前置胎盘，即胎盘部分覆盖宫颈内口；三是边缘性前置胎盘，即胎盘边缘附着于子宫下段，甚至达到子宫颈内口，但不能超越子宫颈内口。

妊娠晚期或临产时反复发生无诱因、无痛性阴道流血，是前置胎盘的主要症状。阴道出血是因为此时子宫下段逐渐伸展，异常位置的胎盘与附着处剥离造成的。阴道出血量大，呈鲜红色，患者状况随出血量而定，严重时可有休克征象。

前置胎盘的治疗原则是止血补血，如出血少，胎儿未足月，可使用期待疗法，孕妈妈应保持心态平衡，绝对卧床休息，严禁性交。出血停止，可走动，就诊方便且不再出血的孕妈妈可允许出院。孕妈妈如果反复大量出血导致贫血甚至休克者，不论胎儿成熟与否，为了母亲的安全，都应终止妊娠。胎儿达到 36 周后，胎儿成熟度检查提示胎儿肺成熟者，亦应终止妊娠。如边缘性前置胎盘，胎头下降可压迫胎盘，能有效止血。这种情况可经阴道分娩，但是分娩时必须备血，其他情况下终止妊娠的方式以剖宫产为首选。

此外，孕妈妈在生活上要多注意，也可有效预防前置胎盘症。首先，怀孕中后期，孕妈妈不宜搬重物或腹部出力，以免危险发生。如有

出血症状或进入怀孕后期，就不宜有性行为，此外，较轻微前置胎盘的患者，也要避免太激烈的性行为或压迫腹部的动作。有阴道出血症状时，不管血量多寡都要立即就诊，如果遇上新的产检医生，也应主动告知有前置胎盘的问题。高危险妊娠的孕妈妈都应该多休息，避免太过劳累而影响孕产的顺利。此外，孕妈妈不可过度运动，因为过度运动也可能引发前置胎盘出血或其他症状，因此，这种类型的孕妈妈不宜进行太激烈的运动。

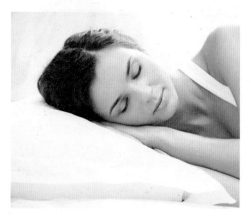

孕妈妈如果出现前置胎盘的现象，要保持心情平稳，好好卧床休息。

脐带打结是怎么回事？

脐带是胎盘和胎宝宝之间的连接纽带，是孕妈妈和胎宝宝之间进行气体交换、营养物质供应和代谢产物排出的重要通道。脐带出现异常或受压使血流受阻时，将影响胎宝宝的发育，甚至危及他的生命。

脐带最常出现的问题就是脐带打结。而脐带打结有假打结和真打结两种。脐带假打结是指脐带血管比脐带长，血管卷曲似结，或脐静脉比脐动脉长，形成迂曲似结的情况。假打

结一般不会出现危险，很少有因血管破裂而出血的情况。而脐带真打结一般多由脐带过长导致，开始时表现为脐带缠绕胎体，后因胎宝宝穿过脐带套环而成真打结。脐带真打结较少见，发生率为1.1%，围产期死亡率为6.1%。如果真打结时脐带未拉紧，则不会出现任何症状，一旦拉紧，胎宝宝血液循环受阻，易导致胎死宫内，这种真打结的情况多数要在分娩后才能确诊。因此，脐带真打结是无法预防的，孕妈妈只能通过观测胎动来进行监控，一旦发现胎动出现了异常，就应立即就医，以免造成胎宝宝死亡。

什么是母子血型不合?

母子血型不合是指孕妈妈的血型与胎宝宝的血型不相同，易导致新生儿溶血症。在我国，最为常见的母子血型不合有两种。

(1)ABO溶血症

如果孕妈妈的血型为O型，准爸爸是A、B、AB型，胎宝宝的血型不与孕妈妈相同，而是与准爸爸相同。那么孕妈妈体内就可能产生对抗胎宝宝血细胞的抗体，并经过胎盘进入胎宝宝体内，导致胎宝宝体内的红细胞遭到破坏，发生ABO溶血症。

(2)Rh溶血症

如果孕妈妈血型为Rh阴性，胎宝宝血型为Rh阳性，那么孕妈妈血液中的抗体就会作用于胎宝宝体内的红细胞，导致Rh溶血症。

无论是哪种类型的新生儿溶血症，都会表现为黄疸、贫血、水肿，

甚至是核黄疸、抽风、智力障碍和胎死宫内。对此，孕妈妈要提前做好预防措施。

❶ 及早测定孕妈妈血清中的血型抗体浓度。

❷ 按照医嘱服用中药，如一些活血化瘀和理气的药物，能够对孕妈妈血中的抗体产生抑制作用。

❸ 通过一定的医疗手段，如使用静脉注射葡萄糖、口服补充维生素C、维生素E以及间断吸氧的方式，提高胎宝宝的抵抗力。

❹ 如果孕妈妈的抗体过多，且接近足月，容易产生更多的抗体，在这种情况下，就要考虑是否在妊娠36周左右终止妊娠。

认识早产儿

按世界卫生组织的规定，将胎龄小于37周出生的，体重小于2500克的新生儿期宝宝，叫做早产儿。分娩时重量越轻，早产儿遇到的问题就越多，其生活能力、呼吸、吸收功能、消化、身体温度的调节和抵抗力就越差。宝宝越小，器官的缺陷和障碍对生命和健康的危害就越大。具体有如下几种。

分娩重量在1500～2500克，或胎龄30周分娩的新生儿。由于围产医学的进步，现在此组几乎所有的婴儿，只要没有并发症都能存活，且一般发育良好。

分娩重量在1000～1500克，或在第27～30妊娠周分娩的新生儿。此组的存活率近90%，不过在

存活的新生儿中，10%～15%在发育过程中患有神经方面的疾患，大多数需要治疗。

分娩重量在1000克以下，或胎龄少于27周的新生儿。此组特别是在800～1000克的新生儿中，存活率为70%～80%。存活的决定性因素取决于在分娩之后高水平的抢救措施。在800克以下的新生儿中20%有身心发育障碍，存活率仅为50%，甚至都会留有长期的神经疾病。

早产儿需在医院的特有环境中或在医生的指导下，采取科学的医护措施，以保证其顺利度过新生儿期。

积极改善妊娠抑郁症

部分孕妈妈在孕期有不同程度的抑郁，妊娠期抑郁症如果没有得到重视和及时治疗，会对孕妈妈自身、胎儿以及整个家庭带来困扰。

如果孕妈妈在一段时间（至少两周）内有以下4种或以上症状，那就要注意是否患上了孕期忧郁症：

❶ 不能集中注意力。

❷ 焦虑异常。

❸ 极端易怒。

❹ 睡眠不好。

❺ 非常容易疲劳，或有持续的疲劳感。

❻ 不停地想吃东西或者毫无食欲。

❼ 对什么都不感兴趣，总是提不起精神。

❽ 出现持续的情绪低落，想哭。

❾ 情绪起伏很大，喜怒无常。

有些女性怀孕前性格开朗，怀孕后却总是莫名其妙地流泪、发脾气，这就可能是妊娠抑郁症引起的。因为药物或多或少对胎儿有影响，孕期最好不要采用抗抑郁药物治疗。这时，孕妈妈可以通过以下方法来改善：

❶ 尽量使自己放松：放弃那种想要在婴儿出生以前就把一切打点周全的想法。

❷ 和你的配偶多多交流：保证每天有足够的时间和配偶在一起，并保持亲昵的交流。

❸ 把你的情绪表达出来：向你的爱人和朋友们说出你对于未来的恐惧和担忧。

❹ 和压力做斗争，不要让你的生活充满挫败感。

❺ 进行积极治疗：如果你作了种种努力，但情况仍不见好转，那么你应该立即寻求医生的帮助。

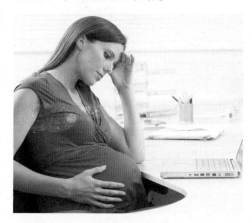

妊娠抑郁症需要及时治疗，不然可能影响孕妈妈本身及胎儿的健康。

胎宝宝生长发育与孕妈妈身体变化

孕妈妈的身体变化

孕 7 月，孕妈妈的身体仍处于快速变化期，腹部迅速增大，孕妈妈的肚子继续增大，两侧也在向外扩充，有的孕妈妈腹部两侧向外、向下扩充，有的则向外、向前扩充，这只是由于孕妈妈子宫位置的不同而导致的差异，无需担心，但孕妈妈会很容易感到疲劳。这段时期，孕妈妈要保证充足睡眠；学会腹式呼吸，能将充足的氧气输送给胎儿，正确的姿势是背后靠一个靠垫，伸直膝盖，手轻轻放在肚子上，用鼻子吸气，直到肚子鼓起来，然后用嘴吐气；除了进行音乐胎教外，还要多抚摸腹部，跟宝宝说话；经常清洗、按摩乳房；可能会频繁感到腿抽筋，可以多补钙。

此外，从 28 周开始，孕妈妈将进入妊娠中毒症的多发时期，初产、高龄妊娠、多胎妊娠的孕妈妈都要多加注意，如果每周体重增长超过 500 克，便有患此症的可能，要加强日常的护理工作。如果孕妈妈出现了腹痛或阴道出血，便有可能是早产征兆，要立刻就医。

(1) 体重

由于胎盘增大、胎儿的成长和羊水的增多，使孕妈妈体重迅速增加，每周可增加 500 克。随着孕妈妈负荷的日益加重，身体重心容易不稳，孕妈妈行走时要注意脚下，不要走在颠簸不平或有障碍物的路上，避免摔跤，可以更换更加舒适的鞋。

(2) 子宫

宫底上升到脐上 1 ~ 2 横指，子宫高度为 24 ~ 26 厘米。心脏和肺部会受到子宫的压迫，孕妈妈会感到胸口憋闷、呼吸困难，更容易出现呼吸急促、气喘、心悸、心律不齐等现象。

生理性的子宫收缩开始出现，会使孕妈妈的腹部胀满或变硬。

(3) 乳房

乳房此时偶尔会分泌出少量乳汁，这是正常的。

(4) 皮肤变化

肚子上、乳房上会出现一些暗红色的妊娠纹，从肚脐到下腹部的竖向条纹也更加明显。

(5) 呼吸变化

新陈代谢时消耗氧气的量加大，孕妈妈的呼吸变得急促起来，在活动时容易气喘吁吁。

(6) 心脏变化

胎儿日渐增大使孕妈妈的心脏负荷逐渐加重，血压开始升高，心脏跳动次数由原来 65 ~ 70 次 / 分钟增加至 80 次 / 分钟以上，所以孕妈妈易出现贫血。

(7) 妊娠反应

一些常见的不适症状依旧存在，如妊娠纹、妊娠斑、小腿抽筋、静脉曲张、腰酸背痛、乳房胀痛、水肿等，这是孕妈妈必须经历的一些考验，尽量使自己放轻松，坦然面对。

有些孕妈妈这时会感到眼睛不适，怕光、发干、发涩，这是比较典型的孕期反应，可以使用一些消除眼部疲劳，保持眼睛湿润的保健眼药水，以缓解不适。

　　孕妈妈有可能会出现情绪不佳、心神不安、做噩梦的现象，这是进入孕7月，受到有可能发生早产的潜意识影响而造成的。孕妈妈不必过多担心早产问题，那只是极个别现象，只要自己一切指标正常，做好各种安全防护措施，生活细节护理得当，就能足月生产。此外，孕妈妈的身体越来越笨重，由此产生的腰背酸痛、盆腔压迫感以及头痛的症状会越来越明显，孕妈妈要多做缓解措施和运动，平静对待这些不适反应。

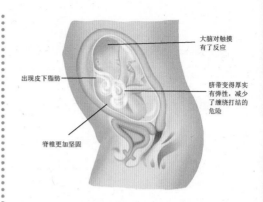

怀孕第26周，胎宝宝顶臀长约23厘米，重约900克；皮肤不再那么透明，皮下脂肪开始出现，但是并不多，从外观上看仍旧很瘦；大脑对触摸有反应；身体骨骼更加结实、坚固，尤其是脊椎，已能支撑住不断长大的身体；会做出呼吸动作，但肺里还没有空气，肺部仍在发育；脐带外层包裹上了一种胶状物质，变得厚实而有弹性，减少缠绕打结的危险，并能保持血流畅通。

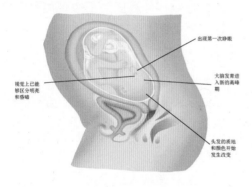

怀孕第25周，胎宝宝身长30至34厘米，重600至700克，在子宫中已经占据相当大的空间，将逐渐充满整个子宫；大脑发育进入又一个高峰期，大脑沟回逐渐增多，脑皮质面积也渐渐增大，几乎接近成人；意识越来越清晰，对外界刺激能产生更多回应，因此可使胎教效果更佳；出现第一次睁眼，能看到妈妈子宫内的环境，但大多数时间仍旧闭眼；视觉上已经能区分明亮和昏暗，可以开始进行光照胎教了；从本周起，如果妈妈晒太阳，他就会把眼睛闭得紧紧的，并享受阳光带来的温暖感觉；嘴巴偶尔会一张一合，在细细品味着羊水的味道，有时还会张嘴去舔胎盘；胎动次数明显增加；头发的质地和颜色开始发生改变。

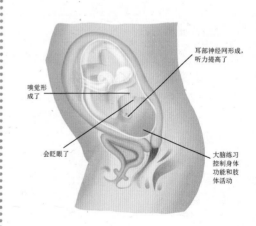

怀孕第27周，胎宝宝身长约38厘米，重900至1000克；偶尔会眨眼；大脑开始练习发出指令，控制身体功能的运作和肢体活动；耳部神经网已形成，听力提高，可以分辨和记忆更多的声音；嗅觉形成，会逐渐记住妈妈特殊的味道；肺部还未发育成熟，但呼吸动作仍在继续，不断吸入和呼出羊水；各部分功能还不完善，发育空间较大。

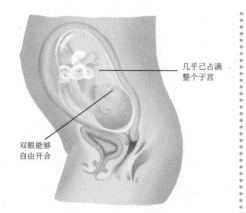

几乎已占满
整个子宫

双眼能够
自由开合

怀孕第 28 周，胎宝宝身长约 38 厘米，重约 1200 克，几乎已快占满整个子宫；眼睛开合自如，形成自己的睡眠周期；肺叶尚未发育完全，但若早产，已经可以借助医疗设备进行呼吸，生存率很高；会做梦了，醒着的时候则不断运动和玩耍；胎动依据性格出现特征，文静的胎宝宝胎动规律，次数较少；活泼的胎宝宝胎动无规律，胎动较频繁。

胎儿生长

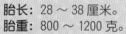

胎长： 28 ～ 38 厘米。

胎重： 800 ～ 1200 克。

四肢： 胎宝宝身体骨骼更加结实、坚固，尤其是脊椎，支撑住不断长大的身体。四肢已经相当灵活，可在羊水里自如地"游泳"。

器官： 满面皱纹酷似沧桑的老人，皮肤皱纹会逐渐减少，皮下脂肪仍然较少。第一次睁眼出现了，能看到妈妈子宫内的环境，眼睛开合自如，视觉上已经能区分明亮和昏暗了；如果妈妈晒太阳，他就会把眼睛闭得紧紧的，并享受阳光带来的温暖感觉。

形成了自己的睡眠周期，会做梦了，醒着的时候则不断地运动和玩耍。有了明显的头发，质地和颜色开始发生改变。男孩的阴囊明显，女孩的小阴唇、阴核已清楚地突起。

会做出呼吸动作了，但是肺里还没有空气，肺部仍在发育；嗅觉形成，会逐渐记住妈妈特殊的味道；嘴巴偶尔会一张一合，在细细品味着羊水的味道，有时还会张嘴去舔胎盘。

大脑发育进入又一个高峰期，脑组织开始出现皱缩样，沟回逐渐增多，大脑皮层已很发达，意识越来越清晰，开始练习发出指令，控制身体功能的运作和肢体活动，对外界的刺激能产生更多的回应，对触摸有了反应，因此可使胎教效果更佳。

耳部的神经网已经形成，听力提高了，开始能分辨妈妈的声音和记忆更多的声音，同时对外界的声音是喜欢还是厌恶能有所反应；感觉光线的视网膜已经形成；有了浅浅的呼吸和很微弱的吸吮力。

胎位： 胎位不能完全固定，还可能出现胎位不正。

胎动： 这时的宝宝在子宫中已经占据了相当大的空间，几乎占满了整个子宫，随着空间越来越小，胎动次数明显增加，胎动在减弱。胎动会依据性格出现特征，文静的胎宝宝胎动规律，次数较少；活泼的胎宝宝胎动无规律，胎动较频繁。

值得注意的是，孕妈妈腹部出现的每天 1 ～ 5 次不等的阵发性跳动不同于胎动，实际上是胎儿在呃逆，胎儿打嗝是正常现象。宝宝在吞咽羊水，也是他在"练习"呼吸动作，不必担心。

孕7月常见不适

(1) 心悸气喘、呼吸困难

由于血容量的增加，使孕妈妈心脏负荷增大，以及子宫不断压迫心脏和肺部，易使孕妈妈出现心悸气喘的现象。对此，孕妈妈要多爱护自己，不要勉强去干体力活，或者拎重物，上下楼要慢慢走，如果在行走中突发心悸气喘或呼吸困难，要立即停下来休息。孕妈妈平时也不要讲话过多，避免使自己劳心劳神。此外，如果孕妈妈患有心脏病、妊娠贫血、妊娠高血压综合征等症，也可能引起心悸和气喘，一定要区别对待，如果心悸、气喘、呼吸困难等问题较为严重或持续存在，就要及时就医，以免耽误治疗。

(2) 脱发

如果只是少量的脱发，孕妈妈可以不必在意，这是正常现象。如果孕妈妈出现了大量脱发，则可能是由贫血或营养不良造成的，孕妈妈要及时去医院检查，一旦确诊，就要加强营养的补充，不可怠慢和忽视，以免对胎宝宝造成影响。

(3) 腹胀

孕妈妈的胃肠道受到不断增大的子宫的推挤，胃部被稍往上推，肠道被推挤至上方或两侧，进而影响了它们正常的消化和排泄功能，引起腹胀。此外，孕妈妈活动量的减少，胃肠蠕动减弱，以及过多高蛋白、高脂肪食物的摄入，都是造成腹胀的原因之一。对此，孕妈妈要从饮食习惯上多做调整，比如遵照前文所说的要

少量多餐、细嚼慢咽、少吃易产气食物、多喝温开水、补充纤维素、加强运动、适当按摩等，都能有助缓解腹胀的症状。

(4) 小腿抽筋

进入孕7月，小腿抽筋的现象可能依旧如影随形。孕妈妈不必担心，遵照文中介绍的方法进行护理，即可使症状减轻。

(5) 乳房胀痛

乳房胀痛持续出现，这是激素的作用，孕妈妈只要及时更换合适的胸罩，每天清洗和护理好乳房，就能保证乳房健康，并适当缓解不适感。孕期已过半，孕妈妈只要再稍稍忍耐几个月，就能顺利度过这段时期。

(6) 胎盘早剥

在孕28周到分娩期，正常位置的胎盘在胎儿分娩之前，部分或者全部从子宫壁剥离，这种现象被称为胎盘早剥。这种病症往往起病急、发展快，如果不及时抢救，很有可能会威胁母婴生命。因此，如果孕妈妈出现了阴道流血、子宫板硬、压痛、剧烈腹痛、胎动加快或消失、胎心音含混不清或消失、进入休克状态等症状，要立刻就医。大部分胎盘早剥的出现都与妊娠高血压综合征、慢性高血压、慢性肾炎以及外伤史等因素有关，孕妈妈如果患有这些疾病，一定要加倍小心自身的健康和安全。

(7) 妊娠高血压综合征

在孕7月末一直到分娩前的这段时间，是妊娠高血压综合征的高发时

期。妊娠高血压综合征是指孕妇出现高血压、水肿及蛋白尿，严重时可出现抽搐与昏迷，简称"妊高征"。据孕妇的症状严重程度，临床分为轻度妊高征、中度妊高征、重度妊高征。轻度妊高征是指孕妇血压较基础血压略有升高，有微量尿蛋白或轻度水肿的现象。中度妊高征是指有高血压、尿蛋白、水肿三者中任意两种或两种以上的情况发生。重度妊高征主要是指孕妇患上了先兆子痫和子痫。先兆子痫是指孕妇同时出现高血压、水肿和尿蛋白，并伴有头痛、眼花、胸闷、恶心、上腹不适、呕吐等症状。子痫则是指在先兆子痫的基础上，出现全身抽搐和昏迷的现象，还伴随有肺水肿、急性心力衰竭、急性肾功能不全、吸入性肺炎、窒息、胎死宫内等严重并发症。因此一旦孕妈妈出现了上述症状，应及时送医诊断治疗，以防发生危险。

为避免出现妊高征，孕妈妈在日常生活中要做好以下几点：

❶ 坚持定期进行产前检查，有必要者增加产前检查次数，以便在病症轻微时就能够得到彻底地治疗和控制。

❷ 注意饮食调配，保证低盐、低热量、高蛋白的饮食原则，每日饮水量不要过大，每餐以八成饱为宜。

❸ 注意保暖，保证睡眠，睡姿以左侧卧位为宜。

❹ 克服恐惧心理，保持心态平和、宁静，不要过度操劳。

此外，患有中度及重度妊高征的孕妈妈，一定要住院治疗，经治疗不

愈甚至病情加重时，可以提前分娩或终止妊娠。

(8) 假性宫缩与早产宫缩

假性宫缩是一种偶然发生的子宫收缩，并不是早产和足月分娩时产生的真正的宫缩。发生假性宫缩时，孕妈妈会感到肚子发硬、发紧，伴随类似月经来潮时的腹痛，或者没有任何疼痛感，常发生于孕妈妈长久保持一个姿势不动时。假性宫缩持续时间和间隔时间也没有规律，间隔时间一般为十几分钟或1小时，持续时间几秒钟或几分钟都有。对此，孕妈妈可以多做深呼吸，或者喝一些水，以及变换一下姿势，都能够得到缓解。

但是如果孕妈妈出现了下列情况之一，就一定要立刻就医，极有可能是出现了早产宫缩，而非属于正常现象的假性宫缩。如宫缩频繁且伴随疼痛，1小时之内宫缩出现4次以上，或者阴道出血，阴道分泌物带有血丝或呈粉红色，腹部有下坠感，后腰明显疼痛等。

(9) 妊娠抑郁症

进入孕7月以后，随着早产的可能出现，部分孕妈妈容易重新患上妊娠抑郁症。表现为焦急、惶恐、神经过敏、压抑感、自己吓唬自己、担心早产、害怕分娩、担心自己及胎宝宝会发生危险、易怒、害怕责难、害怕孤独，以及在身体上出现头晕目眩、胸口疼痛、便秘、腹泻、头痛、疲惫、虚弱、易累等症状。

如果孕妈妈出现了一些或较多的上述症状，就说明有一定程度的抑

郁倾向，一定要及时和家人沟通，及时向医生寻求帮助。此外，孕妈妈还要多进行自我调整，尽可能分散自己的注意力，多做一些能够占据自己思维空间的事情，或者多和好朋友聊聊天，也可以找过来人取取经，尽可能地向她们倾诉自己的困扰，使自己在更多的时间中保持放松和冷静的状态。孕妈妈要客观地看待自己所担心的问题，使自己的内心强大起来，切忌对未知情况妄加揣测。

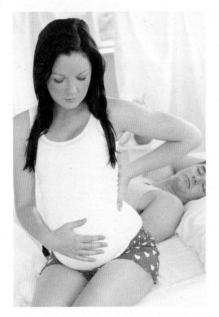

孕期7月后，部分孕妈妈有罹患妊娠抑郁症的风险，另一半及家人应该有所警觉，立即因应，才不会造成遗憾。

环境与孕期护理

孕7月，胎儿各器官系统的结构和功能已经基本发育完善，对外界有害因素刺激已不那么敏感，孕妈妈可以好好享受一下孕期生活了。

(1) 夏日孕妈妈衣物选择

选择真丝或者纯棉的衣料做衬衣、内裤，轻柔舒适，透湿吸汗，散发体温，而且衣着要宽松，胸罩和腰带不要过紧，以免影响乳腺和胎儿发育。

穿裤装要比穿裙装清爽、利落、方便，脚下再穿一双柔软舒适、穿脱方便、不怕水浸的橡胶或塑胶底凉鞋，会增加舒适感。凉鞋的鞋跟以2～3厘米为宜。如果脚下出汗过多或是属过敏体质，不能长时间穿橡胶或塑胶底鞋时，最好选择一双轻薄柔软的布鞋，以免引起脚部发生接触性皮炎。一旦发生接触性皮炎，应该用硼酸水浸泡患处，然后在患处涂抹红霉素软膏。要注意鞋底是否防滑，因为鞋底过滑容易摔倒。

孕妈妈不宜穿尼龙袜子，这种袜子吸汗性能差，会使脚部变得又湿又热，导致皮肤敏感性增高，诱发皮炎或湿疹。

衣物、被单、床单要勤洗勤换，特别是被汗液和分泌物污染时更要及时更换，保证天天换洗内裤和胸罩，防止发生痱子和外阴皮肤感染。

(2) 可以使用托腹带了

即将进入孕晚期，面对持续沉重的肚子，孕妈妈最好穿上托腹带，尤其是那些有过生育史、腹壁较为松弛、腹壁较薄、怀有多胞胎、腰背和骨盆较为疼痛、胎位不正、感到腹部坠胀不适的孕妈妈。托腹带可以将孕妈妈的下腹部微微托起，缓解腰部压力，预防腰痛和四肢疼痛，防止子宫下垂，保护胎位，预防腹壁松弛和下垂，保持正确的身体姿势，使身体灵活轻便起来。在选购托腹带时，孕妈妈最好选择可调节空间大、面料舒适透气、弹性好、方便穿脱的，最好准备两条以上，便于换洗。

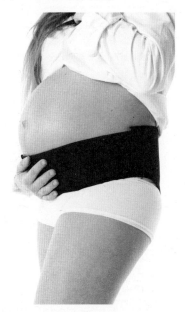

托腹带可以疏解孕妈妈的腰部压力，并纾缓其不适。

(3) 托腹带怎么穿？什么时候穿？

将托腹带从后腰到下腹部围一圈，使其平整地贴在皮肤上，不要缠得太紧。感觉起来像是有一双手轻轻托起自己的下腹部，很舒适，没有压迫感，这样才是正确的穿着方式，也不会影响胎宝宝的生长发育。在孕妈妈需要站立和走动的时候再穿托腹带，坐着或睡觉时一定要将其摘下来，使腹部得到放松。

(4) 孕衣物防蛀不用卫生球

在孕期，孕妈妈的衣物防蛀不能再使用卫生球，可以用紫外线照射的方法防潮防蛀。这是因为卫生球属于石油提取物，有着极强的挥发性，因此防蛀效果颇佳。但是其强挥发性也

会危害到孕妈妈和胎宝宝的安全，有可能导致孕妈妈早产、流产或使胎宝宝畸形。因此孕妈妈一定多关注生活细节，以策安全。

(5) 身有不便，孕妈妈要量力而为

早已大腹便便的孕妈妈，一定要高度注意自己的安全问题，不要再逞强好胜地做一些自认为能够做到的事情，如登高爬低等，孕妈妈要将自己当做一个标准孕妇来看待，告诉自己要量力而为，适可而止，做不来的事情就请身边的人帮忙，以免因为过度抻拉身体而造成不适甚至流产和早产。比如弯腰或蹲下捡地上的东西、剪脚趾甲、穿鞋袜、踮脚够东西等，如果孕妈妈丝毫不感到吃力，就可以自己解决，如果稍感到吃力，就一定不要强迫自己，不要羞于向同事、朋友、家人开口，否则一旦发生意外，追悔莫及。

(6) 避免劳累预防早产

孕妈妈压力越大，早产发生率越高。现代人工作忙碌，压力大，甚至经常加班熬夜，有很多的早产都是因为孕妈妈劳累所致。怀孕期间，孕妈妈要注意减轻劳动强度，增加休息时间，有任何不适要尽快就医。

育儿专家也强调，要预防早产，最重要的是孕妈妈要随时找时间休息，不要让自己处于太劳累的状态，因为有七八成的早产是不明原因造成的，一旦发现子宫有不正常的收缩，要立即卧床休息。如果休息没有用，子宫还是会有不正常的收缩，甚至到每十分钟收缩一次的程度，就要赶快到医院，由医生采取必要的措施，包

括吃药安胎或是打点滴等。

(7) 孕妈妈不要再值夜班

进入孕7月，孕妈妈应当开始逐渐减少工作量，在争得领导的同意后，将部分工作转交给其他同事，尤其是那些需要付出大量精力、体力和时间的工作，比如值夜班。按照《女职工劳动保护条例》的规定，孕妈妈从确认怀孕之日起，就可以不用值夜班，如果因为岗位需要，孕妈妈在孕前期和孕中期一直坚持值夜班，则从孕7月起，和领导协商调整岗位，减少工作时间和强度，多安排休息时间，注意劳逸结合，为进入孕晚期做好准备。孕妈妈在此时切不可让自己过于劳累或经常昼夜颠倒，否则很容易发生意外。

(8) 什么时候开始休产假？

有些孕妈妈在怀孕第7、8月时就开始休息，而有些则坚持到生产的当天。什么时候停止上班开始休产假，并没有硬性的规定，这在很大程度上取决于你的身体状况、孕期的进展情况以及工作上的压力和自身承受能力。当然，家庭的财务状况也是一个决定因素，不过，你产假休得越早，宝宝出生后上班的时间可能就会越早。

所以，孕妈妈需要根据自己孕期的进展、自身的感觉来决定开始休产假的适当时间。需要说明的是，虽然国家规定产假98天（其中可休产前假15天），但是如果你出现孕期不适、需要保胎或并发症而不得不休息时，可以请医生开证明，向单位申请病假休息。

有些女性因为身体状况良好，直到生产的前一天甚至在生产当天仍然坚持上班。其实在上班时间里，有机会多走动，让自己忙碌起来，不但有利于生产，而且感觉时间也会过得快一些。

(9) 孕妈妈乘车注意事项

孕晚期，孕妈妈的肚子迅速膨大，这段时期一般不建议孕妈妈自己开车，如果避免不了，无论何时都应该注意避免急刹车时摇晃到腹部，还应该注意不要让安全带紧紧勒在腹部。

对于乘坐公交的孕妈妈，每天上班要留出足够的时间。千万不要在时间不充足时，情急之下一溜小跑奔向车站，甚至追赶即将发动的汽车，这样很危险。上下班最好避开高峰期，要注意脚下的台阶，不要与他人争抢上车、争抢座位。

此外，孕妈妈不要长时间坐车，特别是长途汽车。这是因为由于生理变化大，孕妈妈对环境的适应能力降低，再加上下肢静脉回流不畅可造成或加剧下肢水肿。另外，汽油味也可使孕妈妈恶心、呕吐。更要注意的是，孕晚期腹部膨隆，坐姿挤压胎儿，易引发流产、早产。

(10) 孕妈妈这样洗护头发

在孕期，由于激素的作用，孕妈妈的头发会生长得更快、更浓密，掉发现象也得到了缓解，而且头发看上去也更加乌黑亮泽，头屑也减少了。

这些都是十分可喜的变化，但是同时，孕妈妈也会发现，原本的油性发质变得更易出油了，而原本的干性发质则更易干枯分叉。面对这些变化，孕妈妈更要做好头发的护理工作。

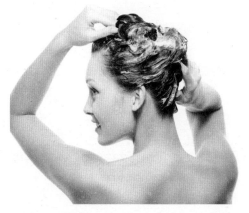

孕妈妈在妊娠期间要更加注重头发的清洁与养护。

❶ 选择合适的洗发、护发产品。

孕妈妈要针对自身孕期发质的特点，选择适合自己的洗护产品。干性发质的孕妈妈要减少洗头次数，并在洗完发后，抹上一些具有润发、保湿、焗油功效的护发产品，相应的，油性发质的孕妈妈可以适当增加自己的洗头次数，但也不要每天都进行清洗，以免刺激头皮，使头皮更易出油。

❷ 经常按摩头皮。

无论是在洗发时，还是在平时的日常生活中，孕妈妈都可以经常用指腹轻轻按摩头皮，以促进头部的血液循环，此举不仅能够养护头发，还能改善孕妈妈的情绪和睡眠。

❸ 躺着洗头。

孕妈妈由于大腹便便、身体不便，又不能长时间站立，因此最好不要自己洗头，要请准爸爸或其他家人帮忙。孕妈妈仰卧在沙发、躺椅或者床上，身下铺上一些毯子或者毛巾，以防洗头时水打湿了床单等物。然后准爸爸调好水温，就可以开始轻柔地帮孕妈妈洗头了。在这个过程中，孕妈妈要注意让自己的脖颈放松，不要因起到支撑身体的作用而受力，以免拉伤脖颈肌肉。

(11) 孕期怎样洗澡更健康？

现在人们洗澡通常采用淋浴的比较多，对孕妈妈来说，更需如此。一般怀孕以后不主张盆浴或坐浴，否则，浴后的脏水有可能进入阴道，而此时孕妈妈阴道的防病力减弱，就容易引起宫颈炎、阴道炎、输卵管炎等，或引起尿路感染，使孕妈妈出现畏寒、高热、腹痛等症状，甚至发生宫内或外阴感染而引起早产。这样势必增加孕期用药的机会，也给畸胎、早产创造了条件。因此，孕妈妈不要坐浴，更不要到公共浴池去洗澡。同时，不要让热水长时间冲淋腹部，以减少对胚胎的不良影响。在怀孕的中后期，孕妈妈的肚子较大，重心不稳，容易滑倒，所以必须坐在有靠背的椅子上淋浴，以免跌倒。如果你体质较弱特别容易疲劳，可以在家里偶尔选择坐浴的方式，但一定要注意保证浴缸和水的清洁。若在你确实特别累的情况下，淋浴时请准爸爸陪护也是不错的选择。

(12) 警惕异常瘙痒

进入孕7月，有的孕妈妈的皮肤瘙痒加重了，而且不光是肚皮、手臂等处瘙痒，手心、脚心也觉得发痒，这时孕妈妈要提防自己是否患上了妊娠期肝内胆汁淤积症。这种病通常发生于孕26～35周之间，瘙痒部位以手心、脚心最为常见，之后还会伴随黄疸的出现，有的孕妈妈甚至因为瘙痒而无法入睡。患有此病的孕妈妈早产率达36%，围产期胎儿死亡率高达11%，还容易伴有妊娠高血压综合征等疾病，增加产后出血的可能性。因此一旦孕妈妈出现了以上症状，就要及时就医治疗，必要时还要提前终止妊娠，否则会对母婴健康造成严重危害。

(13) 孕期不要拔牙

临床实践表明，孕妈妈若在孕期拔牙，易引起流产、早产等问题，非常危险。在孕期，孕妈妈的身体对各种外界刺激十分敏感，即便是十分轻微的不良刺激，也能诱发十分严重的后果。牙齿也变得更加敏感，陆续出现许多牙齿问题，如牙龈出血、牙龈肿痛、牙龈乳头状增生、蛀牙等，孕妈妈一定要做好日常护理工作，避免到医院进行拔牙等治疗。

如果孕妈妈必须进行拔牙，则一定要选择在孕中期这段相对安全的时期，并做好充足的准备。拔牙前一天一定要保证充足的睡眠，调适好心情，避免出现紧张情绪，并在拔牙前一天以及拔牙当天适当遵医嘱服用一些保胎药。

此外，还要注意确认拔牙时的麻醉剂中没有添加肾上腺素，并且进行全身麻醉，以免引起宫缩导致流产。

(14) 孕妈妈不可自行服用利尿剂

女性怀孕后，随着月份的增加，下肢等处可出现不同程度的水肿。对于孕期水肿，一般不需处理，除非是高度水肿并伴有大量蛋白尿，要到医院做适当处理。有些孕妈妈为了减轻水肿，便自己使用利尿剂来消肿，这是很危险的。

利尿剂特别是噻嗪类药物，不但可导致低钠血症、低钾血症，还可以引起胎儿心律失常、新生儿黄疸、血小板减少症。现在已证明，在妊娠期间使用利尿剂，还可使分娩时产程延长，并出现子宫乏力、胎粪污染羊水等情况。此外，还有可能导致胎宝宝患上出血性胰腺炎。

(15) 应保持厨房卫生

进入孕晚期孕妈妈对任何外来刺激都非常敏感，因此对于孕妈妈补充营养的大本营——厨房，应保持卫生整洁，避免给孕妈妈和胎宝宝带来不良影响。

首先，家用的碗、碟、勺、筷、杯等餐具可用煮沸的方法消毒。应将餐具全部浸泡在水中，煮沸后应等水沸腾后保持5～10分钟。有条件的可以用消毒柜消毒。

其次，要重视砧板的消毒。家里的菜板、面板多为木制的，木制砧板上有许多缝隙和肉眼看不见的孔洞，其中藏有大量的微生物，留在砧板上的食物残渣是其生长的良好培养基，厨房温暖潮湿的环境更为微生物的生长提供了适宜的温度和湿度。消毒的方法是，可以将砧板用开水烧烫，水煮更佳，煮沸10～15分钟即可。还可以在每次使用完毕后用菜刀刮净板面上的食物残渣，每隔1周在刮去残渣后再撒一层盐，这样既可以消毒，又可以防止菜板干裂。晴天时可将砧板在阳光下暴晒1小时左右，可杀死大部分细菌。

再次，处理生肉和其他食物的刀、板要分开，不要图方便混在一起用。

此外，低温对微生物只有抑制作用，没有杀灭作用。据调查，九成的冰箱都有微生物污染，因此冰箱要定期化冰、清洗、消毒。可用去污粉或洗涤剂擦洗，然后用清水反复擦净。

(16) 孕妈妈应慎用清洁剂

用洗涤剂清洗餐具后要用清水反复充分冲洗，自来水冲洗要达5分钟以上。

家庭中应慎选清洁剂品牌，避免使用合成洗衣粉，最好选用无磷、无苯、无荧光增白剂的肥皂粉。使用低磷、低苯洗衣粉时，要漂洗干净。

注意使用方法：用洗涤剂清洗蔬果和餐具时浓度应为0.2%，以浸泡2～5分钟为宜，泡后要反复清洗。

为避免家用洗涤剂带来的危害，孕妈妈应尽量不用，或者用其他无害的代替品。比如用热碱水刷餐具，又快又安全。

胎教

孕7月，宝宝的脑部日渐发达，可以控制身体的各项功能。他的神经系统、感觉系统有了明显的进步，眼睛对光线的明暗非常敏感，甚至能躲避强光了。除此之外，嗅觉与触觉也很发达。针对宝宝的发育特点，孕7月主要需要关注以下胎教方式与方法。

光照胎教

孕7月，胎宝宝初步形成的视觉皮质已能接受通过眼睛传达的信号，能够区分外部的明暗，并能间接体验孕妈妈的视觉感受。胎儿的脑神经已经发达起来，具有了思维、感觉和记忆功能。此时，通过外界光照，可以促进胎儿视网膜光感受细胞的功能尽早完善。

光照胎教最好从怀孕24周开始实施，早期可给予适度刺激。由于通过产前检查已经知道了胎儿头部的位置，所以孕妈妈每天可定时在胎儿觉醒时用手电筒（弱光）作为光源，照在自己腹部胎头的方向，每次5分钟左右。胎儿看到光线，会转头、眨眼。为了让胎儿适应光的变化，结束前可连续关闭、开启手电筒数次，以利胎儿的视觉健康发育。定时地进行光照刺激，还可以训练胎儿昼夜节律，即夜间睡眠，白天觉醒，促进胎儿视觉功能及大脑的健康发育。

胎教完毕后，孕妈妈还应注意把自身的感受详细地记录下来，如胎动的变化是增加还是减少，是大动还是小动，是肢体动还是躯体动。通过一段时间的训练和记录，孕妈妈就可以总结一下胎宝宝对刺激建立的特定反应了。

对话胎教

孕妈妈讲话的声音对胎宝宝有很好的情绪安抚作用，因此，孕妈妈要多和胎宝宝说话，通过许多有趣的胎教游戏，增加与胎宝宝的互动。

在日常生活中，孕妈妈可以随时用温柔的声音，向胎宝宝"介绍"亲朋好友，告诉他大家都很喜欢他。胎宝宝若经常听到孕妈妈的声音，出生后，对妈妈所说的话会有安全感。孕妈妈对胎宝宝的爱，可以通过声音，在孕期表达出来。

对话胎教从来都需要准爸爸参与，爸爸浑厚的低音更容易传达到子宫内部，久而久之对胎宝宝而言也是一种良好的语言刺激。

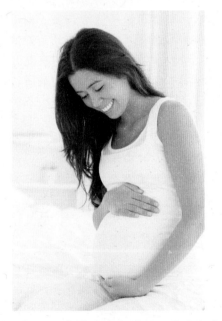

孕妈妈可以多跟胎宝宝说话，彼此都能获得安定情绪的效果。

性格胎教

在孕妈妈孕育宝宝的过程中，胎宝宝的性格、气质等已经开始萌芽，对于各种情感态度也有一定的认知。在孕妈妈子宫这个"城堡"里，孕妈妈的各种情绪变化，甚至细微的变化胎宝宝都会有一定的感觉，并出现各种反应。有专门观察新生儿反应的研究指出，在出生后，各个新生儿就会表现出不同的个性：有的宝宝不停地哭泣；有的宝宝喜欢看着人笑；有的宝宝会不停地动来动去，手舞足蹈；有的宝宝在安抚下很快就会安静；有的宝宝对声音很敏感，在有声响的环境中不能入睡。每个宝宝都有着自己的性格表现。

根据现代医学的研究成果显示，孕妈妈在整个怀孕的过程中，无论是所处环境还是自身健康状况、情绪、心理和生活方式等等，都会对胎宝宝造成影响，尤其是孕妈妈的心理和情绪的变化，会直接影响胎宝宝性格的形成。所以，父母应该重视孕妈妈情绪的调整，培养优质健康的宝宝。

在孕妈妈的子宫里，胎宝宝会感受到温暖和安全，这样宝宝也会变得温和善良。胎宝宝在孕妈妈的肚子里如果感受到家人的疼爱和生活的美好，会让胎宝宝在潜意识中对生活充满希望和热爱，会体会到生活中的快乐，形成外向、乐观、积极、果断的性格。这对宝宝日后的身心成长是很重要的基础。

而如果胎宝宝在孕妈妈的肚子里感受到的不是美好的意识，而是爸爸妈妈经常争吵，家庭氛围不佳，甚至是孕妈妈并不真心喜欢胎宝宝，有厌烦等负面情绪，这些负面的、不良的情绪会直接影响到胎宝宝的内分泌激素发生变化，这样胎宝宝在出生后可能会形成冷漠、自私、自卑、懦弱等性格，不利于宝宝的成长。所以，现在的优生专家在孕妈妈的情绪会影响到胎宝宝的成长这个问题上是有着一致的认知的。

识字胎教

教胎儿识字也是一种行之有效的胎教方法。虽然这种方法至今仍没有令人满意的科学验证，但这种方法起码对于集中孕妈妈注意力，使其通过眼、耳、口、手等器官的刺激，专注、认真地观察、讲解和学习，对胎儿起到潜移默化的影响，则得到了一致的认同。

识字的具体操作方法：首先，制作一些卡片，把数字和一些笔画简单、容易记忆的字制成颜色鲜艳的卡片，卡片的底色与卡片上的字分别采用对比度鲜明的不同颜色，如黑和白，红和绿等，总之，应鲜明醒目，一目了然。其次，训练时母亲应全神贯注，两眼平视卡片上的文字，边念边用手沿着字的轮廓反复描画。

胎教方案

(1) 光照胎教：从 25 周开始

从 25 周起，胎宝宝能睁开眼睛看"世界"了，能够分辨出光线的明暗，因此孕妈妈和准爸爸可以开始实施光照胎教了。通过正确的光照胎教法，能够刺激胎宝宝的视神经，促进视觉系统和大脑视觉中枢的发育，能够使胎宝宝在出生后，具备更佳的视

觉、思维和想象能力，使视觉的敏锐性、专注性、协调性都能够得到提高，还能提早养成和成年人一样的规律作息，而且还有助于出生后动作、行为的发育。

开始光照胎教前，孕妈妈和准爸爸需要准备的道具是一个光线不太过强烈的手电筒。然后孕妈妈先找准胎宝宝头部所在的区域，将手电筒对准该区域进行照射。照射距离不宜太近，控制在 20 ~ 40 厘米的范围内；照射时间持续 30 秒，此后可逐渐延长照射时间，但每次照射最长不可超过 5 分钟。在一处照射点照射完毕后，选择新的照射点进行照射，孕妈妈可以移动手电筒，移动范围应保持在胎头附近，每次胎教反复移动 3 ~ 5 次即可。在即将结束照射时，孕妈妈可将手电筒反复开关几次，加强照射的效果。孕妈妈在开始前和结束后还可以与胎宝宝对话，告诉胎宝宝何时开始，何时结束，让胎宝宝意识到"白昼"和"黑夜"的交替存在。

光照胎教在孕 7 月以每周进行 3 次左右为宜，孕 8 月以后可以每天进行 1 次。胎教时段最好选择睡前或起床后，每次的时间要固定，并且要在胎宝宝醒着（有持续胎动）的时候进行。

(2) 语言胎教：给胎宝宝读散文

在给胎宝宝讲童话故事的同时，孕妈妈也可给胎宝宝念一些名家的散文，通过对这类短小优美、生动有趣、自由不受约束的文章的阅读，能让胎宝宝也徜徉在浪漫自由的文学氛围中，受到良好的熏陶。孕妈妈可以

多读鲁迅、朱自清、冰心、巴金、徐志摩以及张小娴、余秋雨等现当代作家的抒情、叙事类散文，只要是文辞优美、反映美好事物的文章即可。

(3) 语言胎教：妈妈为你骄傲

进入孕晚期，那是迎接宝宝出世的最后一段重要时期，孕妈妈是不是有很多话想要跟胎宝宝分享呢，那就对着他深情地说一说吧。

宝宝，你知道吗，咱们现在已经走完了孕期的大半，就快要抵达胜利的终点了，妈妈现在好开心。咱俩一直很顺利，很健康，即便有时候妈妈身体有些不舒服，不过为了迎接你的到来，再多的苦妈妈也愿意为你承受。你将要迈入"宫中生活"的最后一段时期了，在这个转折点上，你是不是也和妈妈一样怀揣着激动和期盼的心情呢，我相信一定是这样的，因为我们心意相通。爸爸每天都在盼着能赶快见到你，但是妈妈告诉他，你还有快速成长的三个月时间要度过呢。现在，我们仨谁都别着急，一步一步，静静地走完这段最后的旅程吧，你说好吗？

(4) 情绪胎教：家庭和谐是胎宝宝快乐的源泉

人们每天有三分之二的时间是待在家中的，因此家庭成员之间关系的和谐，是提升孕妈妈情绪指数和幸福感的源泉，也是让胎宝宝快乐成长的根本所在。无论是孕妈妈、准爸爸，还是双方父母或其他家庭成员，只要共同生活在同一屋檐下，就要尽量和睦相处，即便有过一些磕磕绊绊，但是全家人也要为胎宝宝的健康着想，

尽量化解矛盾。家庭成员在孕期与孕妈妈相处时要多加爱护和忍让，多给予她一些关怀、呵护和照顾，多帮她分担一些家庭事务，让孕妈妈的情绪时刻处在平静或愉悦中。孕妈妈自己也要重视家庭和睦的问题，即便产生了摩擦，也要尽早让自己从不良情绪和"战场"中抽离出来，淡忘和忽视这些矛盾，做自己快乐心灵的主人，只有让自己释怀了，才能真正地保护胎宝宝的健康和安全。

(5) 美术胎教：中国古典陶瓷艺术的熏陶

精美的古典陶瓷艺术是我国文化中的瑰宝之一，是我国文明的象征，更是我国传统审美观的典型代表。孕妈妈可以带胎宝宝欣赏一下博物馆、各种展览中的陶瓷艺术品，也可以翻看一些陶瓷艺术画册。通过欣赏这些图案栩栩如生、颜色瑰丽、庄重典雅、纹饰美观的各种陶瓷艺术品，能让胎宝宝得到很好的中国古典艺术的熏陶。孕妈妈不妨从视觉上，在心中对这些经典艺术品的造型特点、纹饰规律、色彩运用手法等进行细致的总结和揣摩，对于自己喜欢的图案或造型，可以用眼睛对其进行细细的描摹，然后印刻在心中，此举能够帮助孕妈妈将更多的艺术信息传达给胎宝宝。

(6) 美术胎教：欣赏国画艺术

"国画"即"中国画"的简称，是我国清代以前人们用毛笔蘸水、墨、彩画在绢、宣纸、帛上并加以装裱的卷轴画。国画的题材可分为人物、山水、花鸟等，技法可分工笔和写意。这些流传后世的，特别是名

家笔下的经典画作，无不体现着古人对自然、社会、政治、哲学、宗教、道德、文艺等方面的认识，给人韵味深远、飘逸洒脱、俊美艳丽、巧夺天工之感。孕妈妈可以从最为知名的中国十大传世名画开始欣赏，它们是晋代顾恺之的《洛神赋图》、唐代阎立本的《步辇图》、唐代韩滉的《五牛图》、唐代张萱、周昉的《唐宫仕女图》、五代顾闳中的《韩熙载夜宴图》、宋代王希孟的《千里江山图》、宋代张择端的《清明上河图》、元代黄公望的《富春山居图》、明代仇英的《汉宫春晓图》，以及清代郎世宁的《百骏图》。通过对这些经典国粹的欣赏，不仅能够使孕妈妈的心绪越发地宁静、平和，还能够传达给胎宝宝极好的艺术熏陶。

(7) 知识胎教：教宝宝学英文字母

孕妈妈制作完数字教学卡片后，可以依照原来的尺寸和样式，接着制作一些字母卡片，带着胎宝宝认识一下英文中的 26 个字母。唯一不同的是，孕妈妈可以正反两面使用教学卡片，正面写上大写的英文字母，背面写上小写字母，然后分别用两种颜色进行描绘。

开始讲解时，孕妈妈首先让自己凝视卡片上字母的轮廓，将它们清晰、深刻地印在脑中，然后重复不断地念出它们的发音，再用冥想的方式在脑中反复描摹它们的写法，同时还可以想象一下和这个字母形象相似的物体，比如字母"A"，和它相像的有屋顶、铁塔、梯子、窗户等。孕妈妈每天只需讲解一个字母的大写或小

写形式即可，不必操之过急，讲解时间控制在 10 ～ 20 分钟。

孕妈妈可在胎教中安排宝宝认识英文字母。

(8) 知识胎教：学拼音

在学习了 26 个英文字母的基础上，孕妈妈可以开始教胎宝宝学习汉语拼音了。首先当然还是要制作教学卡片，孕妈妈要 23 个声母和 24 个韵母分别单独写在卡片上，一共制作成 47 张卡片。开始进行胎教时，孕妈妈还是要首先将每个声母或韵母的外形轮廓深刻地印在脑中，然后清晰、缓慢地念出它们的发音，再在脑中反复描摹它们的写法，同时想象一下，将这些声母和韵母单独或组合在一起，能够组成哪些发音。如韵母"ao"，单独可以发出"凹""熬""袄""奥"等音，如果将其与声母"b""p""m"组合，则可以发出"宝""跑""猫"等字的音。孕妈妈每天主要讲解 1 ～ 2 个声母和韵母即可，可以先教声母，再教韵母，或者反过来，也可以将声母和韵母一起教。

瑜伽

进入孕晚期，孕妈妈的负担进一步加大，孕妈妈的行动显得日益笨拙。此时，坚持瑜伽练习，一方面可以使孕妈妈保持灵活的身体，另一方面还能有效缓解孕期中出现的各种不适，迎接即将到来的生产。

狗式

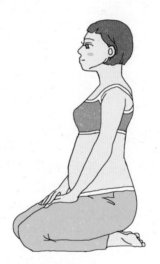

❶ 背部挺直跪在垫子上，双手放在膝盖上。

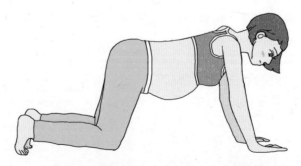

❷ 将双手放在垫子上，分开与肩同宽；双腿分开与髋同宽，脚趾踩在垫子上。

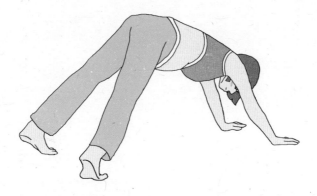

❸ 吸气，抬高臀部，伸直膝盖；呼气，上半身向下压，保持此姿势，以感觉舒适为限。再呼气，恢复到起始姿势，稍作休息。

功效

此练习可放松颈部和肩部肌肉，改善肩膀、颈部和脊柱的灵活性；拉伸腿部韧带，增强身体力量；强健生殖系统。

安全提示

高血压患者及妊娠最后阶段不宜做此练习。

顶峰式

❶ 呈跪坐姿势，挺直脊背；两手放在地上，抬高臀部，两手、两膝着地呈跪姿。

❷ 伸直两腿，脚跟向上抬，将臀部尽可能地升高。

❸ 肩膀、脚跟下压，尽量使脚跟着地，伸展整个后背和腿部后侧肌肉，腹部向里收紧，手臂绷直，头部处于两臂之间，额头着地。保持 3 ~ 10 个呼吸后，呼气，回复跪坐姿势休息。

功效

这是一个强身效果较为显著的姿势，它可以消除疲劳，帮助恢复精力，使心跳减慢；伸展和加强跟腱、小腿、双踝的力量；消除脚跟疼痛和僵硬感；并能软化骨刺，强壮坐骨神经，消除肩关节炎。

安全提示

患有高血压、晕眩症、心脏病、颈椎病的孕妇最好不要练习此姿势。练习时地上要铺上一层软垫子。

4-3 孕期 8 月

孕妈妈跨入孕期 8 月，更接近分娩时刻了，赶快跟着这个小节一起记录注意事项！

孕期 8 月注意事项

进入孕 8 月妊娠晚期，孕妈妈的子宫向前挺得更为明显，胎儿不断增大，身体也越来越笨重，经常会给孕妈妈带来诸多不舒服。孕妈妈此时宜多与其他孕妈妈和有经验的女性交流，多学一些孕产知识和生活保健常识，适当地参加些分娩课程，多了解些相关的内容，让自己生活得更舒适，从而保持积极的心态，促进健康。

准爸爸注意要点

进入孕晚期，孕妈妈行动愈加不方便，睡眠质量不好，食欲会有所下降，缺乏耐心，心情容易变得急躁。准爸爸面对妻子的这种种变化，应该做到以下几点。

(1) 准爸爸注意事项一

进入孕晚期，孕妈妈多多少少都会产生一些产前焦虑情绪，有的孕妈妈甚至更严重，容易情绪不稳定、焦躁、易怒、激动、烦闷，甚至变得神经质起来。除了孕妈妈要做好自我心理调适工作外，准爸爸此时也要多留心孕妈妈的情绪变化，同时给予孕妈妈更多的理解、照顾和陪伴，宽容对待妻子的抱怨和牢骚。一旦发现孕妈

妈情绪过于激动而难以控制，一定要立刻就医，以免发生早产。

(2) 准爸爸注意事项二

保证妻子的睡眠与休息时间，并鼓励她做适当的活动。

(3) 准爸爸注意事项三

节制性生活，为避免引起早产，后期应该禁止房事。

(4) 准爸爸注意事项四

孕妈妈在孕晚期可能容易产生焦虑感，担心分娩过程和胎宝宝的健康，准爸爸多多少少也和孕妈妈一样有这样的担忧。但是，准爸爸要尽量避免向孕妈妈袒露自己的这些心情，更不能厉声要求孕妈妈务必保证分娩的顺利进行和宝宝的健康，以免加重孕妈妈的思想负担，雪上加霜，对胎宝宝产生影响，或发生危险。

因此，准爸爸要收起自己的担心，在孕妈妈面前更多地扮演乐观好爸爸的角色，体贴周到地呵护孕妈妈的生活，转移妻子的注意力，为消除她的不安和焦虑，与她一起为宝宝起名字，探讨未来宝宝的可爱模样，调动妻子的母爱情绪。用积极向上的思想宽慰和影响孕妈妈，努力使她也变得坚强、乐观起来，不再受到恐惧心理的摆布。只有这样，夫妻感情才能够融洽，孕妈妈才能真正放松下来，

从而保证母婴在分娩过程中的安全和健康。

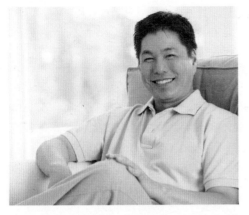

准爸爸在孕妈妈面前要尽量呈现开朗模样，才不会加重孕妈妈的负担。

(5) 准爸爸注意事项五

此时的孕妈妈，肚子大得早已看不见自己的双脚了，弯腰、下蹲更是费劲。因此准爸爸要坚持每天为孕妈妈洗脚，做一做足部按摩，并定期修剪脚趾甲，让孕妈妈身心得到彻底的放松，缓解她的静脉曲张和腿足水肿症状，还能让孕妈妈有更多的被重视、被呵护之感，从而减轻心理压力和身体不适。

(6) 准爸爸注意事项六

孕晚期，孕妈妈腹部膨胀迅速，身体负担不断加重，如果此时准爸爸能为孕妈妈做一个全身按摩，不仅可以让她身体真正地放松，而且还能够平抚孕妈妈的神经，有助于缓解孕妈妈的身体酸痛。

全身按摩的具体操作方法如下：

❶ 按摩肩背：双手按压在孕妈妈的肩上，慢慢向下滑落至手腕位置。双掌放在肩胛中央位置，向外及往下轻压。

❷ 手部按摩：先托着孕妈妈的手腕，再用另一只手的手指轻轻按捏其手腕直至腋下。仍旧托着孕妈妈的手腕，另一只手上下不停地扫拨其手腕直至腋下。双手夹着孕妈妈的手臂，上下按摩其手腕直至腋下。轻轻按揉孕妈妈的每根手指。

❸ 按摩锁骨及腹部：双手放在孕妈妈的前胸锁骨中央位置，沿着锁骨向两边扫出。双手放在孕妈妈的上腹部，慢慢向左右呈"心形"扫向下半部，然后再重回到上半腹，整个动作重复五遍。

❹ 脚部按摩要诀：先托着孕妈妈的脚掌，用另一只手的手指轻轻按捏小腿直至大腿。仍旧托着孕妈妈的脚掌，另一只手上下扫拨小腿。双手夹着孕妈妈的脚部，上下按摩小腿直至大腿。轻轻按摩每根脚趾。

按摩时，准爸爸要注意，有些身体部位在按摩时绝对不能太用力，比如乳房、背部、腹部、足踝等部位。此外，如果孕妈妈出现妊娠并发症或者其他疾病时都不宜进行按摩。

准爸爸化身孕妈妈专属营养师

营养专家谈到，孕晚期胎儿生长速度最快，胎儿体内营养素储存速度加快了，因此孕妈妈的膳食要多样化，营养应全面平衡，在孕中期膳食基础上要增加各种优质蛋白质的摄入量。

(1) 孕晚期饮食要点

❶ 适当增加蛋白质的摄入

在孕晚期，胎宝宝不断长大，发育加快，孕妈妈的代谢也在增加，而

305

胎盘、子宫、乳房也不断在增长，需要大量的蛋白质的供应，孕妈妈每日应摄入 80 ~ 100 克蛋白质，以提供足够的营养和热量。

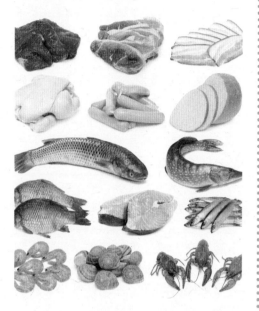

孕妈妈要挑选适合自己的优质蛋白质来源。

❷ 保证钙和维生素 D 的足量供应

孕妈妈在整个孕期都需要补钙，以孕晚期的需求量为最大，这是因为胎宝宝牙齿和骨骼的钙化在加速，其体内钙质有一半以上是在孕晚期储存的，因此需要更多的钙质。而摄入更多的维生素 D，能够促进钙质的吸收。因此在孕晚期，孕妈妈每日应摄入不少于 1500 毫克的钙和 10 微克的维生素 D。

❸ 减少脂肪和糖类的摄入

过多的脂肪和糖类会使孕妈妈摄入过多热量，加上孕晚期活动量减少，很容易使体重增长过快，或使胎儿生长过大，对分娩造成影响。

❹ 补充足量的维生素

孕妈妈要补充足量的维生素 B$_1$、维生素 B$_2$、维生素 C 等水溶性维生素，这些物质能够保证分娩时子宫收缩强健有力，避免产程延长。

❺ 适当增加零食和夜宵

孕妈妈要继续贯彻少食多餐的饮食原则，可将餐次增加，适当多吃一些干果、水果等食物当做加餐。如果孕妈妈的体重一直控制在合理范围内，还可以每日增加一次夜宵，但在夜宵中应尽量选择易消化的、少盐、少糖、少油的食物。

❻ 继续禁食刺激性食物

对于咖啡、浓茶、辛辣味道的食品等刺激性食物，孕妈妈一定要忌口，否则会出现或加重痔疮的情况。

(2) 与孕妈妈安全息息相关的食品添加剂

食品添加剂是在食品的生产、加工、调配、处理、贮存等方面添加的化学合成物或天然物质。它可以改善食品的色、香、味和口感，有利于食品的防腐、运输、保存以及加工操作等。目前，食品添加剂的安全性是人们普遍关心的问题。实际上，食品添加剂在进入市场时需要严格的毒理学检验，在规定范围内使用要不会对人体健康产生影响。也就是说，食用符合食品卫生法要求的含添加剂的食品是安全的。但任何事物都具有两面性，有些食品添加剂过量对人体有害，不按照规定超量使用或者使用法规禁用的添加剂，也对人体有害，孕妈妈要学会识别。

首先，漂白剂可以改善食品色泽，并抑制细菌生长。最近一个时期社会上对面粉增白十分关注，原因在于有一些小型面粉生产企业，过量使用化学增白剂为面粉增白，更有一些不法企业加入甲醛次硫酸氢钠（俗称"吊白块"）或硫酸盐、亚硫酸盐。因此，不要购买太白的面粉。一般情况下，优质面粉呈乳白色或微黄色，呈粉末状，用手捏无颗粒感，捏后松开不结块，无虫害和杂质，有清香气味。添加了过量增白剂的面粉淡而无味，甚至有化学药物气味。

其实，甜味剂是赋予食品以甜味的添加剂。据科学家报道，一种叫"阿斯巴甜"的人工甜味剂大量食用后可引起多种疾病，较糖精更不安全。而甜菊糖则是天然植物的提取物，在人体内无残留，安全无害，是专家建议使用的甜味剂。

再次，着色剂是使食品着色和改善色泽的物质，包括食用合成色素和天然色素。合成色素色泽鲜艳、性质稳定、价格便宜，但具有毒性。一些不法商家甚至将工业合成染色剂用于食品中，比如"苏丹红"；或用硫黄熏制出红辣椒；用甲醛拌制出香肠等。而可食用的天然色素来自于植物，除藤黄外，对人体均无毒害，一些天然色素如花青素还具有降低心血管疾病的作用。因此，大力开发"天然、营养、多功能"的天然色素已成为食用色素领域的新趋向。

最后，防腐剂是防止食物腐败、变质，抑制微生物增殖，延长保存期的物质。最常见的是储存肉类食品所用的亚硝酸盐和硝酸盐。它可与肉中的二甲胺反应生成亚硝胺，亚硝胺具有致癌作用。孕妈妈应少吃腌制、盐渍食品。

(3) 减少添加剂危害的办法

孕妈妈要懂得保护自己，保护胎儿。而怎样将添加剂的危害减至最低，专家们也给出了以下建议。看标签，食物的主要成分都写在标签上，购买前应仔细阅读。孕妈妈不要购买有大量人工合成添加剂或咖啡因的食品。挑选正规厂家的产品，一些食品生产小作坊为了使食品色相好，往往超量使用添加剂。在大型超市购买食品，大型超市管理相对严格，有正规的进货渠道，国家相关部门会定期检查，因而大多能保证质量。

饮食上要注意尽量多吃新鲜蔬果，肉菜尽量自己做，减少食用在外加工的食品；多在家中就餐，减少在外用餐次数；可多食用香菇、胡萝卜、猪血等有利于排除毒素的食物；不要加入过多的味精、鸡精等调味品。

(4) 妊娠高血压综合征该怎么吃?

❶ 必须少盐

每日摄入量不得超过 2 克，如果病情较为严重，则需保持零盐摄入。

❷ 不吃容易刺激肾脏的食物

如具有刺激性的辣椒、料酒、辛辣调味料以及韭菜、芹菜、大蒜、蒜苗、葱、姜、洋葱、辣萝卜等。

❸ 多吃具有利尿消肿作用的食物

如冬瓜、西葫芦、茭白、红豆、鲫鱼、鲤鱼、燕麦、莴笋、生菜、黄瓜、糯米、黑豆、荠菜、白萝卜等。

④ 补钙

妊娠高血压综合征的发生多与孕妈妈缺钙有关，因此要加强补钙。

⑤ 补充蛋白质

妊娠高血压综合征会导致孕妈妈体内流失大量的蛋白质，因此要及时补充，尽量选择动物性的优质蛋白质。

⑥ 补锌

患有妊娠高血压综合征的孕妈妈通常容易缺锌，因此要多吃瘦肉和鱼虾进行补充。

⑦ 补充维生素 C 和维生素 E

孕妈妈通过多吃新鲜的瓜果蔬菜和各种坚果，补充足量的维生素 C 和维生素 E，能够减轻妊娠高血压综合征的症状。

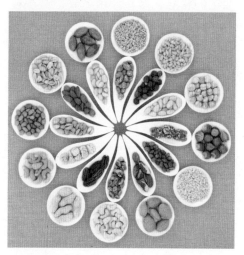

坚果拥有丰富的维生素 C 和维生素 E，孕妈妈可于妊娠期间适量补充。

⑧ 控制脂肪的摄入

尤其要控制动物性脂肪的摄入，以免加重病情。

(5) 这么吃预防早产

① 多吃鱼

随着妊娠时间越来越长，胎儿也即将分娩，鱼被称为"预防早产的最佳食品"，孕妈妈吃鱼越多，其足月分娩的可能性就越大，并且生出的宝宝也比一般婴儿更加聪明健康和有活力。

专家介绍，鱼体内含有丰富的脂肪酸，这是一种对于胎儿脑部发育非常有利的成分，如果孕妈妈可以在孕后期多食用鱼类，尤其是深海鱼类，可以增加脂肪酸的摄入，促进胎儿脑部的发育。

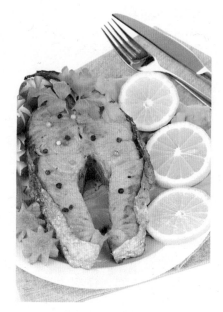

孕妈妈应该摄取充足的鱼类，来补充自己与胎宝宝的营养。

英国的一项调查已经证实孕后期吃鱼对于宝宝的大脑发育有着很好的帮助，此外还可以避免新生儿的体重不足。英国研究人员是在对英国西南部的 1.15 万名"孕妈妈"进行了追踪调查后得出以上结论的。他们从孕妈妈怀孕 32 个星期开始详细记录她们吃鱼的食用量，结果发现吃鱼越多的孕妈妈，相对孕期没吃鱼的孕妈妈，她们的新生儿出现体重不足的比率更低。

通过专家的介绍，我们知道孕后期吃鱼更有益于胎儿的发育，所以，为了胎儿的健康，所有的孕妈妈都应该调整饮食结构，以每周吃一次鱼为宜，坚持到分娩，早产的可能性仅为 1.9%，而从不吃鱼的孕妈妈早产的可能性为 7.1%。但是孕妈妈也要注意避免食用汞含量超标的鱼，以免影响胎宝宝的大脑发育。

❷ 多吃叶酸含量丰富的食物

叶酸含量丰富的食物也能够延长妊娠时期，预防早产。

❸ 少吃寒凉食物

少吃寒凉食物如螃蟹、梨、冰激凌、冰镇饮料等，否则易引发早产。

❹ 少吃过咸的食物

过咸的食物易引发妊娠高血压综合征，从而增加早产的发生率。

❺ 不吃易导致早产的食物

如木耳、螃蟹、甲鱼、薏米、马齿苋、山楂、芦荟、桂圆、人参、鹿茸、荔枝、杏、杏仁等，这些食物具有活血化瘀、兴奋子宫、刺激子宫收缩、动胎动血的作用，易引发早产。

(6) 补镁预防早产

科学家研究发现，矿物质中的镁元素具有降低早产发生率、预防胎儿体重过轻的作用。因此在孕晚期，孕妈妈可以适当多吃一些富含镁元素的食物，比如前文中介绍过的绿叶蔬菜、小米、玉米、荞麦、燕麦、紫菜、土豆、豆类食物、蘑菇、核桃仁、虾米、花生、海产品、香蕉等食物。但是，孕妈妈每天会将大量的镁元素代谢出体外，容易影响补镁效果，孕妈妈可以在医生的指导下服用一些补镁制剂来进行补充。

(7) 应对营养需求高峰的饮食方法

在孕晚期，胎宝宝进入了生长发育的又一个高峰时期，对营养的需求量也达到了高峰，但是孕妈妈究竟该怎么吃，才能一方面应对营养的需求高峰，一方面又能很好地控制体重的过快增长，避免发生妊娠糖尿病、妊娠高血压综合征等疾病，避免生出巨大儿呢？

❶ 多吃粗粮

孕妈妈吃主食，宜粗细搭配、荤素搭配，尤其不要因为刻意追求精致而使得某些营养元素吸收不够，因为有些营养素更多的是包含在粗粮里。粗粮富含蛋白质、糖类、叶酸、B 族维生素和多种矿物质，能够满足胎宝宝的多种营养需求。粗粮还有意想不到的食疗作用，能有效降低孕妈妈流产和早产的发生率。因此孕妈妈要多吃玉米、糙米、燕麦、荞麦等食物。

不过，孕妈妈补充粗粮也要适量，还要注意不能和奶制品、补充铁或钙的食物或药物一起吃，最好间隔 40 分钟左右。这是因为粗粮里含有比较丰富的纤维素，摄入过多纤维素不仅不能够促进消化，还可能影响对微量元素的吸收。而粗粮和补铁剂或补钙剂一起吃，会影响孕妈妈对铁、钙的吸收。吃奶制品的同时吃纤维素含量较高的粗粮，也会影响对钙的吸收。大量纤维素摄入还会影响人体对蛋白质、脂肪、胆固醇等的吸收。

② 选择体积小、营养价值高的食物

这样的食物不仅体积小、营养含量丰富，还能帮助孕妈妈减少食用量，从而控制热量的摄入，可谓一举两得，这样的食物有黄豆、虾皮、鸡蛋、鹌鹑蛋、花生、核桃、松子、樱桃等。

③ 以量少而丰富为原则

孕妈妈除了要坚持少食多餐的原则，还应注意每餐所食用的食材种类，尽量使之丰富，所含的营养素也要尽量多元，如蔬菜、水果、粗粮、肉类、坚果、豆类、奶类、鱼类最好都有一些，其中蔬菜和水果的种类尽量丰富一些。

(8) 让孕妈妈心情变好的食物

进入孕晚期，孕妈妈又变得容易焦虑和烦躁了，对早产和临产的恐惧可能总是挥之不去，而日益沉重的身体和诸多不适症状也让孕妈妈十分难受，处在这种状态之中的孕妈妈，会使胎宝宝受到一定程度的不良影响，反而会增加早产的概率。因此孕妈妈除了要尽可能地做好自我调节工作外，还可以适当多吃一些能让自己感到轻松、心情变好的食物。

❶ 香蕉

香蕉能够提供使孕妈妈精力充沛、精神振奋的重要物质酪氨酸，以及令孕妈妈感到精神满足的色氨酸，从而起到预防焦虑情绪产生的作用。

❷ 豆类食品

豆类食品中普遍富含大脑所需的优质蛋白质和氨基酸，能够增强孕妈妈脑血管的功能，从而促使心情舒畅。

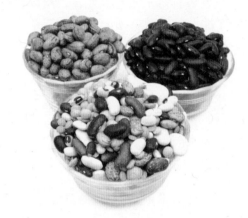

豆类含有丰富的蛋白质和氨基酸，孕妈妈可以选择豆类食品来补充营养。

❸ 南瓜

南瓜富含维生素 B_6 和铁，能够将孕妈妈体内所储存的血糖转变为葡萄糖，而葡萄糖正是大脑所需的燃料，能够帮助赶走不良情绪。

❹ 樱桃

樱桃能够改善孕妈妈头晕、头痛、疲劳乏力、肌肉酸痛的症状，身体负担减轻了，心情自然能够畅快许多。

❺ 鱼油

鱼油中的脂肪酸有抗抑郁的作用，能阻断神经传导路径，增加血清素的分泌量，使孕妈妈的心理焦虑得到减轻。

❻ 牛奶

牛奶能够让孕妈妈紧张、暴躁、焦虑的情绪得到放松。

❼ 全麦面包和苏打饼干

它们富含矿物质硒，有抗抑郁的作用。

❽ 海鱼和蘑菇

它们是最佳的维生素 D 的来源，而维生素 D 是促进快乐激素形成的十分重要的营养元素。尤其在冬天，当日照不足或室外活动减少时，孕妈妈更应该适当多吃点儿海鱼和蘑菇。

❾ 鸡蛋和酸奶

鸡蛋和酸奶富含蛋白质，而蛋白质能够促进神经传输物质的活动，帮助孕妈妈恢复精神。

(9) 吃点儿紫色蔬果

蔬菜和水果的颜色深浅与营养价值的高低有着密切关系，无论相同品种或不同品种的蔬果，营养价值越高的食物通常颜色越深。因此孕妈妈不妨多吃一些紫色蔬菜和水果，这些食物中普遍含有花青素，具备很强的抗氧化、预防衰老、预防妊娠高血压综合征、改善肝功能的作用，还能够聪耳明目，改善眼部疲劳，非常适合长期使用电脑、面黄倦怠、易疲劳、长有妊娠斑和妊娠纹的孕妈妈食用。较为常见的紫色蔬果有茄子、紫米、紫玉米、紫甘蓝、紫山药、紫萝卜、紫秋葵、葡萄、蓝莓、桑葚等。

(10) 适量补充锰元素

锰是人体必需的微量元素之一，它在人体肝脏、骨骼、脑垂体中的含量最高，直接影响到人体骨骼的生长、血液的形成、分泌系统和生殖系统的功能、蛋白质和核酸的合成、糖类和脂肪的正常代谢等。为保证胎宝宝的正常发育，避免出现生长停滞、骨骼畸形或软骨病，孕妈妈一定要补充足够的锰元素，如果过度缺乏，还会导致孕妈妈出现惊厥或死亡。富含锰的食物有粗粮、坚果、豆类和绿叶蔬菜，其中以粗粮含量最为丰富，孕妈妈如果被查出缺乏锰元素，一定要及时进行补充。

(11) 适量吃西瓜

在孕晚期，孕妈妈可适当吃一些西瓜，能够有助缓解孕妈妈水肿和血压升高的现象，还能够促进乳汁的分泌。尤其对于产前或产后的孕妈妈来讲，吃西瓜能够缓解精神紧张，补充能量和水分，补充营养，治疗贫血，促进伤口愈合。但是并不是所有的孕妈妈都适合吃西瓜，对于出现了早产征兆或具有早产危险的孕妈妈，应忌

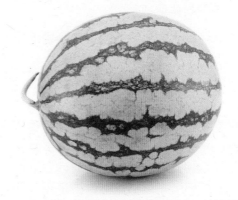

孕妈妈可适量食用西瓜来舒缓水肿。

口。而对于能吃西瓜的孕妈妈，也要适量摄入，避免使血糖升高。孕妈妈

每天吃 1～2 块即可，切不可多吃，也不要在饭前或饭后吃，否则会影响孕妈妈的消化和吸收功能。此外，也是最为重要的一点，孕妈妈一定不能吃冰镇西瓜和不新鲜的西瓜，否则极易引发肠胃疾病和早产。

(12) 保证 β- 胡萝卜素的供应

β- 胡萝卜素可在孕妈妈体内转化为维生素 A，提供给胎宝宝后，能够促进胎宝宝骨骼、皮肤与黏膜组织的生长，维持视力正常，还能保护孕妈妈和胎宝宝细胞组织的健全。缺乏 β- 胡萝卜素和维生素 A，会造成胎宝宝的心智发育受到影响，提高其患病率和死亡率。

富含 β- 胡萝卜素的食物主要是那些带有亮丽颜色的蔬果，即橘色、黄色、红色及绿色的新鲜蔬菜和水果。孕妈妈每天应该至少食用 3 种蔬菜和 2 种水果，其中应至少包括 1 种这样的蔬菜和 1 种这样的水果。β- 胡萝卜素较为稳定，蔬菜类食物最好在加热后食用，能更好地被孕妈妈吸收。

(13) 孕晚期盐和酱油的摄入量要减半

进入孕晚期，孕妈妈盐的摄入量要从每日不超过 6 克变为不超过 4 克，酱油也不要超过 10 毫升，否则极易加重心脏和血管负担，发生妊高征，增加分娩时的危险。孕妈妈在减少盐和酱油摄入量的同时，食欲必定会受到一定影响，可以多采用一些促进食欲的方法，比如多吃一些少盐和少糖的凉拌菜、蔬菜色拉或水果色拉，或者在饭前喝一些肉汤，或在烹制菜肴时稍微多放一些醋，都能适当地增强孕妈妈的食欲，避免营养和热量的摄入不足。

此外，孕妈妈还要注意，在孕晚期一定要尽量避免在外就餐，否则依旧容易导致盐和酱油的摄入量超标。

(14) 如何辨认污染鱼？

前面我们说了孕晚期孕妈妈应多吃鱼，但是现在环境污染严重，一不小心准爸爸就可能买到污染鱼，反而危害到孕妈妈的身体健康。下面我们介绍一些辨别污染鱼的小技巧，让准爸爸避免买到污染鱼。

看鱼体：污染严重的鱼，形态不整齐，头大尾小，皮肤发黄，尾部发青。

看鱼眼：正常的鱼眼部稍微突出，富有弹性，透明且有光泽；污染的鱼眼珠浑浊，失去光泽，有时有明显外凸。

看鱼鳃：鳃部是鱼的呼吸器官，相当于人的肺，是大量毒物的积聚之地。正常的鱼鳃红且排列整齐；污染的鱼，鳃部粗糙且呈暗红色。

闻气味：正常的鱼有明显的腥味；受污染的鱼因污染物的不同可分别呈大蒜味、煤油味、氨味等不正常的气味，含酚量高的鱼鳃还可能被点燃。

(15) 如何识别假劣水果？

水果富含维生素和微量元素，是孕妈妈补充营养的重要来源，但是现在市场上水果泛滥，如果选到不合适的水果，不仅不能为孕妈妈增添营养，反而会给孕妈妈带来不好的影响。因此，应让孕妈妈提高警惕，多了解一些水果方面的常识，这样可以防患于未然。

❶ 辨外形：看起来特别大的水果一般都不会好吃，催熟的水果还有个明显特征，那就是分量比较重。底部长尖的西红柿，个头较大、切开后中间却有空隙的西瓜就属于此类。

❷ 辨颜色：不要买颜色过于鲜艳、色泽十分统一的水果，这有可能是人工染色的结果。可以用纸或手擦拭一下，天然的水果不会掉色，作假的水果会掉色。上过石蜡的水果摸起来非常光滑，有油质感，用水难以洗掉。

❸ 闻气味：自然成熟的水果闻起来会有果香，催熟的水果则没有，甚至还有异味。有化学药品气味的水果很可能是用化学药水泡过的。

❹ 先尝后买：不要购买淡而无味或是吃起来有生味的水果。

(16) 孕妈妈不可暴饮暴食

孕期要加强营养，并不是说吃得越多越好。过多地进食反而会导致孕妈妈体重大增，营养过剩，结果对孕妈妈和胎儿都没有好处。因为吃得过多会使孕妈妈体内脂肪蓄积过量，导致组织弹性减弱，分娩时易造成滞产或大出血。并且过于肥胖的孕妈妈有发生妊娠高血压综合征、妊娠合并糖尿病等疾病的可能。

吃得过多也使胎儿深受其害。一是容易发生难产，胎儿体重越重，难产率越高。二是容易出现巨大胎儿，分娩时使产程延长，易影响胎儿心跳而发生窒息。胎儿出生后，由于胎儿期脂肪细胞的大量增加，易引起终生

肥胖。三是围产期胎儿死亡率高。因此，孕妈妈要合理安排饮食，每餐最好只吃七八分饱，并可由三餐改为五餐，实行少吃多餐的进食方式。

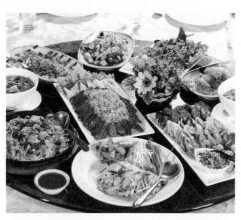

孕妈妈如果时常暴饮暴食，容易给身体造成负担。

(17) 孕妈妈进食不宜狼吞虎咽

人体要将食物的大分子结构变成小分子结构，才有利于消化吸收。这种变化过程是靠消化液中的各种消化酶来完成的。人在进食时，慢慢咀嚼食物可以使消化液的分泌增多，这对人体摄取食物营养则非常有利。咀嚼食物引起的胃液分泌比食物刺激胃肠而分泌的胃液数量更大，持续时间更长。可见，咀嚼食物对消化液的分泌起着重要作用。吃得过快，食物嚼得不精细，进入胃肠道后，食物与消化液接触的面积会大大缩小，会影响食物与消化液的混合，有相当一部分食物中的营养成分不能被人体吸收。此外，有时食物咀嚼不够，还会加大胃的消化负担或损伤消化道黏膜，使消化液分泌减少，使人易患肠胃疾病。

孕妈妈进食是为了充分吸收营

养,保证自身和胎儿的营养需要的,所以孕妈妈进食切忌狼吞虎咽。

(18) 生鲜食品的保存秘诀

❶ 蔬菜的保存:从超市买回来的蔬菜可用原来的保鲜膜包装直接放入冰箱冷藏。萝卜、大头菜等根茎类蔬菜应先将叶子切除再放入冰箱。这是因为叶子会蒸发水分,从而加速蔬菜脱水。

❷ 鱼类、肉类的保存:新鲜的鱼、肉买回来后,如果不准备当天食用,应立即放到冰箱冷冻,避免肉汁或血水溢出。

❸ 豆制品的保存:豆制品含水量多,应特别注意保存。其中,豆腐最好放在密闭容器内,加少许精盐和适量清水冷藏,并每天换水,以免豆腐的养分溶入水中并可防止细菌繁殖。炸过的豆腐最容易氧化,如不立即食用,应连包装一起冷冻,解冻时只要用热水烫一下便可以烹调,十分方便。

❹ 保鲜食品的保存:泡水包装的食物,如粉皮、芦笋等,买回来后应连包装一起冷藏,一次吃完。如果包装撕开而吃不完,不必继续泡水,以免滋生细菌,应改用塑料袋包装冷藏起来。

❺ 超市处理过的生鲜配菜:将肉类和蔬菜洗净、切好、腌制,分装成套餐式,买回来后可直接加热,不必洗切。这类配菜应当天食用完毕。

(19) 如何选购及保存冷冻食品?

冷冻食品是指经过低温特殊消毒处理,并存放在零下18℃冷冻柜中的食品。选购优质冷冻食品的要点是,包装必需完整,标识必需完全。包装如果有破损,很可能在运送过程中发生了污染。另外,包装完整但包装袋外沾染污血,没有擦拭干净的买回去可能会在冰箱里造成二次污染,也不要购买。

在冰柜功能正常情况下,冷冻食品可保存1年左右,但这并不表示买回后可以在家中的冰箱里放1年。这是因为,所谓的低温并没有杀死细菌的作用,它只是让食物细胞进入休眠的状态,不再继续分解酵素,以维持原有的新鲜和营养。

冷冻食品也有保存期限。但一般家用冰箱,总是不停地开关的,不像超市那样能够一直保持恒定低温;再加上冷冻食品从离开超市到买回家的路上,接触到外界温度和空气,冷冻状态就开始瓦解,这些会造成少量细菌的活动及繁殖,而影响保存期限。所以,买回来冷冻食品后应以购买日期为准,提醒自己在2~3个月内吃完。冷冻的鱼类、肉类最好不要超过2个月。

一次购买过多的冷冻食品可分装成小包装后再冷冻。每次只取出一小袋就可以,而不必将整块肉取出解冻又结冻。

(20) 冷冻食品的解冻

冷冻食品最忌反复解冻,这样的食品包装上常会出现严重的结霜或碎冰现象。选购时应以手轻压包装,以触感坚硬,没有结霜和碎冰者为佳。

肉类解冻时容易破坏食物的营养

和鲜度，应根据种类和大小采用适当的解冻方法。

微波炉解冻法：最大优点是方便、快捷，一般不会破坏肉品的外观。解冻方式和时间因品牌而异，一般 2 ~ 4 分钟即可完成。

冷藏室解冻：这是最安全及卫生的方法。可以在计划烹饪的前一天将肉品从冷冻室取出，放入冷藏室，让食物经过一个晚上的自然化冰解冻，这样既可以避免解冻过度，影响肉的鲜度，又不会造成营养流失。

流水解冻：将待解冻的食物放入塑料袋包好，放入容器中并加满水，让肉品隔着塑料袋慢慢退冰。过程中换 2 ~ 3 次水，可加快退冰速度。不要将冷冻肉直接放入容器内泡水，以免造成污染及营养流失。

室温解冻：直接让食物在室温下退冰，由于温度不好把握，易造成解冻不均匀，或外层大量失水而里面坚硬如石，影响到食物的口感和营养价值。

孕期检查与疾病预防

孕 8 月，将近临产，这时孕妈妈要小心谨慎，密切观察，随时注意自己的身体，一有什么"风吹草动"，马上提高警惕。此月体检大约两周一次。

进行第五次产前检查

到了妊娠第 32 周，孕妈妈应该于此时去医院接受第五次产前检查。

这次产检的项目主要有：

(1) 超声波

孕晚期的超声波检查通常在孕 32 周那次的产前检查中进行。主要目的是监测胎儿发育情况、羊水量、胎盘位置、胎盘成熟度及胎儿有无畸形，了解胎儿发育与孕周是否相符、分娩能否顺利进行等。

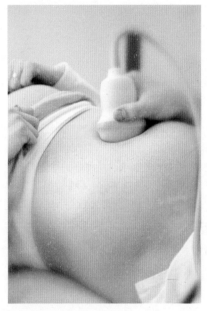

孕妈妈通过超声波检查可以确认胎宝宝的生长情况。

通过超声波检查，医生能够看到胎宝宝的姿势和体积，全面检查胎宝宝的身体器官，查出是否存在功能异常；通过对胎宝宝双顶径、股骨长和腹围的测量，判断胎宝宝是否存在发育不良；还能估测胎宝宝的各种生命活动，如心脏活动、四肢活动、呼吸情况、吞咽情况等；并观察胎宝宝的成长环境，如羊水量的多少、胎盘的位置等。

检查结束后，孕妈妈会拿到超声

波检查报告单，医生会在上面写明这次检查的诊断结果，是否发现了特殊情况，胎儿是否发育正常等。此外，孕妈妈也可根据其上所附的正常情况参考值进行对比，确认胎宝宝的生长情况。

(2) 胎心监护

胎心监护工作一般是从 32 周的产前检查中开始，加入胎心监护一项体检内容。从怀孕 37 周开始，每周的产前检查都会要做一次胎心监护，通过胎心监护，能够检查出胎宝宝是否存在宫内缺氧等宫内异常情况。胎心监护一般持续 20 分钟，如果胎宝宝在此期间胎动次数超过 3 次，每次胎动时，胎心每分钟加速超过 15 次，则可以说明胎宝宝在宫内无明显异常。如果没有达到这两项数值，也不能说明胎宝宝出现了异常情况，需要继续监测 1 小时左右，以得出更加准确的判断。

(3) 测量腹围和体重

这是孕期检测胎儿是否正常发育的很好方法，通过腹围的测量即可初步判断孕周，并间接了解胎儿生长发育状况，有助动态观察胎儿发育，及时发现胎儿宫内发育迟缓、巨大儿或羊水过多等妊娠异常，使其有可能通过及时治疗得到纠正。而测定体重有助于控制孕妈妈体重增长速度，合理安排饮食。测量结果则可画在妊娠图上，以观察胎儿发育与孕周是否相符。满 32 周脐剑之间为（25.3 ~ 32.0）厘米。

(4) 血常规

检查血红蛋白、血小板、白细胞等。主要是判断孕妈妈是否贫血，正常值是 100 ~ 160 克 / 升。轻度贫血对孕妈妈及分娩的影响不大，重度贫血可引起早产、低体重儿等不良后果。

(5) 尿常规

泌尿系感染本身就容易引起早产、低体重儿及增加围产儿发病率和死亡率，加上孕妈妈本身易合并贫血，无症状尿路感染如不能及时发现和治疗，则很容易发展，当发生急性肾盂肾炎时极易引起中毒性休克等严重并发症，危害性极大。因此，要做尿常规检查。

(6) 骨盆测量

骨盆是胎儿娩出时的通道，其大小和形态决定着胎宝宝是否能够顺利从阴道娩出。通过对孕妈妈骨盆的测量检查，即骨盆内径和骨盆出口的大小，医生能够估计出胎宝宝与骨盆之间的比例，从而判断孕妈妈是否能够自然分娩，狭小或畸形骨盆均可引起难产。因此骨盆检查是非常必要的，通常在孕 37 周时进行，如果骨盆内径过窄、出口过小，医生会建议孕妈妈采取剖宫产。

(7) 胎盘检查

医生会注意无痛性阴道流血，因为妊娠晚期的无痛性阴道流血是前置胎盘的典型症状。如前所述，正常妊娠时，胎盘附着于子宫的前壁、后壁或者侧壁。如果胎盘部分或者全部附着于子宫下段，或者覆盖在子宫颈内口上，医学上称为"前置胎盘"。

这种病是妊娠晚期出血的重要原因之一，是围产期危及母婴生命的严重并发症。

(8) 白带常规检查

检查白带是否异常，如呈现其他颜色或有异味，引起瘙痒，孕妈妈需谨慎处理，更要注意外阴部的卫生。

开始围产期的产前检查

围产期是指怀孕满 28 周到产后 7 天的这段时期。处在孕晚期的孕妈妈和胎宝宝又变得相对脆弱和危险起来，容易出现很多并发症，危及母婴健康。对这些疾病如果能早发现、早治疗，则能帮助母婴顺利地度过围产期，因此坚持定期的产前检查是极为必要的。如果孕妈妈只在出了问题时才到医院进行检查和寻求帮助，由于医生对孕妈妈之前的孕期情况的不了解，手头资料有限，无法做出肯定和准确的判断，则很容易对母婴健康及分娩造成很大的风险和困难。

在孕晚期的头 2 个月中，孕妈妈要坚持两周一次的产检，严格地说是孕 30 周、32 周、34 周、36 周共四次检查。进入最后一个月，37 ~ 40 周，则要坚持每周都进行检查。

乳腺和乳头检查

乳腺和乳头检查不在正常的产检项目中，但是孕妈妈也不可忽视这些检查，应主动要求医生为自己进行检查。乳腺方面，孕期由于激素的作用，会导致孕妈妈出现乳腺增生、乳房肿胀等情况，使乳腺炎和乳腺癌的发生率大大增加。这一点通常容易被孕妈和家人忽视，这是因为乳腺炎和乳腺癌的症状和正常的妊娠反应十分相似。因此，孕妈妈在整个孕期，尤其是孕晚期，应至少要求做一次乳腺检查。乳头检查则是为了确保孕妈妈在产后能够进行母乳喂养，因此要请医生检查孕妈妈是否有扁平乳头或乳头凹陷的情况，以便及时进行矫正。

衣原体检查

衣原体是一种常见的性传播疾病病原，一般通过性活动进行传播，造成感染。此种感染通常没有任何症状，很难被发现。如果孕妈妈造成了此种感染，则会将衣原体通过产道传播给婴儿，造成新生儿衣原体感染，引发眼疾或肺炎，十分危险，因此孕妈妈要重视衣原体检查。

胎位检查

正常的胎位应是胎体纵轴与母体纵轴平行，胎头俯屈并处在骨盆入口处，称"头位"。而头部仰伸、臀部在下、横卧、斜卧等姿势则属于胎位不正。在孕晚期的产前检查中，医生会通过四步手法来确定胎位是否存在异常。在检查时，医生会将双手分别置于孕妈妈的宫底和腹部两侧、趾骨联合上方等处进行触摸和按压，判断胎宝宝在宫底的身体部位、胎背朝向、先露部位是胎头还是胎臀、胎头入盆程度等。如果孕妈妈胎位不正，则可在孕 30 周前自行矫正。孕 30 周后若还未自动复位，则可由医生帮助矫正。若超过孕 36 周，就很难再进行矫正，医生会根据胎位异常的情况和孕妈妈的身体条件，确定孕妈妈是否必须采取剖宫产的分娩方式。

关于孕期羊水的多寡问题

羊水对宝宝和妈妈的健康起到了至关重要的作用。在怀孕的过程中，羊水扮演着缓冲的角色，适当保护了宝宝的安全。生产时，羊水也能发挥润滑的功效，帮助宝宝顺利从产道通过。

由于孕妈妈跟宝宝的身体状况的差异，判断孕妈妈羊水量多寡问题的标准也不同。总的来说，可以以肚脐为中心点将子宫分为四个区域，然后将每个区域的最大垂直深度（以厘米计算）相加起来。孕晚期羊水指数的正常值是 10 ~ 20 厘米，少于 10 厘米便属于"羊水过少"，多于 20 厘米则是"羊水过多"。

如果妊娠期羊水过少，胎儿皮肤与羊膜紧贴，每当胎动时孕妈妈会感到疼痛，就可能造成胎儿发育不良、胎儿畸形等问题。因此，孕期孕妈妈一定要做好定期检查，积极预防羊水过少的问题。

如果妊娠期羊水过多，子宫增加过大，就可能造成孕妈妈呼吸急促、呕吐、便秘、水肿等问题。在分娩时，还容易引起宫缩乏力和产后阴道出血。轻度的羊水过多，不需特殊治疗，大多数在短时间内可自动调节。如果羊水急剧增加，孕妈妈应请医生诊治，同时注意休息，减少食盐的摄入。

如何避免小便失禁？

到了孕 8 月后，胎头开始与骨盆衔接，此时由于妊娠子宫或胎头向前压迫膀胱，使得膀胱变得扁扁的，当然贮尿量会比非孕时明显减少，因而孕妈妈的排尿次数要增多，1 ~ 2 小时排尿一次，甚至更短。还有一部分孕妈妈不但排尿次数增多，甚至还会因发育中的胎儿压迫膀胱而出现压力性小便失禁。

发生这种情况的另一原因是骨盆底肌肉发育不良或锻炼不足，或受过外伤，其承托功能差，随着子宫增大，盆底肌变得柔软且被推向下方，而对盆腔内器官的承托、节制、收缩及松弛功能减退而发生尿失禁。极少数严重的可伴发直肠或肛门脱垂、阴道松弛并脱垂、分娩时产程延长等。出现这个问题时，孕妈妈也不要过于担心。压力性尿失禁是妊娠晚期一个正常且常见的生理现象，如果你有大笑、咳嗽或打喷嚏等增大腹压的活动则更是不可避免地会发生压力性尿失禁现象。

要解决和避免这个问题，需要孕妈妈在孕前和孕中加强对骨盆底肌肉的锻炼，这样不仅可以在孕期减少压力性失禁的发生，而且在分娩时会减轻痛苦，缩短产程，同时可以预防产后因阴道松弛而产生的一系列疾病，有助于恢复阴道良好的弹性和收缩力，对产后恢复与伴侣的亲热也是很有好处的。

但这里要特别指出的是，如果你在发生尿频的同时伴有尿急、尿痛、尿液混浊，则是异常现象，应及时请医生检查，最常见的是膀胱炎，要查明原因，进行治疗，以防止炎症上行引起急性肾盂肾炎。

此外，孕妈妈要特别注意，一定不能为避免压力性尿失禁所带来的尴尬而少喝水。中断了水分的摄取只会导致更大的麻烦——便秘的发生。另外在怀孕期间，孕妈妈体内的血流量增加了一倍，所以孕妈妈要摄取大量的水分，每天至少喝6杯水，以供给血液循环和消化的需要，并可保持肌肤健康。

如何预防孕期肾盂肾炎？

肾盂肾炎是一种常见的泌尿系统感染性疾病，好发于女性，如发生在妊娠晚期可引起早产。因此，孕晚期孕妈妈要做好预防工作，尤其是孕期患过肾盂肾炎的孕妈妈必须做好预防，以免再次复发。

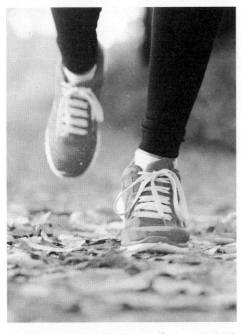

孕妈妈可通过健走来锻炼身体，避免罹患孕期肾盂肾炎。

首先，孕妈妈要注意外阴及尿道口的清洁卫生，禁止盆浴，以免浴水逆流入膀胱，引起感染。如不注意外阴的清洁卫生，细菌可以通过尿道进入膀胱，并由膀胱、输尿管逆流的动力进入肾盂，然后再侵及实质，形成泌尿系统的感染。其次，在饮食方面需摄入高热量、高维生素、半流质或容易消化的普通饮食。要多饮水，每日摄入量不得少于3000毫升，以增加尿量，有利于冲洗泌尿道，促进细菌、毒素和炎症分泌物的排出。再次，孕妈妈还要注意锻炼身体，增强体质，提高机体对疾病的抵抗能力。同时注意休息，避免劳累和便秘。

此外，肾盂肾炎急性期患者常表现出高热、腰痛、尿急、尿频等症状。孕妈妈如果出现这些症状，应及时就医求诊，以免疾病进一步发展。

如何预防严重便秘的发生？

孕期大部分孕妈妈都会有便秘的烦恼，尤其是进入孕晚期，由于孕妈妈活动减少，胃肠的蠕动也相对减少，食物残渣在肠内停留时间长，便秘的症状就越发严重，出现严重便秘的症状。此时毒素就会被身体吸收，对胎宝宝造成危害。当孕妈妈出现大便很硬，很难排解，腹部感觉很胀，甚至出现便血的症状时，这就是发生了严重便秘的情况了，需要去医院进行治疗。

对于便秘，重要的是要利用生活治疗方法，积极预防。首先，要学会分析产生便秘的原因，调整生活方式，养成定时排便的习惯；戒烟酒；避免滥用药物；有便意时需及时排便避免抑制排便。其次，提倡均衡饮食，适量增加膳食纤维，多饮水。增加膳食纤维含量和增加饮水量都能加强对结肠的刺激，增强动力，促进排便。含膳食纤维丰富的食物主要有麦麸、糙米、蔬菜、含果胶丰富的水果如芒果、香蕉等。此外，可通过适量的运动促进肠管蠕动，解除便秘，如步行、慢跑和腹部的自我按摩等。

如何缓解呼吸困难？

进入孕晚期，85%以上的孕妈妈都可能出现说话时有点上气不接下气，呼吸声也开始变得沉重的困扰。这是因为孕晚期孕妈妈对氧气的需求量增大，而随着子宫增大，子宫位置渐渐靠上，就势必对内脏各器官形成压迫，使肺的活动空间受到压缩。这样孕妈妈每次呼出和吸入的氧气量在逐渐减少，慢慢就满足不了孕妈妈和胎宝宝的需求了，从而使孕妈妈出现呼吸困难的困扰。

解决这个问题的最有效而简单的方法就是少食多餐，把原来的一顿饭分成三小顿，呼吸困难的问题就会缓解不少。其次，孕晚期可多多利用胸式呼吸，增加每次呼吸时氧气通过的量，以保持气体充分的氧气交换，也能减轻这一困扰。另外，热爱运动的你到了这个阶段该相应减少运动量，避免给艰辛的肺脏再增加负担。

如何减轻胃灼热？

到了孕晚期，孕妈妈虽然没有了恼人的早孕反应，但有些孕妈妈在每餐进食之后，总感觉胃部麻乱，有烧灼感，尤其在晚上，胃灼热甚至加重成烧灼痛，影响睡眠。

孕晚期胃灼热的主要原因是内分泌发生变化，胃酸反流，刺激食管下段的痛觉感受器引起灼热感。此外，妊娠时巨大的子宫、胎儿对胃有较大的压力，胃排空速度减慢，胃液在胃内滞留时间较长，也容易使胃酸返流到食管下段。

这种胃灼热在分娩后会自行消失。未经医生同意孕妈妈不要服用治疗消化不良的药物。为了缓解和预防胃灼热，孕妈妈可以在日常饮食中避免过饱，减少高脂肪类食物的摄取，不要吃口味重和油炸的食物，以减轻胃部负担，避免胃灼热。吃完饭后，不要急于坐卧，可适当散步，以缓解胃灼热。另外，临睡前喝一杯热牛奶，也有改善晚上胃灼热困扰的作用。

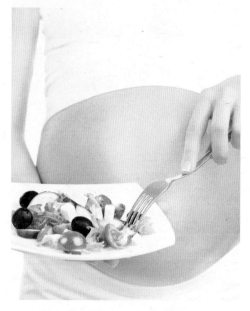

孕妈妈可选择口味清淡、富营养的食物来减轻胃部负担。

胎宝宝生长发育与孕妈妈身体变化

孕妈妈的身体变化

进入孕晚期，这段时间孕妈妈支撑大肚子的双腿会感受到压力大，胃部会受子宫压迫而产生心悸、恶心、腹胀等现象，早晨起床会手指发麻。孕妈妈应多呵护自己，生活重点就是要多休息，避免长时间的站立和行走，要回归到孕早期那种谨慎小心的状态中，保护好自己和胎宝宝的安全和健康。

值得注意的是，28 周后最需要警惕的是早产，如果发现阴道出血、腹部疼痛，要尽快去医院。所以自己监测胎动非常重要，方法是早中晚各数 1 小时，3 小时所有的次数乘以 4，如果低于 30 次就要注意。为了防止哺乳时乳头皲裂，每天擦洗后，涂一些天然油脂，比如橄榄油等；28 周以后要进行盆底肌肉锻炼，加强腹肌。而且仍要注意控制体重。

(1) 体重

这个月孕妈妈的体重增加 1300 ~ 1800 克，每周增加 500 克也是很正常的。

(2) 子宫

子宫向前挺得更为明显，子宫底的高度已经上升到 25 ~ 27 厘米，不断膨大的子宫使孕妈妈的腹壁越发紧绷，暗紫色的妊娠纹越发明显。孕妈妈会感到肚子偶尔会出现一阵阵的发硬和发紧，这是正常的假性宫缩现象，孕妈妈不必惊慌。此时，孕妈妈如果轻按腹部，不仅能够感觉到胎宝宝的宫内运动，甚至能够摸出小手、小脚、小屁股的形状，非常有意思。但是同时也不可过于麻痹大意，要将早产宫缩和假性宫缩很好地区别开。

(3) 乳房

乳房高高隆起，乳房、腹部以及大腿皮肤上的一条条淡红色的花纹明显增多，并且，由于激素的作用，乳头周围，下腹、外阴部的颜色日渐加深。

(4) 尿频尿急

随着子宫的增大，腹部、肠、胃、膀胱受到轻度压迫，孕妈妈常感到胃胀、胃口不适，导致食量减少，饿得也很快，使加餐次数变得更多。也有尿频的感觉，排尿次数也增多了。

(5) 胀气便秘

经常出现便秘和烧心感，前一天脸和腿的浮肿并未消失。

(6) 骨骼反应

孕妈妈的骨盆、关节、韧带均出现松弛情况，若过分松弛可引起关节疼痛；耻骨联合可呈轻度分离，主要是受孕激素的影响。此外，孕妈妈极易出现腰酸症状。

(7) 呼吸变化

孕妈妈还会持续感到呼吸困难，觉得胸口上不来气，甚至需要用肩来协助呼吸。

(8) 妊娠反应

孕妈妈还会持续感到行动吃力，身体的负担在迅速加重，还会因过于膨大的腹部而休息不好，因此容易出现情绪不佳的情况。"妊娠纹"明显多了。一些人脸上也开始出现"妊娠纹"，有的人出现皮肤褐斑或雀斑，多在颜面部位，如耳朵、口周、额头等处的皮肤。孕妈妈现在身体变得沉重，特别懒得活动。此外，孕妈妈能够从肚皮上看到胎动了，自己的肚子被胎宝宝顶得东一个包，西一个包，十分有趣。

羊水量约为650至800毫升，胸口、胃部会受子宫压迫而产生心悸、恶心、腹胀等现象，早晨起床会手指发麻，皮肤变得敏感，有时腰部四周会发痒，傍晚易有下肢水肿现象，忙碌劳累时，会有轻微的子宫收缩现象，静脉因压力大而产生静脉曲张，在思绪管理方面，则会发现自己变得非常健忘。

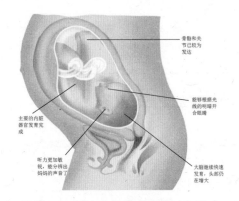

怀孕第30周，胎宝宝顶臀长27厘米，身长43～44厘米，重约1500克；头部继续增大，大脑和神经系统继续快速发育，大脑开始向颅骨外推，形成更多沟回，神经网络密布；能够看清子宫内的景象，并能根据光线的明暗合开眼睛，明亮时合上，昏暗时睁开；会因外界噪声而影响睡眠，并踢肚表示抗议；会分辨妈妈的声音，听到后会安静下来，并专注地倾听；主要的内脏器官发育完成，达到了出生后的水平；骨骼和关节已较为发达；免疫系统开始发育。

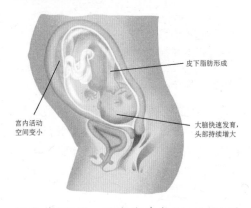

怀孕第29周，胎宝宝身长38至43厘米，重1200至1300克，器官功能不断完善，肢体也在不断长大；大脑正在形成数十亿的脑细胞，感官能力提高，大脑能对感官刺激做出反应；大量神经细胞的形成使头部持续增大；皮下脂肪初步形成，看上去变得光润饱满，皮肤也不再皱巴巴的了；宫内活动空间变小，但胎动依旧频繁。

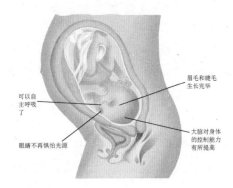

怀孕第31周，胎宝宝顶臀长约28厘米，重约1500克；肺部和消化系统已经发育完成，若此时早产，已经可以自主进行呼吸；皮下脂肪不断增厚，皮肤皱纹减少，身体更加光润；大脑对身体的控制能力有所提高；眉毛和睫毛已经长全；眼睛开合自如，不再惧怕光源，而是开始追随光源，甚至会做出伸手想要触摸光源的动作；手指甲和脚趾甲生长完毕；胎动的幅度和强度开始减弱，次数开始减少。

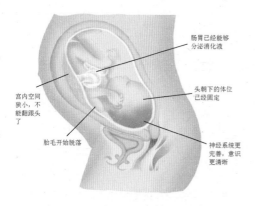

肠胃已经能够分泌消化液

头朝下的体位已经固定

宫内空间狭小，不能翻跟头了

胎毛开始脱落

神经系统更完善，意识更清晰

怀孕第32周，胎宝宝顶臀长约28.5厘米，身长约40厘米，重1500～1600克；进入新的生长发育高峰；头朝下的体位已经固定；继续储备皮下脂肪；肠胃能够分泌消化液；胎毛开始脱落；神经系统进行重大改变，神经通路已经接通，并开始活动，脂质鞘形成，能进行更复杂的信息接收和身体运动，意识也越来越清楚，能够感觉到更多的外界刺激，并且能区分出白天和黑夜了。

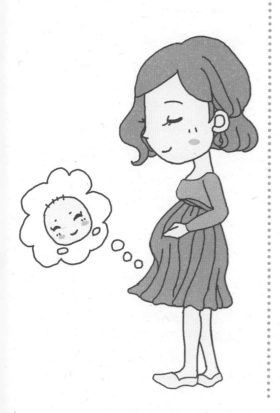

胎儿生长

胎长 约44厘米。

胎重 1200～2000克。

四肢

手指甲发育得已经很清楚。身体和四肢还在继续长大，最终要长得与头部比例相称。

器官

大脑开始向颅骨外推，正在形成数十亿的脑细胞，形成了更多的沟回，神经通路已经接通，并开始活动，感官能力提高，大脑能对感官刺激做出反应了，能进行更复杂的信息接收和身体运动。

眼睛能够看清子宫内的景象，并能根据光线的明暗开合眼睛，明亮时合上，昏暗时睁开地辨认和跟踪光源，甚至会做出伸手想要触摸光源的动作；听觉神经已经发育完成，对声音开始有所反应，会分辨出妈妈的声音，听到后会安静下来，并专注地倾听；也会因外界噪声而影响睡眠，并踢肚表示抗议。胎儿已经长出一头的胎发。皮肤的触觉已发育完全，脂肪初步形成，看上去变得光润、饱满了，皮肤也不再皱巴巴的了。

免疫系统开始发育；主要的内脏器官发育完成，肠胃能够分泌消化液，已具备呼吸能力，可以自主进行呼吸，达到了出生后的水平。男孩的睾丸这时正在从肾脏附近的腹腔，沿腹沟向阴囊下降的过程中，女孩的阴蒂已突现出来，但并未被小阴唇所覆盖。胎儿皮肤由暗红变为浅红色。

胎动

宫内活动空间变小，在子宫中的位置相对固定，胎儿动的次数比原来少了，动作也减弱了，手脚也受到了一定的束缚，再也不会像原来那样在孕妈妈的肚子里翻筋斗了，随意的转动和翻身逐渐消失。

孕8月常见不适

(1)干眼症

进入孕晚期，孕妈妈容易患上干眼症，这是由于激素分泌的变化，引起泪液膜减少及质的不稳定所造成的。如果孕妈妈患上干眼症，需要每天坚持做眼保健操，多休息眼睛，注意眼部卫生，保证午睡时间和质量，多喝水，多吃一些富含维生素A和维生素C的食物。

(2)阴道炎和外阴炎

在孕晚期，孕妈妈由于体内雌激素不断增多，导致每天出现大量的白带，一旦护理不当，就有可能患上阴道炎或外阴炎。如果不及时加以护理和治疗，很有可能导致胎宝宝出生时遭受感染。因此，一旦孕妈妈被确诊患上了阴道炎或外阴炎，除了遵照医嘱用药治疗外，孕妈妈还要严格注意阴道的卫生和清洁工作，要每天用温开水清洗外阴1~2次；并使用自己专用的毛巾和水盆，毛巾要每星期消毒1~2次；坚持每天更换内裤，内裤在清洗时也要进行消毒，并放在日光下晾晒。

(3)皮疹

孕8月以后，孕妈妈有可能会患上皮疹。由于激素的作用，导致孕妈妈的乳房下部或腹股沟处的皮肤褶皱内出现红色的皮疹，此症状常见于体重超重或较容易出汗的孕妈妈。对此，孕妈妈平时要使用无香型的肥皂清洗患处，并使之干燥，也可在医生的指导下使用一些安全的药物或痱子水，然后尽量穿上一些较为宽大的棉质衣服，以免皮肤和衣服频繁接触，伤害到患处。

(4)尿频、漏尿

尿频的现象到了孕晚期又开始显著起来，同时孕妈妈还出现了漏尿的现象。有时候孕妈妈大笑几声，打个喷嚏，咳嗽几下，甚至是在弯腰时，都有可能有少量尿液溢出，这是因为孕妈妈的骨盆底肌肉和括约肌变松，而子宫对膀胱的挤压逐渐严重而导致的。对于尿频，孕妈妈在晚饭后要少喝水，全天的饮水量不要过大，但也不能过少，要控制在1~1.5升之间。对于漏尿，孕妈妈最好不要使用护垫或者卫生巾，以免引发阴道炎，可以垫上一些消毒卫生纸，并每天清洗阴道，每天更换内裤，及时消毒、清洗内裤即可。

环境与孕期护理

在孕8月以后，胎儿生长迅速，孕妈妈子宫增大很明显，对任何外来刺激都非常敏感，孕妈妈要多多注意，发生不适时要及时调整。

(1)避免久站、久坐和提重物

在整个孕期，孕妈妈都不宜久站、久坐和提重物，到了孕晚期，尤其如此。

❶ 不宜久站

由于子宫不断膨大和沉重，使孕妈妈在站立时，腹部向前突出，身体重心也因而前移。孕妈妈为了保持身体平衡，不得不将上半身努力向后仰，此举会使背部肌肉变得紧张，如果长期保持站姿，会造成腰肌劳损，发生腰背疼痛。

❷ 不宜久坐

随着身体负担的加重，孕妈妈下肢静脉曲张、会阴静脉曲张、水肿的现象会有所加重，增加孕妈妈的不适感，还容易造成行动不便和肥胖。

❸ 不宜提重物

孕妈妈应避免做晾晒衣物、提水、攀高、扛重物、搬运重物等劳作，否则极易诱发子宫收缩，导致胎膜早破或早产。

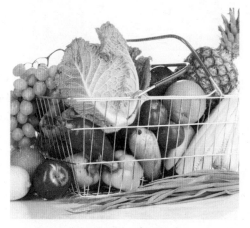

孕妈妈采购菜蔬时，若提蓝过重，不可勉强提回。

(2) 坚持测量宫高、腹围、体重

进入孕晚期，孕妈妈要在准爸爸的帮助下，每周坚持测量宫高、腹围和体重，做好家庭孕期监测工作。如果孕妈妈的宫高、腹围和体重增长过快，则说明有可能发生了羊水过多，或胎宝宝增长过快，有长成巨大儿的危险，易造成难产。因此，孕妈妈要及时调整饮食，限制热量的过多摄入。如果发现宫高、腹围和体重没有增长或增长缓慢，则有可能是胎儿生长缓慢，体型过小，此时则要加强营养供给。当然，自行测量的宫高和腹围有可能存在误差，如果发现增长过快或过缓，可以及时到医院进行专业的测量和诊断。

(3) 开始坚持数胎动

从进入孕 29 周开始，孕妈妈就要坚持每天自行监测胎动了。这是因为胎动是胎宝宝活动的生命体征，也是胎宝宝存活的表现；进入孕晚期，胎宝宝形成了自己的睡眠规律，使胎动的出现也变得更加规律；而且，这时孕妈妈有可能因为各种原因出现早产征兆或导致早产；加之胎宝宝在宫内的活动越来越受限，有可能出现宫内缺氧、宫内窘迫等情况，这些都能够通过对胎动的监测，及时地得以发现，使母婴尽快得到救治。此外，孕妈妈将监测的胎动数据提供给医生，也能为诊断胎宝宝的健康情况提供数据依据。

孕妈妈从现在开始，要每天早、中、晚定时监测胎动，找准胎动出现的规律，每次监测 1 小时，如早 7 ～ 8 时 1 次，午 1 ～ 2 时 1 次，晚 8 ～ 9 时 1 次，将每日监测的 3 个时段固定下来。监测结束后，孕妈妈要立即将胎动数字记录下来，将 3 个时段的胎动数字相加，乘以 4，得出当天 12 小时的胎动总数。

此后对比每天的 12 小时胎动总数，如果变化不大，则说明胎宝宝发育正常，如果变动较大，孕妈妈应立即就医检查。具体来说，每小时的胎动数应不低于 3 次，如果整个监测时段中都没有胎动，结束后又再出现，

说明胎宝宝在监测时段中正在睡觉，这是正常的。如果每日的胎动总数大于30次，属正常，偶尔在20～30次之间，也属正常，但若长期处在30次以下，或突然某一天变为20次以下，孕妈妈应及时就医检查。

此外，孕妈妈也不可机械地将胎动监测情况作为判断胎宝宝健康与否的唯一依据。有时，如果孕妈妈发生高热、严重的腹部撞击、严重外伤、严重的妊娠高血压以及脐带绕颈、打结，都有可能导致胎宝宝出现胎动异常，尤其是当胎动突然变得急剧，然后又突然停止时，孕妈妈要马上警觉，立即就医，不能再依靠分时段监测胎动的方法，否则极易造成胎宝宝宫内缺氧而死亡。

(4) 孕晚期孕妈妈不宜再远行

由于妊娠晚期胎儿不断增大，子宫本身重量比妊娠前增加了20倍，加上胎儿、胎盘和羊水重量，整个子宫的重量有6千克左右。孕妈妈远行如果长时间处于仰卧位时，增大、负重的子宫会压迫腹主动脉和下腔静脉。腹主动脉是孕妈妈体内血液供应的主要血管，一旦受压就会使心、脑等组织器官供血不足，进而产生头晕、胸闷、心悸、面色苍白、血压下降等症状。

到了孕晚期，孕妈妈稍微走动或站得久一点都可能会给孕妈妈带来疲惫感。并且由于生理变化极大，孕妈妈对环境的适应能力也降低了，长时间的舟车劳顿会引起孕妈妈的诸多不适，如恶心、呕吐、食欲降低。因此，这时候的孕妈妈不宜再远行了。

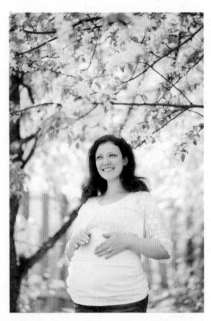

孕妈妈到了妊娠晚期，不宜再出远门，若想亲近自然环境，可以选择住家附近的小公园。

(5) 孕妈妈不宜长期看电视

很多孕妈妈认为看电视既有声音又有图像，可以作为一种变相的胎教方法，到了孕晚期就守在电视机旁不愿动弹了。事实上这种做法是错误的，长时间看电视对孕妈妈和胎儿都会造成不良影响。

因为电视机的显像管在高压电源激发下，会向荧光屏连续不断地发射电子流，从而产生对人有影响的高压静电，并释放大量的正离子。正离子可以吸附空气中带负电的尘埃和微生物，附着在人的皮肤上，特别是会使孕妈妈的皮肤产生炎症。

此外，荧光屏上还能产生波长小于400微米的紫外线，由此产生臭氧，当室内臭氧达到1%的浓度时，可引起咽喉干燥、咳嗽、胸闷、脉搏加快等，就会影响孕妈妈和胎儿的健康。因此，孕妈妈不宜长期近距离看电视。看电视时，一般应该距荧屏2米以外，并注意开启门窗。看完电视后，还要切记洗脸。

(6) 孕妈妈长"智齿"不能拔

智齿即最后一颗磨牙，俗称"后槽牙"。阻生智齿的牙体与牙龈之间存在较深的间隙，医学上称为"盲袋"，容易积留食物残渣，导致细菌滋生、繁殖而直接引起急、慢性炎症，就是通常说的"智齿冠周炎"。

智齿冠周炎指的是第三磨牙周围的软组织发炎，患病时患者局部牙龈红肿，张不开口，不敢吃东西，严重时一侧面部肿胀，甚至形成脓肿。主要是第三颗磨牙因间隙不够，长不出来，牙冠大部分被牙龈覆盖，牙龈下易存留食物残渣，人体抵抗力随之降低，导致发病。

智齿冠周炎如果发生在正常人身上，治疗起来很简单，只需消炎后拔除即可。但是在怀孕前3个月及后3个月都不宜实施拔牙手术：前3个月拔牙容易引起流产，后3个月拔牙容易引起早产。主要是孕妈妈在拔牙时精神紧张、恐慌，及拔牙打麻药的疼痛刺激所致。所以准备要宝宝的女性在准备怀孕前，应到正规口腔医院做一下口腔检查，最好拍一张数字曲面断层牙片，可以全面了解牙齿情况，听听口腔大夫的意见，该补的补，该拔的拔，免遭孕期牙病之苦。

(7) 远离花粉，避免宝贝患哮喘

进入孕晚期，孕妈妈越来越接近产期，这时可能会有更多的亲朋好友前来探望，赠送鲜花表示慰问。但是鲜花中的花粉，对母婴来说却有着极大的危险性。这些花粉一旦被孕妈妈吸入呼吸道，尤其是对于患有花粉过敏的孕妈妈，极易引发过敏性鼻炎、皮肤荨麻疹等过敏反应，还会使胎宝宝出生后患哮喘的可能性大大增加。尤其是在孕期的最后三个月，也就是整个孕晚期，孕妈妈是否吸入花粉类物质，决定着胎宝宝出生后患哮喘的可能。因此，孕妈妈一定要远离鲜花，婉言谢绝亲朋的好意，不要随意靠近或闻花草的气味，家中如有养花，最好暂时移走，与孕妈妈彻底隔离，尤其对于有花粉过敏的孕妈妈更应如此。此外，孕妈妈出行最好也戴上口罩。

(8) 布置婴儿房时注意照明设计

不少爸妈已经开始布置婴儿房了。婴儿房的设计中最重要的一点就是照明问题。只有舒适、充足的光源才能让宝宝的房间温暖而有安全感，有助于消除宝宝初生时天生的恐惧感。婴儿房的全面照明度要高，但要确保不会刺激到宝宝的视力。最好采用多光源组合设计，将天花板的吊灯、壁灯和台灯组合起来，顶棚的照明灯要足够亮，壁灯和台灯则要够柔和。可以设置几个低瓦数的小射灯，使角度可任意调转，将灯光打在墙面上，不直接对准宝宝的眼睛。款式上面可以多选择卡通造型，增加婴儿房的童趣。还可以购买一些花朵、星星、月亮造型的塑料壁挂灯，造型可爱，价格适中，灯面有密密的细孔，令灯光可以分散且自然地为婴儿房提

供光源。

(9) 在孕晚期，室内的色调会让孕妈妈感到不适

在孕晚期，孕妈妈对色彩会产生更多的视觉敏感，出现瞳孔放大、血压升高、脉搏加快、兴奋等症状，易使胎宝宝变得躁动不安，有导致早产的可能。尤其是当孕妈妈在卧室或客厅整天面对大面积的黑色、鲜亮的大红色等颜色时，更是如此。因此孕妈妈卧室的颜色应尽量柔和舒适，不可过于饱和，其中淡绿色和淡紫色是最好的选择，它们不会对孕妈妈的感官造成过多刺激，还能使孕妈妈产生一种特殊的愉悦心情，改善心烦意乱和神经衰弱的状况。但是，孕妈妈也要注意，此时不是更换居室色调的最佳时机，否则装修污染会对母婴健康造成极大损害。孕妈妈可以更换到色调更为柔和的房间，或者尽量在室内多张贴一些婴儿的海报，遮掩住墙壁的颜色。

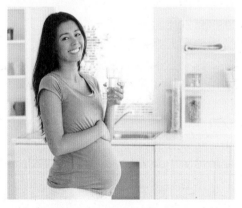

孕妈妈在生活空间的色调选择上，要以清爽柔和为主。

(10) 孕晚期要停止性生活

进入孕晚期，孕妈妈的身体变得越来越敏感，如果这时进行性生活，只要准爸爸的动作稍猛或用力稍大，就极可能导致胎膜早破，使羊水大量流出，使胎宝宝发生宫内缺氧或窘迫；还会发生宫内感染，影响胎宝宝的智力及身体发育。此外，还有可能导致更为危险的脐带脱垂，造成早产或胎死宫内。

因此，在整个孕晚期，孕妈妈和准爸爸最好像孕早期那样，停止性生活。如果一定要进行性生活，次数也不能频繁，以每周最多 1 次为宜；性生活进行的时间也不宜过长，最好不要超过 5 分钟；准爸爸的动作必须轻柔，避免机械性的反复刺激或刺激孕妈妈的敏感部位；还要注意体位，最好采用准爸爸从背后抱住孕妈妈的侧卧式，并且一定要戴上避孕套。需要注意的是，在整个孕 10 月，由于子宫口张开，使胎宝宝受到细菌侵袭的可能性空前加大，因此要绝对禁止性生活。

(11) 孕妈妈不要使用护垫

在孕晚期，阴道分泌物持续增多，而且还容易发生漏尿的现象，对此，有的孕妈妈开始使用护垫。这是非常不正确的。护垫因为厚度的问题，吸水性较差，而且更重要的是，护垫的透气性不好，非常不舒适，容易导致孕妈妈患上阴道炎，平添更多的烦恼，还容易对胎宝宝产生不利影响。对此，孕妈妈可以在内裤中垫一些消毒卫生纸，并注意及时更换即可。

(12) 不要穿袜口太紧的袜子

由于子宫的压迫，孕妈妈会逐渐

发生腿部静脉曲张的现象。尤其到了孕晚期，静脉曲张和水肿的现象越发严重，使部分孕妈妈的小腿"青筋"暴出。这时，孕妈妈要注意，无论是长裤还是短裤，一定不要穿着袜口过紧的袜子，否则会使血流不畅，加重静脉曲张和水肿，使孕妈妈更容易出现行动不便、血压升高、易疲劳、腿部疼痛等问题。

(13) 如何改善孕晚期睡眠障碍?

到了孕晚期，即使是孕早期睡眠很好的孕妈妈也会受到失眠的困扰。许多孕妈妈由于多种原因而无法安眠，要针对不同因素导致的睡眠困扰采取不同的对策。

首先，激素水平的改变是导致孕妈妈出现睡眠障碍的原因之一。体内激素的改变会使孕妈妈在精神上和心理上都比较敏感，对压力的耐受性降低，导致忧郁和失眠的发生。此时，学会压力转换，自我进行心理的调适以及家人的关怀对于稳定孕妈妈情绪十分重要。孕妈妈应学会给自己心理减压，也可以参加准父母学习班，与班上的孕妈妈、老师交流。

其次，腹部增大、胎动频繁、腰背疼痛等也可能导致孕妈妈出现睡眠障碍。这时，医生大多建议孕妈妈采取左侧卧位睡眠，实际上没有一个人能够一夜保持一个姿势睡眠，孕妈妈不必这样严格要求自己，只要避免仰卧位睡眠就可以了。左右侧交替侧卧，可以缓解背部的压力。另外，将枕头放在腰部下方或夹在两腿中间会舒服些，将被子、摞起来的枕头垫在背后也会减轻背部的压力。现在母婴用品市场上有不少孕妈妈专用枕，可以向医生咨询后再挑选适合自己的类型。

此外，孕晚期生理变化，如尿频、气短、多梦等也会导致孕妈妈出现睡眠障碍。这时，除了注意饮食外，还应做到睡前不要做剧烈运动，应该放松一下神经，可以冲一个温水澡，喝一杯热牛奶；养成有规律的睡眠习惯，早起早睡；如果辗转反侧不能入睡，可以听听音乐、看看书，感觉疲劳就容易入睡了，第二天再午睡以补充睡眠。

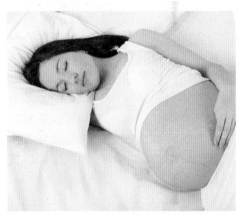

孕妈妈应该为自己塑造一个优质的睡眠环境。

(14) 孕妈妈用枕头有讲究

进入孕晚期，孕妈妈的睡眠质量普遍下降了，这时枕头的好坏就变得尤为重要。孕妈妈不能使用又旧又脏的枕头，要及时清洗或更换，否则很容易滋生霉菌和螨虫，进而引发呼吸道疾病或者过敏。而高度不合适的枕头则会压迫颈椎，影响睡眠质量。枕头的高度如前文所说，应控制在10厘米左右。如果孕妈妈的枕头出现了如下状况，就应该立即更换。

❶ 在身体没有不适的情况下，起床后常常感到颈部酸胀发麻。

❷ 枕头已经失去了弹性，需要经常或长时间拍打，才能使其恢复一些弹性。

❸ 在拍打过后，很容易再次失去弹性。

❹ 出现凹凸不平和结块的现象。

❺ 填充物有类似受潮的异味。

(15) 进行心理调适很有必要

孕晚期孕妈妈各种负面情绪的发生率依次为情绪不稳定、紧张焦虑、易哭、心悸不安、忧郁、易激惹。

孕晚期认知障碍问题的发生率依次为生活空虚、自责、猜疑等。其他还有性兴趣减退、能力减退、思考困难、兴趣丧失、决断困难，以上各项内容绝大部分与产后抑郁的发生有关。孕晚期过度焦虑不但可以影响胎儿的生长发育，也会使一些孕期并发症的发生率增加，如妊娠期高血压综合征、早产等。

孕晚期应注意孕妈妈情绪、认知和态度等方面的变化，及时给予心理咨询并通过生物肌电反馈仪进行心理干预。对她们提供有关妊娠、分娩的知识，改善她们的认知方式，恢复自我认知能力，调动其主观能动性，以更好地适应环境，保持身心的健康和谐。

(16) 别让情绪影响胎宝宝

孕妈妈恶劣情绪究竟会对胎宝宝起到怎样的影响，影响到底有多大，看看这样一个真实的案例吧。在日本，有一位高龄孕妈妈，在如愿以偿怀上宝宝后，当她第一次从超声波图像中看到自己宝宝模样的时候，激动地哭了。在她哭的时候，医生从图像中看到了这样的画面，随着妈妈的哭泣，胎宝宝从一开始的蠕动，突然变得心跳加速起来，动作幅度越来越大，频率越来越快，头部、胸部和腹部相继开始抽动，并伴随轻微的痉挛，随后全身都抽搐起来。

这就是母婴之间的特殊联系，孕妈妈如果情绪激动或失控，就会通过内分泌的变化传导给胎宝宝，使他发生一系列的反常举动，影响他的正常生长发育状态和健康。因此在孕晚期，孕妈妈一定要努力克制自己的情绪，找到最适合自己的疏导和排遣方式，为胎宝宝创造最后的舒适家园。

(17) 克服孕晚期的焦虑情绪

进入孕晚期，孕妈妈最容易出现的问题就是孕晚期焦虑，总会担心将来的分娩是否能够顺利完成，自己生出的宝宝是否健康等。对此，孕妈妈一定要放宽心，以免在孕期的最后阶段，因过多的不良情绪对胎宝宝造成影响，导致功亏一篑。孕妈妈要正视自己即将面临的分娩，多进行自我鼓励和心理调适，多看孕产育儿类的书籍，让自己储备更多的知识，掌握遇到各种问题时的解决办法，懂得越多就能更多地减少对未知的恐惧。孕妈妈要告诉自己，船到桥头自然直，那么多妈妈都能顺利生产，为什么自己不能。而且，只要孕妈妈选择正规的大型医院进行分娩，那里技术设备先进，产科医生和护士都有着丰富的接生经验，而且会有好几位医护人员指导、监控和陪伴孕妈妈度过整个分娩过程，因此发生危险的可能性非常小。对于胎宝宝，只要孕妈妈在整个孕期都坚持做好产前检查工作，而且胎宝宝也没有出现过重大的问题，孕妈妈就完全可以放心，自己的宝宝出生后一定是最健康、最活泼的那一个。

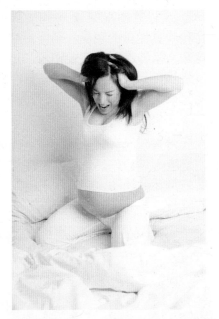

孕妈妈要以开朗、乐观的心情面对分娩，避免产生焦虑情绪。

(18) 为母乳喂养做好准备

如果你已经决定要用自己的乳汁喂养宝宝，那么为了能让母乳喂养顺利开始，从怀孕开始你就应为产后母乳喂养做好各方面的准备。这就要求孕妈妈不仅要有足够的关于哺乳的知识、经验的储备，还要有坚强的心理准备，在母乳喂养开始后，即便遇到困难也要努力坚持下去。

❶ 清洁乳房

在怀孕期间，乳房上皮脂腺的分泌增加，乳晕上的汗腺也随之肥大，乳头变得柔软，而汗腺与皮脂腺分泌物的增加也使皮肤表面酸化，导致角质层被软化。因此，孕期孕妈妈宜每天对乳房进行清洁。保持乳房局部的卫生，最好选择温开水擦洗。如果乳头结痂难以除掉，可以先涂抹一些植物油，待结痂软化后再用清水清洗干净。

❷ 做好日常营养储备

在整个孕期和哺乳期，孕妈妈都需要摄入足够的营养，多吃含丰富蛋白质、维生素和矿物质类的食物，特别是豆制品，因为其蛋白质、矿物质和维生素成分高，更重要的是异黄酮有调节雌激素的作用，有助母乳分泌，为产后泌乳做准备。此外要多吃水果蔬菜，保证营养并排毒。

❸ 定期检查身体健康

孕妈妈还要定期进行产前检查，发现问题及时纠正，以保证妊娠期身体健康及顺利分娩，这也是妈妈产后能够分泌充足乳汁的重要前提。

❹ 按摩乳房

在孕晚期，孕妈妈要经常按摩乳房，促使分娩后乳液产生，并能使乳腺管通畅，有利于产后哺乳。在按摩前，可先用热毛巾对乳房进行热敷，以软化因乳腺增大出现的肿块，使乳房按摩达到更好的效果。然后用两手拇指和食指自乳房根部向乳头方向按摩，每日2次，每次20下。也可用钝齿的木头梳子，自乳房根部向乳头轻轻梳理。

⑤ 学习喂养知识

专家认为，孕妈妈从怀孕开始就应主动学习有关母乳喂养的基本知识，收集有关的信息，认识哺乳是人类的本能之一，是哺乳类动物繁衍生息过程中重要的生物学活动，几乎每个健康的妈妈都可以完成哺育宝宝的任务。

胎教

进入孕晚期，此时胎宝宝已经基本发育完全，可以应用的胎教的方法有很多。

坚持胎教

怀孕晚期，孕妈妈的身体变得越来越沉重笨拙，导致许多孕妈妈因此而放弃孕晚期的胎教训练。这样不仅影响前期训练对胎儿的效果，而且影响孕妈妈的身心健康，从而会影响到生产。胎教的方法很多，从始至终坚持才是关键。我们有理由相信，每位父母都会为了自己的孩子付出爱、耐心与时间，别人能做到的事情，你们也一定能做到。

孕妈妈在孕晚期最好不要轻易放弃自己的运动方式以及对胎儿的胎教训练。因为，适当的运动可以给胎儿躯体和前庭感觉系统自然的刺激，可以促进胎儿的运动平衡功能。为了巩固胎儿在孕早期、孕中期对各种刺激已形成的条件反射，孕晚期更应坚持各项胎教内容。

美育胎教

到了这个月份，胎儿初步的意识萌动已经建立，所以，对胎儿心智发展的训练可以较抽象、较立体的美育胎教法为主。美育胎教要求孕妈妈通过看、听、体会生活中一切美的事物，将自己对美的感受通过神经传导输送给胎儿。

看，主要是指阅读一些优秀的作品和欣赏优美的图画。孕妈妈在阅读这些文学作品时一定要边看、边思考，强化自己对美的感受，这样胎儿才能受益。

听，主要是指听音乐，这时孕妈妈在欣赏音乐时，可选择一些主题鲜明、意境饱满的作品，它们能促使人们美好情怀的涌动，也有利于胎儿的心智成长。

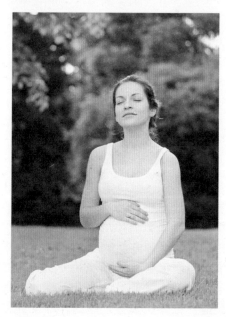

孕妈妈因自然之美产生的感受，也能传达给胎宝宝。

体会，指贯穿看、听活动中的一切感受和领悟。孕妈妈在这个阶段也要适度走动，可到空气质量较好的大自然中去欣赏大自然的美景。孕妈妈通过欣赏美丽的景色从而产生出美好的情怀也能让胎儿得到美的感受，这样也是一种不错的胎教。

环境胎教

良好的环境不仅可以使孕妈妈心情舒畅、身心放松，而且能促进胎儿的成长发育。

(1) 美化居室环境

居室环境对于孕妈妈是非常重要的，最基本的要求是要使居室整洁雅观。孕妈妈可以购买一些精美的装饰品、喂养一些漂亮的小鱼等，这些都能够陶冶孕妈妈的情操。

其次，可以在居室的墙壁上悬挂一些活泼可爱的婴幼儿画片或照片，他们可爱的形象会使孕妈妈产生许多美好的遐想，形成良好的心理状态。或悬挂一些景象壮观的油画，它不仅能增加居室的自然色彩，而且能使人的视野开阔。还可以在居室悬挂一些清秀隽永的书法作品，时时欣赏，以陶冶性情。

因为书法作品的内容常常是令人深思的名句，从中不仅能欣赏字体的美，更能感到有一种使人健康向上、给人以鼓舞和力量的作用在时时激励自己。另外，可以对居室进行绿化装饰，且应以轻松、温柔的格调为主，不宜大红大紫，花香也不宜太浓。孕妈妈处在温柔雅致的房屋里，一定会有舒适轻松的感觉。

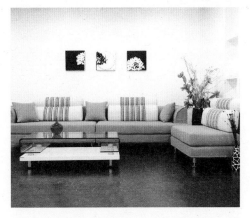

孕妈妈处在温柔雅致的居住空间里，情绪较容易维持稳定。

(2) 感受室外美丽的风光

孕妈妈如果一味地在屋里闷着，对自身的身心和胎儿的生长都是不利的。所以，孕妈妈要经常到空气清新、风景秀丽的地方游览，多看看美丽的花草，以调节情趣，这样可使孕妈妈心情舒畅，体内各系统功能处于最佳状态，也使胎儿处于最佳的生长环境。

胎教方案

(1) 情绪胎教：两个人的"找茬"游戏

在孕晚期，孕妈妈需要更多地进行卧床休息，加上情绪有可能较为紧张和忧虑，此时迫切需要一种既能缓解心情、分散精力，又能作为胎教手段的方法。那就带着胎宝宝玩一玩经典的找茬游戏吧。所谓"找茬游戏"，是指寻找两幅看似相同图画中的不同之处，并尽量找全。孕妈妈最好选择印在书上的找茬游戏，避免电脑和手机的辐射污染，图画内容的选择也要尽量简单，最好是色彩明亮、主题积极的图画，孕妈妈玩起这样的游戏，才能既不感到疲惫，又兴趣盎然。此外，通过这样的胎教方式，还能活跃孕妈妈的大脑，从而带动胎宝宝的大脑运转，让宝宝出生后更聪明。

(2) 情绪胎教：玩玩数独

数独的游戏规则是这样的，游戏要在一个9×9的方格内进行，这个大方格又被分成9个3×3的小区域，要使每个区域、每一大行、每一大列中，都是1~9这9个数字，不能重复，也就是说，每个数字在每一个区域、每一大行、每一大列中只能出现一次，而且每个格子只允许填入1个数字。

数独游戏有着极强的趣味性和益智作用，能帮助孕妈妈开动脑筋，充分锻炼逻辑推算能力，从而对胎宝宝的智力发育产生良性刺激，促进他的大脑神经和细胞的发育。通过数独游戏，孕妈妈还能获得极大的满足感和自信，暂时忘记不适感，给孕妈妈带来更多感官上的愉悦。不过，孕妈妈也要注意，玩数独不可上瘾，不能占据太多的时间，不能影响正常的生活起居，否则不如不玩。

(3) 情绪胎教：玩玩智力游戏

前文提到过，孕妈妈在孕期不能让自己的大脑处于停滞状态，否则不能更好地促进胎宝宝脑神经和脑细胞的发育。因此，孕妈妈要勤动脑，不如先做一做爱因斯坦那道著名的谜题。即便孕妈妈曾经做过，也不一定记得思考过程和答案了，不妨再做一遍。这道题是这样出的：

有一排相互毗邻的房子，一共五间，每一间房子的颜色都不同。在这些房子里住着五个不同国籍的人，每个人喂养了不同的动物，喜欢不同的饮料，抽不同的雪茄。

英国人住在红色房子里。瑞典人养狗。丹麦人喜欢喝茶。绿色的房子在白色房子的左边。绿色房子的主人喜欢喝咖啡。抽"PallMall"牌雪茄的人养鸟。黄色房子的主人抽"Dunhill"牌雪茄。住在中间房子的人喜欢喝牛奶。挪威人住在第一间房子里。抽"Blends"牌雪茄的人住在养猫的人隔壁。养马的人住在抽"Dunhill"牌雪茄的人隔壁。抽"BlueMaster"牌雪茄的人喜欢喝啤酒。德国人抽"Prince"牌雪茄。挪威人住在蓝色房子的隔壁。抽"Blends"牌雪茄的人有一个喜欢喝水的邻居。最后请问，谁养鱼？

（答案见 P337）

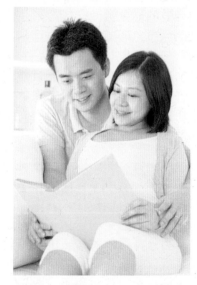

孕妈妈可与准爸爸或家人一起玩智力游戏，增添胎教的丰富性。

(4) 语言胎教：爸爸小时候什么样儿

想要争取更多胎教机会的准爸爸，不如和胎宝宝聊一聊自己的童年。给孕妈妈和胎宝宝看看自己小时候的照片，让宝宝看看爸爸刚出生时的模样。再讲一讲自己小时候的趣事，曾经多么调皮，或者多么听话，都干过些什么鬼灵精怪的事情，有过什么有意思的糗事，或者有哪些值得骄傲的回忆，等等。

孕妈妈也可以参与进来，对比准爸爸的童年经历，孕妈妈也可以讲讲自己小时候，在爸爸不乖的时候，妈妈是多么的懂事，在爸爸调皮捣蛋的时候，妈妈又是如何的乖巧文静；又或者，妈妈比爸爸的淘气有过之而无不及。通过这样的家庭对话，孕妈妈一定是兴趣盎然又感到身心愉悦的，这样能让胎宝宝也跟着快乐起来，听得"不亦乐乎"。

(5) 影音胎教：《天鹅湖》——你在我肚里跳舞了吗?

《天鹅湖》是俄罗斯著名作曲家柴可夫斯基所创作的一首芭蕾舞曲，后被搬上了歌剧院的舞台，成为世界上最著名的芭蕾舞剧。孕妈妈带着胎宝宝徜徉在美丽纯洁的乐曲声中，欣赏着芭蕾舞演员们优雅动人的舞姿，那种美好的双重艺术熏陶，能对胎宝宝产生深远的影响。一边欣赏，孕妈妈也可以想象一下此刻胎宝宝在自己腹中的样子，他是不是也激动地随着律动正翩翩起舞呢，一会儿扬起小胳膊，一会儿伸伸小脚丫，也可想象成与电视里的舞蹈演员们一样，能够灵活轻快地舞动起来。想到他可爱、笨拙的样子，孕妈妈是不是已经陶醉其中了呢?

(6) 语言胎教：朗朗上口的小童谣

童谣在我国有着悠久的历史，最早始于《诗经》。所谓童谣，就是指传唱于儿童之口的没有乐谱和音节的简短的歌谣。童谣的种类繁多，有摇篮曲、游戏歌、数数歌、问答歌、连锁调、绕口令、颠倒歌、字头歌和谜语歌等。那么从现在起，孕妈妈就每天给胎宝宝念一首朗朗上口的童谣吧。比如:

- 山羊上山，山碰山羊角; 水牛下水，水没水牛腰。

- 编、编、编花篮儿，花篮里面有小孩儿，小孩儿的名字叫花篮儿。

- 水牛儿，水牛儿，先出犄角后出头，你爹你妈给你买了烧羊肉，你要不吃，全让老猫给你叼走了，喔!

- 奔儿头，奔儿头，下雨不发愁，人家打雨伞，他打大奔儿头。

- 二月二，接宝贝儿，接不着，掉眼泪儿。

- 小白兔，白又白，两只耳朵竖起来，爱吃萝卜爱吃菜，蹦蹦跳跳真可爱。

- 小皮球，架脚踢，马莲开花二十一，二五六，二五七，二八二九三十一，三五六，三五七，三八三九四十一……

- 三轮车，跑得快，上面坐着个老太太，要五毛，给一块，你说奇怪不奇怪。

- 一个蛤蟆一张嘴，两只眼睛四条腿，扑通一声跳下水。两个蛤蟆两张嘴，四只眼睛八条腿，扑通，扑通，跳下水……

- 我们都是木头人，一不许哭，二不许笑，三不许漏出大门牙，看谁的立场最坚定。

- 摇，摇，摇，摇到外婆桥。外婆对我笑，叫我好宝宝。糖一包，果一包，吃完饼儿还有糕。

- 排排坐，吃果果，幼儿园里朋友多。你一个，我一个，大的分给你，小的留给我。

- 新年到，放鞭炮，噼噼啪啪真热闹。耍龙灯，踩高跷，包饺子，蒸甜糕，奶奶笑得直揉眼，爷爷乐得胡子翘。

- 一二三四五，上山打老虎，老虎没打到，打到小松鼠，松鼠有几只，一二三四五。

- 拉大锯，扯大锯，姥姥家里唱大戏。接姑娘，请女婿，就是不让冬冬去。不让去，也得去，骑着小车赶上去。

- 一二三，爬上山，四五六，翻跟头，七八九，拍皮球，张开两只手，十个手指头。

- 小青蛙，叫呱呱，捉害虫，保庄稼，我们大家都爱它。

- 什么好？公鸡好，公鸡喔喔起得早。什么好？小鸭好，小鸭呷呷爱洗澡。什么好？小羊好，小羊细细吃青草。什么好？小兔好，小兔玩耍不吵闹。

- 从前有座山，山里有个庙，庙里有个锅，锅里有个盆儿，盆里有个碗儿，碗里有个碟儿，碟里有个勺儿，勺里有个豆儿，我吃了，你馋了，我的故事讲完了。

- 一九二九不出手，三九四九冰上走。五九六九，抬头看柳，七九河开，八九雁来，九九加一九，耕牛遍地走。

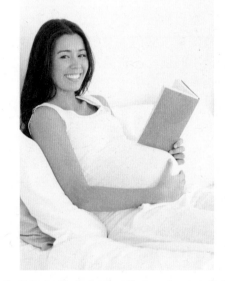

孕妈妈如果对童谣不熟悉，也可从书中找资料来给宝宝胎教。

(7)知识胎教：学汉字

在学习过数字字母、拼音之后，孕妈妈可以开始教胎宝宝学汉字了。可以从笔画数最少又具有较为简单含义的汉字开始教起，如"一""二""十""人""儿""力"等。孕妈妈当然还是要先制作教学卡片，然后再按照前文中介绍的，反复将形象印入脑中、反复念出发音、脑中反复临摹写法、脑中联想搜集形似事物的方法，进行汉字胎教教学。

(8)知识胎教：认识图形

在学习数字、字母、拼音和汉字的同时，孕妈妈可以让胎宝宝认识一些简单的图形了，如正方形、长方形、圆形、半圆形、三角形、梯形、菱形、扇形、心形、星形等平面图形，以及正方体、长方体、球形等立体图形。首先，孕妈妈还是要制作教学卡片，并为各种图形上色，如果孕妈妈认为立体图形不易绘制，也可从网上下载图片、用电脑软件绘制，或直接购买现成的教学图片。开始教学时，孕妈妈还是要按照前文中介绍的，首先反复将图形及其轮廓特征印入脑中，再反复念出这个图形的名称，并在脑中反复临摹图形的轮廓，最后开始在脑中联想搜集形似该图形的事物。其中，最后的紧密联系生活实际，是最为重要的。

胎教策略

(1)看电视不是胎教

有的孕妈妈会认为，电视中的信息集中、信息量大，能够从中了解很多事物，因此带着胎宝宝看电视，不是正好有利于胎教吗？这种想法是不正确的，看电视绝不属于胎教。这是因为胎教只能采取信息量少、较为简单、反复重复的教学方法，否则不但达不到胎教效果，还会因过多的信息量、声波和明暗变化，而使胎宝宝在宫内受到很大影响。此外，电视作为电磁辐射源，会污染室内环境，对孕妈妈和胎宝宝的健康不利。因此，看电视不但不能成为胎教的方式之一，孕妈妈还应少看电视。

(2)抓住时机，加强胎教效果

进入孕晚期，胎宝宝的感官能力越来越接近出生后的婴儿，还具备了记忆力。因此，孕妈妈要抓住这个进行胎教的最佳时机，不断重复每种胎教中的同一种刺激方法，让胎宝宝对这些胎教内容更加熟悉，使这些信息能够逐渐进入他的记忆系统，在他出生后进行胎教巩固时，就能得到事半功倍的效果。比如，语言胎教反复给胎宝宝朗诵固定的1～2篇故事，音乐胎教则每天都播放同一首歌曲，美术胎教每天都品味同一幅世界名画，知识胎教每天都学习0～9十个数字，等等，重复周期以周为单位，本周重复这一套胎教内容，下周就换另一套。通过这样的办法，不断地强化胎教效果，促进胎宝宝的大脑发育，从而使他在出生后，能够比别的宝宝更快掌握更多的知识，具备更多的艺术天赋，或思维更加灵活。

玩玩智力游戏页答案：

挪威人住在黄色房子里，抽"Dunhill"牌雪茄，爱喝水，养猫。

丹麦人住在蓝色房子里，抽"Blends"牌雪茄，爱喝茶，养马。

英国人住在红色房子里，抽"PallMall"牌雪茄，爱喝牛奶，养鸟。

德国人住在绿色房子里，抽"Prince"牌雪茄，爱喝咖啡，养鱼。

瑞典人住在白色房子里，抽"BlueMaster"牌雪茄，爱喝啤酒，养狗。

孕妈妈的阳光"孕"动

越来越接近分娩时刻了，让我们赶快来瞧瞧孕妈妈可以进行哪些运动。

瑜伽

在孕中晚期进行瑜伽运动，可以增强孕妈妈的体力和肌肉张力，增强身体的平衡感，提高整个肌肉组织的柔韧度和灵活度，使顺产的概率增加，还可以减轻痛苦，但运动量需要视孕妈妈的身体状态决定。

蹲式二式

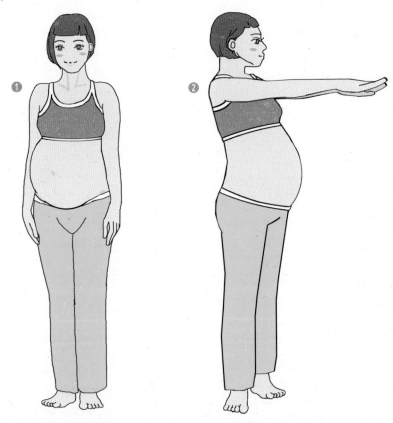

❶ 直立，两脚并拢，两手掌心向内，自然下垂。

❷ 吸气，双手前平举，再将双腿左右稍稍分开。

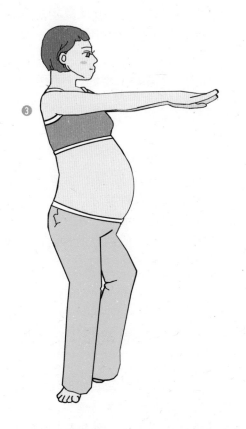 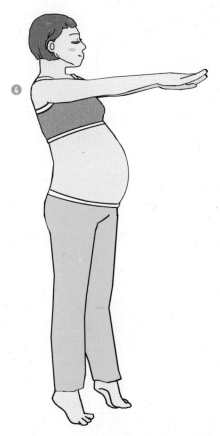

❸ 呼气，双膝左右分开向下蹲，保持 3 ~ 5 个呼吸；再吸气时，用股四头肌的力量，慢慢站立起来。

❹ 呼气再吸气时，踮起脚尖，腰背挺直，保持 3 ~ 5 个呼吸；再呼气时，恢复到起始姿势，稍作休息。

功效

此式对于孕妇来说是一个极好的练习，能加强双踝、双膝、两大腿内侧和子宫肌肉强度，增强髋部肌肉的弹性，有利于顺产。

安全提示

孕妇在练习此姿势时，一定要保持身体平衡，并根据个人情况决定下蹲的程度。

后仰式

❶ 腰背挺直，坐于垫子上。弯曲双腿踩在垫子上，双手十指相扣抱住膝盖。

❷ 将双手放在臀部后方，指尖朝后支撑住身体。

❸ 吸气，身体向后仰，头自然下垂，保持 3 ~ 5 个呼吸。再呼气时，恢复到起始姿势，稍作休息。

功效

此练习可以增强脊柱神经活力，使其更灵活；可以伸展肠胃，减轻便秘；还可以调节甲状腺，放松肩部和颈部肌肉，舒展胸部。

安全提示

孕妇向后仰时，一定要动作缓慢，不要屏息。

孕妇体操

妊娠期间，坚持进行孕妇体操的练习，也是孕妈妈锻炼身体、补充能量的极佳方式。每天练习一会儿孕妇体操，有助于孕妈妈活动关节，锻炼肌肉，使孕妈妈感到周身轻松，精力充沛。同时可缓解因孕期中姿势失去平衡而引起身体某些部位的不舒服感，使身体以柔韧而健壮的状态进入分娩那一刻。

做操最好安排在早晨和傍晚，做操前一般不宜进食，最好是空腹进行，锻炼结束后 30 分钟再吃东西。如果感到腹饥，可以在锻炼前 1 小时吃一些清淡的食物。

脚部运动

❶ 锻炼脚踝和腿部肌肉的运动。坐在椅子上，然后把脚底贴在地板上面。

❷ 贴近脚后跟，然后反复地抬起或放松脚尖。用同样的方法，重复练习 10 ~ 20 次。

❸ 在椅子上面跷二郎腿，然后反复地弯曲或伸直脚踝。用同样的方法，每天重复练习 10 ~ 20 次。

腰部、肩部运动

以肩宽分开双脚，并用双手叉腰，然后向左右拧身体。用同样的方法，左右交替地练习 20 次左右。该运动能锻炼肩部肌肉，而且能促进腰部周围的血液循环。

减轻不适的孕期小运动

进入孕 8 月，孕妈妈肚子明显增大，行动笨重，很容易疲劳。此时的运动是非常重要的，既可以使胎儿呼吸到新鲜空气，又可以使孕妈妈锻炼腹部和盆腔的肌肉，有助于将来的顺利分娩。这一时期，孕妈妈虽应适当减少运动量，但仍应做些力所能及的运动。

到了孕晚期，诸多不适困扰着孕妈妈，疲惫感无以复加，不如尝试着放下正在做的事情，起身做一做这样几个简单的小运动，能够有效缓解身体的各种疲劳。

减轻“腹”重

孕妈妈保持直立站姿，挺胸抬头，缓缓将肩胛骨向背后收起并下移，停留 10 秒钟，如此重复 2 ~ 3 次。

改善颈部疼痛

孕妈妈保持直立站姿，挺胸抬头，慢慢将头部向身体左侧下放，使左耳尽量贴近左肩，再缓慢使头回到原位，再将头向身体右侧做相同动作。左右为一组，做 2 ~ 3 组。

缓解肩痛

孕妈妈依旧保持直立站姿，挺胸抬头，将两肩向上耸起，尽量贴近耳朵，保持住，停留 10 秒钟，再缓缓放松下来，回到原位。重复此动作 2 ~ 3 次。

臀位纠正

怀孕 7 个月之前，由于胎儿较小，羊水量相对较多，因而胎位常不固定，此时若为臀位，可不必处理，多数均能自然转为头位。但若到了孕 8 月，胎儿仍为臀位，就应予以纠正，从而降低发生胎膜早破、脐带脱垂及臀位分娩的风险。

纠正臀位最常用又比较安全的方法是采用膝胸卧位。操作方法是，让孕妈妈跪在硬板床上，双上肢及胸部紧贴床垫，臀部抬高，大腿与床面垂直。这样便可使胎儿臀部从骨盆中退出，并可借助胎儿重心的改变，促使胎儿从臀位转为头位。每日进行 2 次，每次 15 分钟，可安排在清晨或晚上进行，事前应解小便，并松解腰带。通常可在 1 ~ 2 周见效。

膝胸卧位对于肥胖或有高血压的孕妈妈来说仍是个不小的负担，国外有学者提出采用臀高头低位也同样可以达到纠正臀位的目的。在睡眠时，将臀部垫高，这种体位不会使孕妈妈感到太多的不适，更体现了人性化的关怀。

采用上述方法不能纠正的臀位，也不必勉强地进行纠正。胎儿臀位的孕妈妈要避免负重及节制性生活，以防胎膜早破；在破膜后要平卧，防止脐带脱垂。

消除腰背痛

在孕期的最后 3 个月，孕妈妈常会出现腰背痛。这是因为随着胎儿长大，孕妈妈的脊柱弯曲度增加，改变了怀孕女性的身体重心，为了让身体重新获得平衡，只能将身体后倾，而这种姿势会加重腰背部的韧带和脊柱的负荷，导致腰背痛。

当孕妈妈出现腰背痛时，可以尝试运动一下来缓解。

❶ 消除腰痛

端坐在椅子上，腰背挺直，双腿分开，左手扶住椅背，右手扶住右膝，身体向左侧扭转，保持 3 秒钟，换边练习。重复练习 3 ~ 4 次。

❷ 消除背痛

站姿，双腿分开，两手抓住椅背，屈膝，目视前方，一边吐气一边提臀，从下往上，依次向前弯曲腰、背、头。

孕妈妈应该根据自己的状况，进行适合自己的运动，因为妊娠造成的不适会减轻许多，也可以通过锻炼使自己身心愉快。怀孕时期若能适当地运动，对于孕妈妈大有帮助，可改善血液循环及不舒服的症状。到了怀孕后期，适当的运动对于分娩也有所帮助。

孕期 9 月

进入孕 9 月，孕妈妈到了怀孕过程中最为烦恼的时候，赶快来看看有什么需要注意的事项！

孕期 9 月注意事项

孕妈妈到了孕 9 月，腹部还在向前挺进，加之身体变得更为沉重，所以孕妈妈行动笨拙，有时一不小心就引发身体疼痛等不适。孕妈妈必须做好各方面充分的准备以及保健工作。因为在最后的"胜利"没有到来之前，孕妈妈的一举一动都涉及胎儿的安全。因此，走好妊娠这最后一段路程，避免意外发生，不仅需要配合医护人员的工作，更要做好自我保健。

准爸爸注意要点

此时宝宝发育已经基本成熟，在为出生做最后的准备了，孕妈妈的肚子已经相当沉重。为了做好保护工作，这个月准爸爸必须做好以下注意事项。

(1) 准爸爸注意事项一

每天陪妻子散步、爬楼梯，为分娩做准备。

(2) 准爸爸注意事项二

与妻子一起学习有关分娩、产后护理及新生儿的知识，做好科学育儿的准备。

(3) 准爸爸注意事项三

提前为妻子准备好分娩的必需用品。

(4) 准爸爸注意事项四

送妻子一些礼物，给妻子增添喜悦，增强她的信心。

(5) 准爸爸注意事项五

这个时期，应该禁止性生活。

(6) 准爸爸注意事项六

这是孕妈妈最受累和最寂寞的时期，情绪也容易起伏不定，尤其是对分娩的焦虑，经常感到不开心，因此，丈夫要对妻子更加呵护体贴，甚至主动准备宝宝的物品，让孕妈妈感受到另一半对新生命的用心，舒缓即将分娩的压力。

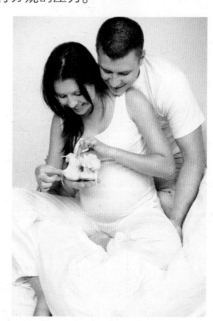

准爸爸可以与孕妈妈共同准备宝宝的物品，来转移妻子对于分娩的焦虑。

(7) 准爸爸注意事项七

进入孕9月，孕妈妈即将临盆，宝宝就要出世了，准爸爸这时该做点儿什么呢？那就是把房间重新整理、收拾一遍，尤其是宝宝的婴儿房，要提前将各项用具准备齐全。还要把所有的房间，尤其是孕妈妈和宝宝的卧室清扫干净，消除各种卫生隐患，如蟑螂、蚂蚁、细菌等，定期清洗被褥和衣物则自不必说，一定要为孕妈妈打造一个无菌的待产和产后环境。

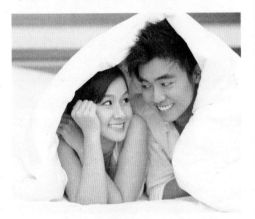

一个舒适的睡眠环境，可以让孕妈妈安心地待产。

(8) 准爸爸注意事项八

在孕9月，即将临盆的孕妈妈肚子越发沉重，尤其是在睡觉的时候，想要翻个身都很困难，很容易影响睡眠质量。此时准爸爸要尽量体贴孕妈妈，牺牲一下自己的睡眠，让孕妈妈在想要翻身的时候推醒自己，帮助孕妈妈挪动身体和盖好被子，让孕妈妈和胎宝宝都能有个好睡眠。

(9) 准爸爸注意事项九

准爸爸作为家庭的支柱，面临着各方的压力，尤其是在孕妈妈即将

分娩的时期，准爸爸也会和孕妈妈一样，出现焦虑和恐惧情绪，比如担心分娩无法顺利进行，担心孩子不健康，担心即将承担的责任和育儿压力等。对此，准爸爸首先一定要注意不要将自己的不良情绪传染给孕妈妈，要保证孕妈妈的好心情和良好的待产氛围，可以通过与其他家人和朋友的交流进行倾诉；同时还要找到适合自己的宣泄方式，如运动、听音乐、看电影等；多学习分娩、育儿知识，多学习过来人的育儿经验，从中调整自己的看法和心态，克服焦虑情绪。此外，如果准爸爸十分担心孕妈妈在分娩时会发生危急情况，可以先反复熟悉一下从家到医院的路线，算好大概所需的时间，留出堵车和发生各种临时情况的时间，然后再去医院的产科实地感受和了解一下情况，做到心中有数，从而消除自己的疑虑。

准爸爸化身孕妈妈专属营养师

第9个孕月里，孕妈妈的胃部仍会有挤压感，所以每餐可能进食不多。准爸爸要做好孕妈妈的营养补充工作，站好最后一班岗。

(1) 孕晚期每日该摄入多少热量？

进入孕晚期，孕妈妈每日增加约200卡路里的热量即可，相当于1个鸡蛋加1中杯牛奶，或1片面包加1杯酸奶等。孕妈妈还可以根据自己的年龄、身高、体重参考下面这个热量计算公式，计算出在同等条件下一般女性的每日所需热量，在此基础上加上200卡路里，即为孕妈妈在孕晚期每日所需的热量值。

一般女性每日所需热量 = [65.5 + 9.6× 体重（千克）+ 1.9× 身高（厘米）- 4.7× 年龄]× 活动量（活动量大乘以 1.3，活动量小则乘以 1.1）。

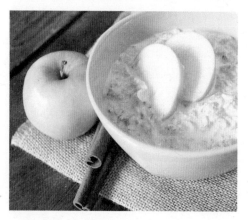

准爸爸可以根据孕妈妈的妊娠所需热量，为她量身打造适合的饮食。

(2) 持续补钙不间断

从 33 周起，胎宝宝将以前所未有的速度开始迅速长大，孕妈妈自然要为他提供足够的钙质。据研究显示，足月胎儿所需的钙质有 80% 都是在孕期的最后 3 个月获得的。如果钙质摄入不足，将导致胎宝宝骨骼和牙齿发育不良、新生儿出牙晚、水肿、惊厥、佝偻病、智力发展缓慢、体弱多病等严重后果。而孕妈妈也会因此出现腿抽筋、腰腿酸痛、骨关节痛、水肿等问题，严重者还可能转为高血压、难产、骨质疏松、软骨症、骨盆畸形、牙齿松动等病症。因此，孕妈妈至少要从 33 周开始加强补钙，每天保证摄入 1500 毫克的钙，如果经检查摄入不足，还可以在医生的指导下服用补钙制剂。

(3) 孕妈妈吃什么可以补铁？

妊娠期需要增加铁摄入量的重要性不亚于钙。足月胎儿肝内储存的铁，可供出生后 6 个月之内用，其中大部分是在母亲妊娠的最后 2 个月内储存。在这 2 个月内，胎儿肝脏以每日 5 毫克的速度储存铁。孕妈妈自己也需要储存一些铁，以便为分娩失血提供所需。我国营养学会建议孕妈妈铁的适宜摄入量为每天 28 毫克。民间常说的"贫血"，大部分都是因为缺铁而引起的。如果孕妈妈摄入的铁不足，就会直接影响到胎儿的生长发育。临床上经常出现的胎儿期贫血与出生时体内铁的储存量有密切关系。如果孕妈妈和乳母的膳食中铁供给不足，就可发生营养性贫血。缺铁性贫血现已成为一个最重要的医学和公共卫生学问题，尽管很少会引起死亡，但它对胎儿的大脑发育以及婴儿的智力发育却会造成影响。

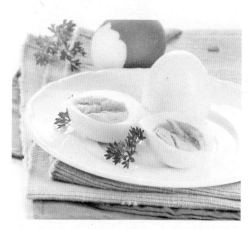

孕妈妈可以食用适量的蛋黄来补充铁。

动物肝脏和血液含铁量很高且是血红素铁，利用率高，可经常选用。膳食中铁的良好来源包括动物肝脏、牛肉、各种动物瘦肉、蛋黄、肾脏、动物血、黄豆、木耳、芝麻酱以及一些含强化铁的食品或饮料。一般蔬菜中含铁量不高，油菜、苋菜、菠菜、韭菜等含铁量虽不低但利用率不高。含铁丰富的食物与含维生素C高的食物同食效果更好。

（4）多补维生素C，降低羊膜早破风险

如果孕妈妈在孕晚期维生素C摄入量不足，则有发生羊膜早破的危险。这是因为维生素C能够使羊膜中胶原组织的构成更加牢固。因此，在整个孕晚期，孕妈妈都要持续补充维生素C，参照前文所提供的富含维生素C食物的列表，多吃这些食物，每天应补充100毫克左右。

（5）补锌可以有助顺产

孕妈妈体内如果含有足量的锌元素，能够保证孕妈妈在分娩时子宫收缩强劲有力，促进自然生产的顺利进行，还能缩短产程。但孕妈妈如果缺乏锌元素，则可能导致子宫收缩乏力，必须依靠助产术，或者改为剖宫产进行生产。在孕晚期，孕妈妈每日需要补充30毫克的锌元素，可以通过食补的方式进行补充。含锌量最丰富的常见食物要数牡蛎，每百克中含有高达71.2毫克的锌，其次依次是扇贝、口蘑、干蘑类食物、干奶酪、山核桃、榛子、松子、章鱼、动物肝脏、牛肉、蛋黄、大麦、腰果、黑豆、鳟鱼、虾仁、黄花菜、豆腐皮、黑米、腐竹、荞麦、蚕豆、黄豆、青豆、羊肉等。除食补外，孕妈妈也可遵照医嘱服用一些补锌制剂，但是也要注意，补锌不可过量，否则会影响孕妈妈对铁元素的吸收。

（6）重点补充膳食纤维

进入孕9月后，便秘的问题会持续地困扰孕妈妈，甚至会使孕妈妈患上痔疮。因此孕妈妈应该在饮食中注意多补充足量的膳食纤维，帮助促进肠道蠕动，缓解便秘的问题。孕妈妈可以适当多吃一些全麦面包、芹菜、胡萝卜、豆芽、花菜、红薯等食物，能够为孕妈妈提供大量的膳食纤维。此外，孕妈妈还要保证适当的户外运动，不要让自己久坐或久站，以免使便秘和痔疮加重。

（7）补充维生素K

维生素K是促进血液正常凝固及骨骼生长的重要维生素，具有防止出血的作用，有"止血功臣"的美称。如果孕妈妈缺乏维生素K，则易导致生产时大出血，而胎宝宝比孕妈妈更容易缺乏这种维生素，易导致出生时或出生后颅内出血、消化道出血、先天性失明、智力发育迟缓等严重后果。那么对于这种孕妈妈普遍较为陌生的维生素，究竟该如何补充呢？深绿色蔬菜及酸奶是日常饮食中含有维

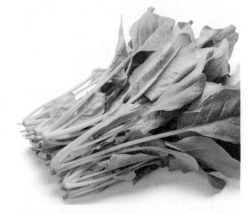

孕妈妈每日需补充深绿色蔬菜，才能摄取足够的维生素K。

生素 K 最多的食物，因此孕妈妈要从孕 9 月开始，每天多吃一些富含维生素 K 的食物，必要时可在医生的指导下每天口服维生素 K 制剂。这样可以预防产后出血及增加母乳中维生素 K 的含量。

(8) 适当增加蛋白质的摄入

在孕 9 月，胎宝宝的体重大幅增长，脑细胞也在迅速增值，需要大量蛋白质的支持，与此同时，胎宝宝也会储存一定的蛋白质在自己体内。因此，孕妈妈应适当增加对蛋白质的摄入，其中动物性蛋白质应占到每日摄入量的三分之二左右。补充足够的蛋白质，不仅能够满足胎宝宝的发育需要，还能使孕妈妈减少难产概率，避免出现孕期贫血、妊娠高血压以及营养缺乏性水肿、产后乳汁分泌不足等病症。孕妈妈每日应比孕中期多摄入 20 ～ 25 克的蛋白质，保证每日摄入 80 ～ 100 克，可以通过多吃鸡蛋、牛奶、黄豆、豆腐、豆腐干、瘦肉等食物进行补充。

(9) 预防感冒的绝佳汤饮

到了孕 9 月，孕妈妈仍要积极预防感冒，避免接触患感冒的家庭成员使用过的碗筷。只要家中有人感冒，即便是在家里，孕妈妈也要戴上口罩。

以下几种汤饮趁热服用，可以有效预防感冒。对于已经感冒的孕妈妈，喝完之后盖上被子，微微出点儿汗，睡上一觉，有助于降低体温，缓解头痛和身体疼痛。

❶ 橘皮姜片茶：橘皮、生姜各 10 克，加水煎，饮时加红糖调味。

❷ 姜蒜茶：大蒜、生姜各 15 克，切片，加水一碗，煎至半碗，饮时加红糖调味。

❸ 姜糖饮：生姜片 15 克，3 厘米长的葱白 3 段，加水 50 毫升，煮沸后加红糖。

❹ 菜根汤：白菜根 3 个，切片，加大葱根 7 个，煎汤加红糖，趁热服。

❺ 杭菊糖茶：杭白菊 30 克，红糖适量，加适量开水浸泡，代茶饮。

(10) 素食孕妈妈如何补血？

研究发现，孕早期补血可增加婴儿出生时的体重。通常，孕妈妈主要通过食用鸡蛋中的蛋黄、牛肉、动物肝脏、猪血及鸡、鸭血等含铁量较高的食物来补血。那么对素食孕妈妈来说，如何在避免食用荤菜的同时又保证铁的补充呢？

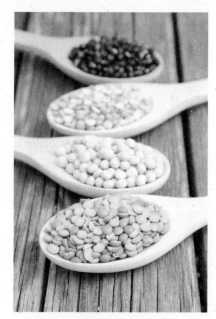

素食孕妈妈可以食用豆类来补铁。

专家建议，素食孕妈妈宜增加豆类、全谷类、坚果类等含铁量较高的素食的摄取量，以避免贫血。其次，还要多食用血红色食物，如红枣、红豆、枸杞子等。此外，还要增加富含维生素C的蔬果，以避免贫血。

如果通过饮食不能够解决贫血症状，那么就应该在医生的指导下服用相应药品，必要时要给予铁剂治疗。服用葡萄糖酸亚铁、硫酸亚铁、人造补血药等。同时服用维生素C或稀盐酸合剂，以促进吸收。

(11) 孕晚期应减少盐分的摄入

孕晚期，盐分的摄入对于孕妈妈特别关键。医生通常建议孕妈妈晚期减少盐分的摄取，这是因为孕妈妈摄取过多盐分将会导致浮肿和高血压。

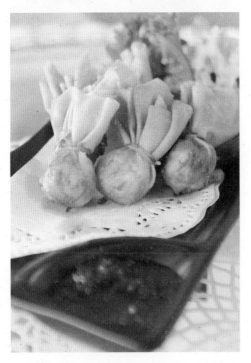

孕妈妈要避免过多的盐分摄入，以免导致浮肿与高血压。

除了做菜时要少放盐、酱油、味精等调味品以减少盐分外，孕妈妈还应避免无意中对盐的摄取。比如坚果类食品，如"椒盐腰果""盐焗杏仁"等。再仔细看看白面包的配方，也通常会有盐的字样。所以，孕妈妈在选用零食的时候，不要忘记看看配料表，尽量避免盐分的过多摄入。

(12) 孕晚期无须大量进补

为了孕妈妈的健康，亲友们总是不忘提醒孕妈妈多多进补。不过，孕妈妈补得过火会造成营养过多，同时因活动较少，反而会使分娩不易，而且孕期女性特别不适合服温补药。

到了妊娠中、晚期，由于胎宝宝的压迫等负担，孕妈妈往往出现高血压、水肿症状，此时如进食大补之品，不仅对胎宝宝和孕妈妈无益，反而会火上加油，加重孕妈妈呕吐、水肿、高血压等现象，也可促使其产生阴道出血、流产、死产或宝宝窘迫等现象。

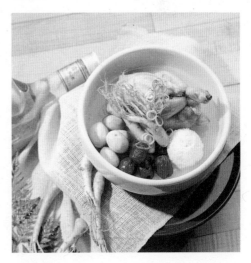

孕妈妈大量进补可能导致身体不适，反而造成反效果。

孕期大量进补，还容易导致孕妈妈过度肥胖和巨大儿的发生，对母子双方健康都不利。如前所述，孕妈妈在怀孕期的体重以增加 12 千克为正常，不要超过 15 千克，否则体重超标极易引起妊娠期糖尿病。

所以说，女性孕期加强营养是必要的，但营养应适当，并非多多益善。

(13) 孕妈妈宜根据体质进补

大部分女性在怀孕后阴血偏虚，内热较重，如果过多食用性温、大热的食物，容易"火上加火"，所以，孕妈妈要根据不同的体质确定进补的食材。

阴虚热性体质宜多食滋阴清热的食物：如果常出现口鼻干燥，面色赤红，手足心热，小便黄赤，大便干燥的情况，基本属于阴虚热性体质，应多选滋阴清热的食物，如海参、甲鱼、鸭肉、兔肉、银耳、木耳、豆腐、马蹄、百合、荠菜、菠菜等。

阳虚寒性体质宜多食温性食物：如果感觉肢体寒冷畏寒、小便清长、大便溏薄、面色发白，则可能属于阳虚寒性体质，可适当补充牛肉、羊肉、鸡肉、黄鳝、带鱼、大枣、板栗、韭黄、蒜苗等温性食物。

(14) 孕妈妈进补忌乱用食材

进入冬天后，孕妈妈进补要特别小心。通常，适合普通人进补的食材未必都适合孕妈妈食用，孕妈妈在进补前不妨先向医生咨询一下。

首先，人参、桂圆和羊肉千万不能多吃。这是因为女性在怀孕后阴血偏虚，内热较重，不适合过多吃性温、大热的食物，比如羊肉、狗肉、老母鸡、桂圆和人参等，否则容易"火上加火"，严重者甚至还会出现见红、腹痛等先兆流产和早产症状。

同时，专家还指出，孕妈妈进补关键要注意平衡营养。平日可多吃点绿叶蔬菜、肉类、鱼类、家禽、豆制品和鸡蛋等富含蛋白质的食物。冬天还可多吃些芝麻、核桃仁、黑糯米、红枣和红豆等。

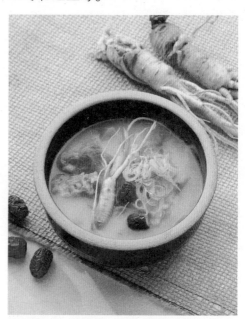

孕妈妈不可食用过多的人参，以免给身体造成负担。

(15) 如何在生鲜超市买"生鲜"？

在超市买菜最大的好处，就是每一种食品均有清楚的价格、成分、重量及生产日期等标识，并有保存期限的提醒，购买时会比较放心。其实，如何在生鲜超市选购食品以及生鲜食品的保存也有一定学问，孕妈妈及其家人不妨了解一下。

❶ 鸡鸭类选购要诀

正常的家禽肉看起来光滑、明亮，没有干瘪、失水，有弹性。全鸡或全鸭，可查看翅膀的尖端，如有发黄变黑迹象，则应注意。家禽肉在超市上架前均经过初步清洗及切割处理，分成不同重量和价格的包装，方便选购。挑选时应选择肉体干净、包装内没有血水渗漏的。血水过多，表示肉品在包装时接触室温时间过长或冷冻时间不够，肉质较易变坏。

❷ 猪牛肉类选购要诀

新鲜的猪肉或牛肉应该呈鲜红色，没有异味。如果肉色暗红或呈褐红色，味道较重，就可能是放置过久，或是密封不严不够新鲜。超市的猪牛肉很多是处理成了肉块、肉片、肉丝，由于已经分切处理，必须在短时间吃完。如果一时吃不完，买回去应将其再分为小包装，将多余的冷冻起来，吃时再解冻。

❸ 海鲜类选购要诀

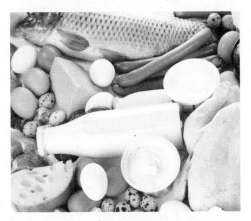

鱼、肉类等生鲜食材，要以新鲜度为优先选择。

超市的海鲜均经过初步清洗处

理，平时以冷冻或低温方式陈列，有没有超过食用期限，不能只从外表来判断，应该多闻闻。对于肉面凹陷，有腥臭味或流出不明黏液的不要购买。

❹ 蔬菜类选购要诀

优质的根茎类蔬菜表面完整，没有发芽或腐烂；花果类表皮坚挺，没有软化和受潮；叶菜类青翠，没有发黄、凋萎。一些超市提供切割处理过的蔬菜，可以直接炒食，应注意切口处有无变黑、失水，并应尽快吃完。

(16) 了解食品标签的含义

食品标签是指印在包装食品容器上的文字、图形、符号以及一切说明物。学会看食品标签，才能让孕妈妈吃得更健康。以下是一些标签文字的含义。

❶ 无热量：每份食品中的热量低于5卡。

❷ 低热量：每份食品中的热量低于40卡。

❸ 无胆固醇：每份食品中的胆固醇少于2毫克，饱和脂肪酸低于2克。

❹ 低胆固醇：指每份食品中的胆固醇少于20毫克，饱和脂肪酸低于2克。

❺ 低脂肪：每份食品中的脂肪低于3克。

❻ 无脂肪：每份食品中的脂肪低于0.5克。

❼ 低钠：每份食品中的钠低于140毫克。

❽ 无钠或无盐：指每份食品中的钠

低于 5 毫克。

⑨ 无糖：每份食品中的糖低于 0.5 克。

⑩ 天然：不含化学防腐剂、激素和类似的添加剂。

⑪ 新鲜：未加冷冻、加热处理或其他保存方式保存的主食。

孕期检查与疾病预防

孕 9 月，将近临产，本月是妊娠后负担加重的时期，容易出现一些并发症，尤其是有内外科疾病的孕妈妈，更要防范病情的加重，因此定期检查一定要做。

进行第六次产前检查

本月，孕妈妈应该去医院接受第六次产前检查。此次产前检查除了常规地完成前几次检查的项目外，医生会建议你开始着手进行分娩前的准备工作。

(1) 胎动计数

通过计数胎动，孕妈妈可以进行自我监护，从而关注胎盘的健康状况。由于每个胎儿的活动量不同，孕妈妈自感胎动数的个体差异很大，12 小时内的累计数自十次至百次不等，因此每个孕妈妈都有自己的胎动规律。如果胎儿在 12 小时内的活动次数少于 10 次，或逐日下降超过 50% 而不能恢复，或突然下降超过 50% 者，提示胎儿缺氧。孕妈妈应高度重视，及时采取左侧卧位，增加胎盘血流量，并到医院作进一步检查和治疗。

(2) 胎心率监测

大都使用"非加压试验"，如果胎动时呈现胎心率加速变化即属正常反应，意味着胎盘功能还不错，一周内将不会发生因胎儿、胎盘功能减退所致的胎儿死亡。

(3) B 超检查

做一次详细的超声波检查，包括胎儿双顶径大小、胎盘功能分级、羊水量等，让孕妈妈可以评估胎儿当前的体重及发育状况，并预估胎儿至足月生产时的重量。一旦发现胎儿体重不足，孕妈妈就应该多补充一些营养物质。

孕妈妈矮小不一定就难产

不少身材矮小的孕妈妈怀孕后总是提心吊胆，生怕自己出现难产。其实这种担心是多余的。一个人身材的高矮与骨盆的大小不一定成正比，况且胎儿能否顺利娩出还与骨盆的形态有关。有些身高超过 1.70 米的女性，有着男子型的骨盆，盆腔是漏斗状，骨质厚，内径小而深，胎儿不易通过。而许多身高不足 1.60 米的女性，臀部宽，呈典型的女性骨盆，盆腔呈桶状，宽而浅，骨质薄，内径大，胎儿却很容易通过。

此外，胎儿的大小与骨盆是否相称也是衡量可否顺产的因素。骨盆的形态是否正常，通过骨盆外测量可以得出初步估计。现代化的超声检查手段又可以准确测量出胎儿的大小，因此临产时，医生完全可以预测出你生产过程是顺产还是难产。即使事情真的降临到你的头上，尚有剖宫产手术保驾。个子矮小的女士们，尽可静下心来，只管一心一意地孕育自己的宝宝好了。

做好高危妊娠的监测管理

高危妊娠，是指高度危及母婴健康和安全的妊娠，包括产妇为高龄初产妇、胎位不正、母婴血型不合、胎儿在宫内发育迟缓、患妊娠期高血压综合征、胎膜早破、羊水过少和过期妊娠等。

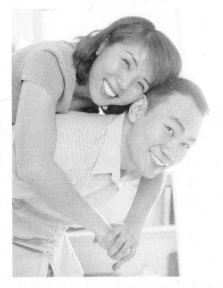

准爸爸需协助孕妈妈一起做好高危妊娠的监测管理。

高危妊娠监测管理的重点应放在孕早期和孕晚期，是将高危妊娠孕妈妈列为重点监护对象，加强监测管理，积极治疗并发症，密切观察高危因素动态变化，尽可能使高危妊娠转为无高危或低高危，积极防治、消除相对高危因素，使高危妊娠者的危险度降至最低。

要做好高危妊娠的监测管理，孕妈妈首先要做好自我监护，密切配合医生的观察、处理，才能顺利渡过怀孕期，迎接"小天使"的降临。

胎儿发育迟缓怎么办?

孕妈妈做产检时，最喜欢问的一句话就是："宝宝体重正常吗？有多重了？"倘若医生的回答是"小了一点！"，孕妈妈们一定会心急不已。事实上，宝宝的体重本来就有重有轻，只要生长曲线正常，就无需大惊小怪。但是，在孕37周以后，如果胎儿体重低于妊娠周数胎儿正常体重10个百分点，又合并有母体或胎盘问题，就可能是胎儿生长迟滞。

若胎儿头围及腹围均较小，称之为"均称形生长迟滞"，主要原因有孕妈妈体重增加不良、子宫内感染（如麻疹、梅毒）、先天异常、染色体异常等。不过，也可能是由于父母的体型较小，基于遗传的因素，胎儿自然也会小一些。

若胎儿头围正常，只有腹围较小，称之为"不均称性生长迟缓"，胎儿是在孕晚期才受到有害因素的影响，常见的原因有母亲患有合并贫血性心脏病或血管及肾脏疾病导致胎盘功能不全，胎儿为多胞胎或胎盘、脐带异常等。另外，孕妈妈营养不良或有抽烟、酗酒等不良习惯，以及乱服药物等，均有可能造成胎儿生长迟滞。

生长迟滞的胎儿，在生产时发生胎儿窘迫的比例很高，所以早期诊断十分重要。孕妈妈一旦发现有胎儿生长迟滞现象，除了针对上述可矫正因素做矫正外，若有必要，须先行引产，以防不测。

检查出脐带绕颈怎么办?

在孕晚期的产前检查中，脐带绕颈的现象非常常见，脐带绕颈一周或两周都属正常，孕妈妈不必担心。由于脐带较长，一般不会导致胎宝宝宫内窒息，而且随着胎宝宝的运动，脐带有可能被胎宝宝自己绕开。若孕妈妈被诊断为脐带绕颈，应每日注意监测胎动和胎心音，减少身体振动，保持左侧卧位睡姿，一旦发现异常要立即就医。

发生尿频怎么办?

怀孕晚期的孕妈妈常常会有尿不尽，或者憋不住尿老想上厕所的感觉。这通常是由于下降到骨盆内的胎儿头部压迫膀胱引起的，是正常的生理现象。

出现这一问题时，一般不需要进行治疗，孕妈妈只要注意不要憋尿，立即去厕所就行了。但如果发现小便浑浊，或出现尿痛的感觉，则有可能是尿路受细菌感染，应及时就医。

发生不规则肚子痛怎么办?

在孕晚期，孕妈妈偶尔会感觉到肚子痛，这其实是宫缩的表现。大约在分娩前一个月，宫缩就已经开始了。有些人刚开始时还没感觉，只有用手去摸肚子时，才会感受到宫缩。到了孕晚期，这种无效宫缩会经常出现，且频率越来越高。

临盆开始的重要标志是出现有规律且逐渐增强的子宫收缩。这种宫缩无法缓解，每次持续30秒以上，间隔5~6分钟。如果你的宫缩持续时间短且不规律，就表示分娩尚未发

动，是宫缩过于频繁的表现。

宫缩太频繁了即使不是即将生产，对宝宝也是不太好的，容易造成胎儿宫内窘迫。频繁宫缩持续时间长的话建议去医院看看医生，看是否需要做个胎监。出现这种情况的时候要注意休息，不要刺激腹部。不需要服用药物，而且服用药物一般也不大能缓解。如果痛到坐立不安，工作、生活受到影响，就需要去医院。同时，要注意休息，不要刺激腹部。

胎宝宝生长发育与孕妈妈身体变化

孕妈妈的身体变化

孕后期孕妈妈即将临产的感觉越来越强烈，腰酸、腹部坠胀、骨盆肌肉和韧带麻木或牵拉疼痛、分泌初乳，以及反胃、胸闷等不适统统袭来，而且行动也越发不便了，孕妈妈要坚强地度过这段最后的时期。

从孕36周起，孕妈妈要开始进行每周一次的产前检查了，越来越大的肚子让你心慌气喘，胃部胀满，要少食多餐；抽筋、腿脚肿的情况也会加剧，睡时要把脚垫高一些；多次出现宫缩疼痛或者出血是早产症状，应立刻去医院；最重要的是，要适量运动，有助顺利分娩。

如果孕妈妈感到心中憋闷和彷徨，不妨找亲朋好友或过来人聊一聊，以此解忧。

(1) 体重

体重已经增加了11~13千克。

(2) 子宫

继续在往上、往大长，子宫底的高达至 28～30 厘米，已经升到心口窝。骨盆和趾骨联合处的肌肉和韧带继续变松弛，全身的关节和韧带也开始松弛，外阴变得柔软肿胀，这都标志着身体在为分娩进行着准备。

(3) 乳房

乳腺和乳腺导管继续发育，已经完全具备分泌乳汁的能力了。

(4) 频尿、尿急

胎头下降，压迫膀胱，导致孕妈妈的尿频现象加重，经常有尿意。

(5) 胀气、便秘

由于孕妈妈活动减少，胃肠的蠕动也相对减少，食物残渣在肠内停留时间长，就会造成便秘，甚至引起痔疮。

(6) 水肿

产妇此时手脚、腿等都会出现水肿，更加严重起来，这是正常的，孕妈妈要多加忍耐。因此你要注意水的摄入量。不过若是脸和手也跟着肿胀起来，孕妈妈就要注意了，这并非正常现象，要及时就医。

(7) 呼吸变化

孕妈妈常常感到喘不过气来，到了 36 周的时候，孕妈妈前一阵子的呼吸困难在本阶段开始缓解。

(8) 妊娠反应

胃胀、胃口变得不好，因为到了孕晚期，由于子宫膨大压迫到了胃，使胃的容量变小，常常是吃了一点就感觉饱了。此外，有时孕妈妈还会感到骨盆和趾骨联合处酸痛，这是此处肌肉和韧带变松软的缘故。到了这个阶段，假性宫缩会经常出现，且频率越来越高，这些都标志着胎宝宝在逐渐下降。虽然沉重的身体更易使孕妈妈感到疲惫，但是适当的运动还是必要的，这可以为分娩锻炼出更好的体能。

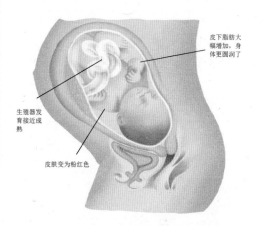

皮下脂肪大幅增加，身体更圆润了

生殖器发育接近成熟

皮肤变为粉红色

怀孕的第 33 周，胎宝宝身长 43 至 45 厘米，重约 1800 克；从本周起，体重迅速增长，其增长量比此前增长总量的一半还多；皮下脂肪大大增加，身体皱纹又减少了许多，更加圆润了；生殖器发育接近成熟，如果是男孩，他的睾丸从腹腔降入了阴囊，但也有部分宝宝在出生当天或之后睾丸才会降入阴囊，如果是女孩，她的外阴唇已经明显隆起，左右紧贴；皮肤变成粉红色；体温调节系统开始工作；指甲和趾甲已经长到指尖，但一般不会超过指尖；头围在本周将增长 9.5 毫米；部分胎宝宝的头发已经非常浓密，也有的比较稀疏，但这并不能决定其日后头发的浓密程度；头朝下的体位固定下来，部分胎宝宝的头部已经率先降入骨盆，但是大部分胎宝宝要等到孕 34 周以后。

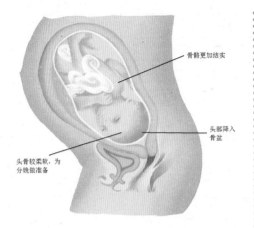

骨骼更加结实

头部降入
骨盆

头骨较柔软,为
分娩做准备

怀孕第34周,胎宝宝顶臀长约30厘米,身长45至48厘米,重约2300克;头部已经降入骨盆,紧压在子宫颈口,也有部分胎宝宝会在分娩前才入盆;身体骨骼变得越发结实;头骨较为柔软,骨头之间留有空间,这是在为分娩时能够顺利通过产道做准备;免疫系统开始迅速发育。

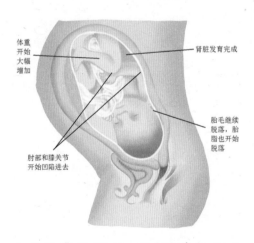

体重
开始
大幅
增加

肾脏发育完成

胎毛继续
脱落,胎
脂也开始
脱落

肘部和膝关节
开始凹陷进去

怀孕第35至36周,胎宝宝身长45至50厘米,重2300～2700克;身长变化开始减慢,此后增长幅度不大,体重则会继续大幅增加;肘部和膝关节开始凹陷进去;胎毛继续脱落,胎脂也开始脱落;中枢神经系统接近成熟,反应更加灵敏,在睡眠中也更易被惊醒;肾脏发育完全。

胎儿生长

胎儿身长变化开始减慢,此后增长幅度不大,体重则会继续大幅增加。各系统发育较完善,生存能力较强,此时的早产儿较易存活。

胎长 46～50厘米。

胎重 2000～2800克。

四肢

胎儿此时身体呈圆形,皮下脂肪较为丰富,皮肤的皱纹、毛发都相对减少。皮肤呈淡红色,指甲长到指尖部位。手肘、小脚丫和头部可能会清楚地在你的腹部突现出来。

器官

胎儿的听力已充分发育,对外界的声音已有反应;中枢神经系统接近成熟,反应更加灵敏,在睡眠中也更易被惊醒;男宝宝的睾丸已经降至阴囊中,女孩的大阴唇已隆起。

胎儿的呼吸系统、消化系统已近成熟,体温调节系统开始工作。胎儿肺部发育已基本完成,存活的可能性为99%。两个肾脏已发育完全。

胎儿姿势

第34周,胎儿应该已经为分娩做好了准备,将身体转为头位,即头朝下的姿势,头部已经进入骨盆,头骨较为柔软,骨头之间留有空间,这是在为分娩时能够顺利通过产道做准备。但是大部分胎宝宝要等到孕34周以后。

胎动

第35周,胎动每12小时在30次左右为正常,胎动少于20次预示胎儿可能缺氧,少于10次胎儿有生命危险。

孕9月常见不适

(1) 尿频、漏尿

尿频和漏尿的现象持续存在，孕妈妈可参照孕8月中介绍的方式进行护理。对于尿频，孕妈妈一定不要憋尿，可以将频繁的起身上厕所当做一种运动，尤其对于职场孕妈妈，可以借此换换脑子，顺便舒活一下身体，和同事聊聊天等，避免久坐造成各种不适。而对于漏尿现象，孕妈妈还要多进行骨盆底肌肉的锻炼，避免拎提重物，防止便秘的出现，多上厕所排尿，以此进行缓解。

(2) 牙龈肿痛、牙龈出血

牙龈问题在孕期可能持续困扰着孕妈妈，直到孕晚期亦是如此。孕妈妈依旧要保持餐后及时漱口或刷牙的好习惯。这里的"餐后"不仅仅指三餐之后，而是每次吃过东西之后，都要立刻漱口或刷牙。漱口水最好选择淡盐水，以避免食物残渣发酵腐蚀牙齿，并减少口腔细菌的繁殖。牙刷尽量选择刷毛最软的品种，牙膏每次也不要挤太多，以占到刷头面积三分之一或四分之一为宜，刷牙要彻底，要

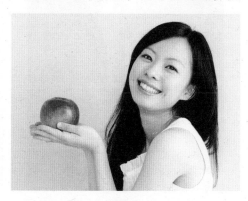

孕妈妈在妊娠期间要保持良好的口腔清洁习惯，才能保持牙龈的健康。

使用正确的刷牙方式，不要使脆弱的牙龈再受到伤害。

(3) 水肿

在孕晚期，孕妈妈仍旧可能持续出现水肿的情况，对此，孕妈妈可以参照文中提到过的清淡饮食、经常泡脚、足部按摩、抬高双腿、避免劳累、不吃或少吃夜宵、晚饭后少喝水等生活护理原则进行调适，如果症状严重，大腿以上部分也出现水肿现象，则要立即就医。

(4) 疲惫

进入孕9月，沉重的身体极易使孕妈妈感到一波又一波的疲倦，有时白天就睡意十足，晚上则需要更长的睡眠时间，有时还会因此而感到烦闷。孕妈妈出现了这些症状时，要尽可能地多休息，做一些能使身体放松的体操或锻炼，减少日间工作量，晚上提早上床睡觉。

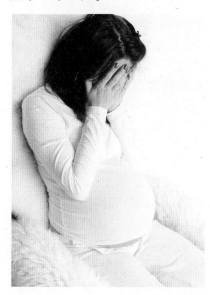

孕妈妈在妊娠后期常感到疲惫，需充分休息。

(5) 气喘

气喘的现象也在持续出现，对此，孕妈妈能做的还是要尽量多休息，一定不要过于劳累，夜间睡觉保持多加一个枕头，如果情况严重，一定要及时就医。

(6) 小腿抽筋

小腿抽筋在孕晚期容易经常发作，孕妈妈在发作时可以请准爸爸帮忙按摩抽筋的部位，或稍微走动和活动一下，改善血液循环，如果疼痛有所减轻，可以适当加大活动量。此外，如果是缺钙导致的小腿抽筋，孕妈妈要注意在饮食中多补充钙质。

(7) 假性临产征兆

假性临产会使孕妈妈出现无规律的镇痛，休息一下或运动一下疼痛感会减轻或消失，不会呈加重的状态；而疼痛的部位仅仅是子宫的局部，通常是子宫的下部。还会出现无规律、强度较弱的假性宫缩现象，也是在休息或运动过后会减轻或消失。孕妈妈对出现的这些现象要保持冷静，仔细分辨是否属于假性临产征兆，如果是，多是由子宫压力过大或胎宝宝的胎动所造成的，不必惊慌，及时休息调整即可。

环境与孕期护理

孕9月，孕妈妈需要充分了解分娩知识，保持良好的精神状态和乐观的生活态度也很重要，为分娩做好物质和心理准备。

(1) 提前做好工作上的交接准备

虽然孕妈妈在通常情况下，要等到孕38周左右才可以休产假，但是对于职场女性来说，提早做好工作的交接准备，以及做好目前的工作总结和未来工作的规划是十分必要的。孕妈妈最好提前几个月就和即将接手自己工作的同事进行沟通，让他更早地熟悉岗位要求和工作性质，给他一个熟悉和接手的过程，以便能够更早、更全面地发现他在工作中可能遇到的各种问题，尽早进行指导和解决，以免孕妈妈一旦休产假，因联系不上或沟通不畅而导致工作延误。此外，孕妈妈还要对自己手头的工作做好充分的总结，以便在重回岗位时能够更好地衔接，保证工作的顺利进行。孕妈妈还要在产前对自己的未来职业发展有一个规划和设想，比如，产假结束后，自己能否回到原来的岗位；回到岗位后，可能出现哪些变化，要如何进行自我工作调整；或者利用怀孕分

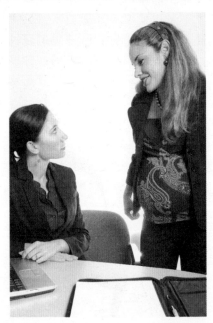

孕妈妈在分娩之前，要提前做好工作上的交接。

356

娩这个契机，是否能够调换到自己更心仪的岗位或其他公司等。

(2) 充分利用电话预约产检

常常在医院产检处看到人头涌涌，孕妈妈扎堆等待产检，一等两三个小时普通人都受不了，何况是特别容易疲劳的孕妈妈呢？一个善于利用资讯的时尚孕妈妈，自然不必像别人一样到医院排队挂号。当然申请一张预约挂号卡必不可少，一个电话先约好，到了医院，护士就会直接为你安排就诊，从此不必排长队。既有数十家的通用预约挂号卡，也有各大医院自己的网上预约挂号服务；部分专家门诊非常紧张，需提前几天甚至两周预约。如果临时有事不能去，要记得提前取消挂号，否则几次失约就会被取消预约资格。

(3) 孕期要积极学习

一般来说，从省级到区级妇幼保健院都开设有孕妈妈学校。孕妈妈不要只是被动参加，更要主动出击，甚至花钱去上，学习孕期知识。在那里除了可以学到书上、网上能找到的知识，更重要的是有具有经验的医生给你传授自己多年积累的经验。你还可以把平时的疑惑记下来请教医生，比网上漫无目的地提问来得可靠。

(4) 准爸爸要做好孕妈妈的心理保健工作

妊娠9个月，距预产期越来越近，孕妈妈一方面会为宝宝即将出世感到兴奋和愉快，另一方面又对分娩怀有紧张的心理。面对这一现实，丈夫要在感情上关心、体贴妻子，让孕妈妈始终保持一种平和、欢乐的心态。

首先，准爸爸要与孕妈妈一起做好产前的心理准备。分娩前的心理准备重要性远远胜过了学习各种知识及参加各种练习，因为许多准父母没有意识到他们将会面对的问题，因此一旦面对这些问题时很无助。但是在医生的指导下，做好妊娠和分娩相关的心理准备后，他们便得到了更大范围的心理保护。

其次，在产程中给予孕妈妈心理支持。产痛是分娩过程中准爸妈关注的重心，在进行长时间的分娩心理准备时，应该让孕妈妈真正了解产痛的意义，消除对母子的负面影响，并让产妇在分娩过程中得到充分的体验，有利于调整随后的母子关系。

此外，要给予孕妈妈充分的产后心理支持。在婴儿出生后，准爸爸要全力支持妻子，并给她提供最好的条件，消除妻子抚养婴儿的压力。

(5) 孕妈妈该何时入院待产？

对于入院待产的时间，医生一般建议不宜太早，在孕妈妈出现了临产征兆，如破水、见红等，以及宫缩变得很规律的时候再入院即可。当然也不能太迟入院，否则极易发生危险。尤其是当预产期已过，而临产征兆却一直没有出现的时候，孕妈妈不能再等待，应在预产期过后的两天左右及时到医院检查，根据医生建议决定是否入院待产。但是，若孕妈妈出现了下列情况，则需要提前入院。

❶ 患有内科疾病，如心脏病、肺结

核、高血压、重度贫血等病症，以及前置胎盘的孕妈妈，应在预产期前1个月左右入院监护和控制病情。

❷ 患有中度及重度妊娠高血压综合征，以及突发抽搐、恶心呕吐、头晕眼花、严重胸闷、头痛等情况的孕妈妈，应立即入院，控制住病情后，适时进行分娩。

❸ 骨盆及产道异常，不能经阴道分娩的孕妈妈，要选择一个合适的时间入院进行剖宫产。

❹ 胎位不正、双胞胎及多胎妊娠的孕妈妈，应在预产期前两周左右入院做好剖宫产的准备。

❺ 有急产史的孕妈妈应在预产期前两周左右入院待产，以防再次出现急产。

(6) 顺产和剖宫产怎么选？

医生一般会在孕9月末或孕10月初给出分娩方案，如果孕妈妈年纪较轻，身体素质好，符合自然产的要求，最好选择顺产。虽然现在的剖宫产技术较为先进，但是无论是产后恢复情况、胎儿健康方面，还是再次分娩方面，顺产都更有优势。如果医生给出的建议是希望孕妈妈顺产，那么孕妈妈最好遵从医生的建议，不要固执己见，以避免风险。此外，有的孕妈妈在生产时会因过于疼痛等原因而临时更换分娩方案，这样很容易为分娩造成一定的麻烦，甚至增加分娩的危险性，因此孕妈妈一定要谨慎思考，多和准爸爸及家人沟通协商，不要一个人决定，一旦选定分娩方案，就不要再进行更改。

(7) 什么情况下必须做会阴侧切手术？

会阴侧切手术是指在分娩时对产妇会阴部做一斜形切口以防止产妇会阴撕裂、保护盆底肌肉的一种助产手段，简称"侧切"。如果孕妈妈的会阴肌肉韧性良好，能够让胎宝宝顺利从阴道娩出，不会导致会阴撕裂，就完全可以不必做会阴侧切手术。但是如果孕妈妈出现了以下情况，就必须要接受侧切。

❶ 孕妈妈的会阴部弹性较差，阴道狭小，或其会阴部有炎症、水肿等情况。

❷ 胎儿较大，胎头位置不正，或产力不足时。

❸ 35岁以上的高龄初产妇，或合并有心脏病、妊娠高血压综合征者。

❹ 当子宫颈口已开全，胎头位置也较低时，胎儿却出现了明显的缺氧症状，如胎心跳动过快或过慢，羊水混浊不清甚至混有胎儿的粪便等。

❺ 临产时出现异常情况，需要使用产钳或胎头吸引器助产时。

有些孕妈妈会担心，做过会阴侧切手术后会使性生活受到影响，因此坚持不做侧切手术。这种想法是错误的，正相反，侧切手术能够保护孕妈妈的会阴肌肉，从而保证产后的性生活质量。这是因为，如果孕妈妈没有进行侧切，在分娩中导致会阴发生了不同程度的撕裂，其伤口的边缘很不整齐，这样不仅会使会阴伤口的愈合时间延长，还极易形成瘢痕，从而使孕妈妈在产后过性生活时会感到有异物感，影响性生活的质量。

还有些孕妈妈也在担心，做了侧

切手术后，会使阴道内的神经受损，而手术缝合使用的线结也会残留在阴道内，使阴道变得松弛，从而影响产后的性生活。这种担心也是没有必要的。会阴侧切手术只是在阴道外口做一个几厘米长的小切口，不会伤及神经，切口一般5天左右就会长好，并进行拆线；而且切口缝合使用的是羊肠线，不会造成线结残留和阴道松弛，也不会使孕妈妈在产后性生活中有异物感。

(8) 到外地分娩需要做好哪些准备？

如果打算到外地（娘家或婆家）分娩，要提前做好准备，根据路途远近选择交通工具和时间。

选择交通工具的原则是：能乘坐火车，最好不乘坐汽车和飞机；能乘坐飞机，最好不乘坐轮船；能乘坐江轮，最好不乘坐海轮。最好不要选择夜班车。

时间：最晚要在距离预产期4周前赶到准备分娩的目的地，这样不但可避免途中可能动产的危险，还能为在异地分娩做好充分的准备。到了目的地，应尽快去准备分娩的医院，把产前检查记录拿给医生看，让医生了解你的整个妊娠过程，检查你目前的情况，制订未来的分娩计划。

即使是比较近的旅途，也要做好充分准备，带全途中所需物品。尤其不要忘记母子健康手册、产前检查记录册以及所有与妊娠有关的医疗文件和记录。

(9) 哪些孕妈妈易发生早产？

❶ 年龄小于18岁或大于40岁者。

❷ 体重过轻或过重者。

❸ 孕前或孕期心脏、肝、肺、肾等脏器功能不佳者。

❹ 双胞胎或多胞妊娠者。

❺ 曾发生过早产、早发阵痛、妊娠早期或中期流产者。

❻ 先天性宫颈发育不良，或因分娩、流产、手术操作造成的后天宫颈损伤者。

❼ 羊膜囊向宫颈管膨出、绒毛膜羊膜炎、胎膜早破者。

❽ 怀孕期间患有急性病或急性传染病，如风疹、流感、急性传染性肝炎、急性肾盂肾炎、急性胆囊炎、急性阑尾炎，以及患有妊娠高血压综合征、妊娠糖尿病、心脏病者。

❾ 孕期有外伤及做过手术者。

❿ 精神压力大、情绪失控、极度缺乏休息者。

(10) 怎样才能有效预防早产？

❶ 积极配合医生，定期进行产前检查，找到自身可能存在的早产危险因素，及时采取预防措施。

❷ 做好生活护理工作，如在孕晚期要避免外出出差或旅行、禁止性生活、不去人多拥挤的地方、避免久站或久坐、睡觉采取左卧位姿势、营养摄入均衡合理等。此外，孕妈妈还要注意，在上下楼时要踩稳，避免摔跤；要注意劳动强度，增加休息时间。

❸ 调节情绪，避免因紧张、焦虑、

359

抑郁等情绪导致早产。

❹ 关注自身健康，如果患有孕期疾病，则要积极配合医生进行治疗，监控自己的病情发展，做好特殊的孕期保健和护理工作，一旦发现异常，要及时就医。

❺ 治愈生殖系统感染，否则细菌会侵入绒毛膜和羊膜，导致早产。

❻ 坚决杜绝烟酒。

(11) 了解早产征兆

如果孕妈妈出现了以下征兆，一定要第一时间就医：

❶ 阴道分泌物增多，或分泌物性状发生改变。

❷ 出现阴道流血或点滴出血的现象。

❸ 出现破水，即有一股无色、清澈并带有腥味的液体不自主地从阴道流出。

❹ 腹部疼痛，类似月经期发生的疼痛，或者1小时内宫缩超过4次。

❺ 骨盆底部有逐渐增加的压迫感。

❻ 腰背部疼痛，特别是在没有腰背部疼痛史的情况下。

(12) 孕妈妈私密处的清洗

孕期，孕妈妈的乳房、外阴会发生很大的变化，为了保护身体的健康，首先应做好这些私密部位的清洁。

❶ 外阴部位的清洁：孕妈妈除了清洗全身以外，最重要的是外阴部位的清洗。因为怀孕后阴道分泌物增多，有时会感觉瘙痒，所以一定要每天清洗。此部位最好用清水洗，尽量少用洗剂，避免坐

浴，也不要冲洗阴道，否则会影响阴道正常的酸碱环境而引起感染。洗好澡后，别急着穿上内裤，可穿上宽松的长衫或裙子，等阴部风干后再穿上，这样可以有效地预防阴部瘙痒。

❷ 乳房的清洁：洗澡时，注意用温水冲洗乳房，动作要轻柔，不要用力揉搓，避免引起子宫收缩。

❸ 小部位的清洁：肚脐、耳朵、耳背、指甲、脚趾等部位的日常清洁往往被忽视。对于肚脐的清洗，可每次洗澡前，用棉花棒蘸点乳液来清洗污垢，等其软化后再洗净。

(13) 漏奶时怎么办？

宝宝还没出生，乳房就已迫不及待地提前进入工作状态，这是13%的孕妈妈遇到的烦恼。有时溢出的乳汁会浸透衣衫，让孕妈妈们好不尴尬。

乳房漏奶是个好征兆，这说明你的乳房将来完全能够胜任哺乳任务，为自己喝彩吧，你的身体只是出乎意料地合作而已！在胸罩里放入一小片棉质乳垫就可避免尴尬。

另外，孕中期的性活动也会加剧漏奶现象，所以，忘情时刻请注意尽量不要骚扰这个部位。

(14) 孕晚期很难入睡怎么办？

到了孕晚期，因为胎儿长大的关系，孕妈妈呼吸较为费力，翻动身体所造成的腰椎压迫感也会增加，加上平躺时胃酸逆流会让胸口烧灼感更明显，因此会比较难以入眠。

出现这个问题时，孕妈妈可以

稍稍垫高枕头，这样呼吸将会较为平顺，胃酸也不易逆流。此外，不论平躺、左右交替侧躺，都是可以采用的睡姿，并不局限于某一种睡姿。因为此刻维持相同的姿势睡觉，反而影响睡眠质量。

至于睡前运动，尽量选择适度轻柔的运动，比方说柔软操或是散步，这样也有助入眠；强度较大的运动要能免则免，因为那样只会适得其反，更不易入眠。

胎教

孕9月，孕妈妈的身体越发笨重，可以采取一些比较静态的胎教方式，既能保证对胎儿的教育，又给孕妈妈减轻负担。

"女红"胎教

孕妈妈日常生活中一点一滴的幸福感受都会传给胎儿。表达妈妈爱的最直接的方法无异于亲手缝制新生儿用品了，因此，这种手工也可以算作胎教的一种。实际上，孕妈妈任何有利于胎儿的习惯、做法、爱好都可以称为胎教。

布艺制作实际就是"针线活"，也叫"女红"，是我国女性的基本功。在男耕女织的时代，女红是孕妈妈必会的基本功，如果不会针线活就很难嫁出去。那时候，孕妈妈总要抽出时间一针一线地缝制婴儿的小衣服。缝时自然而然就会想着孩子未来的样子，爱子之情、幸福之感便会油然而生，不知不觉中一颗母爱的慈心就培育起来了。喜爱动手的孕妈妈不妨试一试。

对于孕期容易出现急躁、不安甚至恐惧情绪的孕妈妈，做做手工活也是调节心情的一种方法，可以让孕妈妈更加深入地体会到宝宝即将到来的事实，更好地完成角色的转换和心理的认可。另外，不必拘泥于某种形式，拼布、编织、十字绣都可以。为宝宝缝制一个纯棉的小包被、小帽子、连体服，钩一双小袜子，用碎布头做一个小布偶，用毛毡做一个小动物，用十字绣装饰一个小围嘴……当然，孕妈妈要量力而行，孕期做手工容易疲劳，可以在身体允许，有心情、有兴致的时候做一点，不必勉强自己一定要完成多少。每天的手工时间不要超过1小时。

阅读胎教

喜欢读书的孕妈妈不妨来个阅读胎教。阅读优秀的文学作品可以陶冶人的情操，净化人的心灵，抚慰人的情感，提升人的素质。古往今来，优秀的文学作品浩如烟海，它们如同夜空中闪耀的繁星，跨越时空，恒久照耀人间。当然，孕妈妈不一定要选择长篇巨著，可以选择文字优美、寓意深刻、轻松幽默的散文、诗词等，内容要积极向上，不宜阅读过分伤感的作品，杀戮打斗的内容更是禁忌。

孕妈妈也可以选择优秀的儿童文学作品来阅读，如各类小说、童话、寓言、诗歌等。这些作品，充满童趣，欣赏过程中会使人产生温馨的联想，有助于培植孕妈妈的爱子之心，领悟儿童的心理特征。

此外，欣赏文学作品不要废寝忘食，甚至通宵达旦，每天阅读一小段，达到怡情养性的目的即可。

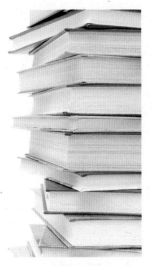

喜欢阅读的孕妈妈，要控制好阅读时间，不可过量了。

抚摸胎教

妊娠9个月，由于胎儿的进一步发育，孕妈妈本人或丈夫用手在孕妈妈的腹壁上能清楚地触到胎儿头部、背部和四肢。可以轻轻地抚摸胎儿的头部，有规律地来回抚摸宝宝的背部，也可以轻轻地抚摸孩子的四肢。当胎儿可以感受到触摸的刺激后，会促使宝宝做出相应的反应。触摸顺序可由头部开始，然后沿背部到臀部至肢体，要轻柔有序，有利于胎儿感觉系统、神经系统及大脑的发育。

抚摸胎教最好定时，可选择在晚间9时左右进行，每次5～10分钟。在触摸时要注意胎儿的反应，如果胎儿是轻轻地蠕动，说明可以继续进行；如胎儿用力蹬腿，说明你抚摸得不舒服，就要停下来。

胎教方案

(1) 光照胎教：追视光源的训练

胎宝宝在此前虽然能够感受到光线的明暗，但是却一直在躲避光源。现在，胎宝宝不但能追随光源，还能凝视光源了，光照到哪里，他就把头和视线转移到哪里。根据这个可喜的成长变化，孕妈妈和准爸爸要更加重视对胎宝宝的光照胎教。

选择在胎宝宝醒着的时候，将手电筒打开，找准胎宝宝头部所在的位置进行照射，持续2分钟后，将手电筒水平缓慢移动，换到一个新的照射位置，再停留2分钟。之后可以开关几次手电筒，帮助胎宝宝提高对光源的注意力，然后关闭，再水平移动到第三个位置，打开手电筒持续照射2分钟。每天重复这样的照射方法，每次选择3～5个照射点即可。

此外，孕妈妈和准爸爸还要注意观察胎宝宝的反应，如果经过照射，胎动突然变得频繁和激烈，动作幅度很大，则说明胎宝宝不适应这样的光照强度、照射方法或停留时间，应立即停止光照胎教。隔天换一种强度更小的光源，将照射距离稍微拉大，照射时间相对缩减，再进行尝试，直到寻找到适合的光照胎教方式为止。

(2) 情绪胎教：孕妈妈多看幸福图画

准备迎接宝宝的降生，孕妈妈此时一定要保证愉悦的好心情，为胎宝宝的最后成长阶段以及顺利出世创造良好的环境和氛围。为此，孕妈妈可以多找一些能让自己感到幸福、温暖、甜蜜的图画，如一些漂亮宝贝的照片、一家三口的温馨合影、自己或其他夫妻的"孕味"照等，只要是自己喜欢的，能够让自己产生幸福、愉悦情绪的图画或照片均可。这样一来，孕妈妈在进行情绪胎教的同时，还能带着胎宝宝欣赏到更多既美丽又动人的艺术元素，美术胎教也在不知不觉中悄然进行。

(3)情绪胎教：准爸爸的"见面礼"

在孕妈妈亲手给胎宝宝做过玩偶之后，准爸爸也应该开始准备一些"见面礼"给出世后的宝宝了。准爸爸可以为宝宝绘制一幅肖像，无论是想象中胎儿时期的模样，还是婴幼儿甚至是青少年、成年后的样子，都可以画出来留给宝宝看。也可以给宝宝亲手打造一个小摇篮、小木马，或是任何准爸爸认为有意思的玩具。如果准爸爸自认为没那么心灵手巧、富有艺术细胞，也可以制作一张简单的卡片或相册，写下对宝宝的期待和浓浓的爱。无论准爸爸送什么给宝宝当见面礼，都一定要先展示给孕妈妈看，要么让孕妈妈旁观整个制作过程，要么做好后讲给孕妈妈听，这是一个多么别出心裁的礼物，让母子都能感受到准爸爸的深情厚谊和爱子之心。

(4)语言胎教：宝宝，你的新家布置好啦

在期盼宝宝出世的同时，孕妈妈可以跟宝宝汇报一下他的"新家"

的布置情况，比如：妈妈买了一张漂亮的婴儿床，上面挂满了许多有意思的小玩具，还买了一个像妈妈小时候用过的小老虎枕头，还有很多各种颜色和款式的小衣服，妈妈一定要把你打扮得漂漂亮亮的，又时尚又可爱，成为众多宝宝中最出色的一个。妈妈和爸爸还买了小被褥、奶瓶、婴儿奶粉、纸尿裤和各种玩具，就等着你的到来了，宝宝，你喜欢妈妈准备的这些东西吗？妈妈每天都想象着你在使用这些东西时候的样子，那么享受，那么舒适。宝宝你一定要茁壮成长，再有一个多月，咱们就可以见面了！

(5)美术胎教：欣赏民间的剪纸艺术

中国的剪纸艺术历史悠久，可追溯到公元6世纪，剪纸又名"刻纸"，是一门用剪刀或刻刀在纸张、金银箔、树皮、树叶、布、皮、革等片状材料上进行创作的镂空艺术。剪纸艺术讲究玲珑剔透的视觉效果，强调活灵活现的轮廓造型，给人趣味横生、赏心悦目、叹为观止之感。孕妈妈不妨多找一些漂亮的剪纸图案进行欣赏，细细品味每幅图案中的各种人物和动物姿态、想要表达的主题、所蕴含的寓意等，最后再给每幅图案起个动听的名字，并将自己的理解和观感讲给胎宝宝听。

(6)音乐胎教：听准爸爸即兴哼歌

胎宝宝总是能随时随地听到孕妈妈的声音，却不能时刻追踪准爸爸的音频。准爸爸除了增加和胎宝宝的对话时间，也可以一展歌喉，多给宝宝唱几首好听的歌，让胎宝宝从那熟悉的低沉、浑厚的男中音中获得更多的安全感和满足感。如果准爸爸没有准备，不如即兴哼几首自创的旋律，也可以是自己喜欢的歌曲，最好是诙谐幽默、趣味盎然或者抒情优美的，让胎宝宝沉浸在这样的积极美好的氛围中，感受到更多的音乐熏陶和亲情传递。

(7) 知识胎教：带着胎宝宝玩扑克牌

孕妈妈可以和准爸爸一起带宝宝玩扑克牌。首先要教给胎宝宝的是接龙游戏。先拿出一种花色的牌，摆在桌上由小到大或由大到小依次排序。再依次拿出其余三种花色的牌，将四种花色被拿出的先后顺序牢牢记住。将四种花色的牌都拿出并排好序后，再全部打乱，重新排序，重复上述操作，并给予宝宝适当的解释。这个游戏可以加深胎宝宝对数字递增和递减规律的感知。此外，用扑克牌来计算加减法也是一个不错的游戏，可以为提高宝宝将来对算术的兴趣、促进宝宝计算能力的发展打下基础。

(8) 知识胎教：教胎宝宝堆积木

堆积木是儿童最喜欢的游戏之一，用来提高学龄前儿童的手脑互动能力。现在选择堆积木作为胎教课程，一样可以起到刺激胎宝宝大脑良性发展的作用。孕妈妈可以选择颜色鲜艳、形状简单的积木作为道具，试着把积木排成长长的一列，然后再打乱，重新排列，并在脑中把所有的信息形象化，并把信息传递给胎宝宝。孕妈妈也可以将积木由低到高堆起来，但要注意避免积木落地的声音，否则会影响胎教效果。

胎教策略

把自己的爱好传给胎宝宝

一般说来，能通过胎教传给孩子的个人爱好和才能主要是音乐。

有记者问加拿大汉密尔顿交响乐团指挥博利顿·希罗特："你是怎样对音乐发生兴趣的？"希罗特的回答是："在出生之前音乐就已经是我的一部分了。"他解释说："那是我年轻的时候，当我发觉自己有异常的才能时，我感到疑惑不解。初次登台就可以不看乐谱指挥，大提琴的旋律不断地浮现在脑海里。而且不翻乐谱就能准确地知道下面的旋律。有一天，当母亲正在拉大提琴的时候，我向她诉说了此事。母亲问我脑海里浮现出什么曲子时，谜被解开了。原来，我初次指挥的那支曲子，就是我还在母亲腹内时她经常拉奏的那支曲子。"这说明，音乐爱好是会通过胎教传给孩子的。国外出现过不少音乐世家，如巴赫、海顿家族出过好几代音乐家，其原因很可能和有意或无意的音乐胎教有关。

胎教的方法很多，从始至终坚持胎教对夫妇双方或孕妇都不是件容易的事情。胎教是胎儿期教育的一种方法，但绝对不是惟一的；胎教是正规教育的辅助方法，具有理论依据与验证，但也不是惟一的；孩子的聪明与智慧，与怀孕时的胎教有关，但更不是惟一的！孕妈妈及准爸爸若认可并接纳胎教的理论、内容与方法，可以尝试着去做，对宝宝很有帮助。

户外的简单小运动

进入笨拙的孕晚期后，孕妈妈也不要害怕得闷在屋里，等待分娩的来临。到户外运动，并不一定要大张旗鼓，到就近的公园散散步、伸展伸展身体，也是一种简单的运动方式。孕晚期适度的户外运动，能让孕妈妈补充到新鲜的空气，促进胎儿生长，还能增强孕妈妈的肌肉力量，为分娩做好准备。

下面，让我们一起来活动一下吧。

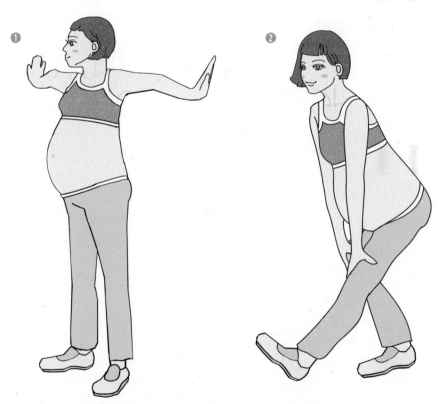

❶ 站姿，双臂侧平举。双腿分开，手腕弯曲，指尖向上伸展，保持 3 秒钟。

❷ 双手下垂，左腿向前伸直，脚跟贴地，右腿弯曲，腰背挺直，保持 5 秒钟。

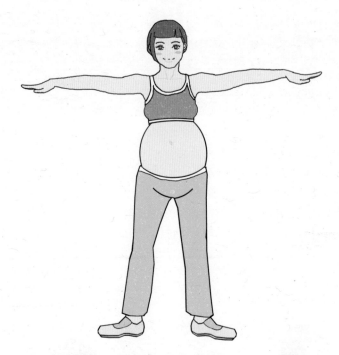

❸ 站姿，双腿分开与肩同宽，双臂向两侧平举，向上伸展腰背。

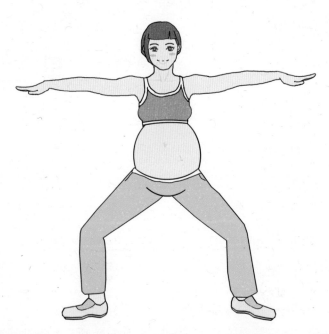

❹ 双腿分开两个肩宽，保持侧平举，要被挺直，身体慢慢向下蹲，注意身体平衡，保持3秒钟。

瑜伽

在整个妊娠过程中，孕妈妈都可以练习瑜伽姿势，但必须以个人的需要和舒适度为准。孕9月，孕妈妈运动的主要目的是为即将到来的分娩积蓄力量，同时增强对肌肉的控制能力，使身体能够在分娩时听从大脑发出的指令，以帮助宝宝顺利生产。

后腿伸展式

❶ 背部挺直跪在垫子上，双手放在大腿上。

❷ 吸气，左腿向后伸直，保持3～5个呼吸；再次呼气时，恢复到起始姿势，换另一侧做以上动作。

功效

进行此练习可伸展腿部韧带，活动髋部肌肉，提高你的平衡性和对全身肌肉的控制能力，并可以使女性的体态更为优雅。

安全提示

不要在光滑的地板上进行此练习，并且需要通过耐心来加以改善。

简易新月式

❶ 双腿自然跪坐在垫子上，双手在胸前合掌，眼睛向前平视。吸气，手臂向上伸直，停留一会儿。

❷ 呼气，保持合掌姿势不变，胸及背部向后略弯，停留3～5个呼吸。再呼气时，恢复到起始姿势，稍作休息。

功效

可扩展胸部，增强呼吸系统的功能，增强平衡感和专注力。

安全提示

后仰的幅度不要太大，一定要在能力允许的范围内进行。患有高血压、晕眩症、心脏病、颈椎病的孕妇要在医生允许下方可练习此姿势。

扭身侧弯式

❶ 跪在垫子上方，双腿左右分开，臀部置于双腿之间，双手放于大腿上，腰背挺直。

❷ 上身抬起，向右侧移动，臀部坐在右腿上，双手十指相扣。吸气，双手举过头顶，掌心向上。呼气，身体向左侧弯，保持2个呼吸。

❸ 吸气，抬起上半身。呼气，放下手臂，稍作休息。换边练习。

功效

此练习有点像日常的伸懒腰动作，可舒展腰部，消除手臂疲劳，缓解即将分娩带来的压力和紧张感。

孕晚期的运动原则

运动时间不宜过长，即使是散步，也不宜超过20分钟。

适当做一些健身体操，如伸展运动、屈伸双腿运动、扭动骨盆等，能够使身体肌肉得到伸展和放松，还能为宝宝创造更佳的生长环境。

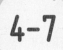

4-7 孕期 10 月

宝宝随时等待来到这个世界，孕妈妈在最后的这个月可能会感觉很紧张，心情烦躁、焦急等，因此准爸爸和家人要多多呵护孕妈妈。

孕期 10 月注意事项

准爸爸注意要点

通常最后一个月，孕妈妈会觉得时间变得漫长，很着急要跟肚子里的宝宝见面，这时的宝宝已经开始落入盆腔，孕妈妈会感到比较舒服。准爸爸，为了迎接宝宝，你准备好了吗？

(1) 准爸爸注意事项一

陪妻子做最后一次产检，了解一下病房、产房的环境，联系医生。

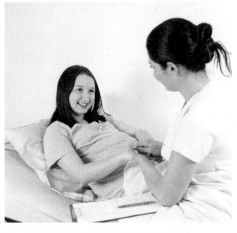

熟悉的护理人员，令孕妈妈感到安心。

(2) 准爸爸注意事项二

为妻子的分娩与宝宝的顺利出生做好准备，确认分娩时的联系方式和交通工具的安排。

(3) 准爸爸注意事项三

多给妻子鼓励和勇气，解除妻子的紧张情绪。

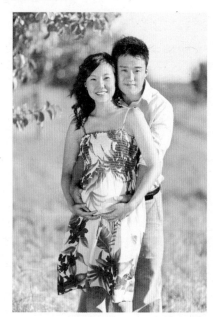

准爸爸也可通过拥抱及贴心小动作来缓解孕妈妈的紧张情绪。

(4) 准爸爸注意事项四

为妻子做好出院准备——布置好清洁舒适的房间，检查宝宝的用品是否齐全，备足一切生活用品及营养品等。

(5) 准爸爸注意事项五

如果妻子出现大量出血或严重腹痛的现象时，应立即到医院进行检查。

（6）**准爸爸注意事项六**

如果妻子下体往下流出大量的液体，说明羊水破了，应立即送往医院。

（7）**准爸爸注意事项七**

要注意妻子体重增加的幅度，每周为其量一次体重，预防隐性水肿。

（8）**准爸爸注意事项八**

孕妈妈即将临盆，准爸爸首先要做好充足的经济准备，根据分娩方案，大体计算出入院期间所需费用的上限，这其中要预留出一部分额外的应急支出，将这笔准备好的费用放到可以随时取用的银行卡上，以备随时使用。

（9）**准爸爸注意事项九**

由于孕妈妈在孕 37 周后随时可能分娩，准爸爸要安排好自己的工作，做好请假陪产的准备，时刻陪伴在孕妈妈身边，并多学习分娩和产后保健知识，做好孕妈妈的分娩护航工作，以便随时送孕妈妈进医院生产。在帮助孕妈妈收拾、整理待产包的同时，准爸爸也别忘了自己，一些简单的洗漱用具、照相机或摄像机等用品准爸爸也要带上。因为初产妇的产程一般都较长，准爸爸为方便照顾孕妈妈，需要在医院过夜；而且对于与宝宝的第一次相见，以及整个生产过程，准爸爸可能都想记录下来，因此照相、摄像设备必不可少，但是别忘记还要带上充电器和备用电池。

准爸爸化身孕妈妈专属营养师

到了第 10 个月，孕妈妈便进入了一个收获季节。这时候，保证足够的营养，不仅可以供应宝宝生长发育的需要，也为孕妈妈顺利分娩和产后快速恢复打好基础。

（1）**孕晚期最需要补充的营养**

到了第 10 个月，孕妈妈摄入足够的营养，不仅可以供应宝宝生长发育的需要，还可以满足自身子宫和乳房增大、血容量增多以及其他内脏器官变化所需的"额外"营养。如果营养不足，不仅所生的婴儿会比较小，而且孕妈妈自身也容易发生贫血、骨质软化等营养不良症，这些病症会直接影响孕妈妈临产时的正常子宫收缩，容易发生难产。进入孕期最后一个月，孕妈妈最需要补充的营养有以下几种。

❶ 蛋白质

蛋白质是人体所需主要营养物质之一，摄入体内后在肝脏分解为氨基酸。蛋白质是胎儿组织发育和健康成长的必需成分。孕期除了每天摄入 45 克蛋白质满足母体需要外，还应额外摄入 6 克。蛋、鱼、肉、奶和乳制品中含有大量的蛋白质。

❷ 糖类

人体所需要的能量是由糖类提供的，糖类多以蔗糖和淀粉的形式存在于食物中。孕妈妈要多食用富含淀粉的食物（如土豆），少食含蔗糖较多的食物，因为淀粉类食物水解缓慢，热量较少。这些热量供给孕妈妈平时的活动及机体的消耗，还供给胎儿活动及新陈代谢所需要的能量。

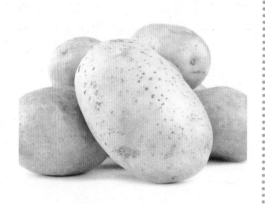

土豆含有丰富的糖类。

❸ 脂肪

脂肪是构成细胞膜的重要成分，同时对胎儿神经系统的发育会起到很大作用。尽管孕妈妈不宜多食脂类（因为它每克所含的热量比同量的糖类和蛋白质要高一倍，所以摄入等量的脂类，体内热量相当于增加一倍），但一点不吃也不可取。

❹ 维生素

要保持健康，人体需要多种维生素（如 B 族维生素、维生素 C）。但由于维生素在体内无法贮存，因此每天都应该适量摄取。维生素不仅对胎儿发育很重要，而且还能提高人体免疫力，增强造血能力，维护神经系统正常功能。此外，叶酸可防止胎儿出现神经管畸形，如脑积水、脊柱裂。

❺ 矿物质

矿物质也是人体必需的营养素，如人体内各种化学变化都离不开铁元素，铁还是构成血红蛋白的主要成分。缺铁会使血红蛋白无法完成，从而易患贫血。孕期骨质、牙齿的健康发育都离不开钙。而锌元素对伤口愈

合及消化过程起很大的作用。孕末期胎儿越长越大，从母亲那里摄取的营养物质也越多，因此孕末期时孕妈妈要增加饮食量，均衡饮食，才能保证胎儿的需要，也能储存分娩期所需的能量。

(2) 重点补充维生素 B_1

进入孕 10 月，孕妈妈距离分娩已进入倒计时阶段，此时要重点补充能够促进分娩、缩减产程的营养素和食物。比如维生素 B_1，如果孕妈妈缺乏这种营养物质，容易引起呕吐、疲倦、乏力，并会造成分娩时子宫收缩无力，使产程延长，造成分娩困难。因此，在孕期的最后一个月，孕妈妈要重点补充维生素 B_1，每日的摄入量应保证不低于 1.5 毫克，多吃谷物类食物、豆类食物、坚果类食物、猪瘦肉和蛋类食物，动物肝脏也可以适当吃一些。

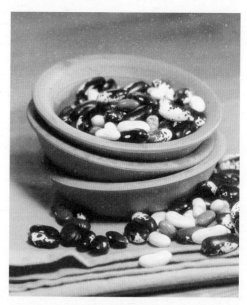

豆类可以为孕妈妈补充维生素 B_1。

(3) 产前补铁注意事项

分娩时会流失大量的血液，因此孕妈妈在产前要多摄取铁元素。铁元素有助造血及骨骼发育，对母亲及胎儿有很大好处，绿色蔬菜、动物肝脏、瘦肉、干果中含有丰富的铁质，在做饭时可以选它们为原料。但是茶、咖啡、膳食纤维、蛋白质会抑制铁元素的吸收，所以饭后不要马上喝茶或咖啡。如果孕妈妈患有胃病，要减少食用制酸剂，胃酸分泌减少也会降低身体对铁元素的吸收。补充铁质可以选择食用营养补充剂，不但吸收效果好而且迅速，也可服用维生素C帮助铁质吸收，起到"共赢"的作用。但要记住，千万不要与牛奶、钙片共同食用，以免其中的蛋白质影响吸收。

(4) 有助于缓解产前焦虑的营养素

❶ 维生素 C

能够帮助孕妈妈制造肾上腺皮质激素，驱赶压力和疲劳，孕妈妈可以适当多吃鲜枣、芥蓝、青椒、花菜、草莓、大白菜等食物。

❷ 钙

被称为"神经稳定剂"，能够帮助孕妈妈松弛容易紧张的神经，稳定烦躁和抑郁情绪，比如牛奶、豆腐、黄豆、虾皮等食物。

❸ 镁

能够帮助孕妈妈放松身体肌肉，从而稳定心律，安抚焦躁不安的情绪，香蕉、豆类食物、燕麦、紫菜、蘑菇、花生等食物都具有这样的作用。

❹ B 族维生素

能够帮助孕妈妈调理内分泌，稳定情绪，孕妈妈可以多吃谷物类食物、深绿色蔬菜以及豆类食物。

❺ 色氨酸

能够对孕妈妈的大脑起到镇静作用，帮助孕妈妈宁神静心，如谷物类食物、豆类食物、坚果类食物、鸡肉、猪肉、羊肉、蛋类食物、鱼类食物等。

(5) 孕晚期孕妈妈宜少食多餐

孕晚期胎儿的生长发育速度最快，细胞体积迅速增大，大脑增长到达高峰，同时，也是胎儿体内需要储存最多营养的时期。这时，孕妈妈的营养摄取非常重要，不然对胎儿的脑发育影响最大。

然而此时增大的子宫向上顶着胃和膈肌，使孕妈妈胃肠部受到压迫，胃的容量也因此受到限制，按照孕前平时的食量也会使得胃部过于饱胀，尤其是在进食后。这就需要孕妈妈在饮食上做出相应的调整。

孕晚期，孕妈妈应坚持少吃多餐的饮食原则，用"少食多餐"取代"一日三餐"。一次吃不了太多的东西，就可以分开几次吃，每次少吃些，而且应吃一些容易消化的食物。

(6) 孕妈妈宜多吃鸭肉

进入孕晚期，孕妈妈宜多吃点鸭肉。因为鸭肉性平而不热，脂肪高而不腻。它富含蛋白质、脂肪、铁、钾、糖类等多种营养素，有清热凉血、祛病健身的功效。不同品种的鸭肉，食疗作用也不同。纯白鸭肉可清热凉血，妊娠期高血压病患者宜常食。研究表明，鸭肉中的脂肪不同于黄油或猪油，其化学成分近似橄榄油，有降低胆固醇的作用，对防治妊娠期高血压病有特殊疗效。

(7) 孕妈妈宜多吃黄鳝

进入孕晚期，孕妈妈还可以多吃点鳝鱼。这是因为鳝鱼中含有丰富的"脑黄金"，它是构成人体各器官组织细胞膜的主要成分，而且是脑细胞不可缺少的营养。鳝鱼还是一种高蛋白、低脂肪的食品，能够补中益气，治虚疗损。孕妈妈常吃黄鳝可以防治妊娠期高血压病。需要注意的是，黄鳝一旦死亡，就和蟹一样，体内细菌大量繁殖并产生毒素，所以要食用鲜活的黄鳝。

(8) 素食孕妈妈晚期不一定要吃肉

有些女性怀孕前就吃素，而有些女性怀孕后一见到肉就恶心，对于这些孕妈妈而言，只要仔细选择搭配合理、营养丰富的食品，吃素食完全可行。

但是，孕晚期因为生产的需要，孕妈妈对热量的需求旺盛，这时蔬菜素食型和水果素食型食物在孕晚期是不能满足孕妈妈和宝宝的营养需要的，这一点一定要引起注意。因为素食所能提供的热量明显要比肉类少。如果热量摄入不足，身体就会分解自身的蛋白质，从而影响孕妈妈自身及宝宝的生长发育。因此，孕晚期素食孕妈妈不一定要吃肉，但一定要多补充富含较多能量的食物，如牛奶、鸡蛋等。同时，孕妈妈还应注意食物的营养价值，

多吃富含维生素、微量元素的新鲜蔬菜、豆类、干果、麦芽等。

(9) 临产时应吃高能量、易消化食物

妇女妊娠分娩是一种再自然不过的生理现象了，然而大多数情况下，当我们一看见孕妈妈有腹痛等分娩的先兆，就着急得不得了，往往在没有为孕妈妈准备好吃的，也没有为孕妈妈准备好用的之前，就匆忙地把孕妈妈送进了医院。

临产相当于一次重体力劳动，产妇必需有足够的能量供给，才能有良好的子宫收缩力，宫颈口开全才有体力把孩子产出。不好好进食、饮水就会造成脱水引起全身循环血容量不足，当然供给胎盘的血量也会减少，引起胎儿在宫内缺氧。

因此临产时产妇应进食高能量、易消化的食物，如牛奶、巧克力糖及自己喜欢的饭菜。如果实在因宫缩太紧，很不舒服不能进食时，也可通过输入葡萄糖、维生素来补充能量。

初产妇从有规律性宫缩开始到宫口开全，大约需要 12 小时。如果你是初产妇，无高危妊娠因素，准备自然分娩，可准备易消化吸收、少渣、可口、味鲜的食物，如面条鸡蛋汤、面条排骨汤、牛奶、酸奶、巧克力等食物，让产妇吃饱吃好，为分娩准备足够的能量。否则吃不好、睡不好，紧张焦虑，容易导致产妇疲劳，将可能引起宫缩乏力、难产、产后出血等危险情况。

(10) 临产饮食安排

从规律宫缩开始出现，一直到胎

宝宝顺利娩出的这一过程，通常要持续 12 个小时以上，在这段难熬的时期，孕妈妈的能量消耗是巨大的，需要少量多次地补充一定的能量。

❶ 尽量选择形式为易消化、少渣、适口的流食或半流食，成分为高糖或淀粉的食物，如芝麻糊、面条汤、鸡汤、排骨汤、瘦肉粥、馄饨、牛奶、酸奶、糖水、藕粉糊以及一些炖菜等，不要吃大块状的固体食物或豆类食品，这些食物极易造成腹胀和消化不良，非常不利于生产。此外，孕妈妈还要吃一些易消化的补铁食物，以应对在生产过程中的失血状况，如木耳、枸杞、紫菜、海带等。

❷ 选对饮食补充体能的时机，一般是在见红以后，就需要开始集中进行专门的饮食能量储备了。

❸ 再按照产程，第一产程时以半流食或软烂的食物为主；第二产程以流食和能够迅速补充大量能量的食物为主，避免食用油腻食物。

❹ 避免吃桂圆。桂圆虽然能够提供较多的能量，但是它进入孕妈妈的胃中后，需要一个相当长的消化吸收过程，不能迅速供给能量，而且还有可能减慢分娩过程，造成产后出血。因此孕妈妈在孕 10 月以及分娩过程不能吃桂圆。

❺ 如果孕妈妈的分娩计划是实施剖宫产手术，则要在手术前一天的午夜十二点之后不要进食，手术前的 6 ~ 8 小时不要喝水，以保证手术的顺利进行。此外，在进行剖宫产之前，孕妈妈的饮食中不要出现人参，否则会严重影响手术的进行，也不利于术后

伤口的愈合。

(11) 孕妈妈产前应多吃助产食品

孕妈妈在产前应该多吃些助产类的食品，这样有助于顺利分娩。

❶ 鸡蛋

鸡蛋富含蛋白质和 B 族维生素，能够为孕妈妈储存更多的能量，促进孕妈妈的身体代谢。在孕期的最后一个月，适当多吃一些鸡蛋，能够使孕妈妈体力更充沛。但若孕妈妈感到煮鸡蛋难以消化，吃多了容易引起腹胀等不适症状，可以将鸡蛋制成鸡蛋羹或蛋花汤食用。

❷ 巧克力

巧克力同样能够为孕妈妈储存大量的能量和体力，并能舒缓孕妈妈在待产时期的紧张情绪，带来更多的感官愉悦。巧克力可以在孕妈妈马上要分娩、进入分娩室之前再吃，建议孕妈妈吃黑巧克力或牛奶巧克力，太过甜腻的巧克力适口性较差。

❸ 海带

海带能够促进体内放射性物质的排出，减少孕妈妈在分娩过程中身体功能出现异常的可能性。因而在最后一个孕月，孕妈妈可以多喝一些海带汤。

❹ 禽畜血

如猪血、鸡血、鸭血等食物能够起到解毒和滑肠的作用，促进孕妈妈排便，消除代谢负担。在出现临产征兆之后，孕妈妈适当食用一些禽畜血，能够加快分娩的进行。

❺ 木瓜

木瓜含有木瓜酵素，能够帮助孕妈妈消化体内的食物，降低肠胃负担，加快孕妈妈的新陈代谢，从而能够对分娩起到助推作用。此外，木瓜还有催乳的作用，能够预防孕妈妈产后缺乳。因此孕妈妈可在临产时吃一些木瓜。

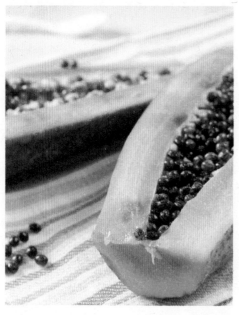

孕妈妈在临近分娩的妊娠后期可以选择木瓜来食用。

❻ 豆腐皮粳米粥

孕妈妈在即将分娩时，喝一些用豆腐皮、粳米和冰糖煮成的粥，能够促进排便，滑胎催生，缩短产程，使胎宝宝更容易娩出，从而保证自然分娩的顺利进行。

❼ 红牛饮料

红牛饮料具有增强体质和体力、减轻疲劳、促进能量代谢的作用，能够帮助孕妈妈驱赶疲劳、兴奋神经，使孕妈妈在产程中保持清醒，氧气供给量充足。但若饮用过多，也会导致孕妈妈产后疲劳。因此孕妈妈可以在待产时期感到疲倦时，少量饮用一些红牛饮料；在分娩过程中，若感到体力消耗过大也可以适当饮用一些。其余时间则要避免饮用。对于心脏承受能力较弱，或者患有妊娠高血压综合征、妊娠糖尿病的孕妈妈，则不适合饮用。

❽ 运动型饮料

这类饮料中含有大量的矿物质和维生素，能够帮助处在分娩过程中的孕妈妈补充流失掉的大量水分和电解质。因此孕妈妈可以在出现临产征兆后，少量多次饮用一些运动型饮料，这对体力是一个很好的保障。

❾ 红糖水

红糖的主要成分是蔗糖，能够为孕妈妈快速补充大量的能量和体液，因此孕妈妈在开始分娩后，可以适当喝一些红糖水，对于缓解饥饿和疲劳，以及补充体力十分有帮助。

孕期检查与疾病预防

进入孕10月，由于内分泌变化和膨大子宫的压迫，会出现一些不舒服的症状。在分娩后，这些不舒服都会自然消退。但如果出现了下述中的急症症状，应立即去医院就诊。

进行最后一次产前检查

本月，孕妈妈要每周做一次产前

检查。让医生进行胎心监护、B超检查，了解羊水以及胎儿在子宫内的状况。如果超过41周还未有分娩迹象，孕妈妈就应该住院催产了，因为逾期过久，胎儿在宫内将面临缺氧危险。临产前，孕妈妈还要做一次全面的检查，了解有关生产的知识，为宝宝顺利地来到人间做好"铺垫"。

这次检查的主要项目有：

(1)胎动计数

通过计数胎动，孕妈妈可以进行自我监护，从而关注胎盘的健康状况。由于每个胎儿的活动量不同，孕妈妈自感胎动数的个体差异很大，12小时内的累计数自十次至百次不等，因此每个孕妈妈都有自己的胎动规律。如果胎儿在12小时内的活动次数少于10次，或逐日下降超过50％而不能恢复，或突然下降超过50％者，提示胎儿缺氧。孕妈妈应高度重视，及时采取左侧卧位，增加胎盘血流，并到医院进一步检查和治疗。

(2)胎心率监测

借助仪器记录下瞬间的胎儿心率的变化，这是了解胎动、宫缩时胎心反应的依据，同时可以推测出宫内胎儿有无缺氧。

(3)B超检查

第37～38周，目的是监测羊水量、胎盘位置、胎盘成熟度及胎儿有无畸形，了解胎儿发育与孕周是否相符，这次B超将为确定生产的方式提供可靠的依据。

(4)血检查

提供了静脉血、指血之后，孕妈妈还得贡献出一点耳血，以检测其体内激素水平是否在正常范围内，从而间接地了解胎盘功能是否正常。

(5)胎位检查

确认胎位是临产前很重要的一项检查，医生会告诉你胎儿是头位（头先露）、臀位（臀先露）或者属于其他异常胎位。这是确定孕妈妈自然分娩还是手术助产的重要依据。

孕妈妈产前焦虑怎么办？

调查显示，几乎所有的孕妈妈对于分娩都会产生紧张情绪，虽然很多人能够通过自我的心理调节而克服，但仍然有29.08％的孕妈妈存在产前焦虑，有22.11％的孕妈妈发生产前抑郁症。这表明孕妈妈普遍存在着焦虑或抑郁的情绪。

孕妈妈产前焦虑会对母亲及胎儿造成直接的影响。据调查，产前患严重焦虑的孕妈妈剖宫产及产道助产比正常孕妈妈高一倍。严重焦虑的孕妈妈常伴有恶性妊娠呕吐，并可导致早产、流产。孕妈妈的心理状态会直接影响到分娩过程和胎儿状况，比如易造成产程延长、新生儿窒息，产后易发生围产期并发症等。

当孕妈妈出现产前焦虑时，准爸爸要陪同孕妈妈一起克服这一疾病，专家建议可以从以下几个方面着手。

(1)纠正对分娩的不正确认识

对分娩的畏惧心理主要是孕妈妈缺乏分娩知识，对分娩有不正确的认识。生育能力是女性与生俱来的能力，分娩也是正常的生理现象，绝大多数女性都能顺利自然地完成，如存在一些胎位不正、骨盆狭窄等问题，现代的医疗技术能够采取剖宫产方式，顺利地将婴儿取出，最大限度地保证母婴安全。因此，孕期应学习有关知识，增加对自身的了解，增强生育健康宝贝的自信心。

(2) 准爸爸要给妻子一个坚实的臂膀

在妊娠最后阶段，孕妈妈常表现为心理依赖性强，希望寻求保护和引起丈夫重视。这是一种正常的心理反应。准爸爸应该及时承担起被依赖的重任，给妻子一个坚实的臂膀，让她心里有所依托。

(3) 生育之前做好心理准备

生育本身就是存在风险的，在孕育宝贝之前，夫妻俩就应做好遇到各种困难的心理准备，并愿意为此负责。

(4) 用一颗宽容的心来迎接宝贝

有很多畸形和先天性疾病都是可以治疗和纠正的，为此担心也解决不了任何问题。所以，用一颗宽容的心来迎接宝贝是你唯一正确的选择。

(5) 积极进行治疗

有产前并发症的孕妈妈应积极治疗并发症，与医师保持密切关系，有问题时及时请教医生和过来人，保持良好情绪。

(6) 准爸爸要帮助缓解妻子的不适

腹壁紧绷等不适会使孕妈妈情绪烦躁，准爸爸可在晚间为妻子轻抚腹部，一方面是与尚未谋面的宝贝交流，另一方面又减轻了妻子的不适，使妻子依赖心理得到满足，焦虑情绪得到改善。

(7) 准爸爸在孩子性别上不给妻子压力

准爸爸在孩子的性别上不要给妻子施加压力，要理解妻子情绪上的波动，耐心倾听妻子诉说，不断给予妻子精神上的鼓励和安慰。

(8) 所有压力都放下或暂时推给丈夫

无论是面对经济压力、工作压力还是其他，孕妈妈要明白对于自己来说最重要的事就是要平安顺利地分娩，不要让其他事情打扰自己。所有压力都要放下或者暂时推给丈夫，自己要全力备战分娩。

(9) 转移自己的注意力

与其自己整天胡思乱想，不如与其他妈妈们多交流一下，讨教一些经验，做一些有利健康的活动，这样不仅会使孕妈妈转移注意力，不知不觉中解除了紧张情绪，而且还会变得快乐起来。

脐带脱垂怎么办？

"脐带脱垂"绝大部分发生在胎位不正、破水的情况下。如果胎儿的胎位是"足位"，也就是在子宫内双脚朝下，当一只脚滑下时，脐带常常会跟着滑落。如果胎位正常，但胎头仍没进入骨盆腔固定，此时如果发生脐带脱垂的话，胎儿反而更危险，因为母体一旦出现破水，胎儿脐带脱垂下来，胎头可能因为往下降而直接压迫到脐带，也就是胎儿自己把自己的血液供应阻断了，这会在3分钟内造成胎儿极为严重的缺氧或死亡。

医师通常会让产妇"头低脚高"地躺着，好让胎头或胎儿身体离开压迫位置，再将手伸入产道内，将胎儿往上顶，使胎儿不要压迫到脐带，然后赶紧施行剖宫产。

过期妊娠怎么办？

凡平时月经周期规律，妊娠达到或超过42周，称为过期妊娠。其发生率占妊娠总数的5%~12%。过期妊娠的胎儿围产病率和死亡率增高，并随妊娠延长而加剧，妊娠43周时围产儿死亡率为正常的3倍，44周时为正常的5倍。且初产妇过期妊娠胎儿较经产妇危险性增加。

为了预防过期妊娠的发生，在还没有怀孕的前半年，女性就应及时记录每次的月经周期，以便能推算出较准确的排卵期和预产期。而且应在停经后2个月便去医院检查，以后定期产前检查，尤其在37孕周以后每周至少做一次产前检查。

如果预产期超过一周还没有分娩征兆，更应积极去检查，让医生根据胎儿大小、羊水多少，测定胎盘功能、胎儿成熟度或者通过"B超"来诊断妊娠是否过期，从而对过期妊娠的孕妈妈尽早采取引产措施，及时终止妊娠，以减少过期产和胎儿过熟所致的围产儿病率和死亡率。

此外，如前所述，孕妈妈也可以自测胎动，如果12小时内胎动数少于20次，说明胎儿异常。少于10次，说明胎儿已很危险，应立即求医。如果确诊为过期妊娠，应由医生及时引产。

孕41周时可到医院催产

催产可以说是孕妈妈期盼自然产的最后关键，过去产科认为要过了42周医生才需要为孕妈妈做催产，但现今医学发现，42周后孕妈妈的胎盘可能已经老化（48%的人已经是第三级），其功能变差，羊水也变少了，事实上，这个时候催产的效果并不佳，所以现在只要过了40周仍未生产即可进行催产。

胎宝宝生长发育与孕妈妈身体变化

孕妈妈的身体变化

分娩来临的焦虑、睡眠不足产生的疲劳和渴望怀孕结束等情绪混杂在一起，使孕妈妈容易陷入忧郁的状态。此时孕妈妈应稳定情绪，尽量放松自己、充分休息，多和准爸爸交流，调整好自己的情绪和心态，保持心绪的平和，可以适当了解一下分娩的过程，做到心中有数，安心等待分娩时刻的到来。

并在待产的过程中，适当增加点活动量，比如爬爬楼梯、走走路，这样有助于自然分娩。如果是顺产，一旦出现不规律宫缩或者见红，就要准备去医院了。一旦羊水破了，要及时联系医院或拨打120，切记要躺着去医院，将臀部抬高，防止脐带脱垂，以免造成孩子缺血缺氧。过了41周还没有生，也得马上去医院。

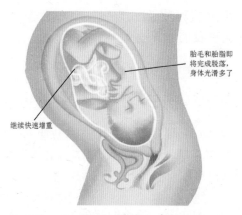

胎毛和胎脂即
将完成脱落，
身体光滑多了

继续快速增重

怀孕第37周至第38周，胎宝宝身长51
至52厘米，重3000～3200克；胎宝
宝终于足月了；胎毛和胎脂即将脱落完
毕，身体变光滑了，同时继续快速增重。

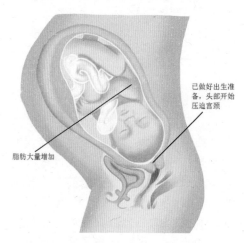

已做好出生准
备，头部开始
压迫宫颈

脂肪大量增加

怀孕第39周至第40周，胎宝宝身长51
至53厘米，重3200～4000克；胎宝
宝已做好出生准备，集中精力向下运动，
使头部压迫子宫颈；脂肪大量增加；羊
水由透明色变为乳白色，胎盘的功能开
始退化。

（1）体重

　　体重达到高峰期，胎宝宝的体重
还在增加，孕妈妈要注意饮食的摄入
量，避免使胎宝宝长成体重在4000
克以上的巨大儿。

（2）乳房

　　有更多乳汁从乳头溢出。

（3）子宫

　　子宫底下降，进入盆腔。

（4）阴道分泌物

　　阴道分泌物增多。

（5）尿频、尿急

　　由于胎宝宝在孕妈妈腹中不断
下降，从而导致和加剧了小腹的坠胀
感，排尿和排便的次数不断增多，常
会尿急或觉得尿不干净。

（6）胀气、便秘

　　胀气、便秘会变得明显。

（7）呼吸变化

　　子宫下降，对胸部的压迫消除，
呼吸变得较轻松。

（8）妊娠反应

　　这时有不规则阵痛、浮肿、静脉
曲张等感觉，在分娩前更加明显。

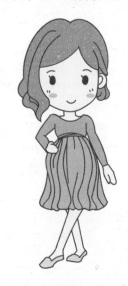

胎儿生长

胎长

约 51 厘米。

胎重

2800 ～ 3500 克。

四肢

手、脚的肌肉已发达，骨骼已变硬，头发已长 3 ～ 4 厘米。

器官

第 37 周时，胎儿现在会自动转向光源，这叫作"向光反应"。胎儿的胎毛和胎脂即将脱落完毕，身体看上去光滑多了；感觉器官和神经系统可对母体内外的各种刺激做出反应，能敏锐地感知母亲的思考，并感知母亲的心情、情绪以及对自己的态度。身体各部分器官已发育完成，其中肺部是最后一个成熟的器官，在宝宝出生后几个小时内他才能建立起正常的呼吸模式。

胎动

胎儿安静了许多，不太爱活动了。这是因为到这时胎儿的头部已固定在骨盆中。

胎儿姿势

胎儿的头在你的骨盆腔内摇摆，周围有骨盆的骨架保护着。

孕 10 月常见不适

(1) 牙龈肿痛、牙龈出血

牙龈问题可能一直到分娩前都在困扰着孕妈妈，有的孕妈妈还会出现蛀牙，孕妈妈一定要坚持餐后漱口和刷牙的好习惯，遵照医嘱做好最后的孕期保健工作。

(2) 小腿抽筋

在孕 10 月，小腿抽筋的现象可能越发严重，这通常发生于伸腿、同时将脚尖向下绷直时，一般持续 3 ～ 5 分钟，痛感强烈。孕妈妈可以及时按摩抽筋部位，或者走动一下，改善血液循环，都能减轻疼痛，同时也要注意钙质的合理供应。

(3) 头晕

由于妊娠期血压较低，尤其是在临产的孕 10 月，孕妈妈会突然感觉头昏眼花，站立不稳，这时要立刻坐下或躺下休息。也可以保持坐姿，让自己的头部尽量靠近两膝，直到感觉稍好。如果孕妈妈经常发生头晕现象，则要注意在起床或站起时不要过快，要给身体和大脑一个缓冲时间，如仰卧时，孕妈妈要先将身体转向一侧，再慢慢坐起。

(4) 心慌气短

进入身体最为沉重的孕 10 月，心脏的工作量和负荷量达到了前所未有的高峰，会使孕妈妈感到做一点儿事就容易心慌气短，甚至大口喘着粗气。对此，孕妈妈不必担心，只要立即进行休息，就能得到缓解。

(5) 尿频、漏尿

尿频和漏尿的现象会贯穿整个孕晚期，尤其是在即将分娩的孕期最后一个月，尤其明显。孕妈妈要参照介绍过的方法做好护理工作，其中可以多做一些盆底肌肉的锻炼。

(6) 胃灼痛

在孕晚期，由于孕妈妈胃部入口处的瓣膜越发松弛，容易使胃酸逆流到食管，从而易引发胃灼痛，使孕妈妈感到胸部中央有强烈的烧灼疼痛感。对此，孕妈妈要避免食用过多的谷物类食物、豆类食物、煎炸食物以及口味重的食物。可以在睡前喝一杯牛奶，或者请医生开一些安全的治疗胃酸过多的药物。

(7) 便秘、痔疮

便秘和痔疮的现象依旧会在孕10月出现，孕妈妈要加强护理工作，如果症状较重，可用冰袋敷于患处，并向医生寻求帮助。

(8) 失眠

在孕期的最后一个月，诸多因素都有可能导致孕妈妈失眠，如精神紧张、身体疲惫、饮食过饱等。孕妈妈一定要积极克服各类因素，保证自己的睡眠质量，保障胎宝宝的顺利生产。

(9) 水肿

对于恼人的水肿症状，孕妈妈可以参照前文介绍的护理方法，如果一旦发现异常情况，要及时就医诊治。

(10) 阴道炎和外阴炎

如果在孕10月，孕妈妈还发现自己患有阴道炎和外阴炎，则要引起高度的重视。如果不及时加以治疗，很有可能使胎宝宝在分娩中受到感染。孕妈妈要避免穿着紧身裤和非纯棉质地的内裤，尽快就医进行诊治，争取在分娩前将其治愈。

(11) 疲倦

疲倦在孕10月是在所难免的，随着胎宝宝的持续增重，孕妈妈的疲劳感也在持续上升。对此，孕妈妈要多做身体松弛训练，多休息，尽可能地缓解疲劳。

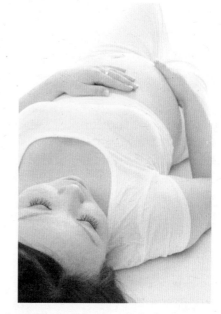

孕妈妈在妊娠后期，常常感到疲累，应该适度休息。

(12) 静脉曲张

在孕末期，孕妈妈可能会发现自己的静脉曲张越来越严重了。不必着急，这些不适症状都会随着孕期的结束而逐渐消失，孕妈妈此时只要更多地将腿抬高，经常活动双腿，避免久站和久坐，就能顺利度过孕期的最后时光。

(13) 频繁宫缩

如果孕妈妈的假性宫缩达到了每小时 10 次以上，应及时就医，在医生的指导下服用一些抑制宫缩的药物。如果孕妈妈无法分辨自己是假性宫缩还是真性临产，也要尽快就医进行检查判断。

(14) 羊膜早破

羊膜早破是指在出现阵痛、子宫口开大或子宫口开全、胎儿进入产道前的羊膜破裂、羊水流出的现象。一旦发生羊膜早破，无论是否伴有宫缩和阵痛，孕妈妈也要第一时间就医。发现羊膜早破后，孕妈妈要立即躺下，用垫子将自己的臀部垫高，防止脐带脱垂，可用干净的卫生巾垫在内裤上。在去医院的途中，孕妈妈也要想方设法使自己的臀部保持抬高的状态。如果不及时处理羊膜早破，很有可能引发胎宝宝宫内感染，引起多种并发症，危及胎宝宝的健康和生命安全。如果孕妈妈认为无法区分羊膜早破与漏尿，可以使用羊膜早破试纸，如果试纸颜色变为深绿色，则说明是羊膜早破，要立即就医。

环境与孕期护理

进入孕 10 月，随着身体负担越来越重，孕妈妈的体力减弱，身体更加容易疲倦。这时，孕妈妈一定要注意充分休息和保持足够睡眠，为分娩做好体力贮备。

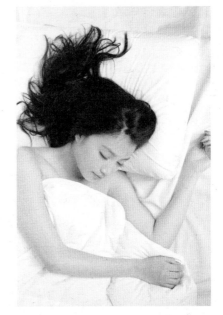

孕妈妈在妊娠后期一定要注意睡眠是否充分。

(1) 制订生产计划书

在生产前，孕妈妈最好制订一个生产计划书。借由填写生产计划书，你可以更清楚地知道整个生产的过程，越周详的生产计划书越能减轻你对生产的紧张及恐惧情绪。你可以就计划书上的问题在生产前和你的医生做讨论，找出最适合自己的方式。

同时这份计划书也是医生为你接生时各种判断的依据。一份详细的生产计划书应包括：产前准备、待产过程、分娩时分及产后护理四大方面。

(2) 做好产前最后的心理准备和身体准备

❶ 对于分娩，不少孕妈妈感到恐惧，犹如大难临头，烦躁不安，甚至惊慌无所适从，这种情绪既容易消耗体力，造成宫缩无力，产程延长，也对胎儿

的情绪带来了较大的刺激。其实，生育过程几乎是每位女性的本能，是一种十分正常的自然生理过程，是每位母亲终生难忘的幸福时刻。

胎儿在母亲肚子里已9个多月了，由一个微小的细胞发育成3000多克的成熟胎儿，他不可能永远生活在母亲的子宫内，他要勇敢地穿过产道投奔到外面精彩的世界里。所谓"瓜熟蒂落"就是这个道理。

在分娩过程中，子宫一阵阵收缩，产道才能一点点地被攻开，孩子才能由此生下来。在这个过程中，母体产道产生的阻力和子宫收缩帮助胎儿前进的动力相互作用，给产妇带来一些不适，这是十分自然的现象，不用害怕、紧张。母亲的承受能力、勇敢心理，也会传递给婴儿，是胎儿性格形成的最早期的教育。

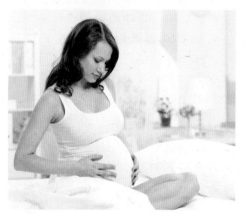
孕妈妈可以通过跟宝宝说话，舒缓自己的紧张情绪。

产妇此时应尽量做到心理放松，全身就会放松，克服分娩恐惧，不要自己吓唬自己，多做积极的自我心理暗示和催眠。比如，我和宝宝一定能平安度过分娩；只要忍耐十几个小时

我就能完成这项艰巨的任务；别人都能顺利生产因此我也一定可以；妇产科医生丰富的经验足以帮助我；有准爸爸在身边，没什么好怕的；产前检查一切正常，我也一直遵照医嘱行事，一定不会有问题，等等。最后要配合医生的指导，为孩子的顺利出生创造条件。

❷ 珍惜最后的孕时光，在最后阶段不可懈怠，要将良好的饮食和生活习惯坚持到足月生产，否则一旦造成胎宝宝出现异常，导致功亏一篑，会留下终生的遗憾。

❸ 临产前一定要绝对禁止性生活，以免发生胎膜早破和分娩感染，危及胎宝宝的健康和生命安全。

❹ 待产期间，一定做好应急措施，孕妈妈如果自己睡，则要保证自己和准爸爸及其他家人的联络畅通，除了手机要24小时不关机外，还可以使用电话分机、对讲机等装备，确保孕妈妈的呼叫能够让家人及时听到。

(3) 预防宫内窒息

宫内窒息是指胎宝宝因急性或慢性缺氧而导致的危及胎宝宝健康和生命的情况。发生宫内窒息的情况有很多，如胎位不正、胎盘早剥、前置胎盘、妊娠高血压综合征、妊娠糖尿病、贫血、过期妊娠、脐带异常、巨大儿以及情绪过度紧张等。对此，孕妈妈要做好日常护理工作。

❶ 如果孕妈妈被检查出胎位不正，如臀位、横位等，最好提前请假回家休养，保证每日足够的休息时间，一定不要使自己感到劳累。

❷ 做好各种孕期并发症的预防工作，如上述提到的妊娠高血压综合征、妊娠糖尿病、贫血等，一经发现，需要立即接受治疗，切不可耽误病情。

❸ 做好产前情绪调整，避免因精神过度紧张而引发难产，造成宫内窒息。

❹ 临产前做好胎宝宝心跳和胎动的监测工作，因为心跳的强弱以及胎动的突然变化，能够非常直接地反映出胎宝宝的异常情况。

(4) 临产要做好哪些准备？

在孕 37 周以后，已经过了早产期，孕妈妈随时都有可能生产，此时孕妈妈要开始谋划关于产前的一些事务性安排和准备了，比如：

❶ 收拾好入院用品，分门别类，自己熟知什么东西放在哪里。

❷ 确认在出现临产征兆或紧急情况时，如何与医院进行联系，如何在医生和护士下班后找到他们。

❸ 如何用最短的时间到达医院，这其中要考虑到堵车的问题，最好有一条备用路线，并计算好到达医院的时间，可以请准爸爸事先在不同的路况下反复多走几次。

❹ 准备好交通工具，如果家中有车，准爸爸要将车保养好，加满油，准备随时开车送孕妈妈去医院；如果家中没有车，准爸爸则要联系几位有车的亲朋好友，或者准备好出租车公司的电话，一旦临产，能够立刻找到车以最快的速度将孕妈妈送到医院。

❺ 要和家人确认，临产时都有谁陪在自己身边，准爸爸是否要进入产房陪产。

❻ 确认工作安排是否妥当，因为此时孕妈妈已经可以开始休产假了，要和领导、同事沟通好，并告知自己的预产期，是否欢迎同事们来探望等。

❼ 最后还要确认产后在医院和家中，由何人来照顾孕妈妈和宝宝。对于这些事务性的准备和确认工作，孕妈妈可以多向过来人请教，多和家人沟通和商量，尽量考虑全面，安排妥当。

(5) 事前熟悉一下产房很必要

在分娩前后，大多数孕妈妈都希望自己处在一个舒适的环境下：光线柔和，室温适宜，环境清静，有亲人陪伴，有舒缓的音乐。在临产前，如果孕妈妈和准爸爸对分娩的担心和恐惧较大，可以先行到医院一起去了解一下病房、产房的环境，了解产房内的各种设施及其用途，熟悉自己的医生，将能消除自己对分娩过程中可能出现的一些问题的担忧，减少临产前的忧虑。通过对这些助产设备的了解，也能够给孕妈妈和准爸爸更多的信心和鼓励。

住院时，准爸爸还可以带上一些让孕妈妈得到心理安慰的东西，比如她喜欢的娃娃、衣服、小摆设等，让她即使在医院里，也能感觉到家的温馨。

(6) 按摩乳房促进分娩

在孕期快要结束的时候，每一侧的乳房内都有 15 ~ 20 个圆形突起，每一个都由一支在内部根端的主要的腺体气泡和一个顶端缩小开口在乳头外的乳汁输送管组成。接下来，每一个圆形的突起再分支成20～40个小叶片，更小的乳汁输送管内有10～100个支撑的腺体气泡或者乳汁囊。这个时候，乳房已经完全有能力制造乳汁了。按摩乳房可以软化乳房，使乳管腺畅通，乳汁分泌旺盛。刺激乳头和乳晕，可使乳头的皮肤变得强韧，将来婴儿也比较容易吸吮。

从怀孕第37周开始，还可通过对乳房进行按摩等刺激，来达到促进生产的目的，以免引起过期妊娠。刺激乳房具有使产程缩短的效应，而且此种效应与刺激乳头的时间长短有关。临床观察表明，每日刺激乳头多于3个小时的孕妈妈，从其刺激开始到分娩出婴儿为止平均时间为4.6天，而每日刺激少于3小时者为8.5天。

(7) 宝宝要降临的信号

对于临产征兆，前面已经介绍过一些早产征兆，除去那些症状外，孕妈妈还可以同时参考其他的一些特征进行判断，如：

❶ 突如其来的莫名烦躁感，有时还会出现燥热、头痛，以及心跳加快等症状。

❷ 或者没有胃口，或者特别饥饿，或者出现严重的腹泻或便秘。

❸ 阴道和膀胱有被压迫感。

❹ 出现规律的阵痛，每4～5分钟出现一次，每次持续疼痛约1分钟，时长可持续1小时。

❺ 孕妈妈真切地感到马上就要见到宝宝了。

(8) 产妇大声喊叫不利于分娩

有些产妇在分娩阵痛时就大喊大叫，认为喊出去会舒适一些。其实，分娩时大声喊叫并不利于分娩。因为喊叫既消耗体力，又会使肠管胀气，不利于宫口扩张和胎儿下降。

正确的做法应该是，产妇要对分娩有正确认识，消除精神紧张情绪，抓紧宫缩间歇休息，按顿进食、喝水，使身体有足够的体力。这不但能促进分娩，也大大增强了对疼痛的耐受力。

(9) 分娩时的尴尬该如何应对？

孕妈妈在分娩过程中，难免会遇到一些尴尬的情况，孕妈妈可以先将可能出现的情况设想周全，做好思想准备，找好应对办法，以便在生产时能够从容面对。

❶ 男医生负责接生。很多容易害羞、心理负担重的孕妈妈在面对男医生进行分娩时，多多少少会感到有些难为情。其实这大可不必，孕妈妈要将主要精力放在如何配合医生进行分娩上，不要过多关注和思考其他事情。而且男医生也有天然的优势，他们普遍力气更大，心理素质也更好，能够给孕妈妈更多一重的可信赖感和安全感。对于医生性别的问题，孕妈妈要先做好充分的思想准备和自我心理建设，准备好有可能要与男医生配合进行生产。如果孕妈妈实在觉得难为情，可以申请更换医生。

❷ 分娩过程中的各种奇怪声响。如因身体颤抖而发出的牙齿磕碰声；因肠道先受到挤压，后又放松，无法控

制地出现肛门排气和排便现象，等等。对此孕妈妈不必感到难为情，这都是非常正常的生理现象，医生对此也是司空见惯，不以为意。

(10) 给宝宝和妈妈请个月嫂

月嫂是专门照料产妇及婴儿月子里生活的家庭服务员，月嫂所具备的专业知识是传统的保姆所无法比拟的。严格来讲，月嫂要经过严格、系统的培训，要全面、深入地掌握产后知识，要具备专业的产后护理技能，经考核之后获得相关结业证书才能上岗。

一般来说，月嫂服务应包括以下内容：

产妇方面：产妇的护理及膳食；母乳喂养、乳房护理、产后恶露的观察与指导；产妇内衣、乳房、会阴部的卫生清洗；产妇室内环境的整理；产妇心理护理及形体恢复指导；协助产妇刷牙、梳头、沐浴等。

新生儿方面：新生儿喂养、护理、观察；为新生儿换洗尿布、洗澡、抚触、游泳、晒太阳及认知能力的训练；婴儿用品的消毒等。

在完成以上服务的基础上，还可以帮助产妇做家务。

不同的服务机构所提供的月嫂承担的服务范围并不完全相同，即使同一服务机构，月嫂也可以根据需要承担不同的服务内容。所以，在雇佣月嫂前，应该将服务范围咨询清楚，以免日后发生矛盾。

(11) 隔辈老人育儿的优势

在当今日趋激烈的社会竞争中，年轻的爸爸妈妈往往正处于事业拼搏时期，越来越多的老人承担起了照顾和抚养隔辈宝宝的义务。小区里，由爷爷奶奶或姥姥姥爷带孩子的现象比比皆是。有资料表明，在我国城市家庭中，有一半以上的宝宝是由隔辈老人看护的。这体现了一种奉献精神，是具有中国特色的现实。

一方面，祖孙的血缘关系使隔辈老人本能地对宝宝产生慈爱之心，这是育儿获得成功的心理基础，可使宝宝获得更多的爱抚。另一方面，老人们还有着丰富的育儿经验，有充裕的时间和耐心，可以使宝宝得到很好的照料。同时，隔辈老人还往往具有丰富的生活知识和人生阅历，这为教育宝宝打下了很好的基础。此外，祖辈老人常有一种儿童心理，特别容易和孙辈宝宝形成融洽的关系，更喜欢和宝宝一起玩耍，这对宝宝体格和智能的发育有着较好的作用。

因此，夫妻双方应该对隔辈老人育儿的优势了解清楚，做好心理准备，这对宝宝的健康成长，对维持家庭的和睦以及保证夫妻能够安心工作都是很重要的。

胎教

在这个月里，孕妈妈随时都可能分娩，所以这段时期孕妈妈仍应多采用一些安静的、能够调整情绪的胎教方式。

臆想胎教

日渐临近的分娩时刻会使孕妈妈感到忐忑不安甚至有些紧张，这时孕妈妈可以开始臆想胎教。冥想能够提高自己的自信心，并能最大限度地激发宝宝的潜能，对克服怀孕抑郁症也很有效果。孕妈妈要做的就是摆出舒服的姿势让身体放松，然后想象最令人愉悦和安定的场景。同时，孕妈妈要沉浸在美好的想象之中，格外珍惜腹中的宝宝，以博大的母爱关注宝宝的变化。胎儿会通过感官得到这些健康的、积极的、乐观的信息，这就是胎教最好的过程。

如前所述，其实，从受孕开始孕妈妈就可以积极设想自己宝宝的形象了，把美好的愿望具体化、形象化。仔细观察你和准爸爸的相貌特点，进行综合，想象宝宝会有什么样的相貌，什么样的性格，什么样的气质等等，在头脑中形成一个具体的美好形象，以"我的宝宝就是这样子"的坚定信念传递给宝宝，还可以把自己的想象通过语言、动作等方式传递给腹中的宝宝，保持愉悦的心情，潜移默化地影响着他。

在心里祈求平安和顺产时，要坐下来，放松呼吸。坐下后腰部挺直伸展，两腿盘起双手自然放在膝盖上然后深呼吸。将深深吸入的空气聚集在肚脐下面，然后慢慢呼出去，如此反复。听着舒缓的音乐或者沉浸在美好的回忆里进行冥想，效果会加倍。

思考胎教

我们知道，孕妈妈与胎儿之间是能够进行信息传递的。胎儿能够感知母亲的思想。如果怀孕的母亲既不思考也不学习，胎儿也会深受感染，变得懒惰起来。这对于胎儿的大脑发育是极为不利的。而倘若母亲始终保持着旺盛的求知欲，则可使胎儿不断接受刺激，促进大脑神经和细胞的发育。

因此，怀孕的母亲要从自己做起，勤于动脑，勇于探索，在工作上积极进取，在生活中注意观察，把自己看到、听到的事物通过视觉和听觉传递给胎儿。要拥有浓厚的生活情趣，不断探索新的问题，充分调动自己的思维活动，使胎儿受到良好的教育。

唱歌胎教

孕妈妈唱歌是最好的胎教音乐。这是因为孕妈妈的歌声能使胎儿获得感觉与感情的双重满足，因为无论是来自录音机还是电唱机的歌声，都不可能像母亲唱歌那样，给胎儿机体带来物理振动，更缺乏饱含母爱的亲情对胎儿感情的激发。

孕期母亲经常唱歌，对胎儿相当于一种产前免疫，可为其提供重要的记忆印象，不仅有助于胎儿体格生长，也有益于智力发育，能使胎儿获得感觉与感情的双重满足。

如果胎宝宝在腹内烦躁不安，胎动过于频繁时可采用此方法安抚宝宝：孕妈妈用歌声轻抚宝宝全身，让宝宝聆听你的歌声，从而达到母子之间心音的共鸣。如果胎宝宝过于安静，胎动太少时可采用唱歌的方法唤起宝宝的注意，让宝宝随妈妈的歌声起舞，从而使宝宝感到妈妈在向他倾诉满腔柔爱与慈母衷肠。

胎教方案

(1) 冥想胎教：舒缓紧张情绪

马上就要生产了，此时的胎教机会一定要多加珍惜，更不能忽视自己与胎宝宝之间的连接纽带，不要将自己的不良情绪传达给胎宝宝。因为根据研究显示，只要胎宝宝在妈妈腹中，就能够敏锐地感知妈妈的思维、心理活动和对自己的态度。如果孕妈妈情绪不佳，表现出十分厌倦和焦虑的心理状态，很可能影响胎宝宝在妈妈腹中的心智发育。因此，孕妈妈不妨多像孕早期那样，使用冥想胎教的方式，一方面使自己的情绪得到更好的控制，一方面又让胎宝宝获益良多。

(2) 音乐胎教：平和宁静的中外古典音乐

在进行冥想的同时，孕妈妈也可以带着胎宝宝听一听中外古典音乐，在那悠扬、平和、宁静的乐曲声中，孕妈妈同样能感到心绪的放松和舒缓。如《平沙落雁》《梅花三弄》《渔樵问答》《广陵散》《流水》《春江花月夜》《渔舟唱晚》《蓝色多瑙河》《杜鹃圆舞曲》《欢乐颂》《波兰舞曲》《吉他协奏曲》《溜冰圆舞曲》《爱之梦》《西班牙小夜曲》《卡门组曲》等。

(3) 音乐胎教：准爸妈唱起那熟悉的旋律

进入孕期的尾声，宝宝马上就要出世了，此时孕妈妈和准爸爸可能十分焦急不安，没准这也顺带影响了胎宝宝的情绪，让他无法安安稳稳地在"家"中住到预产期的来临。这时，孕妈妈和准爸爸不妨唱一唱在孕期经常唱给宝宝听的歌曲，唤起胎宝宝对那些音频的记忆，让他在小小的躁动中安静下来，感受到更多的安全感和惬意，也让爸妈在这些熟悉的旋律中，找回往昔在那些美好"孕"日中的安详与平和。

(4) 语言胎教：悠扬地吟诵《唐诗三百首》

在胎教末期，孕妈妈可以开始给胎宝宝吟诵一些经典的唐诗，要注意吟诵的语气——声情并茂。孕妈妈在吟诵前，要充分理解诗句含义和主题，一边吟诵，一边在脑中勾勒诗中所描绘的场景或景象，将诗句转换为"影画"传递给胎宝宝，让他沉浸在悠扬的中国古典文学氛围中，感受到更多的诗情画意和语言的韵律美。孕妈妈可以选择《唐诗三百首》中的《春》《回乡偶书》《登鹳雀楼》《江雪》等名篇进行诵读，每次胎教选择一首即可。

(5) 胎教策略

❶ 抓紧最后的宫内外对话时机

还有不到 1 个月的时间，胎宝宝就要"破壳而出"了。在此之前，准爸妈要抓紧最后的胎教时机，把更多想说的话、想讲的故事、想教授的知识，尽可能地传达给胎宝宝，让他的大脑发育得更完善，身体发育得更加协调和健康。准爸妈不要偷懒，以为马上就可以见到宝宝了，到时再交流也不迟。这样的想法是错误的，胎教的实施应当是持之以恒并且有规律的，不宜中途停止，否则极易影响此前的胎教效果。此外，孕妈妈也可以多做胎教成果的巩固工作，将曾经实施的各种胎教内容反复"重演"，进行循环"播放"，将胎教效果维持在最佳状态。在不错过胎教时机的同时，孕妈妈也要注意休息，不可过度胎教，这样不仅会影响母子的休息和睡眠，产生诸多不利影响，也会使胎教效果适得其反。

❷ 出生后的胎教巩固

完整的胎教，应该是从孕妈妈受孕之日起，直到胎宝宝出生后继续进行早教的全过程。也就是说，胎教万万不能少了出生后巩固这一环。如果不进行胎教巩固，就会前功尽弃，使之前的胎教失去意义，而宝宝也不能更好地被激发出大脑和身体潜能，无法比其他孩子更早、更快地学习和掌握语言、行走、认知、艺术等方面的技能。因此，孕妈妈一定要记得在宝宝出生后，给他"重放"曾进行过的胎教内容，比如讲过的故事、唱过的歌、听过的音乐、看过的画、说过的绵绵细语、进行过的卡片教学等。让宝宝终于能直观地看、听、学，这样才能将胎教的效果最大化地延伸，使之对胎宝宝起到有效的潜能开发作用。胎教巩固工作既是早教的一部分，也是胎教过程中最为重要的一环，亦是决定胎教成效的最重要因素，一定要引起孕妈妈和准爸爸足够的重视。

(6) 营养胎教

别以为营养调理就只是"吃"而已，做好孕期的营养调理，必须更注重均衡的膳食搭配、体重控制、针对性地营养补充。已有研究证明，孕妇在妊娠期间的饮食习惯会影响到胎儿的饮食习惯。

(7) 运动胎教

在进行运动胎教时，孕妇必须掌握好运动幅度与运动量。孕妇可以在感觉到胎动时仰卧、全身放松、用双手从上到下、从左到右，反复轻柔地抚摸腹部，除了这些胎儿小体操外，孕妈妈还可每天做一会儿孕妇体操，时间建议在吃完早餐后一小时，可配合优美的音乐进行或参照书籍、VCD等，适量的运动对于顺产和减少生产时会阴肌肉受损都有益处。

(8) 意念胎教

所谓"形象意念"是指孕妇在怀孕期间，通过想象来勾勒宝宝的形象，这个形象在某种程度上会与即将出生的胎儿相似。孕妈妈也可于房间内张贴可爱宝宝的照片，这对于保持孕妇的好心情有极大的帮助。

(9) 美育胎教

美育是通过母亲对美的感受来实现的胎教，经常欣赏艺术作品可以提高人的感受力，所以在孕期中可带着肚子的宝宝一同前往高雅场所，欣赏艺术创作，并将感受告诉宝宝，而这正是美育胎教和语言胎教的完美结合。

(10) 光照胎教

胎儿的视觉发育比其他感官的发育要慢一些，大约要等到 36 周，胎儿才能对光照的刺激产生应答反应，所以，可以每天定时用手电筒紧贴腹壁一闪一灭地照射胎儿头部，每天持续 2 分钟。宝宝出生后的动作行为、视觉功能及对昼夜的区分也表现得较为强烈。

孕妈妈的阳光"孕"动

孕妈妈妊娠 10 月可以做的运动都在这个小节里！

孕 10 月孕妈妈瑜伽

跨步扭脊式

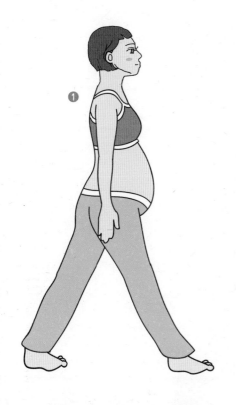
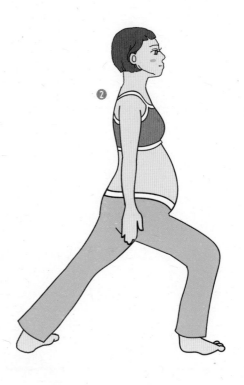

❶ 将右腿向前跨步站立，双手自然下垂，掌心向内，放在身体两侧。吸气，挺直腰背。

❷ 呼气，弯曲右腿下蹲。

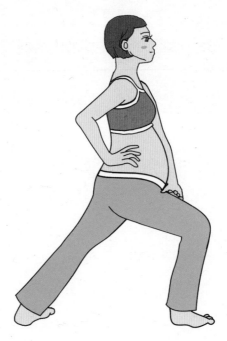

❸ 吸气，右手支撑住腰部。

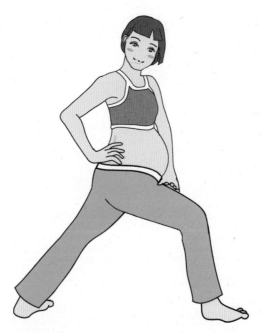

❹ 呼气，左手抓住右大腿外侧，向右侧轻轻扭转上半身，保持 3 ~ 5 次呼吸。
再吸气时，伸直右腿，恢复到起始姿势，稍作休息，换另一侧做以上动作。

功效

此式可锻炼股四头肌；放松腰部，灵活脊柱和背部，缓解背部的疼痛现象；刺激胃肠，帮助消化，改善消化系统功能，缓解便秘症状。

肩部运动

❶ 双腿自然散盘，挺直腰部，双手指尖放到肩膀上，手肘与肩膀平行。

❷ 双肘在胸前相触，吸气，慢慢向后打开；呼气，双肘从后向前收回。重复此式 3 ~ 5 次，再呼气时，恢复到起始姿势，稍作休息。

功效

孕晚期很多孕妈妈会出现紧张的情形，进行此练习可以放松肩部，活络上半背部，使孕妈妈保持良好的身体和心理状态。

满 37 周后多做助产运动

虽然过期妊娠发生的原因还不明确，但绝大部分产科医生认为这跟孕妈妈本身的体质及怀孕后期是否做适度的运动有关。因此，到了怀孕后期（尤其满 37 周之后），如果产检一切正常（包括胎儿体重超过 2500 克、孕妈妈无妊娠并发症等），孕妈妈要做好即将生产的准备，可以多做以下运动：

每天散步 30 分钟以上，适合所有孕妈妈。

每天缓慢上台阶数次，适用喘得不会太厉害、不会造成异常宫缩的孕妈妈。

青蛙蹲

贴着墙，慢慢地上下上下，或可扶椅子。

功效

通过这个运动，可让骨盆肌肉较为松弛，有助于自然生产。进行中要循序渐进，于 37 周 ~38 周才开始每天做，越接近预产期越要多做（50 ~ 100 个 / 天）。

坐韵律球

坐着韵律球，慢慢地上下上下，类似青蛙蹲的姿势，只是较省力、较轻松。

功效

可以帮助骨盆运动。

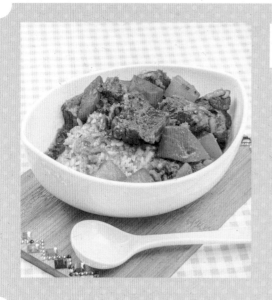

红烧牛肉饭

材料

米饭 100 克，牛肉 100 克，白萝卜 50 克，胡萝卜 50 克，葱末 20 克，姜末 20 克，豆瓣酱 5 克，料酒 20 毫升，酱油 20 毫升，白糖 10 克，胡椒粉 5 克，盐 5 克，食用油 5 毫升

做法

1. 将牛肉、白萝卜、红萝卜洗净、切块；牛肉汆水水后备用。
2. 将锅置于火上，倒油烧热，放入葱末、姜末爆炒，加入豆瓣酱、牛肉块、白萝卜块、红萝卜块翻炒，下料酒、酱油、白糖、胡椒粉、盐，最后加水淹过牛肉块，用小火慢炖至汁稠肉烂。
3. 将炖好的食材均匀地浇在米饭上即可。

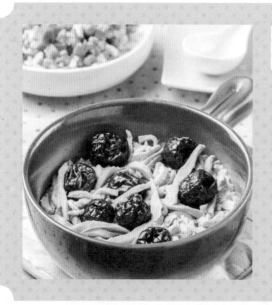

红枣鸡丝糯米饭

材料

红枣 8 颗，鸡肉 100 克，糯米 50 克

做法

1. 将鸡肉洗净、切丝，汆烫后备用；糯米洗净，用水浸泡 2 小时。
2. 将糯水、鸡肉、红枣放入锅中，加入适量清水蒸熟即可。

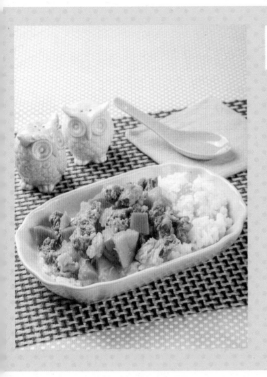

南瓜胡萝卜牛腩饭

材料

胡萝卜 20 克,南瓜 50 克,白饭 100 克,牛肉 100 克,高汤 150 毫升,盐 5 克

做法

❶ 将胡萝卜洗净,切块;南瓜洗净、去皮,切块备用;将牛肉洗净、切块,氽烫后备用。

❷ 锅中倒入高汤,加入牛肉块煮至八分熟,再下胡萝卜块、南瓜块,加盐调味,煮至南瓜和胡萝卜酥烂即可。

❸ 饭盛盘,浇上煮好的食材即可。

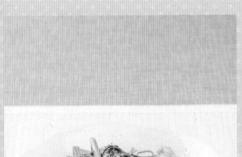

蒜蓉空心菜

材料

空心菜 200 克,蒜蓉 10 克,食用油 10 毫升,盐 5 克,醋 2 毫升

做法

❶ 将空心菜挑去老叶,切去根部后洗净、沥干水分,再切成适口大小。

❷ 热油锅,爆香一半蒜蓉后,加入空心菜。

❸ 大火炒至空心菜八分熟时,加盐、醋以及另一半蒜蓉,翻炒拌匀即可。

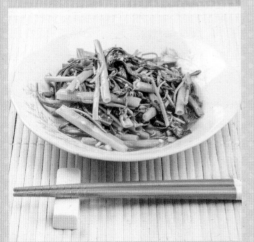

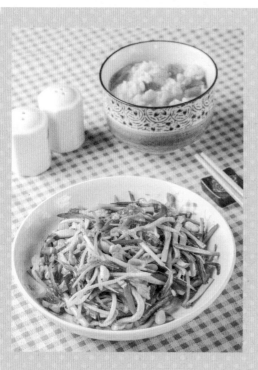

六合菜

材料

黄豆芽 40 克，韭菜 40 克，蒜 15 克，粉丝 1 份，豆干 3 个，猪肉 30 克，鸡蛋 1 个，酱油 20 毫升，食用油 5 毫升

做法

1. 将洗净的韭菜切段；粉丝泡发；豆干、猪肉切丝；鸡蛋用油炒散。
2. 起油锅，爆香蒜，放入猪肉丝、豆干丝、韭菜段、粉丝、黄豆芽和炒散的鸡蛋，翻炒至熟，最后加入酱油调味即可。

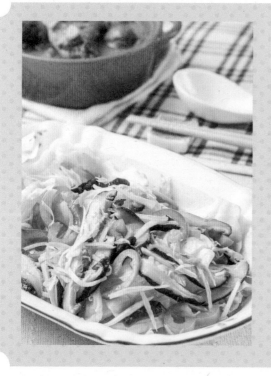

珊瑚卷心菜

材料

卷心菜 100 克，香菇 50 克，青椒 25 克，冬笋 25 克，姜丝 25 克，醋 5 毫升，盐 5 克，白糖 5 克，食用油 5 毫升

做法

1. 将青椒、香菇、冬笋分别洗净、切丝后焯水待凉；卷心菜去老叶、切成四瓣后，洗净、焯水、沥干备用。
2. 起油锅，放入姜丝爆香，再放入青椒丝、香菇丝、冬笋丝煸炒，加入白糖、醋、盐炒匀，盛出备用。
3. 将卷心菜放入盘中，放上炒好的食材即可。

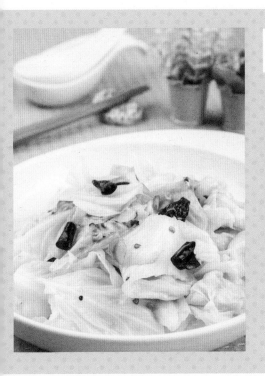

醋熘卷心菜

材料

卷心菜 150 克，干红辣椒 1 个，白糖 5 克，醋 5 毫升，葱花 15 克，姜丝 15 克，盐 5 克，食用油 5 毫升，太白粉水 45 毫升

做法

1. 将卷心菜逐叶掰开、洗净，切块后用盐略腌。
2. 干红辣椒洗净、沥干后切段。
3. 将盐、白糖、醋、葱花、姜丝、太白粉水调成料汁备用。
4. 锅中倒油烧热，放入红辣椒段炸至褐红色，再放入卷心菜，用大火炒熟后倒入料汁炒匀即可。

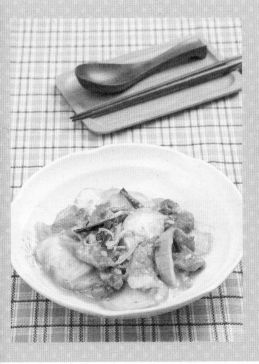

丝瓜熘肉片

材料

丝瓜 150 克，猪瘦肉 80 克，蛋白 10 克，葱 10 克，姜 10 克，太白粉水 30 毫升，清汤 20 毫升，盐 5 克，料酒 20 毫升，食用油 5 毫升，醋 5 毫升

做法

1. 将丝瓜刮去皮、筋，洗净、切片；葱、姜分别洗净、切末；猪瘦肉洗净，切成薄片，加盐、料酒腌渍，再用太白粉水、蛋白上浆。
2. 起油锅，爆香葱末、姜末后，倒入清汤，加盐、料酒烧开，放入肉片滑熟，再放入丝瓜片、醋，煮滚后用太白粉水勾芡即可。

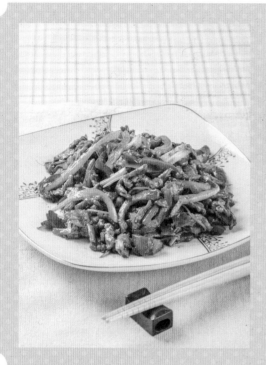

甜椒炒牛肉丝

材料

牛肉 200 克，甜椒 200 克，蒜薹 15 克，姜丝 15 克，食用油 20 毫升，酱油 30 毫升，甜面酱 10 克，太白粉 20 克，高汤 20 毫升，盐 5 克

做法

① 将牛肉洗净、切丝，加盐、太白粉拌匀。
② 甜椒洗净，去蒂、去籽后切丝。
③ 蒜薹洗净，切断备用。
④ 将盐、酱油、太白粉、高汤调成芡汁备用。
⑤ 起油锅，放入牛肉丝、甜面酱、甜椒丝、蒜薹段、姜丝翻炒至熟，再加入芡汁翻炒即可。

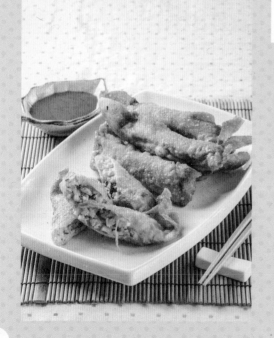

玉米香菇虾肉卷

材料

水饺皮 15 个，猪肉 150 克，干香菇 3 朵，虾 5 只，玉米棒 200 克，胡萝卜 25 克，盐 5 克，食用油 50 毫升

做法

① 将玉米粒从玉米棒上剥离；胡萝卜切成小丁状；香菇泡开后切成小丁状，泡开的水留取 30 毫升备用；虾去壳，切成丁状。
② 将猪肉和胡萝卜一起剁碎，放入香菇丁、虾丁、玉米粒，搅拌均匀，再加入盐、备好的香菇水，制成肉馅。
③ 水饺皮包入肉馅，用油炸熟即可。

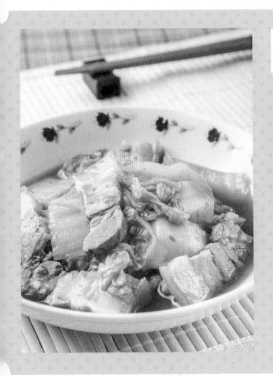

酱炒白菜回锅肉

材料

白菜 120 克，熟五花肉 80 克，葱末 30 克，食用油 5 毫升，豆瓣酱 10 克，米酒 10 毫升，酱油 20 毫升，白糖 5 克

做法

1 将白菜洗净，逐叶剥开切片。
2 熟五花肉切大片。
3 起油锅，爆香葱末，放入豆瓣酱炒出红油，加入白菜片、肉片、米酒、酱油、白糖、清水翻炒，炒熟即可。

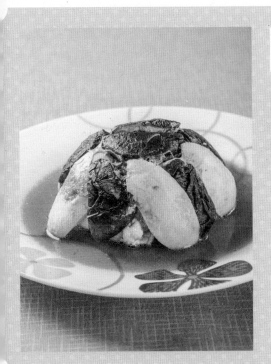

香菇扣肉

材料

猪肉 100 克，香菇 100 克，鸡蛋 2 个，食用油 5 毫升，酱油 20 毫升，米酒 10 毫升

做法

1 将猪肉洗干净后切片，放入锅中略炒。
2 鸡蛋放入滚水中煮熟、剥壳，用酱油、米酒浸泡几分钟，下油锅中炸一下后取出，切成数瓣。
3 肉片与鸡蛋间隔排放碗内，上锅蒸熟。
4 起油锅，放入香菇炒香，放入酱油与米酒调味，制成酱汁。
5 最后，在蒸熟的食材上铺上香菇，淋上酱汁即可。

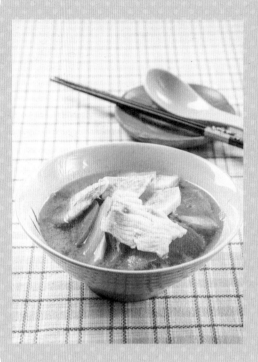

鱼肉胡萝卜汤

材料

胡萝卜 50 克，黄鱼肉 60 克，芥菜心 50 克，酱油 20 毫升，米酒 20 毫升

做法

1. 将黄鱼肉洗净后，加入米酒腌 20 分钟。
2. 胡萝卜、芥菜心洗净，切片。
3. 汤锅加入水煮沸，下胡萝卜片、黄鱼肉、芥菜心片，放入酱油、米酒，烧沸，煮至熟透入味即可。

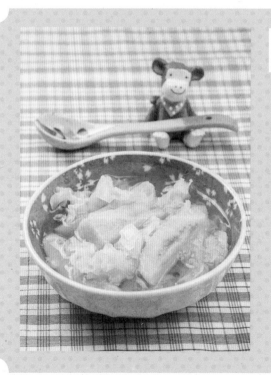

香蕉银耳汤

材料

银耳 20 克，香蕉 100 克，冰糖 5 克

做法

1. 银耳洗净，撕成小朵；香蕉去皮，切片。
2. 银耳放入碗中，加入清水，放蒸锅内隔水加热 30 分钟后取出。
3. 锅中加水烧热，放入香蕉片及蒸过的银耳，用中火煮 10 分钟。
4. 出锅时加入冰糖，拌匀即可。

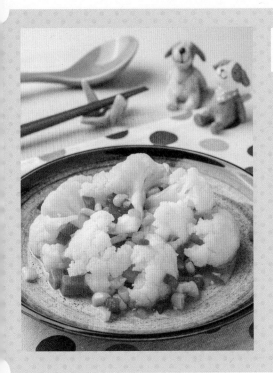

花菜彩蔬小炒

材料

花菜 120 克，胡萝卜丁 10 克，玉米粒 20 克，青椒丁 10 克，红椒丁 10 克，盐 5 克，太白粉水 30 毫升，食用油适量

做法

1. 花菜取小朵。
2. 锅中加水烧热，放入胡萝卜丁、玉米粒焯烫后捞出，再放入花菜焯烫后捞出。
3. 将油倒入锅中，下胡萝卜丁、玉米粒、花菜，加盐，用大火翻炒。
4. 放入青椒丁、红椒丁一起翻炒，最后均匀淋上太白粉水拌炒即可。

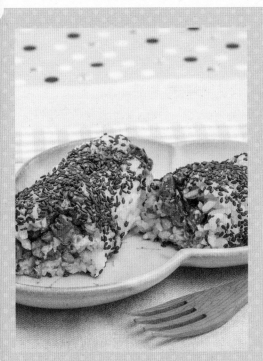

黑芝麻饭团

材料

白米饭 150 克，黑芝麻 5 克，红豆泥 40 克，砂糖 20 克

做法

1. 将红豆泥加砂糖一起熬煮，制成红豆馅料，放凉备用。
2. 在锅里放入黑芝麻炒香，待芝麻香气传出后关火，将芝麻暂置锅中。
3. 将放凉的红豆馅料铺在白饭上压平，将寿司竹帘往外卷，让白饭包覆住红豆馅料，需均匀施力，以免粗细不均。
4. 将揉捏成条状的饭团放到锅里滚动，均匀地黏附黑芝麻即可食用。

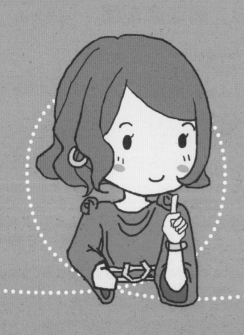

第五章

妊娠准备

在迎接宝宝来临之前，除准备临产和宝宝物品之外，孕妈妈还需要和医生一起制订分娩计划，了解不同的分娩方法，做好去医院的各项准备工作。此外，还需要做到睡眠充足，营养足够，体力充沛。这些，你都准备好了吗？

临产前妈妈的准备

衣物用品

棉拖鞋1双；棉内裤3～4条或一次性内裤若干；较厚的袜子3～4双；前扣式的睡衣或睡袍；开襟外套1件，天气较凉的季节或早晚时分，穿在病服外面，在病房或医院走动就不怕着凉了；出院服装一套；束腹带1个；如果天冷加上棉袜2双。

盥洗用品

牙刷、牙膏、梳子、茶杯；香皂、洗面奶；毛巾3条（分别用来擦脸、身体和下身）；擦洗乳房的方巾2条；脸盆3～4个；镜子、发卡。

乳房护理用品

哺乳式文胸2～3个；吸奶器1个；哺乳衬垫（方便给孩子喂奶）；乳房衬垫1个；用于治疗乳头疼痛的药膏。

卫生用品

餐巾纸、卫生纸（大卷）、湿巾纸；产妇垫巾；大号（长度大于42厘米）或者特大号（长度大于50厘米）的卫生巾、产后卫生棉。

记录用品

录音设备、照相机、摄像机，给宝宝、妈妈拍照、摄像留念，注意要确保电量够用。

一般物品

可以适当地准备一些人参、水果汁、蜂蜜、葡萄糖，以备饥饿和生产时接力用的巧克力，为生产加油；血燕对于产后补身体也非常理想。CD机或MP3、图书或杂志，阵痛间隙放松精神，分散自己的注意力。

部分医院会提供奶粉、待产包等，具体情况可事先咨询待产医院。

产前应为宝宝准备的物品

喂养用品

奶瓶2个、奶嘴4～5个、奶瓶刷子1个、奶瓶消毒器、奶粉（小袋装，在母乳不足时补充营养）。

婴儿护理用品

尿不湿至少4包或尿布若干；隔尿垫布；脱脂棉3大卷；婴儿湿纸巾1包；护臀霜1瓶；爽身粉1盒。

衣被用品

婴儿纯棉衣服内衣4～5套；帽子、手套各2套；口水巾2～3个包被 1 条；如果是冬天，需准备棉衣棉裤 3 ～ 4 套；婴儿车 1 辆。

贴身用品

洗脸盆 2 个；浴盆 1 个；洗澡带 1 个；毛巾 2 ～ 3 条；水温计 1 个；护肤品、洗衣液。

分娩前孕妈妈贴心提示

孕妈妈分娩时体力消耗比较大，因此分娩前必须保证充足的睡眠。

分娩前孕妈妈尽量不要外出或旅行，以免途中分娩不能及时就医，措手不及；也不要天天卧床休息，做一些力所能及的轻微运动是有好处的。

分娩前孕妈妈要自我检测胎动，因为胎动是评判胎儿是否宫内缺氧的最敏感指标。

若无异常情况，尚未临产的产妇不必提前住院，以免带来心理恐慌。

孕妈妈要注意保持身体的清洁，由于产后不能马上洗澡，因此在住院之前应洗澡，以保持身体的清洁。

发生胎膜早破（在家）时，应该采取平卧位来医院，以免发生脐带脱垂。

有妊高征的孕妈妈应在产前及时接受治疗，否则对母子健康都极不利。

爸爸应做的准备

爸爸应在孕妈妈分娩前将房子清扫、布置好，要保证房间采光和通风情况良好，以便孕妈妈在产后愉快地度过月子期，让母子生活在清洁、安全、舒适的环境中。

爸爸应该将家中的衣物、被褥、床单、枕巾、枕头拆洗干净，在阳光下暴晒消毒，以便孕妈妈产后备用。

购买物品、用具。包括挂面或龙须面、小米、大米、红枣、面粉、红糖等这些产妇必需的食物，还应购置洗涤用品，如肥皂、洗衣粉、洗洁精、去污粉。

其他需要准备的物品

证件类

夫妻双方身份证和户口本、准生证、医保卡、母子健康手册、住院证、病历卡、献血证。

笔和笔记本

住院期间记事用。

住院或手术押金

提前了解医院的支付方式，带好现金和银行卡。

其他

手表（计算阵痛间隔）、手机、

充电器。

有的医院可能会提供部分母婴用品，孕妈妈可以提前了解一下。此外不要担心自己准备的东西不够，就算到时候缺一两样，让家人临时准备也是没有问题的。

除了上述已经成为经验之谈的"硬件"准备工作之外，还应做好如下的"软件"准备工作：

❶ 应提前将预产期告知上司和同事。

❷ 什么时候给医生打电话？

❸ 是先给医生打电话还是直接去医院？

❹ 是否有人时刻守在孕妇身旁？

❺ 乘什么交通工具去医院？

❻ 在上下班高峰期，从家里去医院要多久？

❼ 最好预先演练一下去医院的路程和时间。

❽ 寻找一条备用道路，以便尽快到达医院。

来不及准备产前物品这样做

基本上，大多数医院都会帮助妈妈准备基本的生产包，像是产褥垫1包、生理冲洗器及束腹带等，如果孕妈妈真的来不及，没有准备相关的入院生产用品，也可以到医院后再购买，可依照个人习惯、费用等因素需求选购物品。孕妈妈无需担心没有做好产前物品准备，仅需保持愉快心情面对即可。

准爸爸陪产记录要点

一般来说，大型医院会比一般诊所更能接受准爸爸陪产的要求，而近年来更是主动鼓励准爸爸进产房陪产。

准备物品

目前坊间很流行记录宝宝出生的神圣时刻，准爸爸可准备照相机及摄影机，在妻子分娩的时候，记录下新生命来到世界的重要瞬间。

陪产注意事项

(1) 详细询问医院陪产的规定

准爸爸必须先询问医院对于陪产的规定，以及请教医生陪产时会面临的状况。在生产过程中，准爸爸可以面向孕妈妈，就能减少看到"血"的场面，而有些医生会用布帘隔着肚子的一边，准爸爸就只能看到孕妈妈，如果愿意可以再到另一边看宝宝。

(2) 预先仿真生产的流程

准爸爸在决定陪产之前，可以先看一下像是 Discovery 频道有关手术的节目，测试一下自己对生产场面的耐受度。

(3) 和孕妈妈详细讨论

准爸爸最好陪着孕妈妈进行几次产检，以便了解宝宝的状况。而在生产之前，还要和孕妈妈做好沟通，了解她对于陪产的期待。此外，还要讨论生产过程是否需要留下纪念，如要全程拍摄或是拍摄重点画面即可。

产前体操

5-2

孕妈妈可以进行哪些体操来促进分娩的顺利呢？跟着本节内容一起动！

产前的呼吸练习

在分娩中正确的呼吸方法可以帮助孕妈妈放松身体、缓解疼痛。从第4个月开始孕妈妈就可以练习，直到分娩。做这个练习时要躺着、腿弯曲，或者把腿放在椅子上稍稍分开。如果你做这个动作有点儿困难，你也可以盘腿而坐。

深呼吸

缓慢的深呼吸有松弛的效果，还可以为血液提供大量的氧气，将会给你带来舒适和放松。

开始时，先用鼻子慢慢地深吸一口气，同时使肚子膨胀，然后让气以一种长而稳的方式从嘴巴呼出，最大限度地缩回肚子，呼气时，脸部肌肉要放松，同时放松四肢。非常慢地做这个动作，然后重新开始做几次。

孕妈妈也可以这样做：想象空气沿着子宫，同时也沿着想象中画在肚子上的一条灰色的线上升。当你吸气到最大限度的时候，不要停止，并开始呼气，同时，想象着你呼出的气体沿着你的脊柱一直到底并朝向会阴和子宫颈口的方向。你的呼吸形成了一个圈，围绕着子宫和你的宝宝。想象的循环对呼吸的循环很有帮助。

浅呼吸

浅呼吸将会在因子宫颈扩大而引起的强烈收缩时派上用场，在你想用力时，用这种方法可以帮助你，但是在子宫颈扩大结束和娩出时不能运用这种呼吸方式。

开始时先吸一口气，然后轻轻地快速地呼气，不要发出声音。只有胸部较高的部分起伏，肚子几乎保持不动。这种呼吸应该是有节奏的。不要呼吸得越来越重，而是伴随着规律的节奏越来越快：大概2秒钟呼吸一次（吸气和呼气）。做这种呼吸时闭上眼睛可能会做得更好。

用力时的呼吸

这时的呼吸涉及分娩的最后阶段：孩子下降直到出生。此时有两种呼吸方式。

(1) 屏息

即传统的"吸气、屏气、用力"。可以进行以下练习：深深地吸气，到达吸气顶点时，保持住呼吸，脑子里数到5，然后用嘴呼出那口气。逐渐地你将会数到10、20甚至30，也就是说屏气半分钟。

(2) 抑制呼气

先做一个深深的腹部的吸气，同时鼓起肚子，在缩回肚子时，空气通过嘴轻轻地呼出；腹肌尽最大可能地收缩。这和深呼吸是一个方法，但是我们着重强调腹肌的收缩来帮助胎儿出生。为了训练，你可以吹气球。但是不要在第 9 个月做这个练习，以免使子宫颈承受压力。

产前的肌肉练习

这些练习是在第 4 ～ 7 个月做的。产前肌肉运动不仅可以帮助孕妈妈松弛肌肉和关节、增加体能，更重要的是使孕妈妈练习控制与生产有关的肌肉，以减少生产时的痛楚，使生产得以顺利进行。

增强骨盆关节的柔韧度

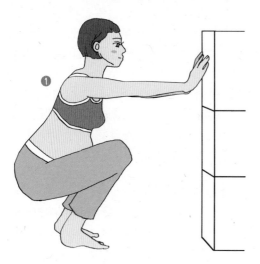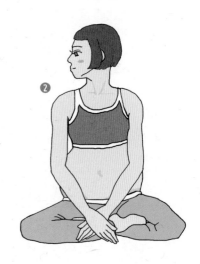

(1) 下蹲

一开始，把脚在地板上放平将会很困难，你会感到小腿的肌肉和大腿的肌肉很疼痛地紧绷着。不用过于坚持，因为只要几天的时间你就能毫无困难地做这个练习了。要习惯于你每次弯腰俯身时就做这个动作，而不是向前倾斜。要学会抬高分开的膝盖，背挺直，尤其要避免弯成弓形。为了更好地做出这个动作，请深呼吸，在呼气时重新挺直。

(2) 盘腿而坐

脚后跟放在臀部下面，膝盖离地，保持背部挺直。一开始，你很快就会感到累，为了放松，可把腿向前伸开。这个姿势有利于拉牵大腿肌肉和增强骨盆关节的柔韧度，当你习惯了这个姿势时，在读书、看电视等时都可以采用它。如果这个姿势对你来说很困难，可以在臀部下面放一个垫子。

增强会阴的弹性

会阴是胎儿娩出母体的地方，在临产前对会阴部进行锻炼可以增加产道的弹性，相对降低分娩时的痛楚。

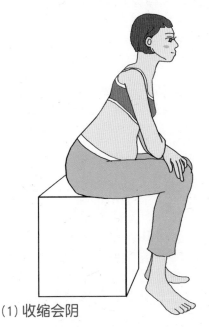

(1) 收缩会阴

坐下，稍稍向前倾，膝盖彼此分开，前臂和肘放在大腿上，慢慢地收缩会阴，保持几秒钟，然后放松双倍的时间。这个练习坐着、站着都可以做，重复 12 次，一天 2～3 遍。这个运动可以一直持续到分娩。为了使会阴的肌肉变发达，做练习时应该有点儿强度，每次至少保持 5 秒钟。如果中途没有坚持住，要循序渐进地做练习，不能急于求成。

(2) 锻炼腹肌

深深地吸气，然后在呼气时缩回腹部大概 10 秒钟，放松自己，然后重新开始。你一天中可以做好几次这个练习。

产前运动好处多

促进血液循环、刺激肠蠕动，可预防便秘。

增强背部肌肉张力，可减轻腰酸背痛。

增强腹部及骨盆肌肉，以支撑胀大的子宫。

减少阵痛时的疼痛。

减少生产时情绪及全身肌肉的紧张。

增加产道肌肉的强韧性、弹性，以使生产顺利。

帮助缩短产程。

骨盆摇摆运动

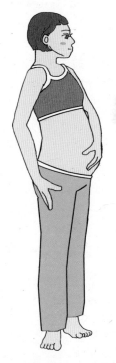

站立，腰部挺直，腹部朝前，把左手放在腹部，右手放在臀部，吸气。

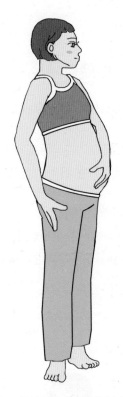

保持胸形

站直，肩部向后张。有规律地运动支撑腰部的肌肉。

❶ 把肘抬高到和肩一样高，手指分开，两手在第一个指节处相触，两掌尽最大力量互压。停止互压，但是手不要分开，放下肘部，然后重新开始（10 次）。

❷ 成水平伸开两臂，然后尽可能地向后伸，最后沿着身体归位（10 次）。

❸ 把两臂伸直水平画圆圈，圈要尽可能地大（10 次）。

提肛运动

盆底肌肉支撑着直肠、阴道、尿道，而提肛运动可以增强盆底肌肉的强度，增加会阴的弹性，可以避免分娩时阴部肌肉被撕伤，还能有助于避免孕中后期出现的尿失禁现象。

提肛运动的方法：以中断排尿的方法用力收缩肛门，收缩盆底肌群 10 ~ 15 秒，放松 5 秒钟；重复做 10 ~ 20 次，一天做 3 次。孕妈妈在站立、坐或者躺下时都可以做这项运动。

然后，慢慢地逐渐收缩腹肌，夹紧臀部同时向前向下推动，呼气。为了帮助你很好地完成这个动作，把右手向下伸，左手向上伸。如此，力作用于骨盆，使其改变方向。当你能够正确地做这个动作时，你就不用手的帮助了。

现在同样是做骨盆摇摆运动，不过是通过爬行：胳膊伸直并且垂直，两手相隔 30 厘米，大腿同样垂直，膝盖相隔 20 厘米。

慢慢地使背部成凹形，抬头，尽可能高地提臀，做这些动作时吸气，并且使腹部放松。然后，像小猫一样把背弓成弧形，收缩腹部，最大限度地夹紧臀部并垂向地面，轻轻地把头垂向两个胳膊之间，做这些运动时要吸气。

产期的放松练习

分娩前的放松练习

这个练习应从第 4 个月开始做，并一直持续到分娩。

躺在一个有点儿硬的床垫上，或者铺上毯子躺在地上。准备 3 个枕头：

一个在头下，一个在膝盖下，一个用来垫脚，以便身体的所有部分都被很好地支撑。

先从右手开始，轻轻握拳，保持几秒钟，然后逐渐地松开。再慢慢地收缩胳膊，保持几秒钟压力，再慢慢地放松。左手和左臂也做同样的练习。然后轮到腿，相继地收缩和放松脚趾、小腿和大腿的肌肉。

然后从四肢转移到身体的躯干部分收缩臀部、腹部、会阴等的肌肉，最后是面部。一开始要想完全放松面部可能会有困难，因为面部有接近60块肌肉。首先试试同时收缩这些肌肉：闭上眼睛和嘴，收缩上下颌，别忘了额头。这样保持几秒钟，然后完全放松。重复练习3~4次。

接下来同时放松身体的所有肌肉。深呼吸3~4次，然后，在吸气的同时收缩所有的肌肉：胳膊、腿、腹部、会阴、面部。保持3~4秒钟。然后呼气的同时完全放松，保持10~15分钟。

放松之后不要突然站起来，这样会头晕。先做两三个深呼吸，伸长胳膊和腿，坐起来，最后慢慢地起身。

接近预产期，应该控制运动强度

令人期待的时刻越来越近了。随着妊娠月份的增加，孕妈妈的肚子逐渐突出，使身体的重心向前移，背部及腰部的肌肉常处在紧张的状态。此外，增大的子宫会压迫腰部神经，容易造成腰背疼痛。这时候运动的目的是舒展和活动筋骨。

散步是接近预产期时最适宜的运动方式。散步可以让孕妈妈呼吸新鲜空气，还可以帮助胎儿下降入盆，松弛骨盆韧带，为分娩做准备。散步可分早、晚两次安排，每次30分钟左右，也可早中晚三次，每次20分钟。散步地点最好选择环境清幽的地方，周围不要有污染物，也不要在公路边散步。散步时应边走动，边按摩，边和孩子交谈，和他一起聆听小鸟的欢唱、蟋蟀的喧哗。

经常可以听到医生对已经过了预产期还没有动静的孕妈妈说："去爬楼梯吧！"爬楼梯可以锻炼大腿和臀部的肌肉群，可以帮助胎儿入盆，使第一产程尽快到来。

此外，孕产期还可以进行一些适合自然分娩的辅助运动，以稍慢的体操为主。比如简单的伸展运动；坐在垫子上屈伸双腿；平躺下来，轻轻扭动骨盆等。这些运动能加强骨盆关节和腰部肌肉的柔软性，既能松弛骨盆和腰部关节，又可以使产道出口肌肉柔软，同时还能锻炼下腹部肌肉。

需要注意的是，接近孕产期的孕妈妈在运动时，要注意控制运动强度，时间以30~40分钟为宜，脉搏不要超过140次/分钟，体温不要超过38℃，也不要久站、久坐或者长时间走路。

分娩前宫缩与分娩宫缩

分娩前宫缩

也称假宫缩，往往不规则，可能连续几小时都没有明显的规律，强度、持续时间、频率都没有增加，一般持续时间短。分娩前宫缩多出现在身体前部、腹部下方，引起疼痛一般在腹部下方而不是在子宫内。

分娩宫缩

也称真宫缩，往往有规律可循，宫缩会越来越强、持续时间更久、次数更多，宫缩时间变长，间隔则缩短。

分娩宫缩大部分出现在腹部下方，但是会扩散到背部下方，会有紧绷、拉扯的疼痛，但是通过有意识的放松其他肌肉，这种疼痛状况是可以减轻的，甚至克服。出现分娩宫缩时通常会"见红"。

区分分娩前宫缩与分娩宫缩，还可以采用"1–5–1"的原则来判定，即如果宫缩持续至少1分钟，每次间隔5分钟（或更短），这种状况持续至少1小时，那么即可认定是分娩宫缩。

记录宫缩时间

记录宫缩的频率是要在第一次阵痛时看表，然后记录宫缩持续的时间长度，直到下一次宫缩的第一次阵痛。宫缩频率或许会比每次宫缩时间的变化小，这个测量能更为准确地表明临产的进程。宫缩的时间以及间隙长短可以很好地显示你临产的进程，医生或者助产士可能会询问你宫缩的频率以及时间长短。

孕妈妈要克服产前恐惧

有的孕妇，尤其是初产孕妇对临产非常恐惧，害怕痛苦和出现意外，其实这是不必要的。

怀孕、分娩是大自然赋予女性的天然能力，是每一个健康的育龄女性完全能够承受得住的。每一位孕妈妈应该相信自己的能力，相信自己也可以撑过去。所以孕妈妈不必惊慌、恐惧，顺其自然就好。相反，如果临产时精神紧张，忧心忡忡，将会影响产力，从而导致产程延长，造成分娩困难，带来多余的麻烦和痛苦。

要克服产前恐惧症，需要家人多对孕妈妈进行开导，尤其是准爸爸要多抽出点儿时间来陪妻子，以抵消忧虑；其次，孕妈妈多进行散步、深呼吸等舒缓的运动，以提高身心的自我调节能力；另外，孕妈妈可以多听些音乐以调节心情，在舒缓情绪的同时，还具有胎教的功效。

分娩的疼痛现象

为什么生孩子这么痛？

其实，分娩疼痛并不是因为子宫肌肉收缩，而是由于胎宝宝在通过子宫颈、阴道、周围组织时的拉扯造成的。在分娩过程中，宫缩的目的不是把胎宝宝挤出来，而是把子宫颈的肌肉往上拉，让出通道，好让胎宝宝的头被推出去。骨盆的肌肉和韧带布满各种接收压力和疼痛的神经末梢感受器，所以会牵扯子宫邻近的某些组织器官，产生局部痛感。

体力劳动者平时活动量大，分娩时比较顺利，痛感也相应减轻。脑力劳动者或平时活动少的孕妇，常常因极度紧张和恐惧而加剧疼痛。

分娩的疼痛程度和精神紧张因素密切相关。精神越是紧张，产痛就越厉害。孕妈妈要掌握分娩的技巧，学会按照产程进度呼吸、放松和用力，学会把宫缩、阵痛的过程看作自己的呼吸、用力、放松的过程，能转移对于疼痛的注意力。

最佳分娩三策略

策略一：与医生多多沟通
(1) 与产科医生保持良好的沟通

孕妈妈在待产时，应把自己疼痛频率和疼痛程度的变化及时与医生交流，如果对自己的身体状况有任何的担忧和疑虑都可以毫不犹豫地向医生提出，千万别有顾虑，只有足够的沟通，才能让医生了解自己的状况，才能正确评价产程进展是否顺利，并做出相应的决策。如果为了躲避检查，一味忍耐疼痛，甚至拒绝检查，将延误产程处理时机，给自己和宝贝带来不良后果。

(2) 和医生一起制订一个合理的分娩计划

分娩计划最好在孕妈妈怀孕第36周的时候制订好，以防分娩过早开始。孕妈妈制订好分娩计划书之后，需要产科医生来作审核，医生拥有丰富的专业知识和经验，而且对孕妈妈的情况也非常熟悉，会给予更好的建议。即使不写下来，也要把分娩过程提前想想，并提前与产科医生讨论，这都会对分娩有帮助。即使做了计划，还要有随时根据情况改变计划的心理准备，最重要的是确保宝宝的安全。

策略二：发挥身体的力量
(1) 孕期多做运动可以减轻分娩疼痛

适度的运动能加速孕妈妈的血液流动、心血管储备力和适应性，还能调节神经系统，增强内脏功能，帮助消化，促进血液循环，有利于减轻腰酸腿痛、下肢水肿等压迫性症状，从而增强孕妈妈的体质，为以后的分娩提供体能上的储备。多数的直立姿态可以使骨盆扩张得更大，和跪立、端坐等姿态一样，能帮孕妈妈提高耐力，平安分娩。

（2）对自己的身体要有信心

如果孕妈妈产前体检显示胎位、骨盆大小等各项指标都很正常，医生就会建议孕妈妈选择自然分娩。此时孕妈妈要对自己的身体有信心，这样才能有一个健康聪明的宝宝。有的孕妈妈明明知道自己产检各项指标都很正常，却还是要求剖宫产，说明她对自己的身体缺乏信心。

策略三：放松心情是顺利分娩的保障

（1）放松心情有助于分娩

一般而言，心情舒展，肌肉也会放松，心情越紧张，肌肉就会绷得越紧。如果孕妈妈此时精神极度紧张，心理负担很重，则肌肉也会绷得很紧，产道也不容易扩张，延缓分娩时间，加剧产痛，还可能会导致难产、滞产、新生儿窒息等状况。孕妈妈可以通过深呼吸、联想、转移注意力等方法放松心情。

（2）家人的关爱是顺利分娩的强大力量

家人关爱的恰当表达，可以缓解孕妈妈待产和分娩时的紧张情绪，使孕妈妈顺利度过分娩期。准爸爸的陪伴对孕妈妈具有独特的作用，准爸爸能够知道孕妈妈的爱好，可以在她们疼痛时给予爱抚、安慰及感情上的支持。孕妈妈在得到丈夫亲密无间的关爱与体贴时，也可以缓解紧张恐惧的心理，减少孤独感。

了解分娩全过程

第一产程及产妇的配合

第一产程是指从子宫出现规律性的收缩开始，直到子宫口完全开大为止。第一阶段期间，常规的子宫收缩使宫颈扩张，先变短，然后全部消失，以让孩子通过。宫颈完全扩张的时候能够打开到10厘米宽。收缩过程是分娩最长的阶段，可能会花15～20个小时。但对于经产妇（有生产经历的妇女）来说，这一过程往往会快得多。在这一阶段，孩子的头部（或臀部）也会以旋转的动作向骨盆底挤压。

在此阶段，宫口未开全，产妇用力是徒劳的，过早用力反而会使宫口肿胀、发紧，不易张开。在刚开始的几个小时，产妇起床活动，然后休息，这是很有益的，因为很多产妇在每次收缩的间隙都会感到轻微的疼痛，站起来走动可以让收缩良好地进行，在地心引力的作用下会让孩子头部挤入宫颈和骨盆底。

此时产妇应做到：

思想放松，精神愉快：紧张情绪可以直接影响子宫收缩，而且会使食欲减退，引起疲劳、乏力，影响产程进展。做深慢、均匀的腹式呼吸大有好处，即每次宫缩时深吸气，同时逐渐鼓高腹部，呼气时缓缓下降，可以减少痛苦。

注意休息，适当活动：利用宫缩间隙休息、节省体力，切忌烦躁不安消耗精力。如果胎膜未破，可以下床活动，适当的活动能促进宫缩，有利于胎头下降。

采取最佳体位：除非是医生认为有必要，不要采取特定的体位。只要能使你感觉减轻阵痛，就是最佳体位。

另外产妇要趁机补充营养和水分：尽量吃些高热量的食物，如粥、牛奶、鸡蛋等，多饮汤水以保证有足够的精力来承担分娩重任。

勤排小便：膨胀的膀胱有碍胎先露下降和子宫收缩。应在保证充分的水分摄入前提下，每 2 ～ 4 小时主动排尿 1 次。

第二产程及产妇的配合

第二产程是指从宫口开全到胎儿娩出的阶段，又叫"排出阶段"。宫口开全，胎儿随着宫缩逐渐下降，当胎先露部下降到骨盆底部压迫直肠时，产妇便不由自主地随着宫缩向下用力，胎儿从完全开大的子宫口娩出。

婴儿有时会在强烈的子宫收缩后出生，但通常排出的阶段会慢一些。排出时间通常少于 2 个小时，如进行硬膜外麻醉，时间可能延长。而第一次生产的妇女则需要更多的耐心。在这个时候，各有关人员（母亲、丈夫、医生、助产士）之间的合作便显得十分必要。

有时医护人员会在位于阴道口和肛门之间的会阴处切一个小口，这样可以加速产子的过程，并且降低撕破会阴的风险。不过所谓的外阴切开术也做得越来越少，因为自行撕破的女性在产后几天的状态通常都比做过外阴切开术的女性好。另一个用于加速产子过程的技术是真空抽吸，即把一个用金属或橡胶类物质做成的抽吸杯放在胎儿的头上，在泵的压力作用下，医生或助产士可以慢慢地、小心翼翼地，跟子宫收缩同步，沿着产道的方向将胎儿向外拉动。以这种方式出生的孩子最初几周可能会有个杯印留在头上，不过抽吸法通常被认为是无害的。另一种方法就是助产镊子，它有两个可以夹住头部而不伤害孩子的叶片，用它拉动孩子也可以帮助产妇产出孩子。

此时产妇应做到：

在这一阶段中，产妇积极地用力排胎是十分重要的。第二产程时间最短。宫口开全后，产妇要注意随着宫缩用力。当宫缩时，两手紧握床旁把手，先吸一口气憋住，接着向下用力。在子宫收缩间歇尽量放松，平静地深呼吸，放松，喝点儿水，准备下次用力。当胎头即将娩出时，产妇要密切配合接生人员，不要再屏气向下用力，避免造成会阴严重裂伤。

第三产程及产妇的配合

第三产程是指从胎儿娩出直至胎盘娩出。这时胎儿产出，医生剪断脐带，接着孩子第一声的哭泣将空气吸入肺腔，哭泣咳嗽反射会排出那里的黏液。医生会对孩子第一次的呼吸、皮肤颜色、肌肉力量做仔细的记录。

尽管此时母亲更关心她的孩子怎么样了，也需要先完成产后阶段的工作，即排放胎盘的过程。胎儿生下后，胎盘及包绕胎儿的胎膜和子宫分开，通常在 30 分钟内胎盘会随着子宫收缩而完整地排出体外。胎盘娩出时，只需接生者稍加压即可。如胎儿娩出后 45 ~ 60 分钟胎盘仍未娩出，则应听从医生的安排，由医生帮助娩出胎盘。胎盘娩出意味着整个产程全部结束。

此时产妇应做到：

在第三产程时，产妇要保持情绪平稳。分娩结束后 2 小时内，产妇应卧床休息，进食半流质饮食补充消耗的能量。一般产后不会马上排便，如果产妇感觉肛门坠胀，有排大便之感，要及时告诉医生，医生要排除软产道血肿的可能。如有头晕、眼花或胸闷等症状，要及时告诉医生，并早发现异常并给予处理。

第四产程

第四产程的概念是从娩出到产后 2 小时之内这个时间。

第四产程是指产后 1 ~ 2 小时内的期间，是母亲身体生理再调适的开始。分娩时，血液丧失可达 500 毫升，随着血液丧失及子宫对血管压力的解除，血液会重新分布到静脉床。结果出现红细胞积压中度下降及脉搏压增加、中度频脉、中度心跳加快。

胎盘剥离娩出后，由于子宫仍然继续收缩，子宫底位于肚脐和耻骨联合之间。由于子宫肌肉的强力收缩，促使因胎盘剥离而开放的大血管封闭，即宫缩如结扎血管般，达到控制出血的目的。若子宫肌肉收缩乏力，将导致产后大出血。

因此，分娩后 1 ~ 2 小时是个重要时刻，护理人员需仔细评估子宫肌肉收缩力及因分娩压力而造成的全身性反应，以预防产后大出血感染。当母子亲密关系尽速建立后，应立即安排睡眠和休息。

准爸爸应该了解的产程护理知识

第一产程的护理：此时宫缩疼痛刚刚开始，产妇的精力还比较充沛，应该多与她进行语言交流。

第二产程的护理：多在产妇身边称赞与鼓励，使她增强信心。准爸爸要指导产妇配合宫缩屏气用力，对她的进步及时给予肯定和鼓励。宫缩间歇期，产妇应该坚持进行活动，如站立、走动、下蹲等。随时满足产妇的生理需要，如饮水、擦汗等。

第三产程的护理：当产妇分娩时，孩子爸爸通常不会守在身旁。所以这个时候就要靠妈妈自己努力了。

第四产程的护理：当胎儿娩出后，孕妇和新生儿会一同回到病房。此时的孕妇自觉腹内空空，产道如释重负，身心疲惫不堪，但内心充满了幸福及自豪："我终于顺利地把小宝贝带到这个世界了！"此时爸爸不仅要共同分享产妇的喜悦，同时还要协助产妇进食、饮水、排尿，尽早对新生儿进行早接触、早吸吮。

缓解分娩疼痛

分娩是人类繁衍生息的自然过

程，但是这种由子宫收缩和紧张恐惧的心理引起的分娩疼痛，对于大多数产妇尤其是初产妇而言是极其痛苦的。学习一些缓解分娩疼痛的方法，不仅仅在于降低产妇分娩时的痛苦，更重要的是，它能够减少产妇不必要的耗氧量和能量消耗，防止母婴代谢性酸中毒的发生，提高产程进展的速度，降低产后出血率。同时，它还可以避免子宫胎盘血流量的减少，从而改善胎儿氧合状态，降低胎儿缺氧及新生儿窒息状况的出现。

合理地利用体力

所有活动都需要能量。休息的秘诀就在于合理地利用体力。此时，可以采用舒适的姿势，也可以采用紧张的姿势。为了便于理解这一点，请大家伸直双腿，然后肩部、颈部和手腕用力。另外，放松膝盖和肩部，同时放松颈部和手腕。此时，如果能感受到特殊肌肉的紧张或松弛状态，就能容易把握消除紧张的方法。疲倦和紧张只能加重分娩中的痛苦，而且严重地降低孕妇的控制能力。精神和肉体有密切的关系，因此身体越放松，精神就越能得到休息。

缓解疼痛的正确站姿

(1) 放松的姿势

放松腿部、肩部和颈部。此时，必须挺直脊椎。

(2) 紧张的姿势

如果根据紧张与放松的差异反复训练正确的呼吸方法，就能缓解分娩时的痛症。在站立状态下用力伸直双腿，然后肩部和颈部用力。

缓解疼痛的正确坐姿

(1) 正确的姿势

即使短时间休息，也应该挺直后背，放松肩部。在上班的情况下，特别要注意坐姿，这样才能减轻身体压力。

(2) 错误的姿势

如果倾斜后背，就容易导致腰痛症状。孕妇以倾斜的姿势坐在椅子上面，只会加重身体负担。

严重阵痛时的三阶段呼吸法

减轻分娩阵痛的方法很多，而且非常复杂，但是呼吸方法便于掌握，而且在子宫收缩时能集中精神，因此能轻松地摆脱剧烈的阵痛。为了掌握这种技巧，必须把阵痛当成诞生宝宝的重要过程。当然，呼吸方法不一定能彻底消除分娩时的痛症，只是提高忍痛的承受力，使孕妇顺利地克服分娩时的痛苦而已。另外，正确的呼吸方法能减轻孕妇的紧张感。

只要消除紧张情绪，静静地呼吸，在强烈的刺激下，孕妇也能做出非常沉着的反应。如果孕妇过于紧张，就不能正常地发挥功能，因此会影响子宫的收缩。

在实施呼吸法时，有些孕妇喜欢闭上眼睛全神贯注，或者慢慢地数数。在这种情况下，如果把注意力转移到屋内的物品，则更有助于呼吸法的练习。

下面分三个阶段详细地介绍基本呼吸方法，而这些呼吸方法与阵痛的程度有密切关系。阵痛程度具有一定的主观性，因此要选择适合自己的呼吸程度和时间。

如果初期的子宫收缩没有严重的痛症，就只需要第一阶段的呼吸方法。随着分娩第一期的结束，逐渐进入第二阶段和第三阶段的呼吸方法。

(1) 第一阶段呼吸方法

在分娩初期，如果子宫收缩频繁，而且收缩间隔特别长，或者收缩程度较弱，大部分孕妇只需要第一阶段的呼吸方法。稍微张开嘴，然后通过嘴和鼻子呼吸（不能张大嘴，只用嘴呼吸，也不能合嘴只用鼻子呼吸）。这种呼吸方法不需要大量的呼吸量，因此容易持续呼吸。在吸气时，应该稍微加大力量，这样空气就能自然地进入肺部。如果吸气过强，吸入的空气就会很多。另外，如果"呼哧呼哧"地呼吸，就容易使子宫收缩产生紧张感。孕妇最好利用腹部上方，即下肋骨周围有规律地、柔和地呼吸。

(2) 第二阶段呼吸方法

子宫的收缩逐渐强烈时，适合使用第二阶段呼吸方法。此时，必须按照收缩节奏控制呼吸速度。随着收缩节奏的加快，应该适当地加快呼吸速度，并逐渐摆脱第一阶段呼吸方法。如果子宫收缩消失，就应该慢慢地、深深地呼吸。第二阶段呼吸方法能帮助孕妇顺利地度过不同的收缩期。

(3) 第三阶段呼吸方法

第三阶段呼吸方法是强烈、短暂地呼吸。在这个阶段，子宫的收缩

很强烈，收缩时间较长，而且非常痛苦，因此最好使用第三阶段呼吸方法。该呼吸方法是第二阶段呼吸方法的改进型，能适当地提高呼吸强度。首先轻轻地呼吸两次，然后快速、强烈地呼吸两次，这样空气就能柔和地进入肺部。换句话说，轻轻地呼吸两次后，再快速地呼吸两次。

有助分娩的按摩法

为了轻松地分娩，除了基础呼吸法以外，还可以练习各种辅助动作。最好是在丈夫或家人的帮助下进行这些动作。

(1) 指压后背脊骨有助于分娩

在后背出现子宫收缩感的情况下，如果用力按摩脊椎下部，就能缓解疼痛。在实施这种方法时，必须用力按摩。如果使用指尖，效果会更好。按摩时，孕妇不能平躺，最好倾斜地侧卧，只有这样才能靠重力的作用把胎儿推到子宫颈管方向。

当后背或腹部出现收缩感时，可以采用用力指压后背的方法。

如果开始阵痛，就应该用力按摩后背下方的天骨部位（骨盆后的分界部位）。用力按摩后背的同时，如果抚摸下腹部，会有助于减轻疼痛。孕妇也能独自使用这种方法。如果子宫第一次收缩，就可以把一只手放在天骨部位，然后叠放另一只手，并靠墙而站，这样就能有效地缓解阵痛。

(2) 如果阵痛强烈就轻轻地抚摸腹部

在子宫收缩非常严重的情况下，这种方法非常有效。下面详细地介绍

两种按摩方法。

不管是平躺还是侧卧，孕妇、丈夫或其他保护者都可以实施第一种方法。

第一种方法是用一只手把下腹部分一半，然后沿着半圆抚摸。

第二种方法是，利用双手从下腹部开始按摩到臀部，然后在腹部外侧周围画两个圆圈。此时，还可以向反方向按摩。这种办法孕妇在平躺状态下能独自完成。当孕妇的子宫收缩时，丈夫可以帮孕妇持续按摩腹部。

独自实施这种方法时，只有在子宫收缩最严重时才使用。子宫收缩刚开始时，最好在皮肤上涂抹婴儿用的爽身粉，这样就能防止摩擦。在抚摸腹部时，不能用力过猛，以免孕妇的腹部受到压力，但是如果用力过轻，孕妇就容易发痒。所以，要掌握好力度。

(3)腿部按摩也有效

子宫收缩出现在大腿附近时，以下方法比较有效。把一只手放在膝盖内侧，然后沿着大腿内侧用力按压到臀部。把手移到膝盖上面，然后反复地按摩。这个动作孕妇也能独自按摩，但最好是由丈夫帮忙。

(4)腿部痉挛时应该刺激脚趾

有时，在分娩第二期会出现腿部痉挛现象。尤其是把双腿放在分娩台上面时，容易引起腿部痉挛现象。在这种情况下，最好放松痉挛的肌肉。

如果小腿部位痉挛，就应该向外侧伸直腿部。如果腿部前侧痉挛，就应该伸直腿部，并刺激脚趾。

减轻分娩疼痛的心理疗法

❶ 相信自己会顺利分娩，保持良好的情绪，可提高对疼痛的耐受性。

❷ 借助想象与暗示，在脑海中想象宫缩时子宫口在慢慢张开，阴道在扩张，胎儿渐渐下降，同时告诉自己："生产很顺利，很快就可以见到宝宝了。"

❸ 有助于放松的方法有肌肉松弛训练、深呼吸、温水浴、按摩、改变体位等。

❹ 看看喜欢的杂志、听音乐、跟家人交谈等，分散注意力，缓解疼痛。

❺ 借助呻吟和呼气等发泄方法减轻疼痛。

心理疗法主要在于转移产妇注意力，松弛肌肉，减少恐惧、紧张，使其在医务人员的鼓励和帮助下，能顺利度过分娩期。其优越性在于，能积极调动产妇的主观能动性，主动参与分娩过程，放松精神，避免了不必要的手术产和药物镇痛引起的低血压、低胎盘血流量、运动神经阻滞等不良反应，降低了围产儿的发病率和病死率。心理疗法的效果从 10%～20% 至 70%～80% 不等，是减少宫缩疼痛和消除产妇紧张情绪的一种方法，通过减少大脑皮质对疼痛冲动的感觉，可以在很大程度上消除产痛，比药物镇痛更好。

自然产和剖宫产相关知识

胎儿分娩主要是阴道自然分娩和剖宫产两种方式。这两种分娩方式哪种更好，对性生活有没有影响，让我们赶紧来看看！

大多数人这样生
——自然分娩（顺产）

自然分娩是一种自然的生理现象，指在有安全保障的前提下，通常不加任何人工干预手段，让胎儿经阴道娩出的分娩方式。

自然阴道分娩是最理想、对母婴健康最安全的分娩方式。它最基本的条件是决定分娩的三因素——产力、产道及胎儿均正常且三者相适应。孕妇在决定自然分娩时，应先了解何时预产及生产的全过程。

分娩时，胎儿会根据产妇骨盆的形态大小，被动地进行一系列适应性转动。自然分娩时，胎儿头的枕骨一般位于产妇骨盆前方，叫作枕前位。

胎头进入骨盆时，呈半俯屈状态，胎头的前后径与母体骨盆的横径或斜颈一致。产妇的规律性收缩，推动胎儿下降，等到达骨盆中部，胎头的前后径转成和母体骨盆前后径一致，即枕部转到母体的耻骨下方，胎儿的头部更加俯屈，下颌会接触到胸部。在骨盆出口时，胎儿头伸转出骨盆外，此时在阴道口可以看见，胎儿头转向一侧，面朝产妇侧方，先娩出前肩、后肩，然后整个胎儿随之娩出。胎儿娩出后，医生会协助产妇娩出胎盘，轻拉脐带的同时，轻压子宫底，以使胎盘完整娩出。胎盘娩出后，医生会检查产妇阴道有无裂伤，对伤者施行缝合术。

没有疼痛就没有生育，这犹如真理般的定数却让很多女人望而生畏。不过每个孕妈妈分娩的过程也是因人而异的，身体和精神状况都会对产痛的剧烈程度和长短产生影响。

自然分娩的优缺点

自然分娩相对于其他分娩方式，对孕妈妈和宝宝的健康都十分有利。

（1）自然分娩对孕妈妈的好处

❶ 自然分娩时的分娩阵痛会刺激孕妈妈的垂体分泌一种叫催产素的激素，这种激素不但能促进产程的进展，还可以促进孕妈妈产后乳汁的分泌，甚至在增进母子感情中也起到一定的作用。

❷ 自然分娩损伤小、出血少，住院时间短，并发症少。

❸ 腹部恢复快，可很快恢复原来的平坦。

❹ 自然分娩能够降低再次怀孕时的风险。

❺ 分娩阵痛也使子宫下段变薄，上段变厚，宫口扩张，产后子宫收缩力会更强，有利于恶露的排出，也有利于子宫复原。

(2) 自然分娩对宝宝的好处

❶ 在自然分娩产程中，随着子宫有节律地收缩、产道的挤压，胎儿的胸廓受到节律性地收缩，呼吸道内的液体大部分排出，这种节律性的变化，使胎儿的肺部迅速产生一种叫作肺泡表面活性物质的磷脂，因此出生后的婴儿，其肺泡弹力足，容易扩张，有利于宝宝出生后很快建立自主呼吸。

另外，随着分娩时胎头受压，婴儿的血液运行速度变慢，相应出现的是血液充盈，兴奋呼吸中枢，建立正常的呼吸节律。

其次，在分娩时，胎儿由于受到阴道的挤压，呼吸道里的黏液和水分都被挤压出来，因此，出生后婴儿患有"新生儿吸入性肺炎"、"新生儿湿肺"的相对减少。

❷ 通过产道分娩的宝宝，由于头部受到产道的挤压，对今后大脑以及智力发育都有一定的好处。

❸ 宝宝在经过产道时会主动参与一系列适应性转动，并发生了一系列形态变化，特别是适应功能方面的变化，这会增加他皮肤及末梢神经的敏感性，为日后身心协调打下良好的基础。

❹ 产后可以立即进食，可以喂哺母乳。

(3) 自然分娩的缺点

自然分娩是一种推崇的安全健康生产方式，但是也不是十全十美的，自然分娩也存在一定的缺点与危险性。

❶ 产程较长，会有持久阵痛。

❷ 可能会毫无征兆地发生羊水栓塞。

❸ 胎儿在子宫内发生意外，如脐带绕颈、打结或脱垂等现象。

❹ 会发生急产（产程不到3小时），尤其是经产妇以及子宫颈松弛的患者。

❺ 如果羊水中产生胎便，会导致新生儿胎便吸入综合征。

❻ 如果胎儿过重，易造成肩难产，导致新生儿锁骨骨折或者臂神经丛损伤。

❼ 如果胎儿难产或母体精力耗尽，需用产钳或真空吸引，协助生产时会引起胎儿头部血肿。

❽ 自然分娩会伤害到会阴组织，容易造成感染或外阴血肿等情况。

❾ 会导致阴道松弛、子宫或膀胱脱垂后遗症。

❿ 产后可能会因子宫收缩不好而出血，若产后出血无法控制，需紧急剖宫产处理，严重者需切除子宫，甚至危及生命。

分娩是否顺利的四要素

自然分娩，即顺产，是最有益于孕妈妈和宝宝的分娩方式，但并非所有的孕妈妈都能选择自然分娩，一般情况下，这种分娩方式只有在具备下面四大条件时才能顺利完成。

(1) 产力：自然分娩的力量来源

产力即将胎儿推挤出产道的力量，包括产妇的子宫收缩力、腹肌和肛提肌的收缩力以及膈肌的收缩力，其中子宫的收缩力是主要的产力。只有经过充分时间的宫缩，才能迫使宫口扩张全开，以利于胎儿的下降及顺利娩出。

(2) 产道：胎宝宝顺利娩出的前提

产道即分娩胎儿的通道，是一个形态不规则的椭圆形弯曲轨道，分骨产道和软产道。骨产道是指产妇的骨盆。骨盆的大小、形态直接影响到分娩。软产道是指产妇的宫颈、阴道及外阴，如果宫颈开口全、阴道没阻力，胎儿就能顺利通过，正常娩出。

(3) 胎儿：顺产的重要因素

胎儿的大小、有无畸形及胎位是否正常，直接与分娩是否顺利有关。

(4) 精神因素：影响顺产成功的关键

产妇的精神状态对是否能顺利分娩起着非常重要的作用。在分娩过程中，孕妈妈应该正视宫缩带来的不适和疼痛，战胜对分娩的恐惧，对自己和胎宝宝有信心。

自然分娩的三大产程

分娩的过程分为第一产程、第二产程、第三产程。

(1) 第一产程（6～12小时）

第一产程从出现规律性的宫缩开始，直到子宫口逐渐扩张到10厘米。

子宫开始有规律地收缩，阵痛开始。随着产程的进行，当宫颈口扩张到3～4厘米时，宫缩会变得越来越强烈、越来越频繁，而且每次宫缩持续的时间也变得越来越长。在宫颈口扩张到8～10厘米的过程中，宫缩每次持续时间可达到一分钟到一分

半钟，每两三分钟一次，疼痛最为强烈。第一产程末，宫缩暂停，产妇可以稍作休息。

(2) 第二产程（1～2小时）

第二产程从宫口开全到胎宝宝娩出。

当宫颈全开、胎头慢慢下降，会对会阴后部产生一种压力，迫使产妇在每次宫缩时不由自主地向下用力，推压胎儿穿过骨盆，从阴道娩出，第二产程结束。这一产程最耗体力，孕妈妈可能感觉剧痛难忍。通常初产妇持续30分钟至2小时，经产妇5～60分钟。

(3) 第三产程（10～15分钟）

第三产程从胎宝宝娩出到胎盘娩出。

胎儿娩出后，宫缩会重新开始。随着宫缩，胎盘会从子宫壁上剥离下来，到达子宫的下方，带着胎膜和一些羊水一起排出阴道。当胎盘娩出，会阴伤口顺利缝合后，第三产程结束。这一过程一般需要5～15分钟，但有时也会长达1小时。

三大产程三注意

第一产程时间长，产妇应吃好、喝好、睡好，按时排便。分娩时，可以利用呼吸法来松弛全身，减轻子宫阵缩及宫颈口扩张引起的不适。

第二产程产妇要听从医护人员的指导，利用腹部肌肉收缩的压力配合宫缩，将胎儿顺利生出。因此，产妇必须学会正确运用腹压。

腹压的运用方法是在宫缩刚一开始时，深吸一口气，使胸腔充满气，屏住气，像排大便一样向下用力，用力后慢慢呼气。宫缩间歇时，则安静休息不再用力。这样反复的子宫收缩和腹肌压力密切配合，直到宫缩完为止。腹压法可以加速胎宝宝的娩出，缩短第二产程。

第三产程胎盘娩出后，应仔细检查会阴、小阴唇内侧、尿道口周围、阴道及宫颈有无裂伤。若有裂伤，应立即缝合。

分娩后的缝合

在分娩时，产妇一般都会经历撕裂或外阴切开术，所有的外阴切开术和撕裂（除了表皮的撕裂）都需要在分娩后缝合。

但是，需要注意的是，任何切口或撕裂伤口都要在胎盘一出来后就立即得到专业的缝合。修复工作做得越快，组织就能恢复得越好，这对于肌肉组织受到损伤的二级程度和三级程度的撕裂尤为重要。如果给予组织恢复的最佳机会，那么分娩时的损伤就不会给将来的性生活和生育带来任何问题。

剖宫产分娩

剖宫产就是剖开腹壁及子宫，取出胎儿，是一个重要的手术助产方法。一般来说，自然分娩对大部分的孕妈妈而言，相对比较安全且伤害性较小，但是在一些特定的适应证之下，有些妈妈则需要接受剖宫生产，而有些妈妈甚至是在顺产已经开始阵痛之后，才临时选择剖宫产的。

用什么方式，采取何种方法分娩，医生会对孕妈妈做仔细的检查和充分估计。如果在分娩前或待产过程中出现了对分娩确有困难的因素，对母婴不利，就要决定做剖宫产。

选择剖宫产的情况

(1) 剖宫产母体方面的手术指征

❶ 高龄初产。

❷ 孕妈妈骨盆狭窄或畸形、胎头与骨盆腔不对称等，阻碍产道。

❸ 孕妈妈生殖道受到感染。

❹ 孕妈妈有两次以上不良产科病史。

❺ 孕妈妈以前因子宫颈闭锁不全接受永久性缝合手术。

❻ 孕妈妈以前曾经做过子宫手术，如剖宫产、子宫肌瘤切除手术、子宫切开手术或子宫成形术。

❼ 孕妈妈患有慢性或由怀孕导致的疾病，如妊娠高血压症。

❽ 产程迟滞，经过处理无效、引产失败或子宫口停止扩张，或胎宝宝停止在产道中继续下降刺激宫缩等。

❾ 如前置胎盘、胎盘早期剥离、子宫破裂、前置血管等引起的出血会危及母子生命。

❿ 其他如产道异常、宫缩乏力等。

(2) 剖宫产胎儿方面的手术指征

❶ 双胞胎和多胞胎。

❷ 胎儿畸形。

❸ 胎位异常，如臀围、横位等。

❹ 胎儿比例不均匀，如胎儿过大，胎儿过重或过小。

❺ 胎儿宫内窘迫治疗无效，胎心音发生变化，或胎儿缺氧、出现胎便。

❻ 子宫颈未全开而有脐带脱出。

❼ 其他估计短时期不能经阴道分娩、胎盘功能严重减退及羊水过少、臀位胎儿较大、额后位不能经阴道分娩等。

剖宫产是如何实施的?

(1) 手术前的准备

孕妈妈在剖宫产手术的前一天孕妇就要住院，手术前先要做一系列检查，包括体温、脉搏、呼吸、血压、既往病史、血型、肝功能、HIV病毒、丙肝、梅毒等以确定孕妇和胎儿的健康状况。在手术当天，孕妈妈还应禁饮食，并听从医生的安排进行术前准备，包括备皮、取血、放置导尿管、听取胎心音等，然后送进手术室。

(2) 手术的实施

一般情况下，手术开始前，麻醉师会对产妇进行麻醉，一般采用局部麻醉或隔膜外麻醉。作为手术前的准备，护士将清除产妇膀胱内的尿液，然后插入导尿管，并用杀菌剂为腹部消毒，将接受手术部位的体毛全部剔除，然后用消毒巾遮盖住下身。

在手术过程中，孕妈妈几乎感觉不到痛感。在非紧急情况下，手术一般是在阴部上方做一个15～20厘米的横切口。切开腹部方式有中线纵切口、中线旁纵切口和耻骨联合上横切口；在紧急情况下，医生会在脐部下方至阴部上方做一纵向切口，纵向切口有助于胎儿的快速分娩出来，但不利于产妇的再次怀孕时顺产的尝试。切口的大小应以充分暴露子宫下段以及顺利娩出胎儿为原则。

接下来医生会切开羊膜囊，排出羊水，以右手进入宫内，托起胎儿头部，另一只手在子宫底部加压将胎儿推出。胎儿娩出后医生会立即挤出胎儿口、鼻腔中的液体，或用橡皮球及吸管吸出口、鼻腔中的液体，剪断脐带后，新生儿交护士处理。

接着，就是通过切口娩出胎盘，打催产素以帮助子宫收缩。在检查完子宫、卵巢、输卵管之后，就是缝合子宫和腹部切口了。一般时间不会很长，大约45分钟。

产妇腹部的刀口缝合以后，会被带入一个"恢复"病房，然后才能进入普通病房。产妇术后往往要留院观察几天，到了第4天或第5天，腹部的缝线可以被拆掉。医生会尽量鼓励产妇早日离床进行一般性的活动，以利于伤口的愈合及减少并发症发生的可能性。术后一两个星期伤口便会愈合。

别把剖宫产当分娩捷径

剖宫产是在不可能或者很难实行顺产的情况下采取的非正常措施，而不是常规分娩方法，身体条件不适合顺产的孕妈妈可以选用，剖宫产在一定程度上减轻了异常分娩条件下孕妇的痛苦，保护母婴健康。

但是，一般来说，不建议没有任何医学指征的健康孕妇选择剖宫产，剖宫产与顺产相比，危害要多得多。

❶ 剖宫产并发症多，手术期间容易大量出血或感染。

❷ 剖宫产还会打乱孕妈妈体内激素调节，影响母乳分泌使哺乳的时间推迟，不能及时给孩子喂奶。

❸ 胎儿肺液未经产道挤压，不能完全排出，容易引起新生儿窒息、肺炎等多发症。

❹ 剖宫产的宝宝由于缺乏分娩过程中的应激反应，更易患小儿多动症和小脑不平衡综合征。

❺ 剖宫产产后恢复也没有顺产那么快，往往术后5~6天伤口才能愈合。

剖宫产的误区

通常，在孕妈妈进入第37~42周预产期时，医生都会劝孕妈妈选择顺产，但是实际到了临产的时候，还是有很多人望而却步选择了剖宫产，这说明人们对剖宫产的认识已经陷入了误区。

(1) 误区一：剖宫产比较不痛

由于分娩时子宫收缩和胎儿的压迫，使子宫壁受压，子宫肌缺血缺氧，由此会出现程度不同的分娩痛。剖宫产由于麻醉药的止痛作用，分娩时的痛是减轻了，但是产后还是会痛的，甚至疼痛会加剧，且伤口有感染

风险。顺产就没有这些麻烦。现在很多医院也推出了无痛分娩、水中分娩等方法，可以减轻阵痛。

(2) 误区二：万一难产，再手术更痛苦

有的产妇怕万一分娩时生产困难，再做手术，会吃两遍苦，所以直接选择剖宫产。其实，这一点大可不必为此而担忧，在产前医生会根据产力、产道和胎儿的状况决定最佳分娩方式，产妇最好遵照医嘱。

(3) 误区三：剖宫产的孩子聪明

有人认为，剖宫产时，胎儿头部不会受到产道的挤压，因此，孩子会更聪明。其实事实并非如此，自然分娩并不会对胎儿的脑部造成伤害，因为胎儿在经过产道时，颅骨会自然重叠以适应产道环境，防止脑组织受压。反而剖宫产会使胎儿因胸部未受到挤压，呼吸道中的黏液、水均滞留于肺部，易发生小儿吸入性肺炎，甚至导致婴儿缺氧，有损于大脑发育，影响小儿智商。

(4) 误区四：顺产会怕影响性爱

有部分产妇担心顺产会导致阴道扩张，使其失去弹性，会导致性敏感度降低而影响性爱。其实，一部分顺产的产妇产后出现性能力下降，往往由以下原因导致：一是分娩后体内性激素水平骤降，而唤不起性欲；二是，分娩时阴道壁神经受压，性刺激敏感降低；三是因产后哺乳、护理婴儿导致精力不足，使性欲下降。但是随着产妇身体的复原，性激素水平回升到原水平，性功能低下也会随之恢复。

(5) 误区五：顺产不易恢复身材

有一部分产妇怕顺产会影响形体而选择剖宫产，而事实恰恰相反，顺产不但产后恢复得比较快，一般在生产后第二天就可以给新生儿喂奶了，而且产后可以及早进行锻炼，因而更容易恢复体形。而剖宫产的孕妇一般要3～7天才能出院，身体要一个月左右时间才能完全康复。

(6) 误区六：剖宫产可以自己挑日子，希望孩子哪天出生就哪天生

"瓜熟蒂落"，自然生产，是人类传承最自然的现象，婴儿的出生，自然也应遵循自然规律。自然分娩符合人体的生理规律，剖宫产是不得已而为之。如果为了选择一个好日子，而盲目选择剖宫产和择时分娩，只会给发育尚未成熟或已成熟的婴儿带来危险，导致一些并发症的产生：提前生产可能影响孩子呼吸系统的发育，拖后生产则可能造成孩子缺氧、窒息等危险。

(7) 误区七：不能预防尿失禁

医疗界早先进行了一项产后尿失禁防治认知调查，参与女性68.42%并不知道尿失禁是产后妇女的高发疾病，若在生育后发生尿失禁，仅10.53%选择就医治疗，42.11%选择等待自愈，对产后尿失禁的就医意识有待提高。

分娩是造成女性尿失禁的常见诱因，很多女性存在错误认知，以为如果选择了剖宫产，就能预防产后尿失禁。但尿失禁不仅会在产后发生，在怀孕期间也会发生。除了分娩外，

妊娠也是造成盆底肌、支撑韧带损伤的重要原因。因此，即使选择了剖宫产，仍有可能会在产后发生尿失禁。但对胎儿相对过大、难产等孕妇，选择剖宫产将有可能减少她们产后发生尿失禁的可能。

无论是为了减少以后发生尿失禁的可能性，还是为了早日告别尿失禁的困扰，在产后若发生尿失禁都应及早接受检查与治疗。特别是生完第一胎、有计划生第二胎的女性朋友，若第一胎时发生产后尿失禁，盆底康复情况不佳，很有可能会增加生第二胎时尿失禁发生的机率。

另外，产妇产后42天做盆底功能检查非常重要，特别是对产后发生尿失禁的女性，能帮助她们及早发现问题并及早治疗。

(8) 误区八：母乳里残留麻药？

手术中所使用的麻药让孕妈妈担心，倘若麻药的药性未能发散完，宝宝吸吮后肯定会影响健康，所以很多家属不征求医护人员的同意，就给孩子喂了奶粉。其实这种做法是错误的，因为等待产妇清醒和肢体能够活动的时候，麻醉药也已经代谢得差不多了。宝宝出生后半小时，是吸吮能力最强的时刻，也是宝宝吸吮乳汁的最好时机，因为初乳含有最丰富的免疫球蛋白，此时让宝宝吸吮母乳，可以很好地刺激乳汁分泌。

坊间流传很多关于剖宫产的说法，孕妈妈不可尽信，有疑问的部分要和医生妥善咨询，不可一味盲从，不然，反而容易使身体产生负担，甚至造成心理的恐惧。

了解不同的特殊分娩方法

随着科学技术的不断进步，能够缓解产痛的方法越来越多，这里我们搜集了几种特殊的分娩方式，希望能使你的分娩更加顺利。

拉梅兹分娩法

拉梅兹分娩方法是为缓解分娩时的阵痛和精神痛苦实施的分娩方法。为了稳定情绪，丈夫也应该积极地参与分娩的过程。利用呼吸方法分散或缓解孕妇的阵痛，就能使孕妇更加舒适地分娩。

拉梅兹分娩是精神预防性分娩方法，也是分娩准备方法，即主动利用身心减轻阵痛和分娩痛症的方法。在不同情况下，声音、光线或触觉的感觉也不同。同样的道理，在疲倦和兴奋时，对痛症的感觉程度也不同。拉梅兹分娩法是利用精神预防训练，即利用呼吸法、松弛法、联想法缓解痛症的分娩方法。

在欧美广泛使用的分娩方法中，最常用的就是拉梅兹分娩方法。最近的拉梅兹分娩方法除了传统的拉梅兹分娩方法（精神预防训练、呼吸方法、松弛法）外，还包括对妊娠及分娩的基本妇产科教育，运动及身体的条件反射训练，跟丈夫一起做的分娩准备及父母做的准备。在韩国几家医院也可以进行这些分娩准备。刚开始，俄罗斯医生根据巴甫洛夫的条件反射发明了拉梅兹分娩方法，后来由法国医生拉梅兹博士整理和推广，因此被称为拉梅兹分娩方法。

联想法

联想愉快的事情就能促进内腓肽（类似于吗啡的物质，在妊娠后期，大脑会大量地分泌）的分泌，这样就能提高对痛症的抵抗能力。

吗啡是常用的镇痛剂，在手术后能有效地减轻痛症。通过联想法能促进具有镇痛效果的内腓肽分泌，因此能有效地缓解阵痛。

联想法是精神预防训练之一。只要是能转换情绪的联想，都能成为很好的联想素材。如联想幽静的休息处、美好的回忆，就能消除紧张感，而且能缓解痛苦。

大部分孕妇认为，坐在海边平静地观赏大海是最有效的联想。不管是什么，只要能诱导平静的心情和快乐，都能成为很好的联想。

一般来说，出现阵痛时采用联想法。如果缺乏平时的练习，在出现阵痛时就很难联想愉快的事情。在日常生活中，应该努力地寻找联想素材，并积极地练习联想、放松、呼吸等方法。

松弛法

如果身体肌肉收缩，肌肉就会工作，因此能分泌出乳酸。即，废弃物积存在体内，因此容易导致疲劳。在低温下，人会自然地蜷缩身体。此时，容易感觉到身体疲劳、浑身发软。如果出现阵痛，剧烈的痛症会使全身僵硬。在这种情况下，僵硬的肌肉会大量地产生乳酸，因此加重身体的疲劳。

相反，如果放松全身，就能分泌松弛素（relaxin）激素，因此能促进全身的放松。如果充分地放松身体，就能加快子宫的开启速度，因此能缩短阵痛时间。

松弛法是通过全身的放松，松弛身体肌肉的方法。如果充分地放松全身，就能加快子宫的开启速度，达到缩短阵痛时间的效果。

肌肉是连接关节的器官，因此放松关节就能放松肌肉。在日常生活中，必须练习手腕、脚踝、肘部、肩关节、膝关节、股关节、颈关节的松弛方法。一般情况下，人的肌肉都处于紧张状态，因此很难彻底放松全身肌肉。有时表面上看起来，孕妇的身体充分地松弛，但是实际上比较紧张，因此孕妇本人很难判断身体的松弛情况。此时，丈夫会发挥非常重要的作用。当孕妇很难独自判断全身的松弛程度时，最好由丈夫检查肌肉的松弛情况。

呼吸法

呼吸法称得上是拉梅兹分娩法的亮点。一般情况下，在拉梅兹分娩法中使用胸式呼吸法。通过这种呼吸法，可以得到两种效果。首先，能充分地提供氧气，充分地放松肌肉及体内组织。另外，给胎儿提供充足的氧气，有助于胎儿的健康。其次，通过呼吸能把注意力转移到呼吸中，因此能缓解疼痛。呼吸法包括分娩第一期的三种呼吸法和分娩第二期、娩出期的用力呼吸法。

一般情况下，阵痛中的孕妇会根据子宫的开启状态使用相应的分娩第一期呼吸方法。只有在实际情况下，才能知道适合自己的呼吸方法，因此要积极地练习这三种呼吸方法。只要不做剖宫产手术，所有孕妇都需要分娩第二期的用力呼吸方法。从某种角度来看，该方法称不上呼吸方法，但是在分娩过程中必须适当地调节呼吸，因此统称为呼吸方法。

随着分娩过程的不同，呼吸方法也不同，因此要掌握好其中的知识。

分娩第一期的准备期呼吸方法，此时子宫口开启 3 厘米左右。

如果开始阵痛，就应该深呼吸，然后缓慢地胸式呼吸。此时，呼吸速度为孕妇正常呼吸速度的 1/2 ～ 2/3。比如，正常呼吸速度每分钟为 20 次，那么此时的呼吸速度约为 10 次和 13 次的中间速度 12 次。

分娩第一期的准备期呼吸方法，此时子宫口开启 7 ～ 8 厘米。

如果出现阵痛，就应该深呼吸，然后快速地胸式呼吸。此时，呼吸速度为孕妇正常呼吸速度的 1.5 ～ 2 倍。

一分钟的正常呼吸次数为 20 次，开口期的呼吸速度为正常呼吸速度的 1.5 倍，即 30 次左右。另外，每次的持续呼吸时间为 2 秒钟。比如，短暂地吸气 1 秒，然后快速地呼气 1 秒。

分娩第一期的准备期呼吸方法，此时子宫口开启 8 厘米以上，或者完全开启。

此时的呼吸速度类似于开口期的呼吸速度，但是间隔三次要像叹气一样深呼吸一次。又称为"吸——吸——呼"呼吸方法。此时，不要发出声音，只是把嘴型调整为"吸——吸——呼"形状。第三次的"呼气"中，应该深深地呼气。

尽量用鼻子呼吸，这样就能防止用嘴呼吸时容易出现的口干舌燥现象。

分娩第二期的准备期呼吸方法，此时子宫口完全开启至胎儿出生为止。

首先，像深呼吸一样深深地吸气，然后像排便一样向下用力，同时憋着气数数。最好数到 10，然后再次吸气，并反复地用力。在阵痛过程中，最好反复地用力呼吸 3 ~ 5 次。

即使子宫口完全开启，不一定马上就能分娩出胎儿。只需适当地用力，并把胎儿挤出体外才能诞生新生命。只有出现阵痛时，胎儿才能有效地下移到产道，因此出现阵痛后必须持续地用力。

在妊娠后期，除了用力呼吸方法外，其他呼吸方法每天都要练习 20 分钟。拉梅兹分娩法的科学依据是条件反射原理，因此要不断地提供能产生条件反射的条件。即，勤奋地练习才能成功地缓解阵痛。

水中分娩

水中分娩是坐在水中分娩的方法。由于水本身有镇痛抑制的效果，能有效地缓解痛症。另外，丈夫参与水中分娩，有助于产妇情绪的稳定。胎儿受到的光线和声音刺激较少，因此环境变化带来的冲击较小。

能进行水中分娩的孕妇和不能进行水中分娩的孕妇

能进行水中分娩的孕妇：最近没有阴道、尿道、皮肤感染的孕妇；孕妇和胎儿的状态良好；分娩时能持续观察孕妇和胎儿的状态；孕妇能积极地协助分娩。

不能进行水中分娩的孕妇：可能出现难产；胎儿在孕妇腹中排便；使用镇痛剂的时间不超过 2 小时；羊膜破水后经过一定时间；胎儿明显大于骨盆；肝炎患者或妊娠中毒症患者；使用子宫收缩促进剂。

做好分娩准备

如果全面开始阵痛，孕妇就在具有完美的水中分娩系统的浴池内，以舒适的姿势交替地阵痛和休息。在进入浴池之前，应该彻底地排便排尿，然后清洗身体。

接受丈夫的帮助

浴池内盛满消毒的温水，然后进行分娩。分娩时，浴池内的水温应保持 35 ~ 37℃。另外，为了防止脱水现象，必须经常喝水。在水中分娩时，不进行会阴部切剖手术，也不注射阵痛促进剂。另外，在分娩过程中，丈夫应该帮助孕妇用力。

能保护胎儿的视觉和听觉

为了保护胎儿的听觉，分娩室内必须保持肃静。如果胎儿的头部离开产道，就应该降低分娩室内的照明，这样就能保护胎儿的视觉。如果子宫口完全开启，而且婴儿离开了母体，医生就应该清除婴儿嘴里的异物。

由爸爸切断脐带

在水中分娩，不能马上切断脐带，应该等到脐带停止流血。一般情况下，5分钟后切断脐带，这样就有助于婴儿的肺部呼吸。此时，应由爸爸切断婴儿的脐带，而且在水中排出胎盘。

给婴儿喂母乳

产妇抱着宝宝给婴儿听妈妈的心跳声，然后给婴儿喂母乳。把婴儿放入37℃的温水中，直到婴儿睁开眼睛为止。这样还有利于促进妈妈与新生儿之间的感情。

水中分娩的优点

有利的分娩姿势：由于水的浮力作用，能抵消孕妇本身的体重，因此容易采取最理想的分娩姿势，即蜷身姿势。

能缩短阵痛及分娩时间：在水中分娩，利用水本身的阵痛抑制效果，能缓解阵痛，而且能缩短分娩时间。另外，水的温和感能减少孕妇对分娩的恐惧感和排斥感，而且能放松身体，并稳定情绪。韩国著名演员崔贞媛采用过水中分娩，因此深受人们的关注。在英国，水中分娩是最常用的分娩方法之一。水中分娩只要防止水污染，就有利于产妇和胎儿。

能顺利地自然分娩：在水中，子宫入口能松弛两倍左右，而且可提高弹性，因此不切剖会阴部也能顺利地分娩。另外，不需要用药物缓解分娩时的阵痛。

能提高妈妈与婴儿的亲密感：在分娩过程中，新生儿能感受到妈妈平静的情绪，因此能加强母体与新生儿之间的感情交流。不仅如此，在分娩后，妈妈因此可以马上给宝宝喂母乳。如果喂初乳，增加身体的接触，不仅能增进婴儿的健康，还能形成妈妈与婴儿的亲密感。

给婴儿提供更好的环境：在水中分娩中出生的婴儿将处于类似于羊水的环境，因此容易适应外部环境。在温水中进行的分娩能促进新生儿的器官发育。另外，由于水的作用，妈妈与婴儿的皮肤摩擦更加柔和，而且光线和声音的刺激也比较少。

水中分娩的缺点

(1) 容易被感染

水中分娩的最大缺点是容易被感染。分娩时生成的分泌物或被污染的水，容易给产妇和婴儿带来致命的危险。如果羊水破水，或者温水被污染，就应该马上换干净的水。

(2) 费用昂贵

由于水中分娩需要有浴池、消毒设施、无菌系统、水质、温度管理等设施，因此费用比较昂贵。再者，水中分娩不受医疗保险制度的保护。所以，产妇应充分考虑分娩的费用及安全性，选择适合自己的最佳分娩方式。

(3) 很难监测胎儿的心跳情况

在水中分娩时，很难安装测量胎儿的心跳、孕妇的子宫收缩程度的仪器，无法持续监测孕妇或胎儿的状态，因此出现危险时很难诊断。

Loboyer 分娩

跟其他分娩方法不同，Loboyer分娩是比孕妇更注重婴儿的分娩方法。Loboyer 分娩能最大限度地减少婴儿出生时的各种压力。

Loboyer 分娩以减少婴儿痛苦为目的。以前的大部分分娩方法以减轻孕妇的痛苦为目标，不太关心新生儿的痛苦。在陌生的世界里，新生儿第一次发出的哭声并不是喜悦的哭声，而是对恐惧和压力的反应，因此Loboyer 博士发明了能减轻婴儿痛苦的 Loboyer 分娩方法。

Loboyer 博士认为，不能只关心分娩时的孕妇，更应该关心新出生的婴儿，因此 Loboyer 分娩方法是比孕妇更注重婴儿的分娩方法。

胎儿的视觉、听觉、触觉和感情不亚于成年人，因此必须尊重他们的权利。Loboyer 分娩方法能减少环境的变化对新生儿的刺激，而且能最大限度地降低各种外界压力。

尽量降低照明亮度

只要产妇和胎儿的状态良好，任何人都可以尝试 Loboyer 分娩。首先，除了所需的照明外，关闭室内的所有灯光，这样就能营造出跟子宫内环境相似的环境。

营造出安静的气氛

为了营造出跟子宫内一样安静的环境气氛，医生和参加分娩的所有人必须小声说话。胎儿的各感觉中，最发达的感觉就是听觉。在子宫内，胎儿只能听到很小的声音，如果在子宫开启的瞬间听到巨大的声音，胎儿就会受到沉重的精神压力。

分娩后马上喂母乳

在分娩后，切断脐带之前应该给新生儿喂母乳。一般情况下，出生 5 分钟以后切断脐带。如果脐带停止脉动后切断脐带，婴儿就不会哭闹，而且能睁开眼睛观察周围，并平稳地入睡。

让婴儿在浴池内玩耍

在羊水中，胎儿处于无重力状态。为了让婴儿克服重力状态，把婴儿放入浴池内使之适应外部环境。如果水淹到颈部，婴儿就会舒适地晃动手臂和腿部。此时，如果抱出婴儿，就会哭闹，再把他重新放入水中。如此重复两三次，婴儿就能区分重力状态和无重力状态。

秋千分娩

利用像秋千一样的特殊分娩台进行分娩的方法。

在秋千分娩中，孕妇能自然地采取自己喜欢的姿势，即站立姿势、蜷缩姿势、跪膝姿势、弯腰姿势和悬吊姿势。出现阵痛时，利用特殊的秋千分娩台能自由地活动身体，因此能促进分娩过程，而且能减轻阵痛，缩短分娩时间。在韩国，秋千分娩还未普及，但是在以瑞士为中心的欧洲，已广泛使用水中分娩和秋千分娩。

在秋千分娩中使用的分娩台

秋千分娩台就像秋千一样挂在能缓解冲击的粗大环形铁架上面，可根据身体姿势改变椅子形状的分娩台。另外，腰部支撑结构采用可调结构，因此能躺卧也能稳坐。

秋千分娩的过程与方法

一般情况下，孕妇在分娩室里等待。如果出现阵痛，医生将孕妇转移到秋千分娩室内。如果坐在分娩台上前后左右晃动骨盆，就能分散痛苦。如果通过分娩台的操作采取坐式分娩姿势，能较为顺利地进行分娩。

坐在椅子上，用双脚踩住支撑台，然后在悬空状态下前后摇晃身体50厘米左右，最后用脚撑地，并在蹲坐姿势下分娩。

秋千分娩的优点

在秋千分娩台中，孕妇可以任意采取舒适的姿势，因此有利于身心的稳定。另外，出现阵痛后能马上分娩，因此能缓解分娩时的痛苦，而且能缩短分娩时间。如果采用秋千分娩，还能减少剖宫产的比例。跟水中分娩一样，家人也能参与分娩过程，而且周围环境比较舒适。不仅如此，还能自然地开启骨盆，因此能减少会阴部切剖手术。

秋千分娩的缺点

目前，在我国实施秋千分娩的医院很少，而且缺乏对秋千分娩的研究。另外，还无法确保有剖宫产经历的产妇的安全性，而且不受医疗保险的保护。

催眠分娩

催眠分娩，通过联想训练、产前体操、腹式呼吸等精神、身体训练，稳定身心，能减轻分娩的痛苦。它是利用西方的肌肉松弛法和东方瑜伽的分娩方法，通过对分娩的持续联想过程和产前体操、腹式呼吸，任意控制孕妇肌肉的紧张或松弛状态，因此有利于分娩过程的顺利进行。

通过联想训练、呼吸法、催眠三种训练完成催眠分娩。一般情况下，从妊娠14周开始进行联想训练。妊娠7～8个月后，就利用松弛训练和呼吸方法支撑。

联想法

利用睡觉之前的"催眠"状态放松意识，然后反复进行联想阵痛及分娩的训练。如果反复进行这些训练，能消除分娩恐惧感和不安情绪，而且能提高孕妇的自信心，因此能缓解分娩时的痛症。

松弛训练

通过松弛训练可以掌握相关部位的紧张或松弛感觉，而且促进松弛素（relaxin）与内腓肽的分泌，因此能减轻痛症和缩短阵痛时间。

(1) 颈部运动

能消除颈部的紧张感，而且能调节呼吸，因此保持平稳的状态。

(2) 屈膝姿势

屈膝姿势能强化大腿内外侧肌肉，而且能缩短分娩时的阵痛时间。

(3) 猫形运动

如果经常做猫形运动，在分娩娩出期能顺利地把胎儿推入产道。腹部用力时，低头看肚脐，然后在拱后背的状态下呼气，并用力往下推胎儿。

(4) 凯格尔运动

凯格尔运动是锻炼会阴部的运动，即缩紧或放松阴道、肛门周围肌肉的运动，能提高骨盆肌肉的收缩能力。

(5) 在松弛状态下的紧张训练

这是理解阵痛收缩期与松弛期之间关系的训练。通过该训练，在分娩时能松弛全身，只收缩子宫和腹部肌肉。

呼吸方法

以腹式呼吸为基本呼吸方法。通过呼吸法，给体内提供充分的氧气，因此能自然地松弛肌肉，而且能充分地提供胎儿所需的氧气。

❶ 完全呼吸方法：完全呼吸方法是阵痛初期的呼吸法。鼓胀腹部的同时深深地吸气，直到胸部充满气体为止，然后尽量缓慢地呼气。

❷ 用力呼气的呼吸方法：这也是阵痛初期的呼吸方法。就像吹灭蜡烛一样用力呼气。

❸ 催眠式呼吸方法：子宫开启时的呼吸方法。就像按压肚脐一样缓慢地呼气，然后在重新呼吸之前暂时停止呼吸，并向下压迫腹部肌肉，最后缓慢地吸气。

❹ 娩出时的呼吸方法：不要盲目地用力，应该慢慢地呼气，并帮助胎儿顺利地经过产道。

催眠分娩的缺点

需要对东方训练（瑜伽）有所理解，而且参与分娩的全体人员都应该充分地理解催眠内容。另外，跟拉梅兹分娩法一样，在分娩时必须保持冷静，这样才能顺利地分娩。

催眠分娩的十大优点

通过自我控制和呼吸方法，孕妇能独自缓解痛症。通过催眠分娩能消除对分娩的恐惧感，而且能减轻分娩时的精神痛苦。在妊娠期间，必须不断地练习，这样在实际分娩时才能取得效果。

导入了其他分娩准备教育中没有的联想训练，因此能取得肌肉的松弛效果。

在分娩前接受精神分娩准备教育，而且在妊娠期间，通过合理的生活习惯做好自然分娩的准备，因此不需要特殊设施或药物。

催眠分娩并不是单纯地克服阵痛的分娩方法，而是贯穿妊娠、分娩、母乳、哺乳、育儿过程的，胎教要素强烈的总体分娩方法。

导入东方的训练方法，因此容易理解和掌握。

利用孕妇本身的母爱，激发出对婴儿的疼爱之情以及对分娩的自信心。

在睡觉之前的意识状态下，充分地松弛或收缩子宫，因此分娩时间较长时，能减少疲倦感。

采用瑜伽的呼吸方法，因此有助于"体内气体"的排出，因此受催眠分娩教育的产妇的 pH 值普遍高于普通产妇。

充分地松弛产道，因此胎儿能顺利地经过产道。另外，能提高会阴部的伸缩能力，因此很少出现会阴部裂伤的情况。

据统计，催眠分娩的大部分产妇在分娩时能得到满足感。在剖宫产的情况下，大部分孕妇认为未跟胎儿一起经受阵痛，因此催眠分娩能减少挫折感。

让孕妇知道分娩时的阵痛是分娩婴儿的重要组成部分，而且分娩是产妇与胎儿的首次合作。

随着科学技术的不断进步，出现了各种分娩方式，并都有各自的优点，只有选择了适合自己的最佳分娩方式，才能使分娩过程更加顺利，并能减轻孕妇和婴儿的痛苦。

球分娩

球分娩是利用分娩球帮助分娩的方法。在球分娩中，利用柔和弹性的球持续地活动孕妇的身体，因此能减轻分娩时的阵痛。

一般情况下，孕妇利用"分娩球"采取舒适的姿势，或者使胎儿采取有利于在骨盆内下降或旋转的姿势，因此能减轻痛症和缩短分娩时间。目前，利用球分娩的医院甚少。

球分娩的优点

能缓解阵痛：球分娩可促进孕妇的骨盆松弛和胎儿的下降。在胎儿倒立的情况下，还有助于胎儿的旋转。在分娩第二期，如果利用分娩球采取蹲坐姿势，就能扩大骨盆空间，因此能缓解分娩时的阵痛。

产后恢复较快：在分娩过程中，不会压迫孕妇的会阴部，因此产后恢复较快。另外，能保持臀部、大腿、腹部肌肉的弹力，因此有利于分娩后的体型恢复和体重管理。

能轻松地掌握：利用分娩球的分娩费用低廉，而且能有趣、安全地分娩。另外，根据孕妇的状况选用合适的分娩球，因此容易掌握。

分娩球在妊娠期间的作用

妊娠初期：提高身体重力中心的变化，因此能保持良好的姿势，而且能预防腰痛。

妊娠中期：能灵活地使用腹部肌肉，而且有助于骨盆的活动。

妊娠后期：有助于腿部与横隔膜肌肉的稳定。

芳香分娩

芳香分娩法是在分娩过程中利用芳香疗法的分娩方法。芳香按摩分娩利用两种以上的芳香油消除分娩中的各种压力，稳定情绪和身体状态。

另外，通过持续的芳香按摩强化子宫肌肉的紧张，缓解精神紧张，因此能减轻痛苦和缩短分娩时间。

芳香分娩的优点

没有特别综合征的所有孕妇都能采用芳香分娩法。即芳香分娩是没有副作用的自然疗法。

如果和丈夫或家人一起按摩，能提高芳香油具有的精神松弛效果，而且能加强参与分娩的丈夫或家人的作用。孕妇和丈夫一起练习，能增强夫妻感情。

在分娩中使用的芳香油

茉莉花、熏衣草、柑橘、迷迭香、天竺葵等芳香油中，按照一定的比例混合 2 ~ 3 种芳香油，就能得到比一种芳香油更好的效果。

选择芳香油时，不仅要考虑芳香油的效果，还应该考虑孕妇的喜好。在分娩后，为了彻底排出体内废弃物，应该多喝温水，并充分地休息。

芳香疗法 (Aromatherapy) 的使用方法

利用发香器：利用喷雾器或芳香发香器喷洒用水稀释的芳香油，不仅能起到缓解紧张的作用效果，还能起到对分娩室的抗菌、杀菌作用。

经常按摩：用芳香油按摩腰部下方的臀骨部位、脊椎部位、腹部和小腿内侧。手上倒一点芳香油，然后按摩相应的部位。一般情况下，进入分娩室开始实施芳香按摩。

湿敷：用纱布或毛巾沾适当的芳香油，然后敷在腹部或腰部。

分娩后使用的芳香按摩

在分娩后，也可以用芳香油有效地进行产后管理。如果用芳香油按摩腹部，能促进子宫的收缩。如果用芳香油按摩会阴部切剖部位，就能加快伤口的愈合。

此外，还可以利用芳香油促进乳汁分泌或抑制乳汁分泌，增强乳房弹性和消除乳房的瘀血症状。另外，在产前和产后，利用芳香油能预防妊娠纹，还能预防肥胖症和浮肿。

芳香疗法的其他效果

古往今来，芳香疗法对各种疾病具有显著的疗效，不仅能缓解紧张的神经和肌肉，而且能稳定情绪。尤其能有效地治疗呼吸道疾病、阴道炎、无月经症期综合征、便秘、膀胱炎。

另外，能刺激性激素的分泌，有助于消除性功能障碍，而且能提高手术患者的免疫力，缩短恢复期。

无痛分娩法

无痛分娩是指用各种方法使分娩时的疼痛减轻甚至使之消失。目前通常使用的分娩镇痛方法有两种：一种方法是药物性的，应用麻醉药或镇痛药来达到镇痛效果，这就是我们现在所说的无痛分娩。另一种方法是非药物性的，是通过产前训练、指导子宫收缩时的呼吸等来减轻产痛。

选择无痛分娩的人群

有些孕妇对分娩过于恐惧或耐受疼痛的能力弱，有时就会妨碍分娩的进行，这时就可以选择无痛分娩。当产妇身体紧张时可使通过胎盘的血流量减少，导致输送给胎儿的氧气不足，这时也需选择无痛分娩。另外，容易紧张的人、不会放松的人、初产是难产的人等，都可以选择无痛分娩来使分娩顺利进行。还有，合并有妊娠中毒症、高血压、心脏病、糖尿病等的产妇，过度的疼痛可能会使病情恶化，而麻醉药物有降压的作用，所以对有血压高方面疾病的孕妇格外有效。不过，对于快要生产时胎位还没有纠正的孕妇、上次生产前行剖宫产术的孕妇、对局部麻醉过敏的孕妇，不适合采用无痛分娩方式。

无痛分娩的优缺点

无痛分娩可以减轻疼痛，减少产妇分娩时的恐惧和产后的疲惫，所以产妇可以在身心更加放松的状态下分娩。它让产妇在时间最长的第一产程得到休息，当宫口开全该用力时，因积攒了体力而有足够力量完成分娩。无痛分娩的经过是医生和产妇一起参与并共同制订计划了的，有利于医生和产妇的沟通，还能够使医生及护理人员更多地关注产妇的变化，如果母体或胎儿一旦发生异常，就可以及早被发现而得到及时治疗。整个过程产妇一直处于清醒的状态，有条件的甚至能够下床走动，产妇可以比较舒适、清晰地感受新生命到来的喜悦。

无痛分娩一般采用的是硬膜外麻醉，这种麻醉总体来说是安全的。有极少数人可能会感觉腰疼、头疼或下肢感觉异常等，但发生率很低，而且这些不适都不会很严重，短时间内就可以自然消失，并不会对身体造成太大的影响。理论上讲，更严重的并发症的可能性是存在的，比方说低血压等等，但发生概率都非常低，而且医生一定会在孕妇选择无痛分娩的时候就开始采取有效的措施来预防。

无痛分娩的流程

在无痛分娩中，最常见的就是硬膜外麻醉下的分娩，于分娩的第一产程进行。

在注射硬脊膜外麻醉之前，于产妇头脑清醒的情况下，接受静脉注射液，以增加血液量并预防硬脊膜外注射可能引起的血压降低。接着麻醉医生会要求孕妈妈坐起来或侧躺着，并且将膝弯曲接近胸部以使下背部呈圆弧状，然后医生会对孕妈妈下背部进行消毒。接着，在产妇下背部大约腰部的高度，皮下注射局部麻醉药，这时孕妈妈会感到轻微刺痛。当注射区周围充分麻醉之后，医生就在硬脊膜外腔用一根勺状穿刺针头穿刺，接上注有少量测试剂的针筒，继续进针至一定的深度。一旦针筒插好，医生就经由此针头，会把一根非常精细且柔软的塑料导管穿过针筒直接进入硬脊膜外腔，然后再将针筒移开，让弹性较好的导管留在原位。

然后，医生会在脊椎的硬膜外腔注射麻醉药，分次注入孕妈妈体内，阻断产妇腰部以下的痛觉神经传导，很大程度上减轻产痛。几分钟之后，产妇可以活动正常，然后，宫缩的疼痛就会逐渐消退。因为感觉不到排空膀胱的压力，所以医生会插一根导尿管帮孕妈妈排除尿液，轻松愉悦地度过分娩过程。

一般来说这个过程约需 10 分钟来完成，药物注射至硬膜外腔也需要 10 ~ 15 分钟让药物发生作用。接着采用持续性滴注的方式至生产完成，婴儿娩出，母子均安。一切稳定后再移除导管。

因为硬脊膜外注射可能会导致血压降低，医生可能会每 2 ~ 5 分钟就给孕妈妈量血压，等血压稳定后改为每 15 分钟量一次。同时，为了观察胎宝宝对硬脊膜外麻醉的反应，孕妈妈还必须接上电子胎儿监护仪。

医生每隔一小段时间就会触摸孕妈妈腹部的皮肤，以检查麻醉药的量是否足以减轻疼痛，而不至于影响呼吸，保证分娩顺利地进行。

家庭分娩法

通过家庭分娩室，产妇的丈夫和家人能参与分娩过程，陪伴妻子分娩，亲手为新生的婴儿剪断脐带，一起经历迎接宝宝诞生的过程，体会那份喜悦与幸福。如果决定让丈夫陪伴生产，那么就要提前了解有丈夫陪伴生产的成功要点。

生产前的准备

丈夫和家人可以利用从医护人员那里学来的照顾技巧，对产妇进行照顾，借由亲人间的亲密互动给予产妇支持的力量，也能在同一时间与产妇一起体验新生命诞生的喜悦。准爸爸若已经有心理准备陪产的话，要事先询问就诊医院如何协助。另外，在产前也要详细咨询医生或护理人员，在手术室陪产时所站立的位置，以及协助产妇的方法，才能达到陪产的最大功效。

当妻子入院后，丈夫和家人可以陪伴在妻子身边进行照顾和聊天，可以帮助产妇消除紧张与不安。当阵发性腹痛开始时，丈夫和家人可以帮忙记录腹痛时间与间隔时间，帮助妻子进行缓慢的长呼吸，以缓解疼痛，还可以按照妻子的意思，给她按摩或是在阵痛间歇给她喝点饮料。

生产时家人的作用

进入分娩室，丈夫和家人要在妻子头部附近站好，并握住妻子的手，给予鼓励。丈夫要把胎头娩出时的情况讲给妻子听，让妻子以此为鼓励，将分娩进行到最后。如果妻子大声喊叫或哭闹，这时要让妻子紧紧抓住自己的手，并尽力配合接生者的工作。

宝宝全身都娩出后不久，即可听到宝宝的哭声。丈夫和家人可以一边犒劳辛苦的妻子，一边感受增添家庭新成员的喜悦。第一次看到宝宝的脸，爸爸要抱抱宝宝，并把这种喜悦传递给妻子。

真空吸入器分娩

人类很早就知道真空吸入分娩的原理，但是 1950 年才研制出有助于分娩的真空吸入器。

该吸入器由吸入胎儿头部的大小不一的金属杯组成。根据子宫收缩频率，小心翼翼地拉动该金属杯。

金属杯的大小有很多种。一般情况下，子宫颈部完全开启之前使用小型金属杯。

如果使用真空吸入器，就不需要实施剖宫产，而且在分娩第一期能顺利分娩，但是使用真空吸入器时，需要耐心和孕妇的协助。

使用真空吸入器时，在分娩过程中，胎儿的头部能独自回转，但是金属杯吸入头部 20 分钟以上，就容易损伤头皮。如果金属杯脱落一次以上，就应该放弃该方法，最好实施钳子分娩或剖宫产手术。

其他分娩法

除了上述分娩方法外，还有以下自然分娩方法。所有分娩方法各有优缺点，因此要选择适合孕妈妈的分娩方法。

经络分娩

人体的生命能源的流动称为"气"，而"气"流动的通道称为"经络"。经络分娩是用手指刺激经络，以此促进"气"的流动，缓解痛症的分娩方法。如果在妊娠后期指压或按摩脚踝附近的"三阴交"，就能加快分娩速度，缓解阵痛。为了消除分娩过程中发生的不便或痛症，最好和联想法、松弛法和呼吸法一起运用。

Doula 分娩

从分娩前到分娩结束为止，称为"Doula"的分娩辅助者帮助分娩的分娩方法。分娩辅助者"Doula"根据产痛周期，通过呼吸法和松弛法有效地分配孕妇的力量。在孕妇出现痛症时，通过全身按摩缓解产痛。

SwingChair 分娩

该方法又称为坐式分娩。出现阵痛时，如果采取坐式，骨盆就能多开启 1 ~ 2 厘米。在分娩过程中，如果坐在摇椅上摇晃身体，可以减轻阵痛。

减轻分娩疼痛的方法

许多人对自然产抱有"一定很痛"的认知，事实上，痛或不痛，有多痛，每个人的感受各不相同，不过，孕妈咪可以通过了解产痛与选择适合的缓解方法，让自己不再对生产只剩惨痛的记忆。

胎宝宝借子宫收缩前进产道

自然产不像剖宫产，能在预定时间内完成生产大事，何时会有产兆？产程会耗时多久？产痛到什么程度？一切顺其自然，无法事先得知，尤其是产痛，更令产妈妈忧心自身是否能够承受得住？毕竟不知多少有生产经验的过来人，回想那段生产历程，记忆最深刻的就是产痛，套用麦克阿瑟将军的名言，"如果给我一百万买入伍时的回忆，我不卖；但给我一百万叫我再入伍一次，我也不愿意。"有些女性对于产痛难以忘怀，且为能挺过感到自豪，但说什么也不愿轻易再生一胎。

生产疼痛来自子宫肌肉组织不断收缩，而这份疼痛肩负一项崇高任务，就是为生产铺路，在产痛的帮助下，胎儿才能不断地被挤压推向骨盆底处。可以想象吗？胎宝宝从孕妈妈的子宫经产道出世，需要"跋涉"的路途看似不长，不过，每一次的前进，都一定要借助子宫收缩，距离不知需要多少次的子宫收缩才能达标？不知要痛多久？痛到什么程度？好不容易子宫颈从闭合到扩张 10 厘米，虽然开启了大门，但胎宝宝仍未现身。但能确定的是，虽然每一次的收缩总让孕妈妈感到不适，但同时也意味胎宝宝与孕妈妈见面的时间又缩短了一些。

正向看待产痛

疼痛是主观的感受，每个人对于疼痛的感受度不同，同样是子宫收缩，临床上观察到的感受不一，有人觉得腰酸，有人觉得腹股沟两侧被拉扯，有人觉得跟生理期的下腹闷痛感差不多，有人则觉得充满便意感，甚至有人以撕裂感形容疼痛的感受。

当然，刚开始可能都还能忍受，但随着产程进展，不适感会愈来愈强烈，一旦子宫颈全开，胎头下降会更有便意感。很多孕妈妈被预期疼痛的心理困扰，担心自己是否有足够的体力撑过，可是个性不同，抱持的态度也大不相同，产痛的经验与感受对于妇女健康、母婴关系有深远影响，可能因此影响母职任务的发展。

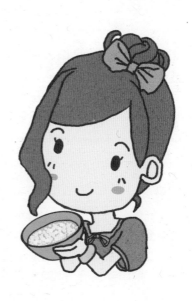

生产警讯

应对分娩的时刻，每个女人都会感到无比幸福和骄傲，但同时又会有些不安。临产有哪些征兆？让我们一起来看看！

产妇身体的变化

接近生产时，产妇的身体会出现各种变化，形成自然地完成生产准备的征兆。这些征兆可以由母体自己感受到，也可由医生检查加以确认。

最明显的征兆就是骨盆有下降的感觉，产妇还会感到频繁腹胀，这属于生理性腹胀，不需担心，只需躺一会儿就可以缓解。这时，作为子宫出口的子宫颈管，为了胎儿的出生逐渐柔软起来。因为子宫颈管粘液分泌旺盛，所以阴道分泌物也会增加。另外，胎儿一旦入盆，常会引起脚跟痛，膀胱受压导致尿频。同时，由于胃部受压减轻，所以有些孕妈妈会食欲大增。

上述的种种变化是因人而异的，孕妈妈有的早早就感觉到的，也有直至生产开始也没能感受到，千万不要过于神经质地等待生产，而应以冷静的心态，做好万全的心理准备。一旦出现生理的变化，应及时前往医院。

胎儿的变化

进入妊娠最后 1 个月，胎儿的平均体重达到 2500 克左右。到了预产期，胎儿的皮下脂肪增加，身体变得圆乎乎的，平均体重在 3000 克左右。

这时的胎儿在为能在母体外顺利生活而积蓄能量。

胎儿身体外面有一层叫作胎脂的脂肪，胎儿的肌肉被胎脂覆盖，整个身体也被胎脂包围。胎脂具有避免体内热量散失，保持体温恒定的作用。这时，胎儿已经做好了出生的准备。随着生产一天天临近，胎头也开始入盆。因为胎头被固定，所以胎动就变少。实际上，只有一半的产妇在生产前胎头入盆，很多产妇在阵发性腹痛出现后，胎头才入盆。

临产的标志

妊娠后期接近预产期的时候，夫妻都关心着分娩时刻的到来。那么，怎样才能知道快要临产了呢？一般来说，孕妈妈在足月前后出现以下情况之一者，说明已近临产，应该住进医院待产。

出现规律的子宫收缩：孩子出生的日子快要到时，孕妈妈会感到腹部有比较频繁的子宫收缩的感觉，特点是收缩力弱，持续时间短而不规则，收缩的强度并不逐渐加强，没有阴道流血和流水，有时休息后，子宫收缩可以完全停止，这种不规律的子宫收缩并不是临产，所以称为"假临产"，不必马上去医院待产。当出现有规律的子宫收缩，每隔 10 ～ 15 分钟 1 次，每次收缩持续时间为几十秒钟，即使卧床休息后宫缩也不消失，而且间隔时间逐渐缩短，持续时间渐渐延长，收缩的强度不断增强，这才是临产的开始，应该立即去医院待产。

(1) 见红

分娩开始之前的 24 小时内，阴道会排出一些血性黏膜，俗称"见红"。所以，当产妇"见红"时，表示 23 小时内即将临产，应该立即去医院待产。

(2) **破水**

由于子宫收缩不断加强，子宫内羊水压力增高，羊膜囊破了，"胞浆水"流出，此时称为破膜。应立即平卧送医院待产，一般在破膜 24 小时内临产。以往有急产、过期产的产妇，应根据具体情况决定住院的日期。

若怀孕周数小于 37 周，或在未真正进入产程之前，羊膜已自然破裂，而致羊水由阴道流出，导致早产，故称为"早期破水"。破水又分"高位破水"和"低位破水"。目前医学中对于"破水"并未有明确的名词，可能是孕妈妈依照自身破水的位置来做区别，而后才有高位破水与低位破水之说。

❶ 高位破水

破水的位置较高，约靠近子宫，此情形较难鉴别诊断，通常孕妈妈会有阴道潮湿的感觉，流出的速度慢，类似阴道感染分泌物流出的症状。由于高位破水在怀孕早期和中期发生会以为是分泌物或渗尿，较易会有疏忽，孕妈妈应多留意。

❷ 低位破水

破水的位置较低，约靠近阴道处，从阴道处大量流出类似水状物质，正是所谓的生产前羊膜破裂、羊水流出的现象。

❸ 破水原因

发生早期破水的原因并不是很明确，一般认为子宫颈闭锁不全、子宫颈长度过短或双子宫，皆可能是造成早期破水的潜在危险因子。未足月早期破水的孕妈咪，于下一胎发生未足月早期破水的机率，会比没有未足月早期破水的孕妈咪来得高，应特别留意。

❹ 破水周数及处理方式

发生周数会影响处理方式，破水会因发生周数的不同，进而影响处理的方式。

怀孕大于 34 周【近足月】：若破水时妊娠周数大于 34 周，因为忧虑子宫感染的危险性大于早产儿的危险性，已倾向不做安胎处理，可以准备生产。

怀孕 32 至 34 周【未足月】：32 至 34 周之间的早期破水，可视孕妈妈与胎宝宝的情况，通常都会住院安胎，给予抗生素和安胎药物治疗。

怀孕 32 周以下：若 32 周以下的早期破水，很容易早产，而且因为羊水的不足和流失，也会使胎宝宝的发育受到很大限制，医师会视情况给予类固醇，让胎儿的肺部尽快成熟，提高其早产存活机率。但若早期破水发生在 24 周以前，治疗效果通常不理想，后遗症也很多，胎儿存活的机会非常低，因此，衡量后在必要时，也可能考虑引产终止妊娠。

特殊人群的分娩情况

双胞胎的生产

现在年轻的准爸妈们，都梦想着生一对双胞胎，这样宝宝在妈妈肚子里就有了玩伴，出生后又能给一家人带来双份的喜悦。如果你已经幸运地怀上了双胞胎宝宝，更要双倍地关注自己和宝宝的健康，多向医生咨询。

(1) 双胞胎的位置和生产方式

头位和臀位的组合：如果接近宫口的第一个胎儿是头位，就有行经阴道分娩的可能；如果第一个胎儿胎位不正，就要依据具体胎位，确定生产方式。

两个胎儿均为臀位：如果行经阴道分娩，就会是臀部、膝盖先露，所以要行剖宫产术。如果其中一个胎儿是横位，也要行剖宫产术。

两个胎儿均为头位：行经阴道分娩可以比较顺利地进行，靠近宫口的一个胎儿先娩出。

多胞胎实施剖宫产的概率极高。在即将分娩时，由于胎儿处于活跃状态而相互拥挤，容易造成胎盘紧缩和脐带缠绕，严重时会对胎儿生命构成威胁，也令母亲极度痛苦。在这种情况下，就必须立即实施剖宫产。

如果是早产，新生儿一般必须立即进行比正常胎儿更加详细的检查，并且需要特别的护理。

(2) 预防流产与早产

双胎妊娠由于子宫腔相对狭窄造成胎盘血液循环障碍，其流产发生率较单胎妊娠高 2 ~ 3 倍，因此应加强孕期保护与监护。若一胎发生死胎，另一胎仍可继续生长发育，死亡的胎儿将被吸收或挤压成纸样儿随正常胎儿娩出，不必担心害怕，更不要引产终止妊娠。

双胎妊娠孕妇的子宫比单胎明显增大，且增速较快，特别是在 24 周以后，尤为迅速。这不仅增加了孕妇的身体负担，同时由于对其心、肺及下腔静脉造成压迫，还会使其产生心慌、呼吸困难、下肢浮肿及静脉曲张等压迫症状，在孕晚期更为明显。因此，在孕晚期，孕妈妈要特别注意避免劳累，多卧床休息，这对减轻压迫症状，增加子宫的血流量，预防早产都有好处。

另外由于双胎导致子宫过度膨大，往往难以维持到足月而提前分娩。所以，有条件的双胎孕妇最好提前住院待产，以保证安全顺利分娩。

(3) 双胞胎孕妇需要注意的问题

双胞胎孕妇需要更多的热量、蛋白质、矿物质、维生素等营养素，以保证两个胎儿的生长发育，而且双胎妊娠妇女的血容量比单胎妊娠明显增大，铁的需求量也增大，所以往往在早期即出现贫血症状。为防止贫血，双胞胎孕妇除加强营养、食用新鲜的瘦肉、蛋、奶、鱼、动物肝脏及蔬菜水果外，还应每日适当补充铁剂、叶酸等。

早产的诱发因素主要是休息不当和房事不节制。因此，双胞胎孕妇更要特别注意，妊娠 28 ～ 30 周后应多卧床休息，宜采取左侧卧位。左侧卧位可以增加子宫血流量，减少胎儿对宫颈的压迫和扩张。

30 岁以后产妇的生产

现在，30 岁以后妊娠、生产的人在逐渐增多。这个年龄的女性生产时和 20 多岁时有什么不同呢？有什么危险呢？该怎么度过这段时间呢？那么就让我们来了解一下关于这方面的知识吧。

(1) 生产的危险和产后的恢复

由于 30 岁以后孕妇的宫颈一般比较坚韧，开宫口慢，产道伸展性差，所以自然生产比较困难，根据胎儿情况，医生会建议实行胎头吸引或剖宫产术。随着医学技术的发展，剖宫产手术技术已比以前有了很大的提高，而且手术时间也由以前的 1 ～ 2 小时缩短到现在的几十分钟。因此，进行剖宫产的孕妇不需要太多顾虑。

随着年龄的增长，女性在怀孕的时候容易出现并发症，例如妊娠期糖尿病和流产，高龄初产妇的妊娠高血压综合征发病率约为年轻初产妇的 5 倍。专家指出，到了 40 岁，产妇患并发症的危险性会更高。

30 岁以后的孕妇想要生下健康的小宝宝，必须比 20 多岁的孕妇更加精心地呵护自己和胎儿。要注意身体的健康，最好定期去看妇产科医生，这样即使推迟怀孕时间，也不必担心。

对 30 岁以后怀孕分娩的新妈妈来说，产后恢复过程比年轻的新妈妈要难一些，时间久一点儿。因此正确的产后护理方法尤其重要。新妈妈要注意观察体温的变化，注意休息和个人清洁卫生，同时要加强营养，补充分娩的体力消耗和保证宝宝的奶水供给。

(2) 愉快地度过妊娠期

30 岁以后的生产尽管充满了危险与不安，但孕妇也应以积极乐观的心态正确对待，准备迎接健康宝宝。

首先，30 多岁的孕妇对于妊娠、生产的心理已经成熟，所以在激素分泌紊乱、神经过敏的妊娠期间，大多数都可以愉快地度过。其次，周围已做妈妈的朋友比较多，可以比较容易地得到一些关于妊娠、生产的资料和经验。

30 ～ 35 岁的孕妇，在心理和身体方面与 20 多岁时没有太大差别，所以没有必要过于强调自己已是 30 多岁了。而 35 岁以后的孕妇，因为意识到自己是高危产妇，所以在日常生活中多半需要经常接受健康检查，严格遵照主治医生的指示行事。

为了顺利生产，30多岁的孕妇要注意适度的运动和休息，养成规律、正确的饮食习惯。有工作的孕妇，即便有责任心，也不能过于勉强自己。

生产时可能会遇到的问题

分娩开始了，宝贝就要出生了，这是多么令孕妈妈激动的时刻！可在这个过程中，却常常会发生一些意外，导致不良结果。下面讲解一些分娩时可能遇到的意外以及如何处理。

臀位分娩

臀位分娩是指胎儿先露部位为臀，是异常胎位中最常见的一种，其发生率占分娩总数的3%～4%。在子宫内，胎儿的臀部朝下，头部朝上的姿势称为臀位。大部分情况下，胎儿的头部朝下，这种姿势称为头位。

在胎儿的身体部位中，臀围比头围小，头不但大而且硬。正常情况下，分娩时胎儿呈头位，这样头先露分娩，就有充足时间使胎头塑形，以适应骨盆的内腔而娩出，当胎头一经娩出，胎体的其他部分亦随之迅速娩出。而臀位分娩则不然，如果臀先娩出，最大的胎头后出，而胎儿的肩部和头部的娩出，又必须适应产道的各种不同条件方能娩出，因而分娩时，容易发生难产。一般情况下，用超声波可诊断胎位是臀位还是头位。

完全臀位：胎儿的头部和大腿部完全弯曲，而且脊椎和手臂也适当弯曲。

单臀位：胎儿的大腿部完全弯曲，但是伸直膝盖，并伸向胸前。

不完全臀位（膝盖位）：胎儿弯曲一侧膝盖，并伸直大腿部，因此先娩出膝盖部分。

不完全臀位（足位）：胎儿弯曲一侧大腿部和膝盖，但是向下伸直另一侧腿部，因此先娩出脚部。

臀位分娩比较危险，因此在妊娠后期可以实施改变胎儿姿势的外回转术。在实施外回转术的过程中，可能出现缠绕脐带、胎盘提前脱离等现象。而在妊娠32周之前，容易改变胎儿的位置，因此不需要实施外回转术。从妊娠32周到出现阵痛之前，只要胎儿周围有很多羊水，而且孕妇的腹部肌肉充分地松弛，就容易实施外回转术。

实施外回转术的方法是：首先把双手放在孕妇的腹部上面，然后轻轻地按压腹部，同时用一只手推动腹部，并慢慢地向上抬起臀部，然后用另一只手，向骨盆方向推动胎儿的头部。

如果实施外回转术比较困难，或者孕妇感到疼痛，就应该马上停止回转。如果盲目地实施外回转术，就容易损伤胎盘，因此影响胎儿的健康。

如果产妇的骨盆过小，或者胎儿的头部过大，最好实施剖宫产手术。只要胎儿的头部能顺利地经过骨盆，也可以正常进行臀位分娩。

如果孕妇患有高血压等综合征，或者怀有低体重儿（相对于妊娠时间，胎儿的体重偏低的情况），臀位分娩的危险性比较高。在这种情况下，医生会建议实施比较安全的剖宫产手术。随着麻醉技术和输血技术的发展，剖宫产手术是比较安全的分娩方法之一。

假如宝宝在分娩前利用外倒转不能矫正臀位的话，医生也会建议使用剖宫产。这是因为大约有 5% 的产妇通过自然分娩的方式分娩臀位宝宝，可能会出现严重的并发症，例如婴儿出现残疾等，但也有 95% 通过自然分娩的新生婴儿没有任何严重问题。相比之下，使用剖宫产的话宝宝出现严重问题的概率只有 1%。

产程延长

初产妇平均分娩时间为 8 ～ 16 小时。不过每个人的分娩进度不同，医学上人为地把产程全过程分为潜伏期、活跃期、分娩期等，每个阶段有一定的时限，但如果超出平均时间过多胎儿仍未娩出，就是产程延长。

最常见的原因就是宫缩乏力；其次是软产道坚韧或骨盆狭窄使胎头无法下降；第三是胎头进入骨盆腔的方向异常造成胎位异常，或脐带缠绕妨碍了分娩进行。

产程延长会使胎儿在产道长时间遭受挤压，造成胎儿宫内缺氧，产妇因长时间不能分娩而造成体力过度消耗、产后出血、产后感染。因此当出现产程延长时，医生会积极寻找产程延长的原因，积极处理。如果是宫缩乏力可以采取前面说的措施加强宫缩。若是产妇极度疲劳，可以通过休息和供给能量进行调整。如果采取相应措施后分娩仍无法进展，就可能是胎头与骨盆不一致（头盆不称），就要选择其他分娩方式。

宫颈口打不开

分娩的第一阶段，也就是宫颈口打开 3 指之前的速度是非常慢的，但它并不是单纯地打开这么简单。宫颈在打开的同时会变得越来越薄，从厚厚的变成薄薄的一层，变得像纸一样薄。假如你还处于分娩第一阶段，而且还没有破水，那么医生一般都会建议你等待。这样可能会消磨你的意志，但如果医生采取行动介入的话，到最后很可能就得动手术了。

不过，如果孕妈妈已经进入分娩第二阶段（宫颈打开 3 指以上），而宫颈打开的速度不够稳定（正常情况下，应该是每小时打开 1 指），医生首先会了解宫颈没有打开的原因，是胎位不正，宫缩不够强烈，还是孕妈妈的用力姿势不正确。有时医生会采用催产素来加快分娩的速度。

子宫收缩乏力

良好的子宫收缩应该是宫缩间隔 2 ～ 3 分钟一次，持续 40 秒左右，宫腔压力大于 50 毫米汞柱（指压子宫肌壁不出现凹陷）。如果宫缩持续时间短，间歇时间长且不规律，宫缩高峰时用手指压子宫底部肌壁仍可出现凹陷，就称之为"子宫收缩乏力"。这是最常见的一个问题，尤其是高龄产妇更容易出现。

产力是分娩的动力，它同时又受胎儿、产道及产妇精神心理因素的制约。对分娩有顾虑的产妇，尤其是35岁以上的初产妇，精神过度紧张易使大脑皮层功能紊乱，再加上睡眠减少、进食不足以及过多的体力消耗，均可导致宫缩乏力；胎儿大小不相适应或胎位不正，如臀位，则胎儿先露部位下降受阻，不能紧贴子宫下段及宫颈内口，因而不能引起反射性子宫收缩也会导致宫缩乏力。由于缺乏有效的产力，又使得宫口扩张缓慢及胎头下降延缓，也会出现产程异常导致难产。

胎盘早期剥离

胎盘是胎儿从母亲那里获得养料的器官，因此胎盘和宫壁紧密相连，以保证胎盘功能正常。但是当一些原因，如妊娠高血压综合征引起的血管痉挛，或外伤等使胎盘提前从子宫壁剥离，医学上称为"胎盘早期剥离"，是非常危险的。这种情况会危及母儿性命，必须引起警惕。孕妇虽无法知道胎盘已剥离，但当有妊娠高血压综合征或外伤的孕妇出现腹部不间断的疼痛，阴道有出血症状时，应该考虑有可能发生了胎盘早期剥离。

一旦有以上情况，应立即到医院就诊。为了挽救胎儿的生命，医生会实行急诊手术。因此孕期要加强产前检查，积极预防和治疗妊娠高血压综合征，对合并高血压病、慢性肾炎等高危妊娠孕妇应加强管理，妊娠晚期此类孕妇应避免仰卧位及腹部外伤。

胎儿不沿产道下降

胎儿不沿产道下降的原因主要有头盆不适、回旋异常、脐带缠绕等。

头盆不适是指孕妈妈的骨盆狭窄或胎头发育过大，以致胎儿不能沿产道下降。当骨盆和胎头大小差不多时，也有尝试经阴道分娩的，但有可能途中会改换胎头吸引或剖宫产术。

在生产时，胎儿的先露部位为配合骨盆的形状，会将身体一边回旋一边通过狭窄的产道。当这个回旋不能正常发生时称为回旋异常。有可能造成分娩暂停，也可能变成持续的微弱阵痛致使分娩过程拖长。在这种情况时，通常使用催产素来增强产妇的阵痛，让分娩能持续进展下去。不过，如果分娩时间过分拖长，胎儿的状态将逐渐恶化，这时就要行产钳术或真空吸引分娩、剖宫产等。

脐带缠绕是指脐带环绕胎儿身体，通常以绕颈最为常见。如果脐带太长或胎儿表现活跃，胎儿被脐带缠绕的可能性就大。如果在分娩途中脐带受压迫，不能给胎儿输送充足的氧气，胎心率下降，就要行胎头吸引、产钳分娩或剖宫产术。

羊水栓塞

羊水栓塞是分娩过程中，羊水及其内有形物质进入母体血液循环，引起肺栓塞、休克、凝血障碍以及多脏器功能衰竭的严重产科并发症。临床上较少见，但死亡率较高，产妇病死率达80%以上。病因多为子宫收缩过强或呈强直性，宫内压力高，在胎膜破裂或破裂后不久，羊水由裂伤的子宫颈内膜静脉进入母血循环所致。

羊水栓塞起病急，病势凶险，多于发病后短时间死亡。避免诱发因素，及时诊断，尽早组织抢救、治疗，是抢救存活的关键。要预防羊水栓塞，主要需要做到：不在宫缩时行人工破膜；人工破膜时不兼行剥膜，以减少子宫颈管的小血管破损；对死胎、胎盘早期剥离等情况，应严密观察；避免产伤、子宫破裂、子宫颈裂伤等。

产后出血

产后出血包括胎儿娩出后至胎盘娩出前，胎盘娩出至产后 2 小时，以及产后 2 小时至 24 小时三个时期，多发生在前两期。如果生产时产妇阴道流血过多，产后 24 小时内流血量超过 500 毫升，继发出血性休克及易于发生感染，就叫做"产后大出血"。产后大出血为产妇重要死亡原因之一，发生率占分娩总数的 1% ~ 2%，在我国目前居首位。

大量失血会使产妇抵抗力降低，容易导致产褥感染，休克时间过长还可因脑垂体缺血坏死，以后出现综合征，即产后大出血后遗症。因此，产妇要和医生协作，互相配合，以预防产后大出血的发生。

引发产后大出血的主要原因有：产妇精神过于紧张、胎盘滞留、凝血功能障碍等。

产后出血有时候很难预先估计，往往突然发生，所以做好预防很重要。做好产后出血的预防工作，可以大大降低其发病率。预防工作应贯穿

在妊娠的各个环节中，首先，孕妈妈要做好孕前及孕期的保健工作，孕早期开始产前检查监护，不宜妊娠者及时在早孕时终止妊娠。另外，多孕、多产及曾有多次宫腔手术者，高龄初产妇或低龄孕妇，有子宫肌瘤剔除史，生殖器发育不全或畸形，妊高征，合并糖尿病、血液病等具有较高产后出血危险的产妇，应提前入院待产，查好血型，备好血，以防在分娩时发生万一。

子宫破裂

子宫破裂是指子宫体部或子宫下段在妊娠期或分娩期发生破裂，这个问题多发生在分娩生产时，个别发生在妊娠晚期。子宫破裂为产科最严重的并发症之一，常引起产妇和胎儿死亡。

子宫破裂的发生，多与阻塞性分娩、不适当难产手术、滥用宫缩剂、妊娠子宫外伤和子宫手术瘢痕愈合不良等因素有关。据最新的调查显示，多次的剖宫产，发生子宫破裂的概率越高，这可能与子宫伤口愈合的程度比较有关系。多次的剖宫产切口愈合，主要是纤维组织而非肌肉，纤维组织较无弹性，无法像子宫肌肉般收缩及伸展，因此破裂的概率比较高。

因此，前胎剖宫产及子宫有过手术的产妇，在分娩时，要严密观察产程进展情况，及时发现异常，如有不舒服的感觉马上告诉医生。同时要注意观察腹部是否有病理性缩复环的出现，如果有这种情况要及时告知医生，以防子宫过于强烈收缩而使胎宝宝下降受阻，从而造成子宫破裂。

另外，产妇进行剖宫产手术时，尽量采取子宫下段切口，这样的切口再次妊娠时发生子宫破裂的概率要小。而前次做过剖宫产的产妇，则应试着自然分娩。但其产程时间如果过长，发现有先兆子宫破裂的征象时，切不可再坚持进行自然分娩。因为在娩出的过程中，有可能促使子宫破裂的发生，应该分秒必争地进行剖宫产来挽救母婴，避免任何阴道操作，以防子宫破裂。

羊水混浊

羊水是胎儿的生命之水，在妊娠初期它是透明、无色的，进入妊娠晚期变成乳白色。当胎儿宫内缺氧时可以造成肠部蠕动亢进，排出胎便，进入羊水，使羊水污染，因此羊水的性状直接反映胎儿在宫腔是否缺氧和是否安全。胎儿缺氧越严重，羊水颜色越深，轻度缺氧时羊水是淡黄色的，重度缺氧时羊水就是黏稠深绿色的。以上说的统称为羊水浑浊。

缺氧会导致胎儿窘迫，在产程中医生会根据羊水的性状，了解胎儿在宫内的安危。因此可以通过胎心监护仪监测胎儿的心率变化，并根据胎儿羊水的性状、污染程度，决定分娩时机。如果宫口开大，短时间可以分娩，医生就会促进宫缩，必要时采取胎头吸引或产钳助产。如果羊水重度污染，胎儿严重缺氧，医生会果断决定实施剖宫产，使胎儿在最短的时间迅速脱离恶劣的环境。

遭遇难产
相信医学也相信自己

前面提到能否正常分娩取决于产力、产道、胎儿以及产妇心理四大因素，如果上述因素中的任何一个发生了异常，都可能导致胎儿不能顺利经由阴道娩出，而需要使用助产技术或剖宫产手术完成分娩过程，医学上称为"难产"。

但是，即使发生难产，胎儿无法经阴道分娩，医生还是可以通过手术帮助产妇分娩的，只要处理及时，这并不会对宝宝造成伤害。如医生可能会根据产妇的情况相应采取会阴切开助娩、产钳助娩，或剖宫产助娩等方式。

所以遇到难产，孕妈妈一定要相信医学技术，相信医生；当然也要更加相信自己，对自己有充分的信心：一定能渡过难关，顺利分娩，自己和宝宝都会健康平安。

难产的预防

做好产前检查，早发现早纠正

在怀孕过程中要在指定的医院进行定期产前检查，在整个妊娠期，孕妈妈一般要进行 10 ~ 15 次产前检查。通过这些产前检查，医生能够及时发现孕妈妈本身是否存在可能造成难产的因素以及胎儿的大小及位置是否正常。一旦发现不良因素，可以采取有效的措施进行纠正。

难产的原因

难产是泛指在分娩过程中出现某些情况，导致婴儿本身产生问题，或因母亲骨盆腔狭窄、子宫或阴道结构异常、子宫收缩无力或异常所导致。难产依字面解释，即是"困难生产"的意思，临床上的表现是分娩过程缓慢，甚至于停止。

而孕妈妈分娩的过程主要可分为三个阶段：

一、从阵痛开始至子宫颈全开，平均为 12 小时以下，若初产妇超过 20 小时、经产妇超过 14 小时都算是过长。

二、由子宫颈全开至胎儿出生，平均为 2 小时。

三、宝宝出生至胎盘娩出，一般为 5 至 30 分钟。

在这三个阶段中，任何一个阶段不顺利导致生产时间过长，都可称为难产。

胎宝宝过大是最常见的难产问题

难产的原因和胎儿、产道和子宫收缩三者的互动息息相关。胎宝宝本身造成的问题是难产的主要原因，最常见的情形是婴儿的头部太大，从超声波测量胎儿间顶距（bpd）可知头部大小。若 bpd 超过 10 厘米，生产是比较困难的；超过 10.5 厘米，阴道生产就几乎不可能。

其它少数婴儿难产原因包括脑积水、胎儿长肿瘤、连体婴、巨婴，以及胎位不正如臀部向下、前额向下、后枕位、横位等错误姿势，也会导致分娩困难。不过，由于科技医学的逐渐提高，超生波的使用已普及化，胎位不正的问题都能在产前被精确地掌握，而大幅降低了难产的发生率。

胎儿的平均体重为 3300 ~ 3400 克，太大的胎儿易造成产道的破裂及增加难产的机会。因此，孕妈妈千万不要以"提供胎儿营养"为理由而对饮食毫无节制！怀孕期间，孕妈妈的体重增加宜控制在 10 ~ 14 千克的合理范围内。正常的生产胎位应为头位，才能顺利生产。因此胎位不正如臀位、横位等都会造成难产。

适当规律运动降低难产风险

若不幸真的遭遇过难产的孕妈妈，应该要有正确的认知，务必了解每一次难产都是个案，并不代表曾经难产即会再度难产。其次，定期产检有助于降低或消弭难产的情形，是最有效且最积极的做法。而家人如孕妈妈的丈夫、公婆或爸妈等，也应当负起协助的责任，与医师帮忙曾经有难产经验的妇女重建自信心。

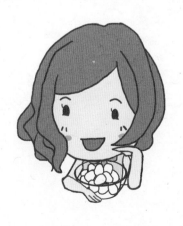

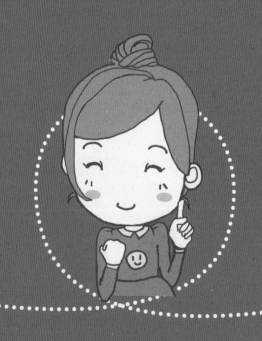

第六章

高龄产妇

当代社会由于生活结构转变，女性多半晚婚，进而导致晚孕，因此女性族群当中出现了许多高龄产妇，鉴于这个需求，本书特别开辟一个章节，让孕妈妈可以深入了解高龄妊娠的相关知识。

高龄产妇的定义

从医学的角度来看，普遍认为生产年龄超过 35 岁（怀孕年龄超过 34 岁）即为高龄产妇。在这个年纪之后，许多慢性疾病如高血压、糖尿病等一般老年的问题就会逐渐开始产生，因而增加了怀孕时母亲及胎儿产生并发症的几率。况且年龄较大，身体机能与体力皆会变差，怀孕时的不适症状更为加剧。经常在高龄产妇身上发生的并发症包括妊娠高血压、子痫前症、子癫症、胎盘早期剥离、前置胎盘、妊娠糖尿病等；在胎儿方面则包括胎儿生长迟滞、早期流产、染色体异常、胎死腹中或早产等问题。

许多女性自恃容貌年轻或是心理年轻，觉得"晚一点生也没关系，反正一定生得出来"，这样的想法却不尽然正确。生理状况不会随着心理变化而变年轻，你可以随时保有一颗年轻的心，却很难保有年轻的身体。对于没有预算做人工生殖却仍想怀孕的女性来说，由于生理状况会与年龄的增长成反比，故应尽早生育。另外又加上塑化剂等环境激素的影响，卵巢老化衰竭的速度随着世代更迭越来越快、年轻时卵巢功能即逐年下降；更年期提早来临的情形屡见不鲜，许多女性甚

至在 40 岁时就已停经。在这样的前提之下，女性如果仍想怀孕，应把握时机尽早受孕。

高龄孕前准备

如有生产意愿，女性在当高龄产妇以前，建议先做全身健康检查，确认自己是否罹患慢性疾病，如红斑性狼疮、糖尿病、高血压与肾脏疾病等，否则贸然怀孕可能会使病情恶化，甚至可能需要中止妊娠。一旦确定本身没有潜在的风险，即可安心准备受孕；如果发现潜在的疾病，应先积极接受正规治疗再考虑是否要怀孕。

同时，也可先检查本身是否有乙肝以及风疹的抗体。孕妈妈倘若在怀孕时罹患风疹，生出畸胎儿的几率也会比较高。若有怀孕打算，可先接种疫苗以防万一。若是计划性怀孕，可于怀孕前提早 1 ~ 2 个月开始补充孕期专用叶酸。叶酸的好处为协助胎儿神经管发育，减少脊柱裂的产生。假使怀孕前来不及服用，怀孕后可服用至 3 个月。

40 岁以前想要怀孕尽快，因为 40 岁以上人工受孕成功的几率较低，更遑论自然受孕的成功率了。即使有

人工生殖辅助，高龄女性受孕成功的几率仅有 13.8%，胎儿的存活率则仅有 6.7%。况且 40 岁以后有 2/3 的胎儿会早产，所以最好尽早怀孕。在想要怀孕的前提之下，高龄女性如与另一半有正常性生活且无避孕措施，半年后仍未受孕，则可找医师评估身体状况。

高龄产妇必须为怀孕做好充分的准备。在计划怀孕之前，应该接受慢性疾病的检查。如果患有糖尿病或高血压，就应该先把血糖或血压控制在正常值以下，这样才能保证宝宝的安全。

高龄孕妇所要面对的各种生理问题

怀孕时，孕妇的生理状况原本就会面临很大的转变。随着本身年龄增长、生理状况走下坡，若是将孕期各种不适的压力因素加入母亲体内，母亲不一定承受得了，更可能提前将体内潜伏的各项疾病因子都引发出来。怀孕时等于在预告孕妇未来可能会罹患的疾病，比如孕期有妊娠高血压的人，未来罹患高血压的可能性就会比较高，而高龄则更会加重这种状况的发生。

很多女性都会面临高龄产妇的问题，造成的可能原因有很多：

经济因素

Kate（化名）身边的朋友一个个都当了妈妈，自己与老公结婚多年却不打算及时生育。因为她担心孩子生出来之后，经济状况不足以应付各种生活开销，所以她打算先赚钱再生小孩。等到 45 岁时，总算事业有成，拥有崇高的社经地位。开始想生小孩的 Kate，却发现自己无法怀孕。在人工生殖的协助下，她成功受孕。没想到 28 周就子宫出血，只好住院安胎，最后顺利生下一对双胞胎。Kate 直说自己的人生是"倒过来活的"，别人都是先生小孩，再为小孩打拼赚钱；她则是存够钱才生小孩，朋友的小孩老早就长大了。

高龄产妇可能面临某些状况：

高龄产妇可能面临困境

小云（化名）快 40 岁时才怀孕。没想到 25 周就早期破水，只能长时间安胎。几个月的安胎期间，连如厕都只能在床上"就地解决"，无法自理。35 周时胎儿安不住了，必须尽快生产。医师原本希望她仍能尝试自然产，不过由于小云实在卧床太久了，双腿有肌肉萎缩现象、全身没力气，导致产程迟滞，只好改为剖宫产。产后经过短时间修养，小云还得去复健科报到，双腿才逐渐能够正常走路。

可能罹患疾病

心血管疾病
(1) 高血压

当自然生产过度用力时，少数个案会导致脑血管破裂。随着年龄越

451

大，心血管疾病越常见。

(2) 子痫前症

高龄产妇发生子痫前症的几率为一般产妇的 2 ～ 3 倍。

(3) 心脏二尖瓣膜脱垂

心脏二尖瓣膜脱垂患者易血流不顺、供血量不足。当生产用力时，容易喘息不止甚至是晕厥。年龄越大，影响越严重。

内分泌问题

高龄产妇罹患妊娠糖尿病的比例为一般产妇的约 3 倍。孕期没控制好血糖，胎儿易罹患巨婴症或甚至是流产或胎死腹中。孕期的饮食上应控制油脂与糖分的摄取。

甲状腺问题

甲状腺亢进会导致不孕。即使成功怀孕，流产几率也比别人来得高。通常甲状腺亢进（也就是甲状腺太多）的人体型较瘦，平时易发抖及感到燥热；甲状腺低下的个案，其新陈代谢会比较慢。其实甲状腺问题好发于年轻女性，只是随着怀孕的年龄越高，表现的症状也越重。此类型患者孕期必要时需吃控制甲状腺的药物。

剖宫产几率增加

高龄产妇常有体力衰退的问题，生产时体力不足会导致产程迟滞、子宫收缩力与复原能力变差，剖宫产的几率也随之增加。

身体负担

安胎比例提升

高龄产妇需安胎的比例高出一般产妇许多。况且年纪越大，子宫与卵巢病变的可能也越大，当"胎儿所居住的房子"质量不佳时，容易导致早期子宫收缩合并出血、或是早期破水，这些状况发生时大多需要长期安胎。

胎盘早期剥离

造成胎盘早期剥离的原因，除了因碰撞而引起胎盘剥离（例如车祸）之外，高龄怀孕也是一项间接的危险因素。因为高龄产妇较易罹患妊娠高血压，而妊娠高血压又是胎盘早期剥离的成因之一，因而可推估高龄产妇胎盘早期剥离的可能性也比较大。

难产、剖宫产的几率很高

很多人认为"高龄生产就是难产"。在分娩过程中，婴儿经过的通道统称为产道。产道又分为由骨盆骨骼所组成的硬产道，以及由子宫颈、阴道、会阴部所组成的软产道。年轻的孕妇在临盆时，体内激素的分泌量会增加，因此软产道会变得很柔软，但高龄产妇的软产道却相对坚硬，经常出现阵痛时间过长或难产的现象，这也是高龄产妇的剖宫产几率比年轻孕妇高约 2 倍的原因。除此之外，高龄孕妇罹患妊娠性高血压、糖尿病、早期阵痛、前置胎盘等综合症状的几率也较高。

高龄产妇生育第二胎也存在危险

与高龄初产妇相比，具有生育经验的高龄经产妇难产、生育畸形儿或罹患子痫前症的几率会相对低一些。虽然经产妇的子宫入口更容易打开，但如果是相隔10年之久再生育第二胎，那么孕妇的身体状况与生育第一胎时已经没有什么两样了，因此晚生第二胎或第三胎的孕妇，也属于高龄产妇。

高龄妊娠的优点

作为一个高龄产妇，不一定都只有缺点，根据统计高龄产妇反而比较长寿。推估应为较晚生育子女，更年期因之来得较迟、雌激素持续提供，有性行为的时间更久，反而比较长寿。而且高龄产妇要照顾小孩，多用脑袋较不易与社会脱节，同时老年痴呆的比例也随之下降。正因生育时间比较晚，身体会产生大量雌激素，可预防骨质疏松，并能降低心血管疾病的发生比例。

年轻产妇常出现"小朋友带小朋友"的状况；反观高龄产妇的情绪较为稳定、心智成熟。根据统计显示，高龄产妇所生的小孩，智力发展反而较一般孩子来得更好。而且，通常高龄产妇经济状况较佳，能够给予孩子的资源更加丰富。

年轻的妈妈通常会为育儿的事而备感烦恼，但如果有了自己的事业后再生育，那就不会为宝宝的诞生而感到痛苦；反而能在育儿的过程中，享受到人生的快乐和成就感。与年轻的夫妇相比，较晚生儿育女的夫妇在经济条件和社会地位上都有一定的基础，因此可以为宝宝提供更稳定的生活环境。

随着年龄的增长，高龄产妇的心理压力非常大，但晚生也有很多好处。如果在渴望得到宝宝的情况下突然怀孕，就会给家人带来意外的惊喜。高龄产妇与年轻时的偶然妊娠不同，高龄产妇在怀孕前通常会制订周密的计划。另外，高龄产妇的人生经历也比较丰富，能够以平静的心态迎接宝宝的降临。如果把宝宝当做是自己生命的一部分，那么宝宝将得到更多无微不至的呵护。

孕后注意事项

饮食

饮食均衡正常（咖啡最多一天一杯以内），也不要误信偏方。传言孕期服用珍珠粉可以使腹中胎儿皮肤白皙，这是完全没有科学依据的。除了珍珠粉之外，也不要乱吃来历不明的偏方。若认为自己平时吃得不够营养，亦可补充孕期专用的综合维他命锭剂。其实，孕期通常只要均衡饮食即可。

衣着

衣着宽松舒适，多穿纯棉透气衣物。30周以后腹部较大，建议穿托腹带支托腹部，以免因腹部过度压迫到子宫颈造成早产。

旅行

坐飞机时因气压变化大、久坐，容易产生"经济舱症候群"，脚部会感到酸痛。孕妇在生理上会自动调整凝血机能，以免生产时出血，其凝血因子比一般人更高出 2 ~ 3 倍，因此孕妈妈坐飞机时腿部会更加酸痛不适。少数严重者甚至会红肿热痛，必须通过手术释放腿部的压力。

因此孕妇应尽量少坐长时间飞行的飞机，如要出国最好去航程较近的国家；一旦感到不舒服时，就要站起来走动一下。12 周以前不要泡温泉，因为怀孕初期是胎儿神经管发育的重要阶段，水温太高对于胎儿神经管发育会有负面影响；冷泉则影响不大。

心情

别太紧张，过度焦虑也会影响到胎儿的发展。倘若过度焦虑，会导致子宫血管阻力上升、子宫的血流量减少，胎儿的体重因此减轻，胎儿容易过小。出生体重若不足 2500 克即代表胎儿过小，比较需要住保温箱来避免失温。

其他

注意胎动变化，胎动频率如较平常减少一半以上或一整天都没胎动，就要至医院装设胎儿监视器观察胎动与胎心音。通常第一胎时，胎动会于 18 ~ 20 周出现；第二胎则为 16 ~ 18 周。

高龄孕妈妈必需注意预防肥胖症，谨慎提高营养的摄取量。为了安全地度过怀孕期，必须均衡地摄取营养。例如，为了预防肥胖症，应该限制热量的吸收，并充分摄取优质蛋白质和维生素。

妊娠肥胖症是导致妊娠综合征的主要原因。孕妇的体重如果增加在 20 千克之内，属于正常范围；但如果增加超过 20 千克，就有可能患有子痫前症。在怀孕 20 周以后，应该把每周的体重增加量控制在 500 克以下，并适度地做运动，保持良好的体力。

为了顺产，必须适度地做运动，以提升体力。适当的产前运动能帮助孕妈妈松弛肌肉，减轻生产时的痛楚及促使生产过程顺利，更能预防怀孕期间出现的身体不适症状。

平时虽然可以多多运动，但在出门或回家上下楼时，必须观察自己能否负荷，不要过于勉强，若有电梯就可以搭乘。

而家中挑选家具要依照孕妈妈身体状况来选购，为避免腰酸背痛，床垫应选软硬适中的，若能够在购买前先实地试躺满意后再买更好。

家里更要保持空气流通，才能随时呼吸新鲜空气，且厨房及浴室也要注意打开门窗，以免一氧化碳中毒及缺氧。但更重要的是注意瓷砖是否容易滑倒，可增加防滑瓷砖或防滑塑料地毯，并避免跨越浴缸入内洗澡时，增添生活中的危险。

为了迎接新生命的到来，孕妈妈在生活中要做许多准备，这些准备可让胎宝宝的到来更为顺利。

高龄妊娠须知

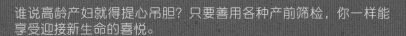
产前筛检

"影剧圈高龄怀孕的案例比比皆是，45岁的吴淡如怀孕，打破林青霞41岁产女纪录，国际影坛巨星妮可基曼领养多名孩子后，41岁才生下自己的女儿，荷莉贝瑞也是41岁当妈。"这些无疑都给了许多高龄产妇一剂强心针，也好像在赞美高龄生育，但其实这样的"强心针"，并不是每个人打了都能成功。

43岁的蓝心湄去年也曾欢喜宣布怀孕，不料未满两个月就流产。蓝心湄在博客中就提到："昨晚老母我房子（子宫）剧烈镇痛，接着是一股倾盆大雨的血崩，今儿个一早就到华陀仙医那儿报到，仙医说因为老母我的房子比较老旧，忽然要多个老大住是会比较不习惯，而且老大要吃要住要练功足百日，才能成为一个比较完整的小战士，过程中得战战兢兢我们俩都很辛苦……"

医学上已证实，超过35岁的高龄产妇因为卵巢老化、卵子质量变差，"房子"的结构与"地基"都已年久失修，因而不容易受孕。有数据显示，30岁以前的女性，每个月自然受孕的成功几率约为25%，之后逐次递减，超过40岁要想成功怀孕，几率连一成都不到。

不仅如此，高龄孕妇流产、发生子痫前症、妊娠糖尿病、早产、胎盘早期剥离等并发症的几率也都比年轻产妇来得高。就以流产而言，有统计研究显示，20～24岁孕妇自然流产的比例是8.9%，但45岁以上的孕妇则高达74.7%。

唐氏症诊断

高龄产妇最令人担心的，应该是会生下染色体异常婴儿，其中比例最高的就是唐氏症儿，也就是第21对染色体多出一个的孩子。根据统计，20岁的孕妇，生下唐氏症儿的几率约为1/12000，但35岁以上的孕妇则上升为1/270，40岁之后更高达1/70，约为1%。

"44岁的吴淡如怀了双胞胎后，她担心高龄产妇可能会生出唐氏症宝宝，因此怀孕后猛读医学文献。经过各种验血检查后，知道她生下唐氏症宝宝的几率只有1/500后，才松了口气。"许多人都会对羊膜穿刺感到恐惧。如果真的害怕，还有别的筛检方法可替代。只是有个观念需厘清，羊膜穿刺是诊断，而非筛检，能明确告诉孕妇胎儿是否有染色体异常。

孕妇可选择在怀孕第13周左右做"胎儿颈部透明带"的超声波检查。因为根据研究，在妊娠满11周至未满 14 周时，若发现胎儿颈部透明带增厚，则他罹患染色体异常（特别是唐氏症）、先天性心脏病、重大畸形，或少见遗传疾病的几率，都会比未增厚的胎儿来得高。

胎儿颈部透明带超声波、早期母血唐氏症筛检

这项超声波检查可筛检出约七成的唐氏症儿，如果再搭配早期母血唐氏症筛检，抽血检查其中的血液标记如游离型贝塔人类绒毛膜性腺激素（free β-hCG）与妊娠相关血浆蛋白质（PAPP-A）浓度是否异常，则敏感度更可提高至八至九成。

但也有医师提醒，能够做胎儿颈部透明带测量的医师需要通过英国胎儿医学基金会的认证，而且每年都需要重新认证才能取得资格，孕妈妈可以上"中国胎儿颈部透明带合格认证会员"的网站，查询目前国内的合格医师。

第二孕期母血唐氏症筛检

除了第一孕期的筛检外，在国内接受度较高的是第二孕期母血唐氏症筛检。这是在怀孕 16 至 18 周之间，抽血检查血液标记是否异常。目前筛检趋势有分为二指标、三指标与四指标，筛检率不同，依个人情况选择。

二指标的检验项目主要是甲型胎儿蛋白（AFP）及人类绒毛膜性腺激素（β-hCG），筛检率有六成；三指标则增加了雌三醇（unconjugated E3），可将筛检率提高到七成；不过后来研究发现，怀有唐氏儿的母血中抑制素 A（Inhibin-A）浓度会较正常

孕妇高出两倍，进而发展出四指标母血唐氏症筛检，目前文献报告四指标血清筛检的侦测率可以大幅提高到 80%。不过，目前国内大部分医院以提供三指标筛检为多。

做母血唐氏症筛检还有一个好处。其中的甲型胎儿蛋白若升高，常与胎儿神经管缺损、肠胃道缺陷等问题相关，所以也可以顾及到神经管缺损的筛检。事实上，生唐氏症宝宝并非高龄产妇独有的风险。虽然怀孕年龄愈高，风险愈大，但调查发现，只有 20% 的唐氏症发生在高龄产妇，其他 80% 的唐氏症胎儿是由小于 35 岁的年轻孕妇产出。因此，台北医学大学附设医院妇产科主治医师王懿德建议年轻孕妈妈，在经济状况许可之下，三种母血筛检至少要选一种做，因为这些筛检都属于非侵入性检查，风险较低。

当做了这些筛检之后，如果几率大于 1/270，医生就会建议孕妇再做羊膜穿刺确认。但医师们一再强调，这些替代方案都只能告诉你几率多大。就像吴淡如的检查结果显示有 1/500 的几率，也只能代表她生下唐宝宝的几率比较低，并不代表就绝对不会生下唐氏症孩子。

即使血清筛检值高于 1/270，也并不表示就宣告了"你的胎儿得了唐氏症"，因为大多数这些高危险群孕妇做了羊膜穿刺后，结果都是正常的。因此孕妈妈们要认清，并没有哪项筛检能确切地"诊断"出孕妈妈们"是/否"会生下唐氏症宝宝，这就是筛检必须承担的风险。

唐氏症的最后诊断还是依靠羊膜穿刺染色体检查

其实，所谓的母血筛检并不仅仅以血液标记去计算。在推算几率时，母亲的年龄，甚至体重也会被纳入指标，一起计算，正因如此，大多数的高龄产妇都会成为高危险群，这也是为什么医师多半会建议高龄产妇直接做羊膜穿刺的原因。

羊水里面会有些胎儿脱落的细胞，而羊膜穿刺是利用超声波的定位和监视，再将一根细针刺入孕妇的腹部、子宫和羊膜，抽取约20毫升的羊水，分析这些细胞，以观察胎儿是否有染色体异常（如唐氏症）的几率，准确率可高达99.9%。

这项检查多半在孕16～18周时进行，抽取的羊水量只占孕妇羊水量的一小部分（1/10～1/20），其实并不危险；加上现在超声波技术进步，可精确选择适合的穿刺点，将伤害减至最低程度。

但羊膜穿刺毕竟是侵入性检查，可能会增加流产的风险，但仅1/500至1/800，也就是0.1%至0.2%，医师多半还是会建议高龄产妇做羊膜穿刺，政府也鼓励并部分补助满34岁的高龄产妇直接做羊膜穿刺。

建议检查时间为孕16～18周。周数太小羊水不足，也对胎儿不安全；周数太大则不易施以人工流产，16～18周检查最为合适，检查后2～3周结果才会出来。

检查方式通常会配合腹部超声波从腹部下针穿入子宫内，抽取少量羊水进行检测。不过由于属于侵入性的检查，所以仍约有1%的几率会造成破水、感染或流产，检查完最好能够平躺至少一天以上。

但若怀孕合并子宫肌瘤，当肌瘤很大时，在羊膜穿刺的过程中可能会导致出血量较多。有子宫肌瘤的孕妇应事先与医师沟通清楚，再决定是否要做羊膜穿刺。

还有一点要提醒，羊膜穿刺只针对染色体检查，结果正常的话，只代表染色体没有问题（最常见的是唐氏症），并不能排除其他非染色体所引起的疾病，例如大部分的先天性心脏病、智力障碍、兔唇颚裂，以及因为基因所引起的其他问题。

换句话说，即使染色体的检查结果正常，仍有大约2%的宝宝在出生时发现某些异常。无论如何，最重要还是孕妇的心态与想法，虽然年纪较大怀孕，难免要承担一些风险，但只要认清这些筛检的意义，做好充分的心理准备，就好好享受这份新生降临的喜悦吧。

高层次超声波

就目前产前超声波检查而言，有分一般超声波及高层次超声波。一般超声波检查胎儿大小、胎位、一般构造、胎盘位置、羊水量、有没有重大畸型等，而高层次超声波则是在20至24周，由受过训练的专科医师执行，除了第一阶段的一般超声波检查项目外，还增加对胎儿全身器官构造，从脑部、脸部、胸腔、心脏、腹腔、生殖泌尿系统、脊椎、四肢做系统性地详细检查。

根据美国超声波医学会的产前超声波准则提到，高层次超声波检查对构造异常的准确性最高可达80％，并非百分之百。超声波并非唐氏症的标准筛检工具，但有时唐宝宝会有心脏、鼻骨缺损等构造上的异常，可能通过超声波发现。但他也强调，即使发现有唐宝宝的可能性，还是需要羊膜穿刺做最后染色体诊断。

高层次超声波还能检查胎儿是否有神经管缺损的毛病。羊膜穿刺只能针对染色体异常的状况，但高层次超声波可发现其他构造上的异常状况，虽然并非所有结构异常都可通过超声波看出，有时也会因为妈妈肚皮太厚、羊水少、胎儿姿势不好而影响，但高层次超声波仍有其重要性。孕妈妈在每个孕期最好都做一次超声波检查，对胎儿的状况能有更完整的追踪。

建议检查时间约20周，20周时胎儿的器官大致发育得比较完整，此时较适合做高层次超声波。太早做检查，胎儿的器官尚未发育好，检查效果不佳；要是太晚做检查，一旦发现异常，人工流产在执行层面上会比较困难。

检查方式会采用腹部超声波，因为是非侵入性检查，所以安全无虞，主要是希望看清楚胎儿的器官以及各个生理构造是否正常，通常会从头看到脚，全身仔细做检查。例如脑部结构是否异常、有无兔唇、脊柱裂、肺部结构、心脏血流是否顺畅、肠道有无会造成阻塞的气泡、手指与脚趾分别有几根等。检查的准确度高达八成以上。不过主要针对大范围结构性的检查；至于比较偏向功能性的问题，比方听力、视力是否正常则无法轻易判断。

绒毛采样危险吗？

虽然目前最常利用的方式是怀孕中期做的羊膜穿刺术，但"绒毛采样"也是可以在怀孕初期提供快速诊断染色体异常和单一基因疾病的一个途径。

许多报道都曾指出绒毛采样可能导致胎儿出生后四肢缺损，但世界卫生组织和美国妇产科医学会经大规模追踪后都指出，绒毛采样如果在怀孕满10周（以最后月经计算）之后进行，胎儿四肢缺损的几率并不会增加，甚至认为比早期（13周时）羊膜穿刺更为安全。

另外，绒毛采样跟羊膜穿刺的检验吻合度超过99％，目前欧洲有不少国家，如丹麦70％的羊膜穿刺个案已经被绒毛采样所取代。绒毛采样是取胎儿的胎盘组织去分析，比羊水腔更外围，因此安全性提高。不过，绒毛取样的组织不见得与胎儿细胞一致，因此有很小的几率可能影响结果判断。

目前比较有共识的做法，是针对高遗传性疾病，如夫妻两人同时为同型的地中海型贫血，才优先考虑做绒毛采样，并有部分补助。但要提醒的是，绒毛采样流产率仍较羊膜穿刺稍高一点。

遗传检查

海洋性贫血

正常健康人的血红素，是由各两条甲链及乙链的血红蛋白链所组成的。而海洋性贫血（又称地中海型贫血）则因为血红素结构中的甲链或乙链血红蛋白链，因制造不当引起血红素结构不稳定，被破坏后容易出现溶血现象而发生所谓的"贫血"。

海洋性贫血，又分为甲型及乙型两种患者。甲型海洋性贫血患者，无法产生甲链的血红蛋白链；同样的，乙型海洋性贫血患者，则是无法产生乙链的血红蛋白链。这两者都会导致胎儿发生严重贫血现象，甚或是引起胎宝宝肝脾肿大、全身水肿及腹水等情形。

甲型患者，最易出生全身性重度水肿的胎儿。至于乙型患者，则因为在孕妈妈肚子里时，并没有使用到乙链的血红蛋白链，因此在胎宝宝出生几个月后，才会出现严重贫血现象，也需要不断的输血救援。

所谓隐性遗传疾病，是指原本一对的基因中，若仅有单独一个基因发生缺陷，并不会产生疾病与症状，只会成为带有缺陷基因的携带者。但是若夫妻双方基因都是带有缺陷基因的携带者，当个体基因配对时，就可能出生该基因全部缺损的重度海洋性贫血后代。

假使孕妈妈带有一个正常及一个异常的基因，而准爸爸检查后发现，也是带有缺陷基因的携带者，那么胎儿就有 1/4 重度海洋性贫血的遗传几率，而胎儿本身也有 1/2 机会成为缺陷基因的携带者。

夫妇双方如果都是带有缺陷基因的携带者，则需进一步检查是否为同一型。如果两人都是同型携带者，则建议进行羊膜穿刺术，进行胎儿基因分析来确诊。但若为不同型的携带者，则不会有生下重度海洋性贫血宝宝的风险。若夫妻双方只有一人是携带者，则胎儿并没有出现重度海洋性贫血的机会，因此也无须过度焦虑。

SMA 筛检

除上述海洋性贫血的基因筛检外，亦可考虑针对第二常见的隐性遗传疾病"脊髓性肌肉萎缩症"（Spinal Muscular Atophy, SMA）来进行自费筛检。

国人"脊髓性肌肉萎缩症"的缺陷基因携带率约为 3%，仅次于甲型的海洋性贫血。该疾病会造成脊髓的前角运动神经元有渐进性的退化现象，致使肌肉有软弱无力等萎缩现象。此疾病的影响范围，还不仅只是新生儿肌肉软弱无力，也可能造成其无法活动，甚至有无力呼吸等严重情况产生。

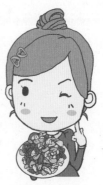

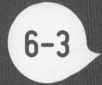

流产

与适龄孕妈妈相比，高龄孕妈妈更容易出现流产或早产，若是通过定期诊疗，事先采取预防措施，情况可以改善许多。

妊娠 20 周内，胎儿自然死亡的现象就是流产，二十几岁孕妈妈流产几率为 12%~15%，35 岁以上的孕妈妈几率升为 20%。超过 30 岁的孕妈妈，坏孕前很容易罹患子宫肌瘤、心脏病、高血压、糖尿病等疾病，而且由于卵子老化，容易造成流产。初期的流产原因大多根源在胎儿身上，中、后期流产，则原因多半在孕妈妈身上。

胎儿原因

怀孕初期，胎儿若本身受精卵异常，有所缺陷，容易造成流产现象。受精卵本身需要精子与卵子结合而成，若是其中一方有所缺陷，很容易造成受精卵的异常，进而导致流产发生。

孕妇原因

(1) 子宫颈无力症

子宫颈是婴儿出生时必经产道，在孕妈妈妊娠中会发挥保护羊膜的作用，如果子宫颈脆弱，很可能导致羊膜破裂，造成流产，在西方医学中，这种现象称为子宫颈无力症，若是能在妊娠 14 周以内接受子宫颈部结扎手术，便可防止流产发生。

(2) 子宫内膜异位症

胎盘主要由子宫内膜所形成，部分孕妈妈会发生子宫内膜生成异常，坐落在输卵管或卵巢，因此妨碍了受精可能，这种情况被称为子宫内膜异位症。罹患子宫内膜异位症不仅会导致流产，还可能造成不孕。

(3) 子宫畸形

子宫畸形可能是孕妈妈子宫形状异常或位置畸形，在这样的生长环境之下，胎儿无法健康成长，因此可能导致流产。子宫畸形可以通过怀孕前的健康检查诊断出，怀孕前只要发现异常情况，可以通过子宫整形手术治疗子宫畸形，但若是怀孕中才发现，孕妈妈只能被迫接受现实，没有方法可以改善。

(4) 子宫肌瘤

子宫肌瘤会造成经期疼痛，分泌物也会急速增多。所谓子宫肌瘤是指子宫肌肉表面的肉瘤，根据生长位置会造成不同的影响，可能导致不孕症或流产，接受药物或手术治疗后会有所改善。

(5) 阴道炎、骨盆炎

子宫最典型疾病就是阴道炎与骨盆炎了，罹患这两种疾病的女性，应该即早进行治疗，否则，若是错过黄金治疗时机，很可能蔓延到子宫、输卵管以及卵巢等相邻部位，甚至导致流产与不孕症。通常会伴随疼痛与分泌物增多的现象。

环境原因

习惯性做激烈运动、性生活过于频繁、做过人工流产以及年过 35 岁的孕妈妈，相较一般孕妈妈流产几率更高。

胎儿面临问题

较易罹患唐氏症

随着孕妇的年龄越大，卵子分裂异常的几率越高，胎儿染色体异常的几率也变高，可能会罹患唐氏症。孕妇年龄在 35 岁以下，生出罹患唐氏症小孩的几率约为千分之一；孕妇如果年龄超过 35 岁，小孩罹患唐氏症的几率则上升到三百分之一。除了唐氏症以外，其他染色体异常的几率也会增加。至于罹患唐氏症的孩子，智力会比一般人来得低。

心脏瓣膜异常、心脏中膈缺损

胎儿容易心脏瓣膜异常、心脏中膈缺损，严重者要进行手术治疗，否则容易死亡。

早产

高龄产妇易早产，因为胚胎不稳定，即使通过安胎仍然相当容易早产。当胎儿的发育还没成熟便诞生在这个世界上，会面临许多生理问题，包括：呼吸窘迫（肺部尚未发育成熟，常会呼吸不顺）、开放性动脉导管、脑室出血、坏死性肠炎、慢性肺疾病、视网膜病变、呼吸暂停、全身感染（来自母体所供给的抗体尚不足），等等。

多胞胎

许多高龄产妇皆无法自然受孕成功，需要依赖人工生殖辅助，如试管婴儿。不过试管婴儿也会提升怀多胞胎的几率，同样地也会增加剖宫产的比例。

统计数据显示，多胞胎早期怀孕容易流产的原因可能有两个：一个是胚胎太多以至于增加子宫及子宫颈的压力，导致流产；另一个可能是也许其中一个胚胎先天异常所导致。

很多人可能会羡慕只要辛苦一次便可拥有两个宝宝（甚至是龙凤胎）的孕妈妈。事实上，这些孕妈妈不但在孕程中负担极重，母婴所面临的风险，包括糖尿病等并发症、容易早产、剖宫产、早期破水的几率也远比一般单胞胎者更高。而怀有多胞胎的孕妈妈，其风险性就更大了！因此，当发现产妇怀有多胞胎（三胞胎以上）时，医师在必要时会在妊娠早期考虑是否进行减胎，以保障母亲与宝宝的健康。

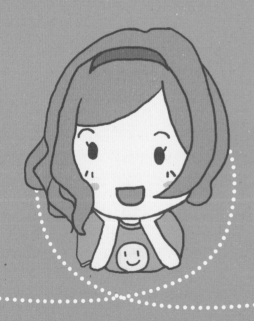

第七章

不孕症

第一次去接受不孕检查的时候，最好是夫妻两个人一起去，因为很多情况下不孕的原因会意外地出自男方身上。女性在接受初诊的时候，最好提前半个月先每天测量基础体温，制成一个基础体温表带去，这样易于制订检查的日程表。

精液检查

精液检查是确定精子有无异常的方法。精液异常占男性不孕因素的80％～90％。通过精液检查可以知道精子数、运动性、畸形率、精液量等。如果每毫升精子中活泼的精子占50％以上，其中畸形率占50％以下的时候就是正常，如果达不到这个标准就会被诊断为精子形成障碍。

外生殖器检查

这是精子存在异常时接受的检查，具体要检查外生殖器的大小、睾丸有没有下到阴囊内，睾丸的大小和形状，附睾的弹性和有无浮肿、精索静脉曲张现象，以及尿道口或者尿道有没有孔等。

血液中的激素检查

该检查应与睾丸组织的检查一起进行，需要检测血液内的激素含量。

输精管造影术

该检查主要是检查输精管畅通状态，一般在患有无精子症时实施。先在尿道口导入细管或在阴囊切个小口后取出输精管，然后倒入造影剂后拍摄X光。

超声成像术

这项检查用于检查前列腺、精囊和射精管是否受损或堵塞。

精子尾部低渗肿胀试验

正常精子被放入一种特殊的糖或盐溶液中时其尾部将会膨胀，而功能不正常的精子没有这种特性。利用这种特性，它被用于检查精子健康度、活力等质量指标，分析精子能否成功进入卵子的概率。

通过这种测试，可以准确掌握精子状况，让迎接新生命的过程中更加顺利。

女方需要接受的检查

针对不孕不育症进行检查，可以帮助医生确认不孕不育的主要原因所在，再采取相应的治疗措施。

宫颈造影检查

可以检查宫颈内部的畅通状态及有无子宫内部的粘连、畸形或发育不全的现象，以及输卵管周围的粘连情况。此外，在某种程度上也可以诊断出子宫肌瘤。

免疫学检查

调查性交过后精子在宫颈内的活动性。精子活动性差或者精子数量低时，宫颈粘液的分泌量不足就会导致精子无法到达子宫。这样就会被诊断为精子的数量、运动性不足和女性宫颈粘液与精子不协调的免疫性不孕。

输卵管通畅检查

在子宫内倒入一定压力的二氧化碳以后，将输卵管内的气压变化用图形表示，然后以此来观察输卵管的输出功能和畅通状态。

子宫内膜检查

该检查主要了解子宫内膜的功能状态。子宫内膜由于受到雌激素和孕激素的影响，会经历周期性的变化。如果孕激素的量不足，子宫内膜就不能充分发育，这样一来就会影响到受精卵的着床。到卵巢周期后半期，用显微镜观察在患者子宫内膜采取的活组织样本的变化。

腹腔镜检查

这是了解输卵管有无异常的最可靠的方法。怀疑有输卵管阻塞、卵巢周围粘连、子宫内膜炎、子宫肌瘤时使用。长期不孕或者高龄时，最好接受此检查。

激素检查

通过测量血液或者尿液中含有的催乳素、促性腺激素、雌激素、黄体素来测定排卵状态和排卵日的一项检查。

排卵期

想要顺利怀上优秀的宝宝，排卵期是其中很重要的一环，女性必须确实掌握自己的排卵期，才能够顺利受孕。

检测排卵期

检测排卵期的方法有很多种，女性至少应学会一种自己最容易计算及执行的方式，才能彻底掌握自己的身体状况，顺利怀上优秀的宝宝。女性排卵期通常会在下次生理期来潮前14天~16天，排卵期的定义是指女性的卵细胞与周遭卵丘颗粒细胞一起被排出的过程，卵子自卵巢排出后在输卵管内能生存1~2天，这段期间，卵子等待受精的可能性，男性精子在女性生殖器内可保持2~3天受精能力，所以可以说在卵子排出的前后几天发生性行为最容易受孕，因此排卵期另有别称易受孕期或危险期。

月经周期推算排卵期

这个方法不推荐月经周期紊乱的女性使用。一般而言，身体机能正常且健康的年轻女性，卵巢每月会排出一颗卵子，可存活1~2天，精子在女性生殖器中则拥有2~3天的受精机会，所以通常会将排卵日的前5天和后4天，连同排卵日在内共10天合称为排卵期。

一般女性的月经周期为24~36天，虽然因为个人体质，确切排卵时间可能有所差异，但平均会坐落在8~22天的周期，要特别补充的是，排卵动作并不会统一在第14天发生。

排卵日大约会落在月经来潮前的12~16天内，若是月经周期很有规律的女性，能够以这个日期为准则来推算；若是月经周期不太规则的女性，则要特别留意月经周期的天数。大原则来看，最短月经周期的天数减去18即为排卵期的第一天；而最长月经周期天数减去11即为排卵期的最后一天。

女性若是想参考月经周期推算排卵期的方法，务必要经过长期的观察与记录，这样得出的结果才会精准。

推算月经周期的步骤

❶ 详实记录每次月经时间，并从中找出规律性。

❷ 按具规律性的月经周期进行推算，切勿直接使用单次月经来潮日进行推算，月经来潮会受到很多因素的影响，有时压力、饮食都会是影响的因素，因此必须按照长期观察的规律月经周期作推算，才会是最精准的结果。

测量基础体温

测量基础体温可以帮助女性掌握自己的身体状况，不仅可以知道月经及排卵状况，还能够从中观察自己是否有不孕症及其他妇科疾病，可说是一个测量排卵期的好方式。

基础体温是指女性经过 7 小时的充足睡眠时间后，清晨醒来，在身心都呈现平静、稳定的状态，不做任何动作（包含说话）的情况下，将体温计放进口腔内 5 分钟，所测量出来的体温，这个温度会是人体一日当中最低的温度。

大部分身体机能正常，且正在适育年龄的女性，基础体温与月经周期一样，都会出现周期性的变化。

如果把每日早晨测得的基础体温连成曲线，可发现通常都会呈现双向型，月经周期前体温较低，后半时期体温会上升。排卵日会发生在基础体温上升前，从低到高的上升过程中，在基础体温升高的 3 天内就是易孕阶段。

女性在月经结束后及卵泡期的基础体温较低，排卵后因卵巢形成黄体，产生的孕酮在下丘脑体温调节中枢产生作用，因此体温上升 0.3~0.5℃，这样的状态会持续到经前 1、2 日，或是月经第 1 日，温度才又会回到原来的水平。

人体的温度会随着不同的事件产生变化，因此在进行测量时，应该维持相同而正常的生活规律，并遵照先前提及的测量要点，才能得到精准的结果。

想要怀孕的女性，或是侦测黄体素后，以此来评估卵巢功能的女性、用来评估不孕症女患者卵巢功能及治疗效果等都可以采取这个方式。

测量基础体温的步骤

❶ 至药店购买一支测量基础体温的特殊体温计。与一般的体温计不同，基础体温计可以精准到 0.1℃，连体温些微上升都可以侦测到。

❷ 将基础体温计置放在睡醒不起身便能轻易拿取的位置，例如枕边、床头小几上等位置，在次日眼睛一睁开，便将基础体温计放在舌下测量 3 分钟，把结果详实纪录在基础体温表上。

❸ 测量最佳时间，建议在每日早晨 5 至 9 点，所量到的温度最为标准。测量基准体温需有连续性及规律性，不仅应日日进行，测量时间及位置也应该固定。

❹ 利用基准体温表，以黑点做纪录，再把点相连，便会出现一定的周期曲线，这便是基础体温线。月经期间及同房日、生病、饮酒、晚睡等影响原因，都应详实记录在表格上。

子宫颈粘液测试

女性排卵时，黄体素会大幅上升，雌激素则迅速下降，过程当中会产生蛋白状子宫颈液体，这个液体有助精子与卵子的结合。

将手指洗净后，深入阴道深处，沾黏些许子宫颈留出的液体，若能将液体拉成细丝长达 10 厘米不断，则代表正在排卵期间。

排卵试纸测试

排卵试纸可在月经来潮的第 10 天开始使用，每日一次，直至试纸显示逐渐变强，再增加测量的频率，每 4 小时测一次，测到强阳为止，排卵正是发生在强阳转弱的时刻，因此这个时机点同房最容易顺利受孕。

排卵试纸测试的步骤

一、使用干净容器搜集尿液，避免使用晨尿，且尿液搜集前不可喝水，最加采集时间为上午 10 点至晚间 8 点，每日都应采取相同时间的尿液。

二、将试纸标有箭头的一端浸入尿液，深度不可超过 MAX 标志线，3 秒后取出平放，于半小时内察看结果。

三、测试结果有三种：出现两条紫红色线，下线比上线颜色浅，表示将要排卵，应持续测试；出线两条紫红色线，颜色相同或下线较上线深色，代表会于一至两日间排卵；只有一条紫红色线，代表没有要排卵。

阴道超声波

医师利用阴道超声波测量女性的卵泡与子宫内膜增厚的变化，借以观察卵巢的排卵情况，增加受孕机会。阴道超声波准确性极高，缺点是要到医院才能进行。

此项检查主要用于确定能否排卵。超声波的原理是声波遇到充满液体的物体就弹回，所以如果卵泡成熟增大，然后排出卵子后破裂，声像图便可以检测到。但仅仅检测到了排空的卵泡，并不能说明它释放过卵子或者一开始有卵子在里面。如果该检测结果呈阳性，黄体生成激素高峰结果也呈阳性，而且基础温度也上升的话，就可以说明正在排卵。阴道超声还可以提供子宫内膜厚度方面的信息，这也是影响着床的一个重要因素。如果医生怀疑黄体有缺陷，则关于子宫内膜厚度的信息会很重要。医生也可以通过此检查估计子宫和卵巢的位置与大小，还可检测到任何胚囊或者妊娠状况。

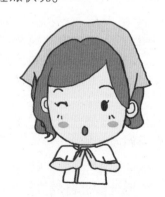

7-4 不孕原因

不孕原因不该只探究男性或女性一方，两方应同时接受检查，找出确切缘由，才能有效及根源性地解决这个问题。

男性因素

当代社会的生活节奏非常紧凑，工作压力大，很多外在及内在因素都可能导致男性不孕，以下归纳出四类最常发生的原因，探讨男性不孕的可能原因。

性功能障碍

性功能障碍，多半指的是勃起功能障碍，意指男性在进行性行为时，无法达到足够的勃起硬度以致无法进行或完成性交。性功能障碍好发生在中、老年男性身上，除年纪可能造成影响之外，男性激素过低、缺乏适度的运动、过度肥胖、酗酒、吸烟、糖尿病、高血压以及高血脂都可能产生影响。

深入探讨之后可以发现，性功能障碍尚可分器质性因素及精神性因素两大类。器质性因素包含血管疾病，如动脉硬化等；服用药物，如部分精神科用药及治疗高血压药物都可能造成这种副作用；神经病变，像是脊椎损伤等；内分泌失调，如男性激素不足等。

精神性因素则包括对性行为产生焦虑、沮丧、压力过大等负面情绪，导致心理影响生理，而造成男性的性功能障碍。

普遍来说，性功能障碍的影响原因，多半还是源自器质性因素，其中最常引起的疾病即为糖尿病、高血压以及慢性肾衰竭。

睾丸制造精子障碍

精子由睾丸制造，再移动至副睾丸储存，精子成熟时间约需 70 日，若成熟的精子在一个月之内，没有经过射精释出，与卵子结合的能力便会逐渐退化。射精时精子在输精管内前进，由尿道射出，进到女性生殖器内可维持 48 至 72 小时的生命力。

很多因素都会导致睾丸制造精子异常，例如感染性病、罹患慢性病、外伤、药物影响、睾丸肿瘤、先天性异常、染色体异常、激素异常以及环境毒素等。

精液异常

男性精液异常有许多可能原因，例如射精次数过于频繁、慢性尿道炎、前列腺炎、睾丸炎、附睾炎或精囊炎都会影响精液的分泌及质量，而性功能减退及泌尿系统肿瘤或手术等因素也会有所影响。

精液异常会出现以下几种情况，包含无精子症、死精子症、血精、精子畸形症、精子凝集症、精液不液化症、精液增多症和精液减少症等都会导致男性不孕的可能性。

精子运输系统异常

男性精子运输系统异常，包含了先天性无输精管症及输精管阻塞。男性罹患先天性无输精管症，由于缺乏输精管输送精子，即便具有射精及性能力，也无法使另一半顺利受孕。

一般而言，造成输精管堵塞的原因可分成两大类，第一类，先天性输精管阻塞；第二类，后天性输精管阻塞。附睾发育不全、输精管发育不良、输精管闭锁、射精管梗阻等先天发展缺陷都可能造成先天性输精管阻塞；而输精管感染、损伤及手术结扎、一般泌尿生殖道感染引发输精管堵塞、前列腺与精囊非特异性感染造成的射精管口水肿和阻塞等原因，都可能导致后天性输精管阻塞。

女性因素

当今社会讲究两性平等，女性在社会上所承担的责任变得更加繁重了，生活、工作、家庭压力过大等许多外在、内在因素，都可能导致女性不孕的现象，以下就几个可能原因进行探讨。

适孕年龄

女性一出生，卵子便紧紧相伴，无论年龄、生活方式或是外在环境都会影响到卵子的品质，年纪越大，具备正常生育功能的卵子数量会越少。一般来说，生育能力最强在 20~24 岁，30 岁以后缓慢下降，35 岁以后快速下降，35 岁的生孕能力是 25 岁

的一半，40 岁生育能力又是 35 岁的一半，44 岁以后约有 87% 的女性受孕能力低下。

病态肥胖

病态式肥胖的女性经过生育治疗后的成功率较一般女性为低，这个族群的女性在计划怀孕时，应采取健康的方式减肥为佳。肥胖会破坏内分泌，还会阻碍排卵，并引发各类健康问题，如高血压、糖尿病、心脏病等，这些疾病都可能成为造成女性不孕的原因，就算顺利受孕了，也可能因为肥胖导致一连串的并发症。

减肥过度

减肥是许多女性生活的一部分，根据调查，九成女性不分年龄都具有减肥的经验，其中更有六成以上的比例，至今仍在进行中。

生活中，常常可以听到女性减肥过度造成的可怕后遗症，例如经期失调、排卵停止、内分泌紊乱等。盲目节食造成女性营养不均衡，身体缺乏营养素，进而影响到生育能力，尤其是年纪大于 30 岁的女性，生育能力已逐渐下降，若要减肥，更需采取兼顾健康的计划，否则很容易造成反效果，甚至导致不孕。

人工流产

根据调查，流产的次数与发生不孕的几率形成正比，多次人工流产容易导致骨盆腔及输卵管发炎、子宫内膜异位、排卵障碍、输卵管及子宫周围粘黏，甚至导致输卵管堵塞，形成不孕。

而多次进行人工流产，也可能导致子宫内膜得不到应有的恢复而变薄。人工流产会将胎儿刮去，这个过程中很容易损伤子宫内膜，甚至伤及底层及子宫肌层，反复进行这个动作之后，可能由于创伤面相互粘黏而使受精卵难以着床，让子宫变成不适合胎儿生长的贫瘠之地。

另一方面，医生在进行人工流产的手术时，若所持引管进出宫腔时压力控制不当，也可能让脱落的子宫内膜跟随血液经输卵管返回腹腔，并在腹腔中建立新的施压点，进而发生子宫内膜异位症，异位的子宫内膜会使局部纤维组织增生、粘黏，并影响输卵管运送受精卵及妨碍卵泡发育、抑制排卵、降低黄体素功能等，这些因素都会降低女性受孕的可能性。

压力过大

由于生活型态转变，女性在职场的发挥空间变大，工作压力也随之增加，常期处于抑郁、恐惧及不安等精神状态，都会降低女性受孕的可能性，而在这样的压力之下，女性自身免疫力及抗病能力也会跟着下降，若是顺利受孕，也会影响胎儿的健康。

不单单是职场，女性的压力来源有很多，可能来自社会、家庭或同侪间，应该寻求一个适当的方法来排除压力，才能在计划生育时便为胎儿准备好丰饶的母体环境。

饮酒过量

经常饮酒，尤其是酗酒的女性生育能力会较一般女性减弱许多，酒精本身会妨碍多种营养素的吸收，以营养素锌来说，女性每日一杯红酒便会降低体内锌含量，而锌是促进生育能力的基本营养素。

养成酗酒的毛病，非但不利于健康，对家庭、工作以及人际关系都有可能造成损伤。正在怀孕的女性尤其应避免，否则胎儿很可能从胎盘中吸收到酒精，造成发育迟缓、神经及器官损伤等不良影响。

卵巢功能异常

卵巢功能异常目前并无明确定义，例如月经异常或卵巢退化都可以归纳其中，无论先天或后天的卵巢功能异常都会影响女性受孕几率，月经是一个很明显的观察目标，青春期的女性若超过 16 岁尚未来潮，很可能是卵巢功能异常；成年女性若忽然停经或经血量忽多忽少，同样有可能是卵巢功能异常所致。

卵巢功能异常一般常见四种可能：

(1) 卵巢功能虽正常，但脑下垂体促性腺激素分泌不足，无法正常排卵

这个现象有可能是先天缺乏或后天饮食异常、运动过量所导致，若因先天因素造成促性腺激素缺乏，非但月经不来，还会影响女性发育第二性征，这类女性年纪渐长后，还会出现骨质疏松的问题。治疗方式通常都是直接给予女性激素，若有怀孕计划，则需额外补充促性腺激素。

(2) 卵巢功能、脑下垂体促性腺激素分泌皆正常，但无法正常排卵

发生这种状况，有两个可能，甲状腺机能异常及多囊性卵巢症候群，

这两个可能都属于后天因素。

甲状腺机能异常很容易出现在女性身上，甲状腺位于颈部喉结下方，呈蝴蝶状，是影响最广的内分泌腺，身体每个器官的新陈代谢都受到甲状腺的影响。如果甲状腺分泌过多就会产生甲状腺机能亢进，这种亢进异常的状况会导致停经；若甲状腺分泌过少会造成甲状腺机能低下，这时容易导致月经持续不停。

多囊性卵巢症候群也是好发女性的疾病。多囊性卵巢症患者的滤泡不易发育成熟而排卵，男性激素分泌反而会持续增加，并转化为雌激素，若还加上肥胖，会使脂肪细胞产生过量雌激素，进而刺激子宫内膜增生、增厚。雌激素过量也会造成排卵异常，甚至由于不排卵而导致子宫内膜不定期剥落，持续的子宫内膜增生可能导致子宫内膜癌。

(3) 脑下垂体促性腺激素分泌正常但是卵巢本身早衰、退化，以致无法排卵

这可归类为先天性原因。通常来说，一般女性会于 40 岁以后卵巢才会逐渐停止活动，月经跟着停止，这一类的患者在青春期时月经正常来潮，却在 20 或 30 岁后卵巢活动就停止，导致月经也停止。

女性可根据观察自身的月经周期来检视是否有这个问题，例如来潮日期间隔增大，天数大幅缩小都是警讯的一种。但不得不说，卵巢本身早衰、退化的女性，想要怀孕是最困难的，多数无法使用自己的卵子受孕，若幸运可用自己的卵子，还得请医师

给予排卵药帮助患者排卵，之后再采取人工受精的方式形成胚胎，再植入母体子宫着床，但患者状况不一，未必都能拥有高成功率，因此也有部分女性患者是借用他人捐赠的卵子进行试管婴儿。

(4) 体内泌乳激素过高抑制卵巢功能

泌乳激素最主要的功能是让乳腺产生乳汁，它是由脑下垂体所产生的内分泌激素，若是泌乳激素分泌过多，会让脑下垂体分泌的促腺性激素分泌发生异常，导致月经失调、排卵暂停甚至不孕。

泌乳激素过高属于后天因素，发生原因有很多种，其中一项就是压力过大，压力过大会影响脑下垂体停止分泌促腺性激素，进而引发泌乳激素偏高，造成月经不来。压力导致泌乳激素偏高的现象通常不会太久，只要患者好好处理及纾解自己的压力，身体机能自然会恢复，并不是每次都得使用药物才能解决。

脑部肿瘤也可能使泌乳激素偏高，无论是脑下视丘肿瘤，抑或脑下垂体肿瘤都可以通过抽血，检查患者是否具有泌乳激素偏高的问题。当检查数值高到一定程度，就有可能是脑部肿瘤所引起的。

还有一种可能也会导致泌乳激素升高，就是服用促进肠胃蠕动的药物及镇定剂、抗忧郁等精神方面用药。患者通常在接受医师诊疗时，会比较容易被诊断出因服用镇定剂、抗忧郁等精神方面用药，导致泌乳激素升高，但促进胃肠蠕动的药物则经常被患者忽略，可多加注意。

子宫颈粘液分泌异常

在整个不孕女性的族群中，子宫颈粘液分泌异常的原因大概占了5%~10%，可说是颇高的一个数据。子宫颈粘液是种富含糖类的多糖蛋白，其组成约有95%都是水分。

卵巢激素会调节子宫颈粘液及动情素刺激粘液的分泌时机，而黄体素则是抑制和改变子宫颈上皮细胞的活动力。子宫颈粘液的组成会因女性月经周期的不同有所改变，例如靠近排卵期时，子宫颈粘液分泌较多，并富含水分及偏碱性。

子宫颈粘液在排卵期会有明显改变的原因，主要有五点，一、方便精子进入子宫并保护精子避免被巨噬细胞吞噬；二、中和阴道酸性环境，避免精子失去生命力；三、提供精子能量来源；四、作为精子暂时的庇护所，以利精子未来几天再次进到女性上生殖道；五、过滤精液中的杂质。

从上述可知，子宫颈粘液对于想要怀孕的女性来说是很重要的存在，当女性体内的子宫颈粘液异常时，很可能会破坏原来适合精子居住的环境，进而导致不孕。

子宫腔结构异常

所谓子宫腔结构异常，有很多种可能性，包含息肉、子宫肌瘤、子宫腺肌症及恶性肿瘤等。

(1) 子宫息肉

息肉是一个小突起物，表面分布丰富微血管，由于子宫内膜每月都会剥落，因此长息肉的几率也会增高，

子宫内膜息肉经常会引发经期不正常出血，或是经血量大、经期过长，通常都会靠超声波或是子宫镜诊断出来。

但如果息肉长在子宫颈，则称为子宫颈息肉，很容易在性行为的摩擦后造成出血，医生通常在内诊时便可轻易发现。

(2) 子宫肌瘤

根据统计，适孕年龄的女性约有二至四成患有子宫肌瘤，虽然整体来看比例偏高，但恶性风险很低。子宫肌瘤会有的症状，跟大小及分布位置有绝对关系，但任何位置的子宫肌瘤生长过大时，都会造成该处的压迫感，例如压迫到膀胱，就会造成患者频尿；压迫到后方直肠，就会发生频便或便秘。

(3) 子宫腺肌症

子宫内膜侵入并生长在子宫肌肉层便是子宫腺肌症，或称内生型子宫内膜异位症，这个症状经常会跟外生型子宫内膜异位症共存。外生型子宫内膜异位症是指子宫内膜充满侵袭子宫外面的器官或部位，这些异位子宫内膜组织与一般子宫内膜的特性相似，都会在经期出血，血液和碎片会在子宫壁腺体中累积，导致子宫壁肿胀，体积变大并类似球状。

子宫腺肌症有时是弥漫型，有时是局部型，局部型代表子宫肌肉曾被侵犯而膨胀的部分是局部性的，也被称为子宫肌腺瘤。

子宫腺肌症初期不会出现太多症状，当症状明朗时，通常子宫已变大，伴随骨盆腔疼痛及经血过多。其

中，痛经最常见，可能是严重绞痛或类似刀割、针刺般的疼痛，子宫也会变形，增生为球状或局部增大，经血量多并带血块，严重还可能导致贫血，甚至经期延长许久。

(4) 恶性肿瘤

子宫内膜癌是最常好发在女性身上的恶性肿瘤，发病率仅次于子宫颈癌。子宫内膜癌另有子宫体癌或子宫内膜腺癌别称，大部分都起源于子宫内膜腺体，相关的恶行肿瘤包含内膜棘腺癌、内膜腺鳞癌等。

目前已有报告可证明，雌激素与子宫内膜癌存在绝对的因果关系，雌激素中的雌三醇不会促使子宫内膜增生，但雌酮、雌二醇则相反，因为容易促使子宫内膜增生，因此会提高女性罹患子宫内膜癌的几率。

长期高脂肪饮食与病态肥胖、糖尿病、高血压或乳糖不耐症患者等几种类型的女性，相较一般作息正常且身体健康的女性，会增加罹患子宫内膜癌的风险。

子宫内膜癌常见情形：早期子宫大小型态或许正常，但当疾病逐渐发展，子宫会增大，质地也会变得较软，当侵犯到子宫颈时，在子宫旁边可摸到不规则节状物，晚期甚至可见癌组织自子宫颈掉出，质地脆落，触及容易出血。

输卵管发炎或感染

输卵管发炎或感染的现象在不孕女性中很常见，病因通常都是病原体感染引起，病原体包含许多类型，有衣原体、大肠杆菌、淋球菌、葡萄球菌、链球菌、变形杆菌、肺炎球菌等等，最容易发生感染的时间点为流产后、经期及产后，分娩或流产所造成产道与胎盘剥离的创伤面、经期子宫内膜剥落的创伤面，都是病原体感染内生殖器的最佳途径。

而不严谨的宫腔手术也可能导致感染，例如女性装置避孕器、人工流产或碘油造影等都有可能造成感染。另外，经期性行为、性生活过频也都有可能引发输卵管发炎或感染，而邻近器官的炎症也有可能垂直感染，但十分少见。

输卵管发炎为女性好发疾病，阴道及子宫颈发炎都有可能造成病原体上行感染，而人工流产、子宫内膜炎等方式造成的病原菌上行感染，同样有可能造成输卵管发炎或感染。

输卵管发炎首先发生的部位多半是输卵管内膜，同时会伴随着内膜肿胀、水肿、充血及渗出等病变，也可能粘膜相互粘黏或输卵管粘膜上皮脱落、输卵管伞端粘黏，进而造成管腔闭锁不孕。

输卵管发炎可分两种，一种急性输卵管炎，一种慢性输卵管炎。急性输卵管炎通常会是化脓性的，病原体多半来自下生殖道，常发生于流产、足月产、月经及宫内手术后。当细菌多、毒力强或机体抵抗力降低时，易发生本病。按致病菌的不同种类将急性输卵管炎分成两类：一类为特异性淋病双球菌感染，淋菌沿宫颈粘膜，子宫内膜扩散至输卵管粘膜；另一类为非特异性化脓性细菌感染，细菌由子宫内膜通过淋巴管和血管进入子宫旁结缔组织，最后导致输卵管周围炎和输卵管炎。急性输卵管炎症若进一步发展，可导致急性盆腔腹膜炎和急性腹膜炎。

(1) 急性输卵管炎的症状

输卵管感染后轻者体温不一定很高，重者出现寒战高热，体温可达39~40℃，甚至发生败血症，并伴下腹部两侧剧烈疼痛，白带增多或有阴道不规则出血，有时伴有尿频、尿痛等症状。

轻者腹胀，下腹部一侧或两侧有显著压痛；重者腹肌紧张，下腹部压痛、反跳痛明显。妇科检查时，白带为脓性或血性，阴道有灼热感，宫颈有上举痛，子宫一侧或两侧有触痛，有时可能触到肿大的输卵管。

(2) 急性输卵管炎的治疗

❶ 一般支持及对症治疗

绝对卧床，半卧位以利引流排液，并有助于炎症局限。多进水及高热量、易消化的半流质饮食。高热者应补液，防止脱水及电解质紊乱。纠正便秘，服用中药，如番泻叶，或用生理盐水灌肠。疼痛不安者可给镇静剂及止痛剂。急性期腹膜刺激症状严重者，可用冰袋或热水袋敷疼痛部位，冷或热敷则以病人感觉舒适为准。6 至 7 天后经妇科检查及白细胞总数、血沉的化验证实病情已隐定，可改用红外线或短波透热电疗。

❷ 控制感染

参考宫腔排出液的涂片检查或细菌培养与药敏结果，选用适当抗生素。由于此种炎症多系混合感染，而致病菌大多为大肠杆菌及类杆菌属，尤其是脆弱类杆菌，而淋菌或衣原体感染均较少见。庆大霉素对抗大肠杆菌效果较好，而灭滴灵对厌氧菌有特效，且毒性小，杀菌力强，价廉，因而已被广泛应用。严重者可静脉点滴广谱抗生素如头孢菌素、丁胺卡那霉素、氯霉素等。治疗必须彻底，抗生素的剂量和应用时间一定要适当，剂量不足只能导致抗药菌株的产生及病灶的继续存在，演变成慢性疾患。有效治疗的标志是症状、体征逐渐好转，一般在 48 至 72 小时内可看出，所以不要轻易改换抗生素。

严重感染除应用抗生素外，常用时采用肾上腺皮质激素。肾上腺皮质激素能减少间质性炎症反应，使病灶中抗生素浓度增高，充分发挥其抗菌作用，并有解热抗毒作用，因而可使退热迅速，炎症病灶吸收快，特别对抗生素反应不强的病例效果更好。

❸ 脓肿局部穿刺及注射抗生素

脓肿形成后，全身应用抗生素效果不够理想。如输卵管卵巢脓肿贴近后穹窿，阴道检查后穹窿饱满且有波动感，应行后穹窿穿刺，证实为脓后，可经后穹窿切开排脓，放置橡皮管引流。

❹ 盆腔脓肿穿孔破入腹腔，往往全身情况都会产生变化

此时应立即输液、输血，矫正电解质紊乱，纠正休克，包括静滴抗生素和地塞米松等药物。在纠正一般情况的同时应尽速剖腹探查，清除脓

液，尽可能切除脓肿。术毕，下腹两侧放置硅胶管引流。术后应用胃肠减压及静脉滴注广谱抗生素，继续纠正脱水及电解质紊乱，输血，以提高身体抵抗力。

(3) 慢性输卵管炎的症状

慢性输卵管炎可能起病即为慢性，也可能是由急性炎症未经治愈所遗留的后果。可分为慢性间质性输卵管炎、峡部结节性输卵管炎、输卵管积脓、输卵管积水、输卵管积血等。

子宫常呈后倾或后屈，活动受限制或粘连固定，如为输卵管炎，则在子宫一侧或两侧可触及增粗的输卵管，呈索条状，并有轻压痛；如有输卵管积水或输卵管卵巢囊肿，则可在盆腔的一侧或两侧摸到囊性肿物。

❶ 下腹部不同程度疼痛，多为隐痛，腰骶部酸痛，下坠感。

❷ 月经异常，表现如经量增多，周期不规则。

❸ 痛经，因盆腔充血，多半在月经前一周开始出现腹痛，越临近经期愈重，直至月经来潮。

❹ 白带增多。有的患者除不孕外也可无任何自觉症状。

(4) 慢性输卵管炎的检查结果

❶ 峡部结节性输卵管炎

输卵管峡部因肌层肥厚而增粗，且在肌层中散布有数个黄色或棕色坚实结节，其大小 1~2 厘米不等。在峡部肌层中散布着由输卵管上皮所形成的腺腔，腔外肌纤维增生肥大，并

可能有少量淋巴细胞浸润。

❷ 慢性输卵管积脓

慢性输卵管积脓时，输卵管增粗，管腔中含有粘稠的脓性分泌物。粘膜表面灰白呈颗粒状或光滑而有光泽，皱襞萎缩。如与卵巢连接，可形成输卵管卵巢脓肿。

管腔粘膜皱襞变平，间质有淋巴细胞、嗜中性白细胞及浆细胞浸润，可累及全肌层。

❸ 输卵管积水

输卵管积水的管壁光滑，壁薄而透明，伞端封闭。管内含有清亮液体。镜下检查粘膜皱襞大部消失，上皮变扁平成低柱状，甚至可萎缩呈内皮细胞形态。在管壁各层均无炎症细胞浸润。

❹ 输卵管积血

输卵管腔内含有血液，上皮多萎缩变成单层扁平上皮，输卵管壁常萎缩成为致密的纤维层。

其他可能妇科病症

(1) 陈旧性宫外孕

常伴随腹痛、月经异常，盆腔检查于一侧可触及肿块等，易与慢性输卵管炎混淆。陈旧性宫外孕有停经史，突然出现下腹部疼痛，伴恶心，头晕等内出血症状，疼痛可自行缓解，后又反复多次突然发作，下腹部出现肿块且伴有持续少量出血。病人呈贫血貌。妇科检查时肿块多偏于一侧，质实而有弹性，形状极不规则，压痛较炎症轻。可通过后穹窿穿刺吸出陈旧性血液及小血块。

(2) 子宫内膜异位症

经常伴随痛经、月经多、性交痛、排便痛、不孕及盆腔肿块粘连等体征而易与其相混，但子宫内膜异位症患者无急性感染病史，经过各种抗炎治疗而毫无效果。其痛经特点为继发性、进行性加重，经前开始，经期剧烈并持续至经后数日。妇科检查则盆腔中有明显的粘连，子宫均匀性增大，并固定于后倾后屈的位置，子宫直肠窝处，特别是子宫骶骨韧带有不规则硬结节及触痛。必要时可用药物试验治疗。

(3) 双子宫腺肌病

伴随痛经，检查时盆腔有肿块易相混，但双子宫腺肌病的腹痛规律同单子宫，仔细检查可触及两个肿块，形状皆似子宫，行子宫碘油造影可发现畸形子宫。

(4) 卵巢囊肿

肿瘤为囊性，位于下腹一侧，肿块以外可扪到子宫体，故与输卵管积水难以鉴别。但卵巢囊肿无炎症病史。妇科检查时肿瘤呈圆形或椭圆形较多，表面光滑且活动。典型输卵管积水呈香肠样，肿块周围有粘连，一般囊壁较薄。如输卵管积水较大或发生扭转时，则两病不易鉴别。手术时方能确诊。

(5) 慢性阑尾炎

大多数慢性阑尾炎患者并无典型急性阑尾炎发作病史，仅诉右下腹痛或同时有胃肠道功能障碍症状，阳性体征亦不明显，故需与慢性输卵管炎区别。X线钡餐检查可有一定帮助。如阑尾不能显示，但盲肠内侧有局限性压痛，且压痛部位随盲肠位置的改变而移动。妇科检查子宫及附件无异常。

(6) 输卵管结核

通常伴随月经失调、腰痛、下腹隐痛、不孕等症。但输卵管结核患者多无急性炎症病史。往往于生殖器以外脏器如肺、肠、腹膜等有结核病灶存在。月经失调以闭经表现为多见。子宫内膜活体组织检查，大部分可发现结核病灶。血沉快、胸部透视、胃肠与盆腔X线摄片以及子宫输卵管碘油造影可帮助诊断。

(7) 卵巢冠囊肿

于盆腔触及囊性肿块则应与输卵管积水鉴别，一般说鉴别较为困难。但卵巢冠囊肿无炎症病史。妇科检查肿物呈圆形囊感明显，无粘连。

(8) 保守治疗

❶ 适当休息，加强营养。

❷ 理疗

促进血液循环，以利炎症吸收，常用的方法有短波、超短波、透热电疗、红外线照射等。

❸ 阴道侧穹隆抗生素封闭

采用抗生素加地塞米松一并注入侧穹隆，每日或隔日1次，7至8次为一疗程，必要时下次月经后重复注射，一般需注射3至4疗程。

7-5 不孕治疗

不孕治疗男女双方各不相同，跟着本节内容一起来探讨。

男性治疗不育

治疗男性不育的方法有很多，下面我们将了解中医与西医的治疗方法。

西医治疗方式

(1) 性功能异常之治疗

包括夫妻性生活次数太多或太少、丈夫无法勃起、无法射精或早泄、逆行性射精等，可针对病因，考虑各种治疗。有勃起不良的治疗药物如威尔钢、西力士、乐威壮等；若无法进行正常性行为或无法在体内射精，可以射精入容器内，再以不带针的注射筒打入女性阴道内，或用来做人工授精，增加受孕机会。

(2) 精液品质异常之治疗

包括精虫数量不足、活动力不够、精虫型态异常，甚至无精症等。

❶ 药物治疗

药物治疗对于少数性腺刺激素低下的男性有明显的改善效果。

❷ 手术疗法

男性检查发现有明显精索静脉曲张，且合并有精虫质量不良的情形，可考虑手术方法，使精虫质量改善。但并非所有病人皆可达到明显的临床效果。若不想手术，则可直接选择人工授精、试管婴儿的治疗方法。

❸ 输精管结扎的男性也可自然怀孕

输精管结扎的男性若还想自然怀孕的话，可以接受输精管显微再接手术，也有一定的改善效果。

(3) 严重感染之治疗

男性罹患严重疾病，有传染给配偶的疑虑，包括C型肝炎、艾滋病毒感染等，多半不敢直接进行体内射精。这种情形下，可利用多次精液洗涤方式，减少病毒浓度到极低状态，再进行人工授精或试管婴儿等治疗，可相当程度减低女性配偶感染疾病几率，并享有生育后代的机会。

在西医和中医中不孕不育的原因几乎一致

在中医中提出的不孕不育原因与现代医学指的不孕不育原因几乎是一致的。男性的不孕症主要是由性器官发育不良、畸形或勃起功能障碍、睾丸功能异常导致的生产精子过程出现问题，精子的通道受阻引起的射精时无精，精液成分异常导致精子的受孕能力降低或消失等引起的。

通过调节饮食习惯、周边环境与内分泌之间的关系来恢复健康

有时会出现检查结果显示没有

任何异常，可是却始终不能怀孕的情况。这样的男性在治疗不育时可以使用全身疗法，即通过综合地调节饮食习惯、工作生活环境与内分泌之间的关系来恢复健康，具体的处方有十补丸、六味地黄汤、八味地黄汤、温肾丸、固本健阳丹等。从小就气虚的人用十补丸或者鹿茸人参丸来补充气血的话就会变得精力旺盛。

女性治疗不孕

在中医学当中，女性不孕的原因有很多。想成为孕妇的人过于肥胖或无缘无故变瘦时，就会被认为不易受孕。还有，过于害怕或压力过重，因慢性消耗性疾病变得虚弱和全身冰凉的女性很难怀孕。

有痼疾时流产和早产的危险较大，甚至会导致不孕

子宫肌瘤或卵巢囊肿等性器官肿瘤不仅可以引起不孕，而且即使怀孕以后也有早产、流产或难产的可能。对于治疗此类女性不孕的一般处方为调经种玉汤、温胞种玉汤、胜金丹、加味养荣丸、八珍益母丸、养精种玉汤、当归芍药散等。

当归芍药散有助于顺产和胎儿的发育

对于身体虚弱的女性应使用养精种玉汤和当归芍药散，其中当归芍药散对女性的作用尤为明显。它对身体虚弱、体质差、易感疲劳、晕眩症、手脚发凉等症状和不孕症、习惯性流产、妊娠伴肾炎等症状有显著疗效。不仅如此，还有助于胎儿的发育和分娩。还有报道称，对于神经敏感、过度疲劳造成不孕的女性来说，在喝调经种玉汤的同时，加上对下腹的任脉经和三阴交的灸治会更加有效。

慎选适合医师

当今社会晚婚晚育现象非常普遍，因此造成许多不孕困扰，夫妻想要迎接新生命，有几点原则应好好把握：

(1) 寻求"不孕症"专科医师的协助

随着医学进步，各种专科下又分成许多次专科，不孕症专科医师在完成妇产专科训练后，还需接受为期至少两年的生殖医学专业训练，在人工授精及试管婴儿等方面更能提供专业的诊断和治疗。

(2) 三个疗程以上还是没有好消息，不妨听听其他医师建议

这并非鼓励病人常换医师，而是因为不孕症治疗的过程复杂，牵涉医师的经验、专业，既是一门科学也是一门艺术；加上每位医师都有盲点，有时尝试其他医师的治疗后，可能很快就有好消息。

举例来说，年近40的陈明美在大医院担任资深护理师，为了生孩子，已先在别家医学中心做过两次试管婴儿都没成功。转到别家门诊后，经过专业检查和咨询，给予适当的卵巢刺激，一次人工授精疗程就怀孕，现在小孩都已快上大学了。

图书在版编目（CIP）数据

孕事一本通 / 孙晶丹主编.--乌鲁木齐：
新疆人民卫生出版社,2016.8
ISBN 978-7-5372-6657-4

Ⅰ.①孕… Ⅱ.①孙… Ⅲ.①妊娠期－妇幼保健－基
本知识 Ⅳ.①R715.3

中国版本图书馆CIP数据核字(2016)第150468号

孕事一本通

YUNSHI YIBENTONG

出版发行	新疆人民出版总社 新疆人民卫生出版社	
责任编辑	张鸥	
策划编辑	深圳市金版文化发展股份有限公司	
版式设计	深圳市金版文化发展股份有限公司	
封面设计	深圳市金版文化发展股份有限公司	
地　　址	新疆乌鲁木齐市龙泉街196号	
电　　话	0991-2824446	
邮　　编	830004	
网　　址	http://www.xjpsp.com	
印　　刷	深圳市雅佳图印刷有限公司	
经　　销	全国新华书店	
开　　本	170毫米×240毫米　16开	
印　　张	30	
字　　数	400千字	
版　　次	2016年8月第1版	
印　　次	2016年8月第1次印刷	
定　　价	68.00元	